I0100274

Thomas Römer und Gunther Göretzlehner

Kontrazeption mit OC

Frauenärztliche Taschenbücher

Herausgegeben von
Thomas Römer und Andreas D. Ebert

Thomas Römer und Gunther Göretzlehner

Kontrazeption mit OC

Orale Kontrazeptiva in 238 Problemsituationen

3., erweiterte und komplett aktualisierte Auflage

DE GRUYTER

Prof. Dr. med. Thomas Römer
Evangelisches Krankenhaus Köln-Weyertal gGmbH
Weyertal 76
50931 Köln

Prof. Dr. med. Gunther Göretzlehner
Parkstraße 11
18057 Rostock

Das Buch enthält 2 Abbildungen und 3 Tabellen.

ISBN 978-3-11-050000-4
e-ISBN (PDF) 978-3-11-052617-2
e-ISBN (EPUB) 978-3-11-052451-2

Library of Congress Cataloging-in-Publication data
A CIP catalog record for this book has been applied for at the Library of Congress.

Bibliografische Information der Deutschen Nationalbibliothek
Die Deutsche Nationalbibliothek verzeichnet diese Publikation in der Deutschen Nationalbibliografie; detaillierte bibliografische Daten sind im Internet über http://dnb.d-nb.de abrufbar.

Umschlagabbildung: Atide/iStock/Thinkstock
Satz: Meta Systems Publishing & Printservices GmbH, Wustermark
Druck und Bindung: CPI books GmbH, Leck
♾ Gedruckt auf säurefreiem Papier
Printed in Germany

www.degruyter.com

Vorwort zur 3. Auflage

6 Jahre nach dem Erscheinen der 2. Auflage legen wir Ihnen die vollständig überarbeitete, aktualisierte und um 78 auf 238 Stichworte erweiterte 3. Auflage im neuen Format vor. Die WHO Empfehlungen zur Kontrazeption von 2015 wurden in die Bewertungen aufgenommen und die Literatur bis zum Sommer 2016 berücksichtigt. Allerdings flossen auch dieses Mal wieder die Erfahrungen und Meinungen der Autoren mit ein. Bei der Überarbeitung der Problemfälle haben wir immer mehr den Eindruck gewonnen, dass die hormonalen Kontrazeptiva, unabhängig von ihrer Applikationsart, aber dosisabhängig zu einer Demaskierung genetischer Störungen und Dispositionen führen bzw. beitragen und dadurch Komplikationen induzieren können.

Das bewährte Konzept für die einzelnen Stichworte: Definition, OC-Anwendung, Alternativen, Einfluss auf die Grunderkrankung wurde beibehalten. Der Allgemeine Teil wurde um Probleme, die zur hormonalen Kontrazeption gehören, erweitert. So wurden u. a. die Zusatzblutungen und die Blutungsstörungen unter OC-Anwendung sowie der OC-Einfluss auf die Mortalität dargestellt.

Unser Dank gilt Frau Pfitzner, Frau Nagl und Frau Ebert vom Verlag De Gruyter, die uns wieder in bewährter Weise berieten und unterstützten. Ebenfalls danken wir den Kolleginnen und Kollegen für die Hinweise, Anmerkungen und Ergänzungen zu den einzelnen Problemsituationen, die sehr hilfreich waren.

Wir hoffen, dass dieses Buch im nunmehr neuen Gewand bei den Entscheidungen zur individuell angepassten Kontrazeption in Problemsituationen hilfreich seien wird.

Köln und Rostock im Frühjahr 2017

Thomas Römer Gunther Göretzlehner

DOI 10.1515/9783110526172-202

Inhaltsverzeichnis

Abkürzungsverzeichnis

ACOG	American College of Obstetricians and Gynecologists
ACTH	Adrenokortikotropes Hormon
ADH	Antidiuretisches Hormon, Vasopressin
AFP	Alpha-Fetoprotein
ALAT	Alaninaminotransferase
AMH	Anti-Müller-Hormon
APC	aktiviertes Protein C
ASAT	Aspartataminotransferase
AT	Antithrombin
BfArM	Bundesinstitut für Arzneimittel und Medizinprodukte
BMI	Body Mass Index (Quetelet-Index)
CBG	Cortisol Binding Globulin
CI	Konfidenzintervall
CIN	Cervikale intraepitheliale Neoplasie
CRH	Corticotropin-releasing hormone
CRP	C-reaktives Protein
CT	Computertomographie
DGGG	Deutsche Gesellschaft für Gynäkologie und Geburtshilfe
EA	Eigenanamnese
EE	Ethinylestradiol
ER	Estrogen Rezeptor
EV	Estradiolvalerat
EZ	Einnahmezyklus
E_2	Estradiol
FA	Familienanamnese
FAI	freier Androgen Index
GnRH	Gonadotropin-releasing hormone (Gonadoliberin)
GR	Glukokortikoid Rezeptor
Hb	Hämoglobin
hCG	humanes Chorion-Gonadontropin
HHL	Hypophysenhinterlappen
HIV	Humanes Immundefiziens-Virus
Hk	Hämatokrit
HPV	Humanpapillomaviren
HR	Hazard Ratio (Hasard Rate)
HRT	Hormone Replacement Therapy (Hormonersatztherapie)
HVL	Hypophysenvorderlappen
HWZ	Halbwertszeit
INR	International Normalized Ratio
IUP	Intrauterinpessar
IUS	Intrauterinsystem mit Levonorgestrel
LDL	Lipoproteine niedriger Dichte
LH	luteinisierendes Hormon
LZ	Langzyklus
LZE	Langzeiteinnahme
MRT	Magnetresonanztomographie
MTHFR	Methyltetrahydrofolsäure-Reduktase

DOI 10.1515/9783110526172-204

NNR	Nebennierenrinde
OC	orale hormonale Kontrazeptiva
OR	Odds-Ratio
PAI	Plasminogenaktivator-Inhibitoren
PCO	Polyzystische Ovarien
PMS	Prämenstruelles Syndrom
PMDS	Prämenstruelle dysphorische Störung
POI	Prämature Ovarialinsuffizienz
PR	Progesteron Rezeptor
RR	Relatives Risiko
SHBG	Sexual Hormon Binding Globulin
TBG	Thyreoid Binding Globulin
TFPI	Tissue Factor Pathway Inhibitor
T3	Trijodthyronin
T4	Thyroxin
USMEC	U.S. Medical Eligibility Criteria for Contraceptive Use, 2010
WHO	Weltgesundheitsorganisation

Gestagene

CMA	Chlormadinonacetat
CPA	Cyproteronacetat
DNG	Dienogest
DRSP	Drospirenon
DSG	Desogestrel
GSD	Gestoden
LNG	Levonorgestrel
MGA	Megestrolacetat
MPA	Medroxyprogesteronacetat
NET	Norethisteron
NETA	Norethisteronacetat
NGM	Norgestimat
NOMAC	Nomegestrolacetat

Teil I Allgemeine Informationen

Allgemeine Hinweise

- Bei der Verordnung von hormonalen Kontrazeptiva sind die Leitlinien der DGGG stets zu beachten.
- Mikropillen sind OC mit einer Ethinylestradiol-Dosis ≤ 30 µg.
- Alle Kombinationen von EE+CPA sind vom BfArM nicht zur hormonalen Kontrazeption, sondern nur als Therapeutika bei Androgenisierungen zugelassen worden. Diese Hormon-Kombinationen bieten als Nebeneffekt den vollen kontrazeptiven Schutz.
- Die zu den OC aufgeführten Alternativen sind als Rang- und Reihenfolge zu verstehen und reflektieren die Ansichten der Autoren.
- Hormonspirale = Intrauterinpessar mit Levonorgestrel, international auch als Intrauterinsystem mit Levonorgestrel bezeichnet.

Tab. 1: WHO-Einteilung der Körpergewichtsformen nach dem BMI (Quetelet-Index, 1864).

BMI in kg/m²	Gewichtsbereiche
< 19	Untergewicht
19–25	Normgewicht
25–30	Übergewicht
30–35	Adipositas I°
35–40	Adipositas II°
> 40	Adipositas III°

Body Mass Index = Körpergewicht in kg/Körperlänge in m²

WHO-Klassifikation für kontrazeptive Methoden

Die Bedingungen für die Auswahl zur Anwendung einer jeden kontrazeptiven Methode wurden von der WHO 2009 in vier Kategorien unterteilt, die auch in der 5. Auflage 2015 beibehalten wurden:

- WHO Kategorie 1 (WHO 1): Uneingeschränkte Anwendung.
- WHO Kategorie 2 (WHO 2): Der Nutzen ist im Allgemeinen größer als die theoretischen oder nachgewiesenen Risiken. Die Methode kann angewendet werden, allerdings mit sorgfältiger Nachkontrolle.
- WHO Kategorie 3 (WHO 3): Die Risiken sind im Allgemeinen größer als der Nutzen.
- WHO Kategorie 4 (WHO 4): Unzumutbare Gesundheitsrisiken.

OC schützen nicht vor sexuell übertragbaren Erkrankungen, einschließlich HIV. Für die altersabhängige OC-Einnahme besteht für gesunde Frauen < 40 Jahren die

DOI 10.1515/9783110526172-001

WHO 1, für Frauen mit > 40 Jahren die WHO 2. Die Parietät hat keinen Einfluss auf die WHO-Kategorien, sowohl für Nullipara als auch Parae kann die OC-Einnahme uneingeschränkt erfolgen (WHO 1).

Für Stillende < 6 Wochen p.p. bestehen beo OC-Einnahme unzumutbare Gesundheitsrisiken (WHO 4); für Stillende zwischen > 6 Wochen p.p. bis < 6 Monate p.p. sind die Risiken unter OC im Allgemeinen größer als der Nutzen (WHO 3). Erst nach dem 6. Monat p.p. reduzieren sich die Risiken und der Nutzen ist bei sorgfältiger Nachkontrolle größer als die Risiken (WHO 2). Nach einer Fehlgeburt im ersten oder zweiten Trimester können OC ebenso wie unmittelbar nach einem septischen Abort, einer ektopen Gravidität oder anamnestisch bekannten Beckenoperationen verordnet werden (WHO 1).

Für Raucherinnen < 35 Jahren ist unter OC der Nutzen größer als die Risiken (WHO 2). Die Risiken steigen aber nach dem 35. Lebensjahr in Abhängigkeit vom Zigarettenkonsum (< 15 Zigaretten/Tag = WHO 3) an und OC sollten bei > 15 Zigaretten/Tag nicht mehr zur Kontrazeption angewendet werden (WHO 4).

Nach großen chirurgischen Eingriffen mit längerer Immobilisation sind OC kontraindiziert (WHO 4), nicht jedoch ohne längere Immobilisierung (WHO 2) und bei kleinen operativen Eingriffen ohne Immobilisation (WHO 1).

Literatur

[1] World Health Organisation. Medical eligibility criteria for contraceptive use, 5th edn. Geneva: WHO, 2015.

WHO-Definition der Blutungen bei Anwendung von OC

Blutung: Vaginaler Blutverlust, der den Gebrauch von Hygieneartikeln wie Binden oder Tampons erforderlich macht.

Schmierblutung: Vaginaler Blutverlust, der keinen Einsatz von Hygieneartikeln erfordert.

Blutungstage: Ein Tag, an dem eine Blutung vermerkt wird.

Schmierblutungstage: Ein Tag, an dem nur eine Schmierblutung vermerkt wird.

Blutungs- oder Schmierblutungsepisode: Jede Aufeinanderfolge von einem oder mehreren Blutungs- oder Schmierblutungstagen, der blutungsfreie Tage vorausgehen und die von blutungsfreien Tagen abgelöst wird.

Blutungsfreie Tage: Kein Vermerk einer Blutung oder einer Schmierblutung.

Blutungs- oder Schmierblutungsabschnitt: Die Gesamtheit einer Blutungs- oder Schmierblutungsepisode und des unmittelbar darauf folgenden blutungsfreien Zeitraums.

Hinweis: Diese Definitionen sind unzureichend, werden aber für die 90 Tage Intervalle bei OC-Einnahme angewendet und führen so zu falschen Ergebnissen, da die 90-Tage-Intervalle nicht den Einnahmezyklen entsprechen und die erste Menstruation zum Beginn der Studie, die noch ohne Einfluss des Studien-OC ist, mit einbezogen wird.

Literatur

[1] Belsey EM, Machin D, d'Arcangues C. The analysis of vaginal bleeding patterns induced by fertility regulating methods. Contraception 34 (1986) 253–260.

Referenzintervalle – Definition der Blutungen bei Einnahme von OC

Definitionen von Blutungsmustern, die zur Untersuchung von Referenzintervallen verwendet werden können:

Blutung: Jeder Abgang von Blut aus der Scheide, der die Verwendung von Hygieneartikeln wie Binden oder Tampons erfordert.

Schmierblutung: Jeder Abgang von Blut aus der Scheide, der nicht so stark ist dass er einen besonderen hygienischen Schutz erfordert (oder bei dem die Frauen eine Slipeinlage verwenden).

Blutungs-/Schmierblutungsepisode: Einer oder mehrere aufeinanderfolgende Tage, an denen eine Blutung oder Schmierblutung in den Regelkalender eingetragen wird.

Blutungs- oder schmierblutungsfreier Zeitraum: Einer oder mehrere aufeinanderfolgende Tage, an denen keine Blutung oder Schmierblutung in den Regelkalender eingetragen wird.

Blutungs- oder Schmierblutungsabschnitt: Eine Blutungs- oder Schmierblutungsepisode und der unmittelbar darauf folgende blutungs- oder schmierblutungsfreier Zeitraum.

Referenzintervall: Die Anzahl aufeinanderfolgender Tage, auf der die Untersuchung beruht.

Literatur

[1] Belsey EM, Machin D, d'Arcangues C. The analysis of vaginal bleeding patterns induced by fertility regulating methods. Contraception 34 (1986) 253–260.
[2] D'Arcangues C, Odlind V, Fraser IS. Dysfunctional uterine bleeding induced by exogenous hormones. In: Alexander NJ, d'Arcangues C, eds. Steroid hormones and uterine bleeding. Washington: American Association for the Advancement of Science, 1992, 81–105.
[3] Fraser IS. Bleeding arising from the use of exogenous steroids. In: Smith SK, ed. Dysfunctional uterine bleeding. Baillieres Clin Obstet Gynaecol 13 (1999) 203–222.
[4] Rodriguez G, Faundes-Latham A, Atkinson L. An approach to the analysis of menstrual patterns in the clinical evaluation of contraceptives. Stud Fam Plan 7 (1976) 42–51.
[5] Woolcock JG et al. Review of the confusion in current and historical terminology and definitions for disturbances of menstrual bleeding. Fertil Steril 90 (2008) 2269–2280.

Definition von Blutungen und der Referenz-Periode – Konsensus 2005

Referenzintervall: Die Länge des Referenzintervalls zur Zykluskontrolle sollte dem längsten Zyklus, der in der Studie untersucht wird, entsprechen. So sollte z. B. in einem kontrollierten Vergleich von einem Einnahmezeitraum von 28 Tagen der Referenzzeitraum 28 Tage betragen. In Studien jedoch, die einen erweiterten Einnahmezeitraum umfassen, sollte der Referenzzeitraum die volle Länge des erweiterten Zyklus abdecken (z. B. 49, 91, 364 Tage usw.)

Blutung: Nachweis eines Blutverlustes, der die Verwendung von Hygieneartikeln wie Binden, Tampons oder Slipeinlagen erfordert.

Schmierblutung: Nachweis eines geringem Blutverlustes, der keine besonderen hygienischen Schutzmaßnahmen (auch keine Slipeinlagen) erfordert.

Blutungs- oder Schmierblutungsepisode: Blutungs- oder Schmierblutungstage, denen 2 blutungs- oder schmierblutungsfreie Tage vorausgehen und folgen.

Planmäßige Blutung und Abbruchblutung: Der Gebrauch der üblichen Terminologie (Periode oder Menses) sollte in Hinblick auf die OC-Einnahme abgeschafft und durch die Begriffe „Planmäßige Blutung" oder „Abbruchblutung", d. h. jede Blutung oder Schmierblutung, die in den hormonfreien Abschnitten unabhängig von der Dauer der Einnahme erfolgt und bis in die ersten 4 Tage (Tage 1 bis 4) des sich anschließenden Einnahmezyklus der OC-Therapie andauern kann, ersetzt werden. Der Begriff „Planmäßige Blutung" soll der Frau verdeutlichen, dass ihre Blutung unter Einnahme von Hormonen nicht dieselbe wie bei der Menstruation ist.

Unplanmäßige (zusätzliche) Blutung und unplanmäßige (zusätzliche) Schmierblutung: Der Gebrauch der Begriffe „Durchbruchblutung" und „Durchbruchschmierblutung" sollte zugunsten der Begriffe „Unplanmäßige Blutung" (Zusatzblutung) oder „Unplanmäßige Schmierblutung" (Zusatzschmierblutung) abgeschafft werden. Unplanmäßige Blutungen sind nicht vorgesehene, *zusätzlich* aufgetretene Blutungen, d. h. *Zusatzblutungen.* Diese *Zusatzblutungen* können dem Sprachverständnis folgend daher nicht als Zwischenblutungen bezeichnet werden.

Unplanmäßige (zusätzliche) Blutung: Jede Blutung, die während der Einnahme von wirksamen Hormonen erfolgt, unabhängig von der Dauer der Einnahme.

Unplanmäßige (zusätzliche) Schmierblutung: Jede Schmierblutung, die während der Einnahme von wirksamen Hormonen erfolgt, unabhängig von der Dauer der Einnahme.
Es gibt zwei Ausnahmen:
Blutungen/Schmierblutungen, die in einem hormonfreien Zeitraum beginnen und in den Tagen 1 bis 4 des folgenden Einnahmezyklus andauern, gelten nicht als „unplanmäßig".
Blutungen/Schmierblutungen, über die in den Tagen 1 bis 7 des ersten Einnahmezyklus einer Studienmedikation berichtet werden, gelten nicht als „unplanmäßig".

Amenorrhö: Der Gebrauch des Begriffs „Amenorrhö" sollte im Zusammenhang mit der Anwendung von OC abgeschafft und durch den Begriff „Abwesenheit jeglicher Blutung und Schmierblutung" ersetzt werden.

Literatur

[1] Mishell DR Jr et al. Recommendations for standardization of data collection and analysis of bleeding in combined hormone contraceptive trials. Contraception 75 (2007) 11–15.
[2] Mishell DR Jr et al. Combined hormonal contraceptive trials: variable data collection and bleeding assessment methodologies influence study outcomes and physician perception. Contraception 75 (2007) 4–10.

Abbruchblutung, planmäßige Blutung

Die übliche Terminologie Periode oder Menses sollte bei Einnahme von OC nicht verwendet und durch die Begriffe „Abbruchblutung" oder „Planmäßige Blutung" ersetzt werden. Unter Abbruchblutung wird jede Blutung oder Schmierblutung verstanden, die in den Einnahmepausen unabhängig von der Dauer der Einnahme der OC erfolgt und bis in die ersten 4 Tage (Tage 1 bis 4) des sich anschließenden Einnahmezyklus andauern kann.

Der Begriff „Abbruchblutung" verdeutlicht, dass die Blutung nach Einnahme von Hormonen nicht mit einer Menstruation vergleichbar ist [1, 2].

Literatur

[1] Mishell DR Jr et al. Recommendations for standardization of data collection and analysis of bleeding in combined hormone contraceptive trials. Contraception 75 (2007) 11–15.

[2] Mishell DR Jr et al. Combined hormonal contraceptive trials: variable data collection and bleeding assessment methodologies influence study outcomes and physician perception. Contraception 75 (2007) 4–10.

Zusatzblutungen – OC zyklisch, Langzyklus, Langzeiteinnahme

Definition: Als *Zusatzblutungen* werden bei zyklischer OC-Einnahme im Rhythmus 21–24(26)/7–4(2) Tage, bei OC-Einnahme im LZ, individuell angepasste pausenlose OC-Einnahme aus 2 bis 9 Blistern oder bei kontinuierlicher LZE von OC ohne Einnahmepause alle zusätzlich zur normalen Abbruchblutung in der Einnahmepause auftretenden Blutungen bezeichnet. Zusatzblutungen sind die häufigsten Blutungsstörungen bei OC-Einnahme. Meist handelt es sich um azyklische Zusatzblutungen in Form von Schmierblutungen (spottings) oder seltener um Durchbruchblutungen. Sowohl Schmierblutungen (spottings) als auch Durchbruchblutungen können sich in unterschiedlicher Stärke über Stunden oder Tage erstrecken und episodisch einmalig oder mehrmals nach kleinen oder längeren Pausen pro EZ auftreten. Die Inzidenz der Zusatzblutungen ist vom Estrogen, Estradiolvalerat oder Ethinylestradiol [1], und dessen Dosis, den unterschiedlichen Gestagenen [5, 11], dem Alter und Gewicht [7] sowie dem Raucherstatus abhängig. Eine deutliche Senkung der Estrogendosis kann bei unveränderter Mikronisierung ebenso wie die Schwankung der Gestagendosis zu einer Zunahme der Zusatzblutungen führen. In den ersten beiden EZ bei zyklischer OC-Anwendung bewegt sich die Inzidenz der Zusatzblutungen zwischen 15–30 %, wobei sie bei Frauen mit anamnestisch bekannten Zusatzblutungen höher ist. Die meisten Zusatzblutungen treten in der ersten Referenzperiode, den ersten 90 Tagen der Einnahme (WHO Standard von 1986 zur Beurteilung von Blutungsstörungen), ein und reduzieren sich dann kontinuierlich innerhalb des ersten Einnahmejahres (Referenzperiode 4) [3]. Bis zum Ende des 1. Einnahmejahres (13 EZ) stellt sich die Inzidenz auf ca. 10 % und darunter ein. Die Verlängerung der OC-Einnahme von 21 auf 24 Tage führt mit der gleichen Mikropille zu einer signifikanten Abnahme der Zusatzblutungen [12]. Im Vergleich haben Dreiphasen-OC weniger spottings und Durchbruchblutungen als monophasische OC [17].

Zusatzblutungen sind die häufigsten Blutungsstörungen bei OC-Einnahme im LZ und sind für die ersten 4 bis 6 Blister typisch [4, 8]. Die Inzidenz der Zusatzblutungen verringert sich im LZ im Vergleich zur konventionellen, klassischen zyklischen OC-Einnahme kontinuierlich signifikant [15] sowohl für Neustarterinnen,

Wechslerinnen als auch Anwenderinnen der gleichen Mikropille sehr schnell auf ca. 5 % vom 4. Blister an [18]. Die tägliche Einnahme von 10 μg Ethinylestradiol [2] oder eine niedrige Dosis von Estradiol (-valerat) in der 7tägigen Pause führt im LZ zu einer Reduktion der Zusatzblutungen. Die Abbruchblutung wird innerhalb eines Jahres kontinuierlich schwächer [6] und ist noch geringer, wenn in der Einnahmepause niedrig dosiert Ethinylestradiol eingenommen wird [10]. Ein flexibler LZ, in dem bei Zusatzblutungen von 3-tägiger Dauer eine 4-tägige Pause eingelegt wird, weist weniger spottings und Durchbruchblutungen auf als die zyklische 24/4 Tage OC-Einnahme [9]. Zusatzblutungen verringern sich sowohl im LZ als auch bei LZE über die Zeit, die Inzidenz der Durchbruchblutungen und spottings nimmt bei der LZE von OC kontinuierlich mit der Einnahmedauer ab [13, 16].

Diagnostik: Anamnese einschließlich Zyklusanamnese (Menstruationskalender) und Anwendung hormonaler Kontrazeptiva, Raucherstatus, Medikamenten- und Drogenkonsum. Gynäkologische Untersuchung mit Inspektion, Spekulumeinstellung, Kolposkopie, Palpation einschließlich der Sonographie und evtl. ambulante Minihysteroskopie [14] zum Ausschluss organischer Ursachen.

Therapie: Die Behandlung der Zusatzblutungen, Schmierblutungen (spottings) und Durchbruchblutungen, erfolgt in Abhängigkeit vom Wunsch der OC-Anwenderin in unterschiedlicher Weise:
- Einlegen einer Einnahmepause über 4 Tage bei 3 Tage andauernden Durchbruchblutungen/spottings und Umwandlung der Zusatzblutung in eine Abbruchblutung führt bei flexibler Gestaltung der Einnahme zu weniger Zusatzblutungstagen als die konventionelle Einnahme im 24/4 Regime innerhalb eines Jahres [8, 9].
- Dosisverdoppelung für die Dauer der Blutungen, maximal 3 bis 5 Tage, mit Einnahme am Morgen und Abend,
- zusätzliche Einnahme eines Estrogens jeweils 12 Stunden nach OC-Einnahme für die Dauer der Blutung, maximal 3 bis 5 Tage.

Alternativen: Umsetzen auf eine andere Mikropille, Langzyklus, Vaginalring, LNG-IUS.

Merke: Zusatzblutungen bei zyklischer OC-Einnahme können durch den Wechsel auf eine andere Mikropille reduziert oder vermieden werden. Bei Zusatzblutungen unter OC-Anwendung immer organische Ursachen ausschließen. !

Literatur

[1] Ahrendt HJ et al. Bleeding pattern and cycle control with an estradiol-based oral contraceptive: a seven-cycle, randomized comparative trial of estradiol valerate/dienogest and ethinyl estradiol/levonorgestrel. Contraception 80 (2009) 436–444.

[2] Anderson FD, Gibbons W, Portman D. Safety and efficacy of an extended-regimen oral contraceptive utilizing continuous low-dose ethinyl estradiol. Contraception 73 (2006) 229–234.
[3] Bachmann G, Korner P. Bleeding patterns associated with oral contraceptive use: a review of the literature. Contraception 76 (2007) 182–189.
[4] Burness CB. Extended-cycle levonorgestrel/ethinylestradiol and low-dose ethinylestradiol (Seasonique®): a review of its use as an oral contraceptive. Drugs 75 (2015) 1019–1026.
[5] Endrikat J et al. Multicenter, comparative study of cycle control, efficacy and tolerability of two low-dose oral contraceptives containing 20 microg ethinylestradiol/100 microg levonorgestrel and 20 microg ethinylestradiol/500 microg norethisterone. Contraception 64 (2001) 3–10.
[6] Guazzelli CA et al. Extended regimens of the vaginal contraceptive ring: cycle control. Contraception 80 (2009) 430–435.
[7] Hampton RM et al. Bleeding patterns with monophasic and triphasic low-dose ethinyl estradiol combined oral contraceptives. Contraception 77 (2008) 415–419.
[8] Jensen JT. A continuous regimen of levonorgestrel/ethinylestradiol for contraception and elimination of menstruation. Drug Today 44 (2008) 183–195.
[9] Jensen JT et al. Bleeding profile of a flexible extended regimen of ethinylestradiol/drospirenone in US women: an open-label, three-arm, active-controlled, multicenter study. Contraception 86 (2012) 110–118.
[10] Kaunitz AM et al. Adding low-dose estrogen to the hormone-free interval: impact on bleeding patterns in users of a 91-day extended regimen oral contraceptive. Contraception 79 (2009) 350–355.
[11] Kulier R et al. Effectiveness and acceptability of progestogens in combined oral contraceptives – a systematic review. Reprod. Health 1 (2004) 1.
[12] Nakajima ST, Archer DF, Ellman H. Efficacy and safety of a new 24-day oral contraceptive regimen of norethindrone acetate 1 mg/ethinyl estradiol 20 micro g (Loestrin 24 Fe). Contraception 75 (2007) 16–22.
[13] Reid RL et al. Formularbeginn safety and bleeding profile of continuous levonorgestrel 90 mcg/ethinyl estradiol 20 mcg based on 2 years of clinical trial data in Canada. Contraception 82 (2010) 497–502.
[14] Römer T. Blutungsstörungen unter Ovulationshemmern. Gynäkologische Endokrinologie 5 (2007) 66–70.
[15] Seidman DS et al. A prospective follow-up of two 21/7 cycles followed by two extended regimen 84/7 cycles with contraceptive pills containing ethinyl estradiol and drospirenone. Isr Med Assoc J 12 (2010) 400–495.
[16] Teichmann A et al. Continuous, daily levonorgestrel/ethinyl estradiol vs. 21-day, cyclic levonorgestrel/ethinyl estradiol: efficacy, safety and bleeding in a randomized, open-label trial. Contraception 80 (2009) 504–511.
[17] Van Vliet HA et al. Triphasic versus monophasic oral contraceptives for contraception. Cochrane Database Syst Rev Nov 9 (2011) CD003553.
[18] Zimmermann T. Pille im Langzyklus-Regime – medizinische Indikationen und bisherige Erfahrungen, Vortrag, 7. Strasbourger Endokrinologie-Tag des Landesverband Baden-Württemberg des Berufsverbandes der Frauenärzte e.V., Strasbourg, 9.10.2004.

Zyklusstabilität

Unter der „Zyklusstabilität" wird bei OC-Einnahme die regelmäßige Abbruchblutung im einnahmefreien Intervall, der sogenannten Pillen- oder Einnahmepause, und das Eintreten von nur wenigen Zusatzblutungen in Form von Schmierblutungen (spottings) mit einer Dauer bis zu 3 Tagen oder Durchbruchblutungen verstanden. Durch die exogen zugeführten Steroide wird im natürlichen 28-tägigen Ovarialzyklus die Steroidbiosynthese weitestgehend supprimiert. Die genetisch determinierte Rekrutierung der Kohorten der Primordialfollikel wird nicht beeinflusst. Allerdings gelangen dieselben meist ohne weitere Reifeentwicklung und ohne Selektion des dominanten Follikels zur Apoptose. Der Endometriumzyklus wird vor allem durch die Gestagene sehr stark verändert.

Einnahmemodi von OC

In Deutschland können OC als Ein-, Zwei, Drei- und Vierphasepräparate mit den Estrogenen Ethinylestradiol in den Dosen 15 µg, 20 µg, 30 µg, 35 µg, 40 µg und 50 µg, Estradiol 1,5 mg sowie Estradiolvalerat 1–3 mg in Kombination mit den Gestagenen CMA, DNG, DRSP, DSG, GSD, LNG, NET, NGM und NOMAC verordnet werden.

Zyklische Einnahme von OC

Angepasst an den Menstruations-Zyklus werden 21–28 Dragees oder Filmtabletten eines OC, 13-mal pro Jahr, eingenommen. In der sich anschließenden 7- bis 4-tägigen Einnahmepause erfolgt die Abbruchblutung.

Langzyklus (LZ) mit OC

Beim LZ wird die Einnahme über 21–28 Tage hinaus verlängert und entsprechend des Begriffes Zyklus sind in einem Kalenderjahr wenigstens zwei oder mehrere EZ möglich. Die OC-Einnahme erfolgt aus 2 bis maximal 9 Blistern zu 21 Dragees/Filmtabletten, d. h. nach 42 bis 189 Dragees schließt sich ein 5- bis 7-tägiges einnahmefreies Intervall, die Pause, an, in der es im Allgemeinen zwischen dem 2. und 5. Tag zur Abbruchblutung kommt. Je nach gewähltem Modus, der immer individuell variiert werden kann, hat die Anwenderin im Kalenderjahr nur noch zwischen 6- und 2-mal Abbruchblutungen zu erwarten. Je länger der LZ wird, umso größer ist die Wahrscheinlichkeit, dass es zu einer silent menstruation (ruhenden Menstruation) kommt, d. h. die Abbruchblutung bleibt in der Pause aus.

Favorisiert wird weltweit der LZ über eine 84-tägige (seltener 63-tägige) Einnahme aus 4 (oder 3) Blistern (Zykluspackungen) mit anschließendem 7-tägigen einnahmefreien Intervall.

Langzeiteinnahme (LZE) von OC

Bei der LZE legen die Anwenderin und der behandelnde Arzt gemeinsam fest, wie lange die OC-Einnahme ohne Pause erfolgen soll. Erfahrungen liegen seit langem mit einjähriger, aber auch mit längerer Einnahme vor.

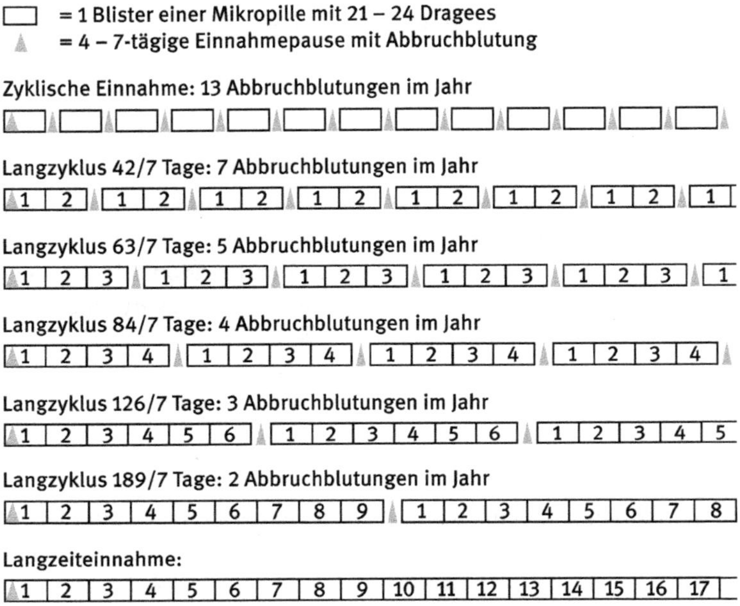

= 1 Blister einer Mikropille mit 21 – 24 Dragees
= 4 – 7-tägige Einnahmepause mit Abbruchblutung

Zyklische Einnahme: 13 Abbruchblutungen im Jahr

Langzyklus 42/7 Tage: 7 Abbruchblutungen im Jahr
1 2 | 1 2 | 1 2 | 1 2 | 1 2 | 1 2 | 1 2 | 1

Langzyklus 63/7 Tage: 5 Abbruchblutungen im Jahr
1 2 3 | 1 2 3 | 1 2 3 | 1 2 3 | 1 2 3 | 1

Langzyklus 84/7 Tage: 4 Abbruchblutungen im Jahr
1 2 3 4 | 1 2 3 4 | 1 2 3 4 | 1 2 3 4

Langzyklus 126/7 Tage: 3 Abbruchblutungen im Jahr
1 2 3 4 5 6 | 1 2 3 4 5 6 | 1 2 3 4 5

Langzyklus 189/7 Tage: 2 Abbruchblutungen im Jahr
1 2 3 4 5 6 7 8 9 | 1 2 3 4 5 6 7 8

Langzeiteinnahme:
1 2 3 4 5 6 7 8 9 10 11 12 13 14 15 16 17

Abb. 1: Mögliche Varianten der OC-Einnahme: zyklisch, Langzyklus und Langzeiteinnahme.

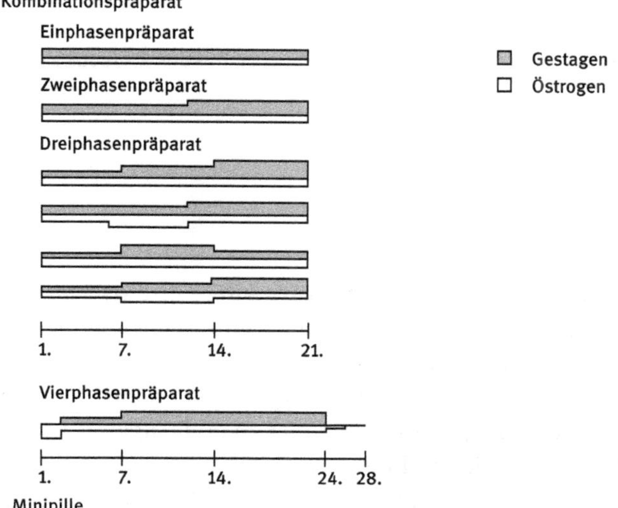

Abb. 2: Möglichkeiten der OC-Kombinationen als Ein-, Zwei-, Drei- und Vierphasenpräparate im Vergleich zur Gestagen-Monopille (Minipille).

Diagnostik von Blutungsstörungen

Das Vorgehen bei der Diagnostik von Blutungsstörungen unter OC ergibt sich aus der Anamnese und dem Alter der Anwenderin. Davon abhängig wird entschieden, welche diagnostischen Schritte im Einzelnen vorzunehmen sind. Oft reichen die einfach durchzuführenden Methoden der Diagnostik: Inspektion, Spekulumeinstellung, Kolposkopie und Palpation aus, um die Diagnose zu stellen. Allerdings ist dabei die Vaginalsonographie fester Bestandteil der Diagnostik von Blutungsstörungen, insbesonderen um organische Ursachen auszuschließen. Die Sonographie ersetzt jedoch nicht die gynäkologische Untersuchung. Erst durch beide, gynäkologische Untersuchung und Sonographie, kann die Indikation für die weiterführende Diagnostik mit Hysteroskopie und fraktionierter Abrasio gestellt werden. Die alleinige fraktionierte Abrasio ohne Hysteroskopie ist obsolet. Durch die Minihysteroskopie mit Endometriumbiopsie kann der invasive Aufwand der Diagnostik wesentlich reduziert werden. Bei Blutungsstörungen mit größeren Blutverlusten sind immer die Hb-, Hk- und Ferritin-Bestimmungen indiziert [1].

Merke: Die Diagnostik von Blutungsstörungen erfordert ein individuelles Vorgehen, wobei Hb-, Hk- und Ferritin-Bestimmungen sowie invasive Maßnahmen erforderlich sein können. !

Literatur

[1] Breymann C, Römer T, Dudenhausen JW. Treatment of iron deficiency in women. Geburtsh Frauenheilk 73 (2013) 256–261.

Therapie von Blutungsstörungen unter OC

Prinzipiell wird bei der Therapie der Blutungsstörungen unter OC zwischen der organerhaltenden und der organentfernenden Behandlung unterschieden, die immer in Abhängigkeit von den Ursachen, organisch oder funktionell (dysfunktionell), vorzunehmen ist (Tab. 1). Dabei können bei der organerhaltenden Therapie Estrogene, Gestagene oder Estrogen-Gestagen-Kombinationen oral, vaginal, rektal, transdermal oder intrauterin und bei der nichthormonalen Therapie unmittelbar während der Blutungsdauer Antifibrinolytika, nichtsteroidale Antiphlogistika oder selektive Cyclooxygenase-2-Hemmern bzw. die Hysteroskopie mit Resektion der benignen Neubildungen (submuköse Myome, Polypen) zur Anwendung kommen. Nur bei der Erfolglosigkeit der konservativen organerhaltenden Therapie ist bei entsprechender Indikation die Hysterektomie, die vaginal, abdominal, kombiniert laparoskopisch-vaginal oder laparoskopisch (total oder suprazervikal) durchgeführt werden kann, indiziert.

Tab. 1: Therapie der Blutungsstörungen unter OC-Einnahme.

Organerhaltend	Hormone	• Estrogene (Estradiol, Estradiolvalerat, konjugierte Estrogene) • Gestagene (CMA, MPA, DNG, LNG, Progesteron, Dydrogesteron) • Estrogen-Gestagen-Kombinationen
	Nichthormonale Therapie	• Antifibrinolytika (Tranexamsäure) • Nichtsteroidale Antiphlogistika • Selektive Cyclooxygenase-2-Hemmer
	Hysteroskopie	Resektion von Polypen oder Myomen
Organentfernend	Hysterektomie (total, suprazervikal)	

Die Therapie der Blutungsstörungen unter OC sollte prinzipiell kausal erfolgen, d. h. bei organischen Ursachen sind dieselben zu behandeln.

Die hysteroskopischen Operationen (Resektion von Polypen und Myomen, Endometriumablation) stellen eine Alternative zur Hysterektomie dar.

Merke: Die meisten Blutungsstörungen sind durch den gezielten Einsatz der Hormone behandelbar und dadurch invasive operative Eingriffe sehr häufig vermeidbar.

Mortalität

Die Mortalität ist in den verschiedenen Teilen der Welt unterschiedlich, da die Lebensgewohnheiten differieren und damit verbunden auch die Prävalenz der Erkrankungen nicht einheitlich ist. Die OC-Einnahme ist nicht signifikant assoziiert mit großen Gesundheitsproblemen. Mit der Royal College of General Practitioners' Oral Contraception Study konnte mit der Auswertung nach 39 Jahren gezeigt werden, dass die OC-Anwendung im Vergleich zur Nichtanwendung mit einem signifikant erniedrigten Todesrisiko für einige Ursachen einhergeht. So besteht eine signifikant niedrigere Todesrate für alle Karzinome. Das betrifft die großen Eingeweidekarzinome, das Rektum-, Korpus- und Ovarialkarzinom, darüber hinaus alle Kreislauf- und ischämischen Herzerkrankungen sowie alle anderen Erkrankungen. Es wurde keine Beziehung zwischen der Gesamtmortalität und der Dauer der OC-Einnahme beobachtet [1]. Die OC-Einnahme ist nicht mit der Mortalität für alle Ursachen (HR 0,94; CI 95 % 0,87–1,02) und die Mammakarzinom-Mortalität (HR 1.00; CI 95 % 0,95–1,06) assoziiert, wobei die Dauer und der Zeitpunkt der letzten OC-Einnahme keinen Einfluss hatten [3].

Für das Mortalitätsrisiko ist der Lebensstil von enormer Bedeutung. Nahezu 60 % der Todesfälle könnten vermieden werden, wenn die vier änderbaren Risikofaktoren: Rauchen, körperliche Inaktivität, BMI außerhalb des normalen Bereiches und Alkoholabusus beachtet und vermieden würden. Die Kombination der Risikofaktoren geht im Vergleich mit nur einem Risikofaktor mit einem erhöhten Mortalitätsrisiko einher. Generell gilt anhand der Auswertung des Lebensstils der Teilnehmerinnen an der Royal College of General Practitioners' Oral Contraception Study, dass 59 % aller Todesfälle hätten vermieden werden können, wenn diese Frauen Nichtraucherinnen und körperlich aktiv gewesen wären, einen normalen BMI gehabt hätten und nur wenig Alkohol in Maßen pro Woche getrunken hätten [2].

Literatur

[1] Hannaford PC et al. Mortality among contraceptive pill users: cohort evidence from Royal College of General Practitioners' Oral Contraception Study. BMJ 340 (2010) c927.

[2] Iversen L et al. Impact of lifestyle in middle-aged women on mortality: evidence from the Royal College of General Practitioners' Oral Contraception Study. Br J Gen Pract 60 (2010) 563–569.

[3] Zhong GC et al. Meta-analysis of oral contraceptive use and risks of all-cause and cause-specific death. Int J Gynaecol Obstet 131 (2015) 228–233.

Teil II Kontrazeption in Problemsituationen von A–Z

1 Abort (natürlich, medikamentös, instrumentell), Zustand nach

Definition: Als Abort (Fehlgeburt) wird die vorzeitige Beendigung einer Schwangerschaft bezeichnet, die natürlich oder künstlich (medikamentös oder instrumentell) zur Ausstoßung einer Frucht < 500 g vor Eintritt der extrauterinen Lebensfähigkeit erfolgt. Nach jedem Abort, besonders künstlichem, ist für einen individuell unterschiedlich langen Zeitraum eine sichere Kontrazeption angezeigt.

OC-Anwendung: OC sind indiziert (Abort im 1. und 2. Trimester oder septisch: WHO 1). Die OC-Einnahme kann und sollte unmittelbar, d. h. am 1. Tag nach dem Abort beginnen. LZ und LZE sind möglich.

Alternativen: Vaginalring (WHO 1), transdermales kontrazeptives Pflaster (WHO 1), Gestagen-Monopille (WHO 1), Depot-Gestagen (WHO 1), Hormonspirale (WHO 1) und IUP (WHO 1) (beide: Einlage unmittelbar post abortum möglich) [5], Barriere-Methoden.

Einfluss auf die Grunderkrankung: Die kontrazeptive Beratung unmittelbar nach dem Abort wirkt sich positiv auf die OC-Einnahme in den ersten 6 Monaten aus [1]. Durch die sofortige OC-Einnahme post abortum kommt es nicht zu einer Zunahme der Nebenwirkungen bzw. einer Verlängerung der vaginalen Blutungen [3]. Die Metaanalyse aus 8 großen englischen und chinesischen Datensätzen ergab, dass durch die unmittelbare OC-Anwendung nach medikamentösem oder instrumentellem Abort es zu einer Verkürzung der vaginalen Blutungsdauer, zu einer Reduktion der Komplikationen und zur Vermeidung unerwünschter Schwangerschaften kommt [2]. Nach einem medikamentös induzierten Abort sind alle kontrazeptiven Methoden effektiv [4].

Merke: OC können unmittelbar nach einem Abort eingenommen werden. !

Literatur

[1] Borges AL. [Post-abortion contraception: effects of contraception services and reproductive intention]. [Article in Portuguese] Cad Saude Publica 32 (2016). Epub 2016 Feb 23.

[2] Che Y et al. Oral contraception following abortion: A systematic review and meta-analysis. Medicine (Baltimore). 2016 Jul; 95 (27) e3825. doi: 10.1097/MD.0000000000003825.

[3] Gaffield ME, Kapp N, Ravi A. Use of combined oral contra-ceptives post abortion. Contraception 80 (2009) 355–362.

[4] Mittal S. Contraception after medical abortion. Contraception 74 (2006) 56–60.

[5] Okusanya BO, Oduwole O, Effa EE. Immediate postabortal insertion of intrauterine devices. Cochrane Database Syst Rev 2014 Jul 28; 7: CD001777.

DOI 10.1515/9783110526172-002

2 Adenomyosis uteri (Adenomyose)

Definition: Unter einer Adenomyosis uteri wird die ektope, diffuse oder umschriebene Ansiedlung endometrialer Drüsen mit umgebendem Stroma und peristromaler glatter Muskulatur in einem relativ hypertrophierten Myometrium des Corpus uteri verstanden. Die Erkrankung tritt meist zwischen dem 30. und 50. Lebensjahr auf und betrifft vorwiegend Multiparä. Klinisches Leitsymptom ist die Dysmenorrhö, häufig verbunden mit Menorrhagien. In der Diagnostik sind Sonographie und MRT richtungsweisend.

OC-Anwendung: OC sind indiziert (WHO 1). Aufgrund der Dysmenorrhö und Menorrhagie ist der LZ (84/7 Tage) oder besser die LZE zu bevorzugen.

Alternativen: Die Hormonspirale (WHO 1) ist effektiver als die zyklische OC-Anwendung. Die Gestagen-Monopille ist wirksam (WHO 1), allerdings können die bei der Adenomyosis primär schon verstärkt auftretenden Zusatzblutungen die Anwendung von diesen zu niedrig dosierten Gestagen-Präparaten erheblich limitieren. Vaginalring (WHO 1), transdermales kontrazeptives Pflaster (WHO 1), Barriere-Methoden.

Einfluss auf die Grunderkrankung: Durch die zyklische OC-Anwendung werden die Dysmenorrhö und die Blutungsstörungen reduziert. OC und Hormonspirale hemmen die Proliferationsrate von ki67 in Adenomyoseherden [5]. Die Wirksamkeit von OC ließ sich durch Suppression der Aromatase-Expression in adenomyotischen Herden nachweisen [3]. Die LZE von OC führte bei den blutungsfreien OC-Anwenderinnen zu einer relativen Abnahme der Aromatase- und Cox 2-Expression des Endometriums. Diese beiden Enzyme sind sonst mit für die Zusatzblutungen bei OC-Einnahme und Adenomyose verantwortlich [4]. Mit der Hormonspirale wird bei einer Adenomyosis eine Reduzierung der Schmerzen bis zu 66 % erreicht [6], die Blutungsstörungen nahmen ab, Dysmenorrhö als auch Dyspareunie wurden gebessert [6]. Mit der Hormonspirale wird außerdem die Lymphangiogenese, die für die Symptomatik bei der Adenomyosis mit verantwortlich ist, stark reduziert [2]. Mit der MRT konnte die Wirksamkeit der Hormonspirale nachgewiesen werden [1]. OC als LZE und die Hormonspirale sind die Therapeutika der 1. Wahl bei Adenomyosis.

! **Merke:** OC im LZ oder als LZE sowie die Hormonspirale beeinflussen die Adenomyosis uteri günstig.

Literatur

[1] Bragheto AM et al. Effectiveness of the levonorgestrel-releasing intrauterine system in the treatment of adenomyosis diagnosed and monitored by magnetic resonance imaging. Contraception 76 (2007) 195–199.

[2] Cho S et al. Effects of levonorgestrel-releasing intrauterine system on lymphangiogenesis of adenomyosis. Am J Clin Pathol 143 (2015) 352–361.
[3] Maia H Jr et al. Effect of the menstrual cycle and oral contraceptives on aromatase and cyclooxygenase-2-expression in adenomyosis. Gynecol Endocrinol 22 (2006) 547–551.
[4] Maia H Jr et al. The effect of oral contraceptives on aromatase and Cox-2 expression in the endometrium of patients with idiopathic menorrhagia or adenomyosis. Int J Womens Health 5 (2013) 293–299.
[5] Maia H Jr et al. Effect of menstrual cycle and hormonal treatment on ki-67 and bci-2 expression and adenomyosis. Gynecol Endocrinol 20 (2005) 127–131.
[6] Sheng J et al. Levonorgestrel-releasing intrauterine system for treatment of dysmenorrhoea associated with adenomyosis. Zhonghua Fu Chan Ke Za Zhi 41 (2006) 467–470.

3 Adipositas (Obesität, Obesitas)

Definition: Unter Adipositas versteht man eine das Normalmaß übersteigende Vermehrung des Körperfettes mit einem BMI ≥ 30 kg/m² (WHO) bzw. > 97. Alters- und geschlechtsspezifischen BMI-Perzentil für Kinder und Jugendliche. Adipositas führt früher oder später zu gesundheitlichen Beeinträchtigungen unterschiedlichen Ausmaßes. Die Adipositas ist ein Risikofaktor für viele Folgeerkrankungen, z. B. das Metabolische Syndrom mit Diabetes mellitus, Hyperlipidämie, Hypertonie, Arteriosklerose, Gicht u. a. Die Einteilung der Adipositas erfolgt in eine

- milde (I°, BMI ≥ 30–35 kg/m²),
- mittlere (II°, BMI ≥ 35–40 kg/m²) und
- schwere (III°, BMI ≥ 40 kg/m²) Form.

90 % aller Adipösen weisen die milde Form auf.

OC-Anwendung: Für Frauen > 30 kg/m² BMI und Jugendliche < 18 Jahren mit einem BMI > 30 kg/m² besteht kein wesentlich erhöhtes Risiko bei der OC-Einnahme (WHO 2). OC sind aber trotzdem bei Adipositas II° und III° relativ kontraindiziert, wenn weitere Risikofaktoren bekannt sind. Bei Adipositas I° und Risikofaktoren wie z. B. Hypertonie, kardio- und zerebrovaskulären Erkrankungen (z. B. Rauchen, Alter, Hypercholesterinämie) muss die OC-Anwendung kritisch gesehen werden.

Alternativen: Vaginalring (WHO 1), Hormonspirale (WHO 1), Gestagen-Monopille (WHO 1), Depot-Gestagen (WHO 1) bei Jugendlichen < 18 Jahre (WHO 2), IUP (WHO 1), Barriere-Methoden.

Einfluss auf die Grunderkrankung: Das Thrombose-Risiko bei Frauen mit einem BMI ≥ 25 kg/m² steigt durch OC-Einnahme auf das 10fache an [1]. Das Thrombose-Risiko ist bei Frauen mit einem BMI ≥ 30 kg/m² und OC-Anwendung auf das 24fache erhöht gegenüber normgewichtigen Frauen ohne OC-Anwendung [5]. Bei adipösen Frauen ist die Versagerquote von OC erhöht (RR 1,5–1,9) [2–4]. Steroidhormone sind fettlöslich und werden vor allem im Mesenterialfett gespeichert. Hochdosierte Präparate erhöhen nicht die kontrazeptive Sicherheit der OC, sondern führen lediglich zu einer weiteren deutlichen Risikoerhöhung für Thrombosen bei Adipositas. Die kontrazeptive Sicherheit des transdermalen kontrazeptiven Pflasters ist bei allen Adipösen mit einem Gewicht > 90 kg vermindert [6].

Merke: Bei Adipositas sind weitere kardiovaskuläre Risikofaktoren zu hinterfragen. Jährlich sollte bei OC-Anwendung einmal der BMI bestimmt werden.

Literatur

[1] Abdollahi M, Cushman M, Roosendaal FR. Obesity risk of venous thrombosis and the interaction with coagulation factor levels and oral contraceptive use. Thromb Haemost 89 (2003) 493–498.
[2] Dinger J et al. Effectiveness of oral contraceptive pills in a large U.S. Cohort comparing progestogen and regimen. Obstet Gynecol 117 (2011) 33–40.
[3] Brunner Huber LR, Toth JL. Obesity and contraceptive failure: findings from the 2002 National Survey of Family Growth. AmJ Epidemiol 166 (2007) 1306–311.
[4] Lopez LM et al. Hormonal contraceptives for contraception in overweight or obese women. Cochrane Database Syst Rev 7 (2010) CDj008452.
[5] Pomp ER et al. Risk of venous thrombosis: obesity and its joint effect with oral contraceptive use and prothrombotic mutations. Br J Haematol 139 (2007) 289–296.
[6] Zieman M et al. Contraceptive efficacy and cycle control with the Ortho Evra/Evra transdermal system: the analysis of pooled data. Fertil Steril 77 (2002, 2 Suppl 2) S 13–18.

4 Adipositas-Chirurgie (bariatrische Operationen), Zustand nach

Definition: Die Adipositas-Chirurgie (bariatrische Operationen) umfasst ein breites Spektrum chirurgischer Maßnahmen am Magen-Darm-Trakt zur Behebung einer malignen (morbiden) Adipositas (BMI ≥ 40 kg/m^2). Voraussetzungen für den Eingriff sind u. a. eine Adipositas seit mehr als 3 Jahren, ausgeschöpfte konservative Maßnahmen zur Gewichtsreduzierung, Lebensalter zwischen 18 und 65 Jahren, keine Psychosen oder Depressionen sowie keine Suchtsymptomatik. Postoperativ wird der maximale Gewichtsverlust erst nach ein bis zwei Jahren erreicht. In dieser Zeit ist eine sichere Kontrazeption erforderlich [2].

OC-Anwendung: OC sind nach Adipositas-Chirurgie in Abhängigkeit von der Operation relativ kontraindiziert [3], aber anwendbar, und werden von der U. S. Medical Eligibility Criteria for Contraceptive Use, 2010 (USMEC), der Kategorie 1 (≈ WHO 1) zugeordnet. Nach Magenbypass (Roux-Y-Magen-Bypass) und biliopankreatischer Diversion mit Duodenalswitch (BPD-DS), bei den Malabsorption oder Malresorption eintreten, ist die Resorption und damit die Sicherheit von OC möglicherweise eingeschränkt (USMEC 3 ≈ WHO 3). OC sind bereits ohne Adipositas-Chirurgie bei Adipositas II° und III° (WHO 2) relativ kontraindiziert wenn weitere Risikofaktoren bekannt sind. Bei Adipositas I° und zusätzlichen Risikofaktoren wie z. B. Hypertonie, kardio- und zerebrovaskuläre Erkrankungen (z. B. Rauchen, Alter, Hypercholesterinämie) muss die OC-Anwendung ebenfalls sehr kritisch gesehen werden.

Alternativen: Vaginalring (WHO 1), Depot-Gestagen (WHO 1) [4], Hormonspirale (WHO 1) [5], IUP (WHO 1) [5, 9], Barriere-Methoden.

Einfluss auf die Grunderkrankung: Nach der Adipositas-Chirurgie ist ein sicherer kontrazeptiver Schutz für 12–18 Monate nach den Empfehlungen der ACOG erforderlich [2]. Theoretisch ist eine verzögerte Absorption verschiedener Substanzen, u. a. von OC, nach der Adipositas-Chirurgie möglich [1, 11, 12], wobei jedoch in den vorhandenen relativ kleinen Studien kein substantieller Abfall der Effektivität für OC gezeigt werden konnte [10]. Es erscheint jedoch sinnvoll, dass neben den bereits vor der Operation angewendeten OC in den ersten Monaten nach der Adipositas-Chirurgie vorübergehend zusätzlich ein IUP, die Hormonspirale oder eine Barriere-Methode Anwendung finden, da OC alleine nicht immer suffizient genug sind [1, 5, 11]. OC werden nach einer Adipositas-Chirurgie postoperativ am häufigsten eingenommen [8], wobei allerdings die Sicherheit der OC u. a. von der Absorption abhängt, die nach der Adipositas-Chirurgie häufig eingeschränkt ist [1, 6, 11]. Bis zu einem Jahr nach der Adipositas-Chirurgie sind die noch niedrigen Serumspiegel der oral applizierten exogen Sexualsteroide mit der Adipositas assoziiert, aber nicht mit der bariatrischen Operation [1].

Merke: Nach Adipositas-Chirurgie ist eine sichere Kontrazeption für 12–18 Monate erforderlich. OC können verordnet werden, ihre Wirkung kann aber durch Malabsorption in Abhängigkeit von der Operationsmethode eingeschränkt sein. !

Literatur

[1] Andersen AN et al. Sex hormone levels and intestinal absorption of estradiol and D-norgestrel in women following bypass surgery for morbid obesity. Int J Obes 6 (1982) 91–96.

[2] ACOG (American College of Obstetricians and Gynecologists) committee: Opinion number 315, September 2005. Obesity in pregnancy. Obstet Gynecol 106 (2005) 671–675.

[3] ACOG (American College of Obstetricians and Gynecologists): Practice Bulletin No. 73. Use of hormonal contraception in women with coexisting medical conditions. Obstet Gynecol 107 (2006) 1453–1472.

[4] Ciangura C et al. Etonogestrel concentrations in morbidly obese women following Roux-en-Y gastric bypass surgery: three case reports. Contraception 84 (2011) 649–651.

[5] Gerrits EG et al. Contraceptive treatment after biliopancreatic diversion needs consensus. Obes Surg 13 (2003) 378–382.

[6] Hanker JP. Gastrointestinal disease and oral contraception. Am J Obstet Gynecol 163 (1990) 2204–2207.

[7] Hillman JB, Miller RJ, Inge TH. Menstrual concerns and intrauterine contraception among adolescent bariatric surgery patients. J Womens Health (Larchmt) 20 (2011) 533–538.
[8] Mengesha B et al. Assessment of contraceptive needs in women undergoing ariatric surgery. Contraception 94 (2016) 74–77.
[9] Merhi ZO. Oral contraception and bariatric surgery. Gynecol Obstet Invest 64 (2007) 100–102.
[10] Paulen ME et al. Contraceptive use among women with a history of bariatric surgery: a systematic review. Contraception 82 (2010) 86–94.
[11] Victor A, Odlind V, Kral JG. Oral contraceptive absorption and sex hormone binding globulins in obese women: effects of jejunoileal bypass. Gastroenterol Clin North Am 16 (1987) 483–491.
[12] Yska JP et al. Influence of bariatric surgery on the use and pharmacokinetics of some major drug classes. Obes Surg 23 (2013) 819–825.

5 Adnexitis (Oophoritis-Salpingitis, Pelvic inflammatory disease)

Definition: Bei der Adnexitis handelt es sich um eine Entzündung der Adnexen (Tube und Ovar). Bei ausgeprägten Befunden entwickelt sich eine Pyosalpinx oder ein Tuboovarialabszess. Ursache sind meist aufsteigende Infektionen durch ein breites Spektrum an aeroben und anaeroben Erregern, hauptsächlich Neisserien und Chlamydia trachomatis [1, 2, 4]. In der englischsprachigen Literatur wird die Adnexitis mit der Zervizitis und Endometritis unter dem Begriff Pelvic inflammatory disease (PID) zusammengefasst. Bei frühzeitiger Diagnose sind Antibiotika zur Therapie meist ausreichend. Bei einer Verzögerung der Diagnostik und Therapie kann es zu einer chronischen Adnexitis kommen [1, 2].

OC-Anwendung: OC sind nicht kontraindiziert (WHO 1). Da eine Adnexitis oft durch die Menstruation aktiviert werden kann, empfiehlt sich die OC-Anwendung als LZE oder im LZ.

Alternativen: Transdermales kontrazeptives Pflaster (WHO 1), Gestagen-Monopille (WHO 1), Depot-Gestagen (WHO 1). Hormonspirale und IUP müssen bei Vorliegen einer Adnexitis nicht entfernt werden (WHO 2). Eine Kontraindikation zur IUP-Einlage besteht allerdings bei Vorliegen einer akuten PID (WHO 4). Barriere-Methoden sind ein Schutz vor einer Adnexitis [1].

Einfluss auf die Grunderkrankung: OC wirken protektiv, sie schützen vor einer Adnexitis und PID. Das Gestagen im OC verschließt die Zervix und der Schleim wird zäh, schwer durchdringbar für aszendierende Keime. Dadurch wird die Wahrscheinlichkeit einer aufsteigenden Infektion erheblich reduziert. Keine OC-Anwendung steht allerdings im Zusammenhang mit einer Reduktion der oberen Genitaltraktinfektionen bei Frauen mit einer klinischen PID. Obere Gonorrhö oder Chlamydieninfektion sind nicht signifikant mit der OC-Anwendung assoziiert [3].

Merke: OC reduzieren die Häufigkeit von Adnexitiden.

Literatur

[1] Barrett S, Taylor C. A review on pelvic inflammatory disease. Int J STD AIDS 15 (2005) 715–720.
[2] Dayan L. Pelvic inflammatory disease. Aust Fam Physician 35 (2006) 858–862.
[3] Ness RB et al. PID Evaluation and Clinical Health (PEACH) Study Investigators. Hormonal and barrier contraception and risk of upper genital tract disease in the PID evaluation and clinical health (PEACH) study. Am J Obstet Gynecol 185 (2001) 121–127.
[4] Sufrin CB et al. Neisseria gonorrhea and Chlamydia trachomatis screening at intrauterine device insertion and pelvic inflammatory disease. Obstet Gynecol 120 (2012) 1314–1321.

6 Adrenogenitales Syndrom (kongenitale adrenale Hyperplasie)

Definition: Das Adrenogenitale Syndrom (AGS) umfasst eine Gruppe autosomal rezessiv vererbter Enzymopathien mit gestörter Cortisol- und Aldosteron-Synthese in deren Folge vermehrt Cortisolvorstufen und Androgene gebildet werden. Virilisierungen unterschiedlichen Ausmaßes sind möglich. Infolge des Cortisolmangels kommt es zur Nebennierenhyperplasie und einer exzessivem ACTH-Erhöhung. Fünf Typen werden aufgrund der verschiedenen Enzymdefekte unterschieden:

- Typ 1: StAR-Protein (in Europa sehr selten) oder Cholesterin-Monooxygenase (1 Fall beschrieben);
- Typ 2: 3-β-Hydroxysteroid-Dehydrogenase;
- Typ 3: 21-Hydroxylase (> 90 %, von denen 75 % mit Salzverlust),
- Typ 4: 11-β-Hydroxylase (ca. 5–8 %);
- Typ 5: 17-α-Hydroxylase (sehr selten).

Am häufigsten ist der 21-Hydroxylase-Mangel mit und ohne Salzverlust.

Die Inzidenz des AGS beträgt 1/5.000–15.000 Geburten. Bei einem 21-Hydroxylase-Mangel entwickelt sich sekundär häufig ein PCO-Syndrom [1]. Beim spät einsetzenden AGS (*Late-onset-AGS*) liegt ein leichterer Enzymdefekt vor. Die Symptome bilden sich erst im Schul- oder frühem Erwachsenenalter aus.

Nach der Akuttherapie erfolgt lebenslang die Hormonsubstitution mit Hydrokortison, Prednisolon, Dexamethason und/oder Fludrokortison. Bei guter Einstellung der Hormonsubstitution ist die Prognose des AGS außerordentlich günstig.

OC-Anwendung: OC sind nicht kontraindiziert. Bevorzugt sollten OC mit antiandrogen wirksamen Gestagenen (CMA, DNG, DRSP, NOMAC) verordnet werden.

Alternativen: Vaginalring, transdermales kontrazeptives Pflaster, Gestagene mit antiandrogener Wirkung (CMA [3], DNG), IUP, Barriere-Methoden.

Einfluss auf die Grunderkrankung: OC reduzieren bei einem AGS die Androgensynthese und führen über einen SHBG-Anstieg zur signifikanten Verminderung des bioverfügbaren und freien Testosterons, das an SHBG gebunden wird [2].

Merke: OC reduzieren beim AGS die Androgenisierungserscheinungen.

Literatur

[1] Barnes RB et al. Ovarian hyperandrogynism as a result of congenital adrenal virilizing disorders: evidence for perinatal masculinization of neuroendocrine function in women. J Clin Endocrinol Metab 79 (1994) 1328–1333.

[2] Fanta M et al. Comparison of corticoid substitution versus combined oral contraception administration in the treatment of no classic adrenal hyperplasia: a prospective study. Gynecol Endocrinol 25 (2009) 398–402.

[3] Kageyama Y et al. Chlormadinone acetate as a possible effective agent for congenital adrenal hyperplasia to suppress elevated ACTH and antagonize masculinization. Endocr J 42 (1995) 505–508.

7 Akne vulgaris

Definition: Die Akne vulgaris ist im weiteren Sinne eine Erkrankung der Talgdrüsen mit Sekretions- und Verhornungsstörungen bei nachfolgender Entzündung und Vernarbung auf der Basis einer vermehrten Androgenwirkung. Die Ursachen können mannigfaltig sein. Entweder liegt peripher eine erhöhte Umwandlung von Androgenvorstufen vor, die Androgenbindung an das erniedrigte bzw. normale SHBG ist vermindert oder die Haut reagiert verstärkt auf Androgene.

OC-Anwendung: OC sind indiziert. Mikropillen mit den antiandrogen wirksamen Gestagenen DNG, CMA, DRSP, NGM, NOMAC in Kombination mit E_2, EV oder EE und die antiandrogen wirksamen Therapeutika mit CPA und EE sind besonders effektiv [4]. LZE und LZ sind besonders zu empfehlen.

Alternativen: Vaginalring, transdermales kontrazeptives Pflaster, Hormonspirale, IUP, Barriere-Methoden.

Einfluss auf die Grunderkrankung: Mit Placebo-kontrollierten Studien konnte gezeigt werden, dass OC bei zyklischer Einnahme sowohl die entzündliche als auch die nichtentzündliche Gesichts-Akne effektiv reduzieren [1]. Die Effektivität der einzelnen OC ist unterschiedlich. CMA- und CPA-haltige OC reduzieren die Akne besser als LNG-haltige OC. Therapeutika mit CPA sind wirksamer als OC mit DSG. OC mit DRSP sind effektiver als OC mit NGM oder NOMAC, aber weniger effektiv als CPA-haltige Therapeutika [1]. OC mit DNG reduzieren innerhalb eines Jahres die Akne signifikant bei gleichzeitiger Erniedrigung des Testosteronspiegels und signifikantem Anstieg von SHBG [3]. OC mit DRSP reduzierten die Akne am Stamm innerhalb von 24 Wochen signifikant [6]. Durch die kontinuierliche LZE ohne Pause über 192 Tage mit EE/DRSP wird die Akne signifikant verringert bei gleichzeitig statistisch gesicherter Abnahme von Testosteron und des FAI sowie signifikanter Zunahme von SHBG [2]. Der Vergleich der Effektivität von Antibiotika und OC bei der Therapie der Akne wird meist nur nach 3 und 6 Monaten der Behandlung vorgenommen und dabei in unzulässiger Weise spekuliert, dass die systemische Antibiotikatherapie eine bessere First-Line-Alternative für die Langzeittherapie der Akne seien könnte [5]. OC reduzieren die ovarielle und adrenale Androgenbiosynthese. EE, E_2 und E_2V induzieren in der Leber die SHBG-Synthese. SHBG bindet Testosteron und verringert dadurch den Anteil des freien Testosterons. Die 19-Norsteroide GSD, DSG (3-Keto-Desogestrel), NETA und LNG sowie NGM und NOMAC werden bei der Akne als 5-α-Reduktasehemmer wirksam und verhindern so die Umwandlung von Testosteron in das wirksame Dihydrotestosteron. OC mit diesen Gestagenen können per se und durch das EE „antiandrogen" wirken. Dieser Effekt ist zeitlich begrenzt, da die inhärenten androgenen Partialwirkungen der 19-Norsteroide wirksam werden können und dann Seborrhö und Akne sich wieder verstärken. Bei der zyklischen OC-Einnahme werden in der 7-tägigen Einnahmepause in den Ovarien Androgene als Vorstufen der Estrogene synthetisiert, die bei entsprechender Disposition in der Einnahmepause immer wieder die Akne aufblühen lassen. Mit dem LZ oder der LZE kann dieses Aufblühen der Akne verhindert werden.

Merke: Bei der Akne vulgaris ist die LZE oder der LZ mit einem antiandrogen wirksamen OC sinnvoller und effektiver als die zyklische Einnahme irgendeiner Mikropille.

Literatur

[1] Arowojolu AO et al. Combined oral contraceptive pills for treatment of acne. Cochrane Database Syst Rev 2012 Jul 11;7:CD004425.

[2] Caruso S et al. Hyperandrogenic women treated with a continuous-regimen oral contraceptive. Eur J Obstet Gynecol Reprod Biol 171 (2013) 307–310.

[3] Di Carlo C et al. Effects of an oral contraceptive containing estradiol valerate and dienogest on circulating androgen levels and acne in young patients with PCOS: an observational preliminary study. Gynecol Endocrinol 29 (2013) 1048–1050.

[4] Fenton C et al. Drospirenone/ethinylestradiol 3mg/20microg (24/4 day regimen): a review of its use in contraception, premenstrual dysphoric disorder and moderate acne vulgaris. Drugs 67 (2007) 1749–1765.

[5] Koo EB, Petersen TD, Kimball AB. Meta-analysis comparing efficacy of antibiotics versus oral contraceptives in acne vulgaris. J Am Acad Dermatol 71 (2014) 450–459.

[6] Palli MB et al. A single-center, randomized double-blind, parallel-group study to examine the safety and efficacy of 3mg drospirenone/0.02 mg ethinyl-estradiol compared with placebo in the treatment of moderate truncal acne vulgaris. J Drugs Dermatol 12 (2013) 633–637.

8 Alkoholkrankheit (Alkoholismus)

Definition: Als Alkoholismus wird der Missbrauch oder die Abhängigkeit (Sucht) von Alkohol mit somatischen, psychischen und sozialen Folgen bezeichnet. In Deutschland wird mit ca. 2,5 Millionen Alkoholikern gerechnet.

OC-Anwendung: OC sind nicht kontraindiziert, aber die Compliance ist häufig mangelhaft bis schlecht. Damit verbunden besteht ein erhöhtes Schwangerschaftsrisiko bei Alkoholikerinnen.

Alternativen: Vaginalring, transdermales kontrazeptives Pflaster, Depot-Gestagen (Spritzen und Implantate), Hormonspirale (Vorsicht: Selbstentfernung), IUP, Barriere-Methoden.

Einfluss auf die Grunderkrankung: Die Veränderungen des Menstruationszyklus durch Alkohol sowie der Einfluss von exogenen Hormonen auf den Zyklus von Alkoholikerinnen werden in der Literatur kontrovers diskutiert [1, 3]. Die kurzzeitige Aufnahme von Alkohol kann den Abbau von Medikamenten in der Leber vermindern. Bei chronischem Alkoholabusus kann über eine Enzyminduktion der oxidative Metabolismus von Hormonen verstärkt werden [5]. Offensichtlich können OC die Wirkung des Alkohols verändern, die Toleranz wird verbessert und die Reaktionszeit verringert. Diese Effekte nehmen mit der höheren EE-Dosis zu [4]. Bei OC-Einnahme und regelmäßigen Alkoholgenuss ist der Magnesiumspiegel verringert. Erkrankungen durch Magnesiummangel können dadurch zunehmen [2].

! **Merke:** Bei Alkoholikerinnen ist die Compliance für OC, den Vaginalring und das transdermale kontrazeptive Pflaster schlecht. Die Hormonspirale oder Depot-Gestagene (Spritzen, Implantate) sind bei Alkoholikerinnen zu bevorzugen.

Literatur

[1] Augustynska B et al. Menstrual cycle in women addicted to alcohol during the first week following drinking cessation-changes of sex hormones levels in relation to selected clinical features. Alcohol 42 (2007) 80–83.

[2] Iyanda AA, Anetor JI, Oparinde DP. Impact of alcohol consumption and cigarette smoke on renal function and select serum elements in female subjects using combined oral contraceptive. Niger J Physiol Sci 28 (2013) 205–210.

[3] King AR, Hunter PJ. Alcohol elimination at low blood concentrations among women taking combined oral contraceptives. J Stud Alcohol 66 (2005) 738–744.

[4] Kuhl H. Wie Darmerkrankungen, Ernährung, Rauchen und Alkohol die Wirkung von oralen Kontrazeptiva beeinflussen. Geburtsh Frauenheilk 54 (1994) M1–M10.

[5] Mumenthaler MS et al. Effects of menstrual cycle and female sex steroids on ethanol pharmacokinetics. Alcohol Clin Exp Res 23 (1999) 250–255.

9 Allergie

Definition: Allergien sind sowohl gegen Estrogene als auch Gestagene möglich. Es können Antikörper gegen die einzelnen Steroidhormone gebildet werden. Nach der Bindung an Albumin oder Globuline können Steroidhormone als Antigene wirken und die Entwicklung der Helferzellen Typ II fördern. Dadurch kann es zur Antikörpersynthese kommen und Allergien können ausgelöst werden.

OC-Anwendung: OC sind relativ kontraindiziert. Bei einer Allergie gegen Estrogene oder Gestagene ist nur nach Desensibilisierung die Anwendung von OC möglich.

Alternativen: IUP, Barriere-Methoden.

Einfluss auf die Grunderkrankung: Die unterschiedlichsten allergischen Grunderkrankungen können durch OC verstärkt werden (z. B. Erythema nodosum, Asthma, Heufieber). Die Assoziation zwischen OC und Asthma besteht meist nur für normgewichtige (BMI 19–25 kg/m^2) und übergewichtige Frauen (BMI ≥ 25 kg/m^2), nicht für Untergewichtige (BMI ≤ 19 kg/m^2) [1]. Dabei können Estrogene, Gestagene und deren Metaboliten nach Bindung an Albumin oder Globulin als Antigene wirken und die Entwicklung der Typ II Helferzellen induzieren. Dadurch wird die Antiköperbildung möglich und die Allergie kann auftreten [2]. OC sind ebenfalls invers assoziiert mit der Ausbildung einer allergischen Rhinitis und des Asthmas nach der Pubertät [3], d. h. OC schützen junge Frauen vor einer Allergie [3].

Merke: Estrogene, Gestagene und deren Metaboliten können nach Eiweißbindung als Antigene fungieren und über die Antikörperbildung eine Allergie induzieren. !

Literatur

[1] Macsali F et al. Oral contraception, body mass index, and asthma: a cross-sectional Nordic-Baltic population survey. J Allergy Clin Immunol 123 (2009) 391–397.

[2] Roby RR, Richardson RH, Vojdani A. Hormone allergy. Am J Reprod Immunol 55 (2006) 307–313.

[3] Wei J et al. Hormonal factors and incident asthma and allergic rhinitis during puberty in girls. Ann Allergy Asthma Immunol 115 (2015) 21–27.

10 Amaurosis fugax

Definition: Als Amaurosis fugax wird die temporäre, meist einseitige Erblindung eines Auges für wenige Sekunden oder einige Minuten aufgrund einer vorübergehenden Ischämie oder Gefäßinsuffizienz der Arteria centralis retinae bezeichnet [5]. Die Ursachen können mannigfaltig sein und reichen von extrakranialen zerebrovaskulären Erkrankungen (Thromboembolie, hämodynamisch, idiopathisch) über Gefäß-Augenerkrankungen (ischämische Opticus-Neuropathie, Verschluss der zentralen Retina-Vene, maligne arterielle Hypertension), nichtvaskuläre Augenerkrankungen bis hin zu neurologischen Erkrankungen (Multiple Sklerose) [5]. Bei jungen Frauen und Teenagern ist die Symptomatik eher migränös [4] und der Verlauf kann benigne sein. Eine Behandlung ist nicht erforderlich, wenn die Amaurosis fugax nicht mit einer Migräne, Atherosklerose, OC-Einnahme, Embolie, Vaskulitis, Bluterkrankung oder einem Vasospasmus korreliert [1].

OC-Anwendung: OC sind bei jungen Frauen und Teenagern relativ kontraindiziert und sollten erst nach Ausschluss der Ursachen einer Migräne mit Aura, Thrombophilie-Mutationen (Homocysteinämie, Lupus-Antikoagulans, erhöhter Faktor XI [2], Antithrombin III Mangel oder Antiphospholipid Syndrom [3]) und aller nicht-idiopathischen Ursachen der Amaurosis fugax verordnet werden, d. h. lediglich bei idiopathischer Amaurosis fugax.

Bei Frauen jenseits des 35. Lebensjahres sind OC bei Amaurosis fugax absolut kontraindiziert.

Alternativen: Barriere-Methoden, IUP, Hormonspirale unter Vorbehalt.

Einfluss auf die Grunderkrankung: OC können bei entsprechender Disposition, besonders bei Thrombophilie [2], ebenso wie eine Schwangerschaft und Hormonschwankungen eine Amaurosis fugax auslösen. Die OC-Einnahme bei Migräne und angeborener Thrombophilie-Mutationen bedingt ein 10fach höheres ischämisches Schlaganfallrisiko als ohne eine Thrombophilie-Mutationen. Aufgrund der bisher fehlenden Literaturmitteilungen zur Unbedenklichkeit von OC bei Amaurosis fugax sind dieselben ebenfalls bei jungen Frauen solange kontraindiziert, bis nachgewiesen wurde, dass lediglich eine idiopathische Form vorliegt.

> **Merke:** Lediglich bei der idiopathischen Amaurosis fugax können OC verordnet werden, ansonsten sind OC kontraindiziert.

Literatur

[1] Blanco Ollero A et al. Benign amaurosis fugax. Neurologia 8 (1993) 274–276.
[2] Glueck CJ et al. Thrombophilia and retinal vascular Occlusion. Clin Ophthalmol 6 (2012) 1377–1384.

[3] Muñoz-Negrete FJ et al. Hypercoagulable workup in ophthalmology. When and what (spain). Arch Soc Esp Oftalmol 84 (2009) 325–332.
[4] O'Sullivan F, Rossor M, Elston JS. Amaurosis fugax in young people Br J Ophthalmol 76 (1992) 660–662.
[5] The Amaurosis Fugax Study Group. Current management of amaurosis fugax. Stroke 21 (1990) 201–208.

11 Amenorrhö, sekundäre

Definition: Eine sekundäre Amenorrhö liegt vor, wenn die Menses über 3 Monate nach vorausgegangenen regelmäßigen oder unregelmäßigen Zyklen ausbleiben, ohne dass eine Schwangerschaft besteht. Sekundäre Amenorrhöen sind wesentlich häufiger als primäre. Es überwiegen zentrale (hypothalamische), meist dysfunktionelle Störungen. In der Häufigkeit folgen ovarielle Ursachen mit Ovarialhypoplasien einschließlich dem Klimakterium praecox (prämature Ovarialinsuffizienz = POF = prämature ovarian failure < 40. Lebensjahr) sowie dem Polyzystischen Ovar-Syndrom (PCO-Syndrom). An dritter Stelle der Ursachen stehen extragenitale glanduläre Erkrankungen der NNR und der Schilddrüse. Die uterine sekundäre Amenorrhö, meist artefiziell nach uterinen Eingriffen, ist nicht sehr häufig. Noch seltener sind hypophysäre Ursachen. Am seltensten werden chromosomale Anomalien als Ursache der sekundären Amenorrhö diagnostiziert. An dieselben ist zu denken, wenn die sekundäre Amenorrhö nach ein oder zwei Menses in der Pubertät bzw. Adoleszenz eingetreten ist. Gelegentlich kann sich ein Triplo-X-Zustand hinter einer sekundären Amenorrhö verbergen.

OC-Anwendung: OC sind nicht kontraindiziert, sind aber vorwiegend bei der hypothalamischen sekundären Amenorrhö indiziert und können auch als LZ oder LZE verordnet werden.

Alternativen: Vaginalring, transdermales kontrazeptives Pflaster (Cave: bei hypophysärer sekundärer Amenorrhö Resorptionsstörung), Hormonspirale, IUP, Barriere-Methoden.

Einfluss auf die Grunderkrankung: OC-Einnahme führt bei hypothalamischer Amenorrhö zu einer Zunahme des natriuretischen Peptid-Spiegels. Das natriuretische Peptid wirkt natriuretisch, diuretiscch und relaxierend an den glatten Muskelzellen und übt wahrscheinlich mediatorisch einen Einfluss auf die Unterschiede der gonadalen Steroidkonzentrationen für Estrogene und Androgene aus [2]. Sinnvoll kann die Verordnung von OC bei Oligo-Amenorrhöen beim PCO-Syndrom von Adoleszentinnen sein [3]. OC-Einnahme bei sekundärer Amenorrhö kann ein POF verschleiern, da bei zyklischer Anwendung ein artefizieller Zyklus induziert wird, der nicht die normalen Verhältnisse des ovulatorischen Zyklus reflektiert [1] und dadurch keine Aussage über die späteren Fertilitätschancen möglich sind. AMH wird durch OC supprimiert [1].

> **Merke:** Die Verordnung von OC ist vorwiegend bei hypothalamischer sekundärer Amenorrhö zur Kontrazeption angezeigt.

Literatur

[1] Kushnir VA, Barad DH, Gleicher N. Ovarian reserve screening before contraception? Reprod Biomed Online 29 (2014) 527–529.
[2] Lin E et al. Effects of oral contraceptives on natriuretic peptide levels in women with hypothalamic amenorrhea: a pilot study. Fertil Steril 95 (2011) 2605–2607.
[3] Palomba S et al. Metformin, oral contraceptives or both to manage oligo-amenorrhea in adolescents with polycystic ovary syndrome? A clinical review. Gynecol Endocrinol 30 (2014) 335–340.

12 Amyotrophe Lateralsklerose (Charcot-Krankheit, Lou-Gehrig-Syndrom, Motor Neuron Disease)

Definition: Die amyotrophe Lateralsklerose (ALS) ist eine sehr seltene, progressive degenerative Erkrankung der 1. und 2. motorischen Neurone mit meist unklarer Ätiologie (Mutation des Superoxidismutase Gens in ca. 2%), die bei Frauen seltener als bei Männern auftritt (Verhältnis 1:1,5). Die Prävalenz wird mit 3–8 pro 100.000 angegeben bei einer jährlichen Inzidenz von 1–3 pro 100.000. Die Manifestation erfolgt meist erst zwischen dem 50. und 70. Lebensjahr, seltener zwischen dem 20. und 30. Lebensjahr. Die ALS-Häufigkeit steigt bei Frauen erst nach der Menopause an. Es kommt zu Muskelschwäche, Muskelschwund der Skelettmuskulatur und zu Lähmungen mit Gang-, Sprech- und Schluckstörungen. Rauchen ist ein Risikofaktor für die Manifestation einer ALS [1]. Jedes Jahr der Verlängerung der reproduktiven Phase und damit der endogenen Estrogenexposition ist assoziiert mit einem längeren Überleben bei ALS Patientinnen, d. h. die weiblichen Sexualhormone wirken neuroprotektiv an den motorischen Neuronen [2].

OC-Anwendung: OC sind nicht kontraindiziert. In Abhängigkeit von der Symptomatik sollte der LZ oder die LZE praktiziert werden. Bevorzugt sollten OC mit Estradiol als Estrogen verordnet werden, da sowohl 17α-Estradiol als auch 17ß-Estradiol neuroprotektiv wirksam werden [3].

Alternativen: Transdermales kontrazeptives Pflaster, Vaginalring, Hormonspirale, IUP, Barriere-Methoden.

Einfluss auf die Grunderkrankung: Die OC-Einnahme ist nicht mit dem Risiko für die ALS assoziiert. Die Hormonersatztherapie mit konjugierten equinen Estrogenen ist nicht signifikant mit dem Risiko für eine ALS verbunden [6]. Progesteron wirkt neuroprotektiv [4], MPA nicht [5].

Merke: Estradiol und Progesteron wirken neuroprotektiv, nicht jedoch konjugierte equine Estrogene und MPA. 

Literatur

[1] de Jong SW et al. Smoking, alcohol consumption, and the risk of amyotrophic lateral sclerosis: a population-based study. Am J Epidemiol 176 (2012) 233–239.

[2] de Jong S et al. Endogenous female reproductive hormones and the risk of amyotrophic lateral sclerosis. J Neurol 260 (2013) 507–512.

[3] Dykens JA, Moos WH, Howell N. Development of 17alpha-estradiol as a neuroprotective therapeutic agent: rationale and results from a phase I clinical study. Ann N Y Acad Sci 105 (2005) 116–135.

[4] Gargiulo Monachelli G et al. Endogenous progesterone is associated to amyotrophic lateral sclerosis prognostic factors. Acta Neurol Scand 123 (2011) 60–67.

[5] Nilsen J, Brinton RD. Impact of progestins on estrogen-induced neuroprotection: synergy by progesterone and 19-norprogesterone and antagonism by medroxyprogesterone acetate. Endocrinology 143 (2002) 205–212.

[6] Popat RA et al. Effect of reproductive factors and postmenopausal hormone use on the risk of amyotrophic lateral sclerosis. Neuroepidemiology 27 (2006) 117–121.

13 Androgenetische Alopezie (Alopecia androgenetica, Haarausfall)

Definition: Die androgenetische Alopezie ist ein Haarverlust in der Kopfhaut mit deutlich sichtbarer Haarlichtung besonders im Mittelscheitelbereich auf Grundlage von zwei Faktoren, einer genetischen Disposition und einer erhöhten Empfindlichkeit der Haarfollikel für Androgene (erhöhter Androgen-Rezeptorbesatz). Der Haarzyklus durchläuft eine Wachstumsphase von 2–6 Jahren (*Anagenphase*). Diese wechselt mit einer kurzen Regressionsphase (*Katagenphase*) und einer Ruhephase (*Telogenphase*). Durch somatische, psychische und andere Impulse kann die Anagenphase vorzeitig in die Katagenphase übergehen. Dies führt zum Haarverlust. Die Haarphasen können in einem Trichogramm beurteilt werden. Bei der androgenetischen Alopezie sind nur 30 % der Haare in der Anagenphase, während es in einem normalen Trichogramm 80 % sind. Differentialdiagnostisch müssen zahlreiche exogene und endogene Ursachen für die Alopezie in Betracht gezogen werden, z. B. Hyper- oder Hypothyreose, Eisenmangel, Zinkmangel, Diabetes mellitus, psychische Erkrankungen.

OC-Anwendung: OC mit antiandrogen wirksamen Gestagenen (CMA, DNG, DRSP) oder die Therapeutika mit EE/CPA sind zur Therapie indiziert und sollten im LZ oder besser als LZE verordnet werden [3].

Alternativen: Vaginalring, transdermales kontrazeptives Pflaster, Hormonspirale, IUP, Barriere-Methoden.

Einfluss auf die Grunderkrankung: OC, besonders mit antiandrogener Wirkung, führen zu einer Suppression der ovariellen Androgen-Sekretion und der hypophysären Gonadotropin-Sekretion. EE induziert den Anstieg von SHBG und reduziert das freie Testosteron das an SHBG gebunden wird. Außerdem wirkt EE direkt am Haar und fördert die Anagenphase. Dieser Effekt kann durch die Dosiserhöhung auf 50 µg EE verbessert werden. CPA, CMA, DNG und DRSP hemmen neben HVL und Ovar noch die NNR und peripher die 5-α-Reduktaseaktivität, die für die Umwandlung von Testosteron in das wirksame 5-α-Dihydrotestosteron verantwortlich ist. Kompetitiv werden die Androgen-Rezeptoren besetzt. OC mit antiandrogen wirksamen Gestagenen und die Therapeutika mit EE/CPA sind die wirksamsten Substanzen bei Alopezie und können zu Behandlungserfolgen von bis zu >80 % führen [2, 4]. Mit einem optimalen Effekt ist meist jedoch erst nach 12 Monaten zu rechnen [6]. Gute Ergebnisse wurden ebenfalls mit der Kombination EE/CMA erzielt [1]. Bei Normgewichtigen mit solitärer Alopezie und ohne weitere Symptome einer Hyperandrogenisierung ist die zusätzlich Minoxidil-Behandlung zur OC-Einnahme sinnvoll und wirksam. Bei Frauen mit weiteren Androgenisierungserscheinungen und höherem BMI ist CPA zusätzlich zum EE/CPA-Therapeutikum effektiver als die alleinige OC-Kombination [5]. Selten (0,3 %) können sowohl eine LNG-haltige Hormonspirale als auch ein Gestagen-Implantat eine Alopezie induzieren [3].

! **Merke:** Mit dem LZ oder der LZE wird die bei konventioneller zyklischer OC-Einnahme immer wieder in der Einnahmepause anlaufende Androgensynthese im Ovar reduziert oder ganz vermieden.

Literatur

[1] Guerra-Tapia A, Sancho Pérez B. Ethinylestradiol/Chlormadinone acetate: dermatological benefits. Am J Clin Dermatol 12 (2011) Suppl 1, 3–11.

[2] Jamin C. Androgenetic alopecia. Ann Dermatol Venerol 129 (2002) 801–803.

[3] Paterson H et al. Hair loss with use of the levonorgestrel intrauterine device. Contraception 76 (2007) 306–209.

[4] Raudrant D, Rabe T. Progestogens with antiandrogenic properties. Drugs 6 (2003) 463–492.

[5] Vexiau P et al. Effects of minoxidil 2 % vs. cyproterone acetate treatment on female androgenetic alopezia: a controlled, 12-month randomized trial. Br J Dermatol 146 (2002) 992–996.

[6] Wiegratz I, Kuhl H. Managing cutaneous manifestations of hyperandrogenic disorders: the role of oral contraceptives. Treat Endocrinol 1 (2002) 372–386.

14 Aneurysma

Definition: Aneurysmen sind umschriebene, spindel- oder sackförmige, lokalisierte permanente Ausweitungen von arteriellen Gefäßen infolge von Wandveränderungen, die angeboren oder erworben sein können. Aneurysmen treten bei etwa 5–7 % multipel an verschiedenen Körperlokalisationen auf (*Morbus aneurysmaticus*). Bei jungen Frauen ist die Ätiologie meist unbekannt. Assoziationen bestehen zu den unterschiedlichsten pathophysiologischen Zuständen. Die Manifestation kann in der Schwangerschaft, post partum, bei schwerem Hypertonus, bei Kokainabusus, durch das Rauchen und bei OC-Einnahme erfolgen [4].

OC-Anwendung: OC sind bei allen diagnostizierten und bekannten Aneurysmen kontraindiziert.

Alternativen: IUP, Barriere-Methoden, Hormonspirale unter Vorbehalt.

Einfluss auf die Grunderkrankung: OC können die Bildung von Aneurysmen fördern. Wiederholt wurde mitgeteilt, dass sich nach langjähriger OC-Einnahme Aneurysmen an den unterschiedlichsten Arterien ausbilden können. Nach dem Absetzen der OC bilden sich diese Aneurysmen innerhalb von 6 Monaten wieder zurück [1, 3]. Die exogene Estrogenzufuhr mit OC oder im Rahmen einer Hormontherapie in der Postmenopause ist mit einer signifikant niedrigen Frequenz von zerebralen Aneurysmen assoziiert [2].

Merke: Bei jeglicher Form eines Aneurysma sind OC kontraindiziert. !

Literatur

[1] Azam MN, Roberts DH, Logan WF. Spontaneous coronary artery dissection associated with oral contraceptive use. Int J Cardiol 48 (1995) 195–198.

[2] Chen M et al. Oral contraceptive and hormone replacement therapy in women with cerebral aneurysms. J Neurointerv Surg 3 (2011) 163–166.

[3] Evangelou D et al. Spontaneous coronary artery dissection associated with oral contraceptive use: a case report and review of the literature. Int J Cardiol 112 (2006) 380–382.

[4] Rasoul S et al. Coronary artery dissection in young adults. Ned Tijdschr Geneeskd 2010;154:A2140.

15 Angiodysplasie

Definition: Eine Angiodysplasie ist eine angeborene Gefäßfehlbildung, die häufig Ursache von schweren, rezidivierenden gastrointestinalen Blutungen sein kann. Die Pathogenese ist nicht eindeutig geklärt. Angiodysplasien können angeboren, genetisch determiniert, aber auch erst im Laufe des Lebens erworben sein. Die Prävalenz liegt zwischen 1 zu 5.000–8.000 mit erheblichen regionalen Unterschieden. Die klinische Manifestation erfolgt von der leichten zur mäßigen Form meist in der 4. Lebensdekade [6].

OC-Anwendung: OC sind nicht kontraindiziert. Mikropillen im LZ oder als LZE sind zu bevorzugen.

Alternativen: Hormonspirale, IUP, Barriere-Methoden.

Einfluss auf die Grunderkrankung: Mit OC kann die Anzahl der Menorrhagien, Metrorrhagien und Zusatzblutungen und die dadurch bedingten Bluttransfusionen reduziert oder ganz vermieden werden. In zahlreichen Kasuistiken wurde der blutstillende Effekt der OC bei Angiodysplasien beschrieben [3–5]. Die OC-Applikation ist daher eine angemessene Therapie-Option bei fertilen Frauen [1]. Diese günstige Wirkung der OC konnte mit kontrollierten Kohorten-Studien bestätigt werden. Der genaue Mechanismus der Wirkung der OC bei der Angiodysplasie ist noch weitestgehend unbekannt. Es wird aber ein Effekt des EE an der Gefäßwand angenommen, der durch das jeweilige Gestagen positiv ergänzt wird. Die tägliche Behandlung über ein Jahr mit einer zu niedrigen Dosis von 10 µg EE und 2 mg NET, einem Präparat zur Hormontherapie in den Wechseljahren, ergab im Vergleich zu Placebos keine signifikant besseren Ergebnisse [2].

! **Merke:** Bei Angiodysplasie-bedingten schweren Blutungen, die endoskopisch nicht beherrscht werden können, sind Mikropillen mit 20–30 µg EE und einem Gestagen im LZ oder als LZE indiziert.

Literatur

[1] Jameson JJ, Cave DR. Hormonal and antihormonal therapy for epistaxis in hereditary hemorrhagic telangiectasia. Laryngoscope 114 (2004) 705–709.

[2] Junquera F et al. A multicenter, randomized, clinical trial of hormonal therapy in the prevention of rebleeding from gastrointestinal angiodysplasia. Gastroenterology 121 (2001) 1073–1079.

[3] Schoenmann J. Erfolgreiche Behandlung rezidivierender unterer gastrointestinaler Blutungen bei intestinalen Angiodysplasien mit einer Östrogen-Gestagen-Kombination. Z Gastroenterol 31 (1993) 690.

[4] Takenaka T, Kanno Y, Suzuki H. Judicious usage of estrogen/progesterone for angiodysplasia. Artif Organs 29 (2005) 88–89.

[5] Tran A et al. Treatment of chronic bleeding from gastric antral vascular ectasia (GAVE) with estrogen-progesterone in cirrhotic patients: an open pilot study. Am J Gastroenterol 94 (1999) 2009–2911.

[6] Zarrabeitia R et al. A review on clinical management and pharmacological therapy on hereditary haemorrhagic telangiectasia (HHT). Curr Vasc Pharmacol 8 (2010) 473–481.

16 Angioödem, hereditäres (angioneurotisches Ödem)

Definition: Das hereditäre Angioödem (HAE) ist eine sehr seltene Erkrankung mit einer Prävalenz von 1 : 50.000, bei der es innerhalb weniger Minuten zu großflächigen Schwellungen der Haut kommt, besonders im Gesicht (Augenlider, Lippen, Kinn, Wangen), und den Schleimhäuten, die ebenfalls den Gastrointestinaltrakt (Bauchschmerzen, Erbrechen, Diarrhö) und die oberen Luftwege (Pharynx, Larynx) ergreifen und ein bis sieben Tage anhalten können. Die Symptome bilden sich gewöhnlich spontan zurück. Das HAE tritt in wiederkehrenden Episoden auf. Drei Typen werden unterschieden:

- HAE I (85 %): Quantitativer C1-Esterasehemmer-Mangel (verminderter C1-INH-Spiegel),
- HAE II: Qualitativer C1-Esterasehemmer-Mangel (normaler C1-INH-Spiegel bei beeinträchtigter Funktion),
- HAE III: Normaler C1-INH-Spiegel mit normaler Funktion [2, 3]. Der Typ III ist Estrogenabhängig und tritt gehäuft familiär auf [10].

Das HAE beruht auf seltenen autosomal dominant vererbten genetischen Defekten. Die Manifestation erfolgt meist in der Pubertät, während der Menstruation und in der Schwangerschaft. Hohe Estrogenspiegel und EE könnten eine Rolle beim erworbenen chronischen Angioödem spielen [1].

OC-Anwendung: OC sind relativ kontraindiziert, da bei über 60 % der HAE-Typen I und III vermehrt Attacken nach Estrogen-Einnahme, auch OC, registriert wurden [4]. Falls OC angewendet werden, so sollte der LZ oder die LZE mit gestagenbetonten Mikropillen, besonders LNG-haltigen, anstelle der zyklischen OC-Einnahme bevorzugt Anwendung finden. Bei dem HAE Typ III sind OC kontraindiziert und prinzipiell abzusetzen.

Alternativen: Transdermales kontrazeptives Pflaster, Depot-Gestagen, Gestagen-Monopille, Hormonspirale (Daten existieren nicht), IUP, Barriere-Methoden.

Einfluss auf die Grunderkrankung: Bei der Menstruations-assoziierten Exazerbation eines HAE kann ein gestagenbetontes OC sehr sinnvoll sein [8, 9]. Durch OC kann aber auch die Exazerbation eines HAE ausgelöst werden. OC sind dann abzusetzen [7, 12]. Ein Zusammenhang zwischen dem HAE und der OC-Einnahme kann nicht ausgeschlossen werden, da dieselben das HAE triggern können [5]. HAE wurden erfolgreich mit dem transdermalen kontrazeptiven Pflaster behandelt [11]. Gestagene allein besitzen einen leichten protektiven Effekt und LNG sollte bevorzugt zur Kontrazeption bei HAE verordnet werden [8], da Gestagene besonders auch bei wiederkehrendem Angioödem hilfreich sind [6].

Merke: Beim hereditären Angioödem kann die Verordnung von gestagenbetonten Mikropillen im LZ sinnvoll sein; beim OC induzierten Angioödem sind die OC abzusetzen und Gestagene (LNG) oder das transdermale kontrazeptive Pflaster können dann als Alternativen versucht werden.

Literatur

[1] André C et al. Acquired angioneurotic edema induced by hormonal contraception. Presse Med 32 (2003) 831–835.

[2] Binkley KE, Davis A. Clinical, biochemical, and genetic characterization of a novel estrogen-dependent inherited form of angioedema. J Allergy Clin Immunol 106 (2000) 546–550.

[3] Bork K et al. Hereditary angioedema with normal C1inhibitor activity in women. Lancet 356 (2000) 213–217.

[4] Bork K, Fischer B, Dewald G. Recurrent episodes of skin angioedema and severe attacks of abdominal pain induced by oral contraceptives or hormone replacement therapy. Am J Med 114 (2003) 294–298.

[5] Bork K et al. Hereditary angioedema caused by missense mutations in the factor XII gene: clinical features, trigger factors, and therapy. J Allergy Clin Immunol 124 (2009) 129–134.

[6] Bork K et al. Antihistamine-resistant angioedema in women with negative family history: estrogens and F12 gene mutations. Am J Med. 126 (2013) 1142.e9–e14.

[7] Bouittet L et al. Angioedema and oral contraception. Dermatology. 206 (2003) 106–109.

[8] Gompels MM et al. C1 inhibitor deficiency: consensus document. Clin Exp Immunol. 139 (2005) 379–394.

[9] Hakanson OM. Menstruation-related angioedema treated with tranexamic acid. Acta Obstet Gynecol Scand 67 (1988) 571–572.

[10] Miranda AR et al. Hereditary angioedema type III (estrogen-dependent) report of three cases and literature review. An Bras Dermatol 88 (2013) 578–584.

[11] Sanhueza PI. Contraception in hereditary angioedema. Fertil Steril 90 (2008) 2015–2021.

[12] Yip J, Cunliffe WJ. Hormonal exacerbated hereditary angioedema. Aust J Dermatol 33 (1992) 35–38.

17 Anorexia nervosa (Anorexia mentalis)

Definition: Bei der Anorexia nervosa handelt es sich um eine psychogene Essstörung mit einem beabsichtigten Gewichtsverlust. Die Anorexia nervosa geht mit einem niedrigen BMI (< 17,5 kg/m^2) und einer Amenorrhö einher. Die Prävalenz liegt in Europa bei 0,2–0,7 %. Die meisten anorektischen Jugendlichen und Erwachsenen erholen sich komplett oder partiell. Über 5 % sterben an der Erkrankung. 20 % entwickeln eine chronische Essstörung [4]. Ca. 10 % bleiben amenorrhoisch.

Unterschieden werden zwei Typen:

- Restriktiver Typus, bei dem lediglich die Nahrungsaufnahme reduziert wird.
- Purging-Typus, bei dem zusätzlich zur Verringerung der Narungsaufnahme die Gewichtsabnahme durch regelmäßiges induziertes Erbrechen erfolgt.

Die Beurteilung des eigenen Körpers ist für Form, Größe und Gewicht verzerrt. Trotz des erzwungenen Untergewichtes besteht eine starke Angst vor jeglicher Gewichtszunahme, die mit Adipositas verwechselt wird, und die strikte Weigerung das Gewicht entsprechend der Größe und des Alters anzupassen. Aufgrund des Untergewichtes entwickelt sich entweder eine primäre oder sekundäre Amenorrhö. Außerdem sind Bradykardie, Hypotension, kalte Extremitäten meist mit Akrozyanose, trockene Haut mit Lanugobehaarung, eine Hyperkreatininämie und ein Hypogonadismus feststellbar. In Folge der reduzierten und einseitigen Nahrungsaufnahme bildet sich häufig eine Osteoporose aus. Das Therapieziel ist die Normalisierung des Gewichtes.

OC-Anwendung: OC sind nicht kontraindiziert. OC sind zur Behandlung der Osteopenie indiziert. Allerdings ist die Effizienz der OC bei Frauen mit einer Anorexia nervosa eingeschränkt, da die Einnahme abgelehnt oder dieselbe nur unregelmäßig befolgt wird.

Alternativen: Vaginalring, transdermales kontrazeptives Pflaster, Hormonspirale, Depot-Gestagen, Gestagen-Monopille, IUP, Barriere-Methoden.

Einfluss auf die Grunderkrankung: Die OC-Einnahme wirkt sich sowohl auf die Amenorrhö als auch die Osteopenie bzw. Osteoporose günstig aus [5]. Der positive Effekt wurde zunächst nur nach 6 Einnahmezyklen, nicht nach 13 Einnahmezyklen beobachtet [6]. Neuere Untersuchungen zeigten an jungen Mädchen und Frauen im Alter von 13–27 Jahren, dass OC in Kombination mit DHEA im Vergleich zu Placebos nach 18 Monaten den weiteren Knochenverlust verhindern, eine günstige Wirkung auf den gesamten Knochen und nicht nur auf die Knochendichte ausübten [2, 3]. Hormone und OC sollten nicht zur Therapie bei jungen Frauen mit Amenorrhö und Essstörungen verschrieben werden [1].

Merke: Bei Anorexia nervosa werden von der Betroffenen meist alle Hormone abgelehnt, da sie nach Ansicht dieser Frauen das Körperbild verändern könnten. !

Literatur

[1] Bergström I et al. Women with anorexia nervosa should not be treated with estrogen or birth control pills in a bone-sparing effect. Acta Obstet Gynecol Scand 92 (2013) 877–880.
[2] DiVasta AD et al. Does hormone replacement normalize bone geometry in adolescents with anorexia nervosa? J Bone Miner Res 29 (2014) 151–157.
[3] Divasta AD et al. The effect of gonadal and adrenal steroid therapy on skeletal health in adolescents and young women with anorexia nervosa. Metabolism 61 (2012) 1010–1020.
[4] Fitzpatrick KK, Lock J. Anorexia nervosa. BMJ Clin Evid 11 (2011) 1011.
[5] Seeman E et al. Osteoporosis in anorexia nervosa: the influence of peak bone density, bone loss, oral contraceptive use, and exercise. J Bone Miner Res 7 (1992) 1467–1474.
[6] Strokosch GR et al. Effects of an oral contraceptive (norgestimate/ethinyl estradiol) on bone mineral density in adolescent females with anorexia nervosa: a double-blind, placebo-controlled study. J Adolesc Health 39 (2006) 819–827.

18 Antikoagulanzientherapie

Definition: Die Gabe eines Pharmakons, Gerinnungshemmers (Antikoagulanzien oder Antikoagulantien) zur Hemmung der Blutgerinnung wird als Antikoagulation (anti- „gegen“, coagulatio „Zusammenballung“) bezeichnet. Die Behandlung mit Antikoagulanzien nach einer venösen Thromboembolie kann zur Zeit der Ovulation zu schweren intraperitonealen Blutungen führen, jede Menstruation wird verstärkt (Hypermenorrhö), verlängert (Menorrhagie) und kann mitunter in eine Dauerblutung (Metrorrhagie) übergehen. Diese Blutungsstörungen führen zu einer schweren Eisenmangelanämie und beeinträchtigen die Lebensqualität erheblich. Dabei ist nicht von Bedeutung, ob die Antikoagulation mit indirekten Antikoagulanzien (Heparin über Perfusor, niedermolekulare Heparine oder mit Cumarin-Derivaten (Vitamin K-Antagonisten): Phenprocoumon oder Warfarin) oder den direkten Antikoagulanzien (Faktor Xa-Hemmer: Apixaban, Rivaroxaban, Edoxaban oder Faktor II-Hemmer: Dabigatran) erzielt wird. Die Cumarin-Derivate besitzen ein teratogenes Risiko. Daher ist für die Dauer der Antikoagulanzientherapie mit Cumarin-Derivaten eine sichere Kontrazeption indiziert.

OC-Anwendung: OC sind kontraindiziert (WHO 4). Während der Antikoagulanzien-Anwendung sollten nach den WHO-Empfehlungen prinzipiell keine OC mehr eingenommen werden, da ein nicht akzeptables Gesundheitsrisiko für diese Frauen besteht (WHO 4). Jedoch kann für wenige ausgewählte Frauen die Fortsetzung der OC-Einnahme während der Antikoagulanzientherapie bei entsprechender strenger klinischer, z. B. gynäkologischer Indikation mit schweren Blutungsstörungen, gerechtfertigt sein [4]. Dann sind OC nicht kontraindiziert, sondern während der Behandlung mit Antikoagulantien sowohl zur Therapie der Blutungsstörungen als auch zur hormonalen Kontrazeption indiziert [7]. Anstelle der zyklischen Einnahme, die bereits zu einer Reduzierung der Blutungsstärke und Blutungsdauer führen kann, ist die LZE oder der LZ (84/7 Tage) für die Dauer der Antikoagulanzientherapie angezeigt. Die Antikoagulanzientherapie ist solange fortzusetzen, solange die OC-Einnahme erfolgt. Wird die Antikoagulanzientherapie beendet, so sind vorher die OC abzusetzen [4].

Alternativen: Hormonspirale (WHO 2) [1], Depot-Gestagen (WHO 2) [2, 6]; Gestagen-Monopille (WHO 2), Gestagen-Implantat (WHO 2) [9], IUP (WHO 2), Barriere-Methoden.

Einfluss auf die Grunderkrankung: Die Inaktivierung von Cumarin-Derivaten kann durch OC gehemmt sowie durch Gestagene potenziert und dadurch die antikoagulative Wirkung verstärkt oder abgeschwächt werden [10]. Diese Veränderungen waren bereits 1979 für Nicoumalone innerhalb der Normwertbereiche bei hochdosierter OC-Einnahme mitgeteilt worden [3]. EE erhöht die Clearance von Phenprocoumon um 25 % durch eine gesteigerte Glukuronidierung [5]. Aus diesem Grunde sind

INR (früher Quickwert) bei Beginn der OC-Einnahme sorgfältig zu kontrollieren. Die INR sollte während der Antikoagulanzientherapie über 1,5 bis 2 liegen. Falls noch der Quickwert bestimmt wird, so sollte derselbe konstant < 35 % sein.

OC können nach einer tiefen Venenthrombose während der Therapie mit Phenprocoumon auch bei bestehendem Protein-S-Mangel über Jahre verordnet werden. Die ultrasonografischen Kontrollen zeigten eine komplette Involution der venösen Thrombose unter der Kombination von OC mit Phenprocumon [8]. Die Hormontherapie während einer Antikoagulanzienbehandlung mit Rivaroxaban oder Enoxaparin bedingt nicht ein erhöhtes Risiko für eine tiefe Venenthrombose [7].

Mit Beendigung der Antikoagulanzientherapie sind die OC, auch LNG-haltige Mikropillen, abzusetzen.

Bei Kinderwunsch wird bei einem Zustand nach venöser Thromboembolie die orale Antikoagulanzientherapie durch die Heparinbehandlung abgelöst. Nach der Umstellung auf Heparin ist in den ersten drei Monaten noch eine sichere Kontrazeption zu empfehlen, um das teratogene Risiko der oralen Antikoagulanzien zu vermeiden und die normale Follikelentwicklung, die sich über 10 Wochen erstreckt, zu gewährleisten.

Merke: Unter Beachtung der Kontraindikationen kann begrenzt für die Dauer der Antikoagulanzientherapie bei entsprechender medizinischer Indikation ein OC zur Therapie und Kontrazeption als LZE verordnet werden. !

Literatur

[1] Braga GC et al. Oral anticoagulant therapy does not modify the bleeding pattern associated with the levonorgestrel-releasing intrauterine system in women with thrombophilia and/or a history of thrombosis. Contraception 89 (2014) 48–53.

[2] Culwell KR, Curtis KM. Use of contraceptive methods by women with recurrent venous thrombosis on anticoagulant therapy: a systematic review. Contraception 80 (2009) 337–345.

[3] de Teresa E et al. Interaction between anticoagulants and contraceptives: an unsuspected finding. Br Med J 2 (1979) 1260–1261.

[4] Douketis J et al. Risk of recurrence after venous thromboembolism in men and women: patient level meta-analysis. Br Med J 2011; 342: d81.

[5] Kuhl H. Wie sich orale Kontrazeptiva und Medikamente in ihrer Wirkung beeinflussen. Geburtsh Frauenheilk 54 (1994) M23–M30.

[6] Lukes AS, Reardon B, Arepally G. Use of the levonorgestrel-releasing intrauterine system in women with hemostatic disorders. Fertil Steril 90 (2008) 673–677.

[7] Martinelli I et al. Recurrent venous thromboembolism and abnormal uterine bleeding with anticoagulant and hormone therapy use Blood. 2015 Dec 22. pii: blood-2015–08–665927.

[8] Ott J et al. Venous thrombembolism, thrombophilic defects, combined oral contraception and anticoagulation. Arch Gynecol Obstet 280 (2009) 811–814.

[9] van Ginderen JC et al. [Hemorrhage after Implanon replacement when using oral anticoagulants]. Ned Tijdschr Geneeskd 157 (2013) A6278.

[10] Zingone MM et al. Probable drug interaction between warfarin and hormonal contraceptives. Ann Pharmacother 43 (2009) 2096–2102.

19 Antiphospholipid-Antikörper-Syndrom (Antiphospholipid-Syndrom, Cardiolipin-Antikörper-Syndrom)

Definition: Das Antiphospholipid-Antikörper-Syndrom ist eine der häufigsten Immunerkrankungen mit einer Prävalenz von 2–5 %, wobei vorwiegend Frauen betroffen sind. Durch die spezifischen Antikörper kommt es zu einer Hyperkoagulabilität des Blutes. Klinisch treten häufig arterielle und venöse Thrombosen auf [3, 6]. Positive Antiphospholipid-Antikörper finden sich häufig beim systemischen Lupus erythematodes [2, 6] und anderen Thrombophilien.

OC-Anwendung: OC sind absolut kontraindiziert (WHO 4).

Alternativen: IUP (WHO 1), Barriere-Methoden, Hormonspirale (WHO 3) [5], Gestagen-Monopille (WHO 3) Depot-Gestagen (WHO 3).

Einfluss auf die Grunderkrankung: OC erhöhen das Risiko für eine arterielle und venöse Thrombose bei einem Antiphospholipid-Antikörper-Syndrom [7, 8]. Jugendliche, die eine Zerebralvenenthrombose unter OC-Einnahme entwickelten, hatten als additionellen Risikofaktor u. a. auch ein Antiphospholipid-Antikörper-Syndrom [4]. NETA, als sicher und effektiv eingeschätzt, induzierte bei anamnestisch bekannten tiefen Venenthrombosen bei einem Antiphospholipid-Antikörper-Syndrom bei Blutungen und Thrombozytopenie eine Venenthrombose [1].

! **Merke:** Das Antiphospholipid-Antikörper-Syndrom stellt eine absolute Kontraindikation für die OC-Anwendung dar.

Literatur

[1] Al Abdulhai SA, El-Ali MW, El-Dahshan Mel-S. Bleeding and thrombosis in a patient with primary antiphospholipid syndrome using norethisterone: a case report. J Med Case Rep 9 (2015) 87.

[2] Duarte C, Inés L. Oral contraceptive and sistemi lupus erythematosus: what should we advise to our patients? Acta Reumatol Port 35 (2010) 133–140.

[3] Guettrot-Imbert G et al. Pregnancy and contraception in systemic and cutaneous lupus erythematosus. Ann Dermatol Venereol 16 (2016) S0151–9638.

[4] Özdemir HH et al. Evaluation of cerebral venous thrombosis secondary to oral contraceptive use in adolescents. Neurol Sci 36 (2015) 149–153.

[5] Sammaritano LR. Contraception in patients with systemic lupus erythematosus and antiphospholipid syndrome. Lupus 23 (2014) 1242–1245.

[6] Ulcova-Gallova Z et al. Possible effect of extended use of hormonal contraception on increased levels of antiphospholipid antibodies in infertile women. Geburtshilfe Frauenheilkd 75 (2015) 251–254.

[7] Urbanus RT et al. Antiphospholipid antibodies and risk of myocardial infarction and ischaemic stroke in young women in the RATIO study: a case-control study. Lancet Neurol 8 (2009) 998–1005.

[8] Vaillant-Roussel H et al. Risk factors for recurrence of venous thromboembolism associated with the use of oral contraceptives. Contraception 84 (2011) 23–30.

20 Antithrombin III-Mangel

Definition: Die autosomal-dominante hereditäre Thrombophilie kommt bei jungen Erwachsenen mit einer Prävalenz von 0,1–0,6 % vor. Ein Antithrombin III-Mangel (AT III-Mangel) besteht, wenn die Aktivität desselben auf unter 60 % absinkt (Typ 1). Es kann aber auch eine Dysfunktion des AT III bestehen (Typ 2), wenn die reaktive Bindungsstelle des Enzyms oder die Heparinbindungsstelle defekt sind bzw. eine gleichzeitige Störung der Heparinbindung und Proteasehemmung vorliegen. Ein AT III-Mangel kann sekundär durch Leberzirrhose, Verbrauchskoagulopathien, Sepsis u. a. chronische Leiden entstehen. Der AT III-Mangel ist mit einem deutlich erhöhten Thrombose- bzw. Embolierisiko verbunden. Etwa die Hälfte der Frauen mit einem AT III-Mangel haben bereits vor dem 40. Lebensjahr thromboembolische Komplikationen.

OC-Anwendung: OC sind absolut kontraindiziert (WHO 4) [7], wenn eine relevante molekulargenetische Veränderung oder eine positive Familien- und Eigenanamnese bezüglich einer Thrombembolie vorliegen.

Alternativen: IUP (WHO 1), Barriere-Methoden, Gestagen-Monopille (WHO 2), Depot-Gestagen (WHO 2), Hormonspirale (WHO 2).

Einfluss auf die Grunderkrankung: Bei relevantem AT III-Mangel ist das Risiko für die Entstehung einer Thrombose bereits ohne OC-Anwendung sehr hoch [3] und wird bei heterozygotem AT III-Mangel durch OC noch signifikant erhöht [2], auch wenn die Eigen- und Familienanamnese für eine Thromboembolie stumm sind [4]. Das Risiko einer Thrombose ist bei einem AT III-Mangel um das 8fache erhöht [1] bei einer OR 12,6 (CI 95 % 1.37–115.79) [8]. Bei einem relevanten, molekulargenetisch nachweisbaren Befund erleiden 28 % der Frauen unter OC-Anwendung eine Thrombembolie. OC können den AT III-Spiegel absenken [6]. Der AT III-Mangel weist somit das höchste Thromboserisiko unter den hereditären Thrombophilien auf [5]. Die jährliche Inzidenz einer Thrombose bei OC-Anwendung und AT III-Mangel beträgt 5,14 % [5]. Die Kombination von EE mit einem Gestagen ist daher prinzipiell zu vermeiden.

Die systemische Gestagenapplikation sollte stets unter der Risiko-Nutzen-Abwägung erfolgen, wobei unter sorgfältiger Kontrolle LNG-Präparate zu bevorzugen sind.

Merke: OC sind bei einem AT III-Mangel absolut kontraindiziert. !

Literatur

[1] Bauersachs R et al. Die Bedeutung der hereditären Thrombophilie für das Thromboserisiko unter der oralen Kontrazeption. Zbl Gynäkol 118 (1996) 262–270.
[2] Pabinger I, Schneider B. Thrombotic risk of women with hereditary antithrombin III-, protein C- and protein S-deficiency taking oral contraceptive medication. The GTH Study Group on Natural Inhibitors. Thromb Haemost 71 (1994) 548–552.
[3] Pabingerr I, Schneider B. Thrombotic risk in hereditary antithrombin III, protein C, or protein S deficiency. A kooperative, retrospective study. Gesellschaft für Thrombose- und Hämostaseforschung (GTH) Study Group on Natural Inhibitors. Arterioscler Thromb Vasc Biol 16 (1996) 742–748.
[4] Rath W, Tempelhof G. Thrombophlie Diagnostik – praktische Bedeutung. Teil 1. Frauenarzt 52 (2011) 326–334.
[5] van Vlijmen EF et al. Oral contraceptives and the absolute risk of venous thromboembolism in women with singel or multiple thrombolphilic defects: results from a retrospektive family cohort study. Arch Intern Med 167 (2007) 282–289.
[6] Winkler UH et al. Ethinylestradiol 20 versus 30 micrograms combined with 150 micrograms desogestrel: a large comparative study of the effects of two low-dose oral contraceptives on the hemostatic system. Gynecol Endocrinol 10 (1996) 265–271.
[7] World Health Organisation. Medical eligibility criteria for contraceptive use, 5th edn. Geneva: WHO, 2015.
[8] Wu O et al. Oral contraceptives, hormone replacement therapy, thrombophilias and risk of venous thromboembolism: a systematic review. The Thrombosis: Risk and Economic Assessment of Thrombophilia Screening (TREATS) Study. Thromb Haemost 94 (2005) 17–25.

21 APC-Resistenz (Aktivierte Protein C Resistenz, Faktor-V-Leiden-Mutation)

Definition: Als APC-Resistenz wird die Widerstandsfähigkeit des aktivierten Faktor V gegen aktiviertes Protein C (APC) bezeichnet; Protein C kann dann den Faktor V nicht abbauen. Faktor V behält seine gerinnungsfördernde Wirkung. Ursache ist in ca. 95 % ein genetisch bedingter Strukturdefekt des Faktor V in Folge eines Aminosäureaustausches (Glutamin an Stelle von Arginin in Position 506), der durch eine Punktmutation des Faktor-V-Gens bedingt ist (Faktor V-Leiden-Mutation). Es ist der häufigste genetisch bedingte Risikofaktor für die Entwicklung einer Thromboembolie. Besonders bei jüngeren Frauen (20 bis 40 Jahre) ist die APC-Resistenz für bis zu 30 % aller Thrombosen verantwortlich. Die Prävalenz der APC-Resistenz beträgt in Europa 3–8 % (5 % heterozygot, 0,05–0,5 % homozygot).

OC-Anwendung: OC sind bei homozygoter APC-Resistenz absolut kontraindiziert (WHO 4), insbesondere bei positiver Familienanamnese, da ein bis zu 200fach erhöhtes Thromboserisiko besteht. Bei einer heterozygoten APC-Resistenz liegt bei negativer Familien- und Eigenanamnese eine relative Kontraindikation für OC in Abhängigkeit von weiteren thrombogenen Risikofaktoren vor.

Alternativen: Bei homozygoter APC-Resistenz: Bei positiver Familienanamnese: IUP (WHO 1), Barriere-Methoden; bei negativer Familienanamnese: Hormonspirale (WHO 2), Depot-Gestagen (WHO 2), Gestagen-Monopille (WHO 2), IUP (WHO 1).

Einfluss auf die Grunderkrankung: Das Thromboserisiko ist bei der selteneren homozygoten Faktor-V-Gen-Mutation, insbesondere bei positiver Familienanamnese extrem erhöht [3]. Eine positive Familien- oder Eigenanamnese für eine Thrombose sollte vor dem OC-Einnahmebeginn Anlass für ein Thgrombophilie-Screening sein [2], ein generelles Screening vor der OC-Verordnung ist dagegen nicht empfehlenswert [1]. Das Risiko einer Thromboembolie ist bei heterozygoter Faktor-V-Gen-Mutation ebenfalls erhöht [8], jedoch ist nach Ausschluss weiterer thrombogener Risikofakten eine OC-Anwendung in niedriger Dosierung mit sorgfältiger Nutzen- und Risikoabwägung überdenkenswert. OC und Schwangerschaft sind unabhängige Risikofaktoren für eine Thrombose bei bekanntem hetero- oder homzygoten Faktor-V-Leiden, wobei das höchste Risiko während einer Schwangerschaft und post partum (HR 16,0; CI 95 % 8,0–32,2) besteht, gegenüber einer HR von 2,2 (CI 95 % 1,1–4,0) bei OC-Einnahme [10]. Mit Metaanalysen konnte das erhöhte Thromboserisiko nach OC-Einnahme bei APC-Resistenz bestätigt werden, wobei aber darauf verwiesen wurde, dass dasselbe in Abhängigkeit von der OC-Generation, der OC-Zusammensetzung und der genetischen Mutation (OR 3–5) variiert [6]. Das Thromboserisiko steigt bei OC-Einnahme mit einem Alter von über 50 Jahren weiter an, speziell bei Frauen mit einem Faktor-V-Leiden mit Prothrombin-Gen-Mutation [7]. DSG-haltige OC bewirken bei Faktor-V-Leiden-Mutations-Trägerinnen mehr Veränderungen am Faktor V als LNG-haltige OC. Daraus wurde geschlussfolgert, das DSG-haltige OC weniger effektiv den thrombotischen Effekt des EE kompensieren können als LNG [4]. Bei der APC-Resistenz ist im Vergleich zur alleinigen Prothrombin-Mutation mit einem deutlich höheren Thromboserisiko zu rechnen [5]. Liegen beide Mutationen vor, so potenziert sich das Thromoboserisiko weiter [11]. Die LNG-haltige Hormonspirale erhöht das Thromboserisiko bei APC-Resistenz nicht [9].

Merke: Bei einer APC-Resistenz muss vor der Entscheidungsfindung zwischen einer homozygoten oder heterozygoten Faktor-V-Leiden-Mutation differenziert werden. !

Literatur

[1] Blanco-Molina Á. Oral contraception in women with mild thrombophilia: what have we learned recently? Thromb Res 130 (2012) Suppl 1: S16–18.

[2] DeSancho MT, Dorff T, Rand JH. Thrombophilia and the risk of thromboembolic events in women on oral contraceptives and hormone replacement therapy. Blood Coagul Fibrinolysis 21 (2010) 534–538.

[3] EGAPP Working Group: Recommendations from the EGAPP Working Group. Routine testing for Factor V Leiden (R506Q) and prothrombin (20210G>A) mutations in adults with a history of

idiopathic venous thromboembolism and their adult family members. Genet Med 13 (2011) 67–76.
[4] Kemmeren JM et al. Effects of second and third generation oral contraceptives and their respective progestagens on the coagulation system in the absence or presence of the factor V Leiden mutation. Thromb Haemost 87 (2002) 199–205.
[5] Legnani C et al. Venous thromboemolism in young women; role of thrombophilic mutations and oral contraceptive use. Eur Heart J 23 (2002) 984–990.
[6] Manzoli L et al. Oral contraceptives and venous thromboembolism: a systematic review and meta-analysis. Drug Saf 35 (2012) 191–205.
[7] Roach RE et al. The risk of venous thrombosis in women over 50 years old using oral contraception or postmenopausal hormone therapy. J Thromb Haemost 11 (2013) 124–131.
[8] Spannagl M, Heinemann LA, Schramm W. Are factor V Leiden carriers who use oral contraceptives at extreme risk for venous thromboemoblism? Eur J Contracept Reprod Health Care 5 (2000) 105–112.
[9] van Vliet HA et al. The effect of the levonorgestrel-releasing intrauterine system on the resistance to activated protein C (APC). Thromb Haemost 101 (2009) 691–695.
[10] van Vlijmen EF et al. Thrombotic risk during oral contraceptive use and pregnancy in women with factor V Leiden or prothrombin mutation: a rational approach to contraception. Blood 118 (2011) 2055–2061.
[11] Wu O et al. Oral contraceptives, hormone replacement therapy, thrombophilias and risk of venous thromboemoblism: a systematic review. The Thrombosis: Risk and Economic Assessment of Thrombophilia Screening (TREATS) Study. Thromb Haemost 94 (2005) 17–25.

22 Apoplex (Schlaganfall, zerebraler Insult, apoplektischer Insult, Gehirnschlag, Gehirninfarkt), Zustand nach

Definition: Der Apoplex ist Folge einer plötzlichen Durchblutungsstörung im Gehirn, bei der die Nervenzellen absterben. Bei jungen Frauen zwischen 25–29 Jahren ist ein Apoplex ein sehr seltenes Ereignis mit einem Risiko von 2,7/10.000 Frauen für 10 Jahre. Der Apoplex kann als ischämischer Insult (iI) mit plötzlich auftretender Minderdurchblutung (Prävalenz 87 %) und als hämorrhagischer Insult (hI) mit akuter Hirnblutung (10 % intrazerebral, 3 % subarachnoidal), die sekundär ebenfalls zu einer Ischämie führt [6], auftreten. Der bedeutendste Risikofaktor für einen iI oder hI ist eine Hypertonie [9]. Bei Migräne mit Aura erhöht sich dieses Risiko ebenso wie bei einem Faktor-V-Leiden-Mangel, bei einer MTHFR-Gen-Mutation und bei einer Homozysteinämie [14].

OC-Anwendung: OC sind bei einem Zustand nach einem Apoplex (iI oder hI) kontraindiziert (WHO 4).

Alternativen: Hormonspirale (WHO 2), Depot-Gestagen (WHO 3), Gestagen-Monopille (Beginn: WHO 2, Fortsetzung: WHO 3) [3], IUP, Barriere-Methoden.

Einfluss auf die Grunderkrankung: Das absolute Risiko für den Apoplex ist unter OC-Einnahme klein und wesentlich geringer als das durch Schwangerschaft und Geburt bedingte Mortalitäts-Risiko.

Die Risikobeurteilung für den Apoplex bei OC-Anwendung ist anhand von Metaanalysen nicht eindeutig. Nach Möglichkeit sollten die Risikoeinschätzungen für den iI und hI getrennt erfolgen. Entscheidend für das Risiko für einen Apoplex sind die Grunderkrankungen (Hypertonie, Diabetes mellitus, Migräne mit Aura) einschließlich der Gen-Mutationen (MTHFR-, Faktor-V-Leiden-, Antihämophiler Globulin A-Mangel u. a.) und Lebensgewohnheiten (Rauchen). Das Risiko für einen Apoplex ist für die Altersgruppe, die OC einnimmt, sehr gering, steigt aber von 3–4/100 000 zwischen dem 15.–19. Lebensjahr auf 64,4/100.000 für Frauen zwischen dem 45.–49. Lebensjahr an [10]. Die Verminderung der EE-Dosis von 50 µg auf 20–30 µg hat das Apoplex-Risiko nicht deutlich reduziert.

Ischämicher Insult (iI): In einer Metaanalyse mit 16 Fall-Kontroll-Studien und Kohorten-Studien zwischen 1960 und 1999 wurde eine 2,75fach erhöhte OR (95 % CI 2,24–3,38) für den Apoplex unter OC-Einnahme berechnet [7]. Die spätere Metaanalyse auf der Grundlage von 20 Studien zwischen 1979–2000 mit dem Vergleich zwischen Fall-Kontroll-Studien und Kohorten-Studien ergab kein erhöhtes Apoplex-Risiko in den Kohorten-Studien, aber ein ansteigendes Risiko in den Fall-Kontroll-Studien (OR 2,13; CI 95 % 1,59–2,86), wobei lediglich in 2 Kohorten-Studien ein zunehmendes Risiko für den iI, aber nicht für den hI festgestellt wurde [4]. Mit der Metaanalyse von 1980–2002, limitiert für niedrig dosierte OC der 2. und 3. Generation, wurde ein vergleichbares Risiko: OR 2,12 (CI 95 % 1,56–2,86) erhoben [2]. In der Schwedischen Kohorten-Studie (Women's Lifestyle and Health Cohort Study) wurde keine signifikante Assoziation zwischen der OC-Einnahme, der Dauer und dem Typ des OC und dem iI oder hI nachgewiesen [21]. Die Studie in Dänemark ergab bei Adjustierung zur EE-Dosis ein höheres Risiko für OC mit 30–40 µg EE als für OC mit 20 µg EE [10], d. h., dass das Apoplex-Risiko durch die niedrig dosierten OC noch um das 2- bis 5fache erhöht ist. Die Arbeitsgruppe schlussfolgerte allerdings, dass das RR für einen iI mit mittleren EE-Dosen und unterschiedlichen Gestagenen niedriger ist als die in anderen Studien mitgeteilten Risiken [10]. OC mit einer niedrigeren Estrogen-Dosis besitzen ein geringeres erhöhtes Risiko für einen iI [20]. Nach der Metaanalyse von 2015 ist das Risiko für einen iI bei OC-Einnahme nur bei einer Estrogen-Dosis >50 µg erhöht [13]. Das Risiko für den iI ist bei OC-Einnahme für Frauen mit einer Migräne mit Aura doppelt so große wie für Frauen mit Migräne ohne Aura [5] und 4fach so hoch bei OC-Einnahme und bekannter Sichelzellanämie [12]. Bei Anwendung von OC besteht für Überträger des Faktor-V-Leiden ein 11,2fach höheres Risiko, für Frauen mit MTHFR-Gen-Mutation ein 5,4fach höheres Risiko und bei einer Homozysteinämie ein 9fach höheres Risiko für einen iI [16]. Dieses Risiko ist auch bei Faktor XIII-Gen-Mutationen unterschiedlich stark erhöht [11] und steigt ebenso bei endothelialer Dysfunktion (erhöhter von Willebrand-Faktor-Spiegel und niedriger ADAMTS13) und OC-Einnahme an (OR 11,4; CI 95 % 5,2–25,3) [1]. Sowohl die Adipositas (OR 4,6; CI 95 % 2,4–8,9) als auch eine Hypercholesterinämie (OR 10,4; CI 95 % 2,3–49,9) erhöhen das Risiko für einen iI um ein Vielfaches [8]. In Australien ließ sich für junge gesunde Nichtraucherinnen keine Assoziation zwischen der OC-Einnahme mit < 50 µg EE und dem Risiko für einen iI nachweisen [15].

Hämorrhagischer Insult (hI): Von der WHO wurde ein leicht zunehmendes Risiko unter OC-Einnahme für den hI (intrazerebral und subarachnoidal) für Entwicklungsländer, aber nicht für Europa, mitgeteilt [18]. Für Europäerinnen mit einem Alter > 35 Jahre bestand ein zunehmendes Risiko für den hI, während für die gleiche Altersklasse in Entwicklungsländern ein erhöhtes Risiko sowohl für den hI als auch iI festgestellt wurde, wobei bei Frauen mit einer Hypertonie als auch bei Raucherinnen ein noch weiter erhöhtes Risiko bestand [19]. In der Schwedischen Studie wurde ein signifikanter Abfall des hI für Frauen, die geboren hatten (HR 0,5; CI 95 % 0,2–0,8), im Vergleich zu Nullipara festgestellt. Eine nicht signifikante Risikozunahme bei Beginn der OC-Einnahme nach dem 30. Lebensjahr (HR 2,3; CI 95 % 0,8–6,8) bestand ebenso wie bei Frauen, bei denen auf Empfehlung des Arztes die OC-Einnahme aus medizinischen Gründen beendet wurde (HR 2,1; CI 95 % 0,9–5,0) [21]. In spezifischen Populationen ist das Risiko für einen hI besonders durch Gen-Drug-Interaktionen erhöht [17].

Merke: Das Apoplex-Risiko wird nicht nur durch OC, sondern vor allem durch Lebensgewohnheiten (Rauchen), Grunderkrankungen (Diabetes mellitus, Hypertonie, Hypercholesterinämie, Migräne mit Aura, Alter > 35 Jahre, Carrier von Thrombophilien) und Gen-Polymorphismen erhöht. *Durch die OC-Einnahme werden Gen-Mutationen demaskiert.*

Literatur

[1] Andersson HM et al. High VWF, low ADAMTS13, and oral contraceptives increase the risk of ischemic stroke and myocardial infarction in young women. Blood 119 (2012) 1555–1560.

[2] Baillargeon JP et al. Association between the current use of low-dose oral contraceptives and cardiovascular arterial disease: a meta-analysis. J Clin Endocrinol Metab 90 (2005) 3863–3870.

[3] Chakhtoura Z et al. Progestogen-only contraceptives and the risk of stroke: a meta-analysis. Stroke 40 (2009) 1059–1062.

[4] Chan W-S et al. Risk of stroke in women exposed to low-dose oral contraceptives: a critical evaluation of the evidence. Arch Intern Med 164 (2004) 741–747.

[5] de Falco FA, de Falco A. Migraine with aura: which patients are most at risk of stroke? Neurol Sci 36 (2015) Suppl 1: 57–60.

[6] Go AS et al. American Heart Association Statistics Committee and Stroke Statistics Subcommittee. Circulation 127 (2013) e6–e245.

[7] Gillum LA, Mamidipudi SK, Johnston SC. Ischemic stroke risk with oral contraceptives: a meta-analysis. JAMA 284 (2000) 72–78.

[8] Kemmeren JM et al. Risk of Arterial Thrombosis in Relation to Oral Contraceptives (RATIO) study: oral contraceptives and the risk of ischemic stroke. Stroke 33 (2002) 1202–1208.

[9] Li Y et al. COC use, ACE/AGT gene polymorphisms, and risk of stroke. Pharmacogenet Genomics 20 (2010) 298–306.
[10] Lidegaard Ø et al. Thrombotic stroke and myocardial infarction with hormonal contraception. N Engl J Med 366 (2012) 2257–2266.
[11] Pruissen DM et al. Coagulation factor XIII gene variation, oral contraceptives, and risk of ischemic stroke. Blood 111 (2008) 1282–1286.
[12] Qureshi AI et al. Oral contraceptive use and incident stroke in women with sickle cell disease. Thromb Res 136 (2015) 315–318.
[13] Roach RE et al. Combined oral contraceptives: the risk of myocardial infarction and ischemic stroke. Cochrane Database Syst Rev 2015 Aug 27; 8: CD011054.
[14] Roederer MW, Blackwell JC. FPIN's Clinical inquiries. Risks and benefits of combination contraceptives. Am Fam Physician 74 (2006) 1915–1916.
[15] Siritho S et al. Melbourne Risk Factor Study (MERFS) Group: Risk of ischemic stroke among users of the oral contraceptive pill: The Melbourne Risk Factor Study (MERFS) Group. Stroke 34 (2003) 1575–1580.
[16] Slooter AJ et al. Prothrombotic conditions, oral contraceptives, and the risk of ischemic stroke. J Thromb Haemost 3 (2005) 1213–1217.
[17] Wang C et al. Increased risk of stroke in oral contraceptive users carried replicated genetic variants: a population-based case-control study in China. Hum Genet 131 (2012) 1337–1344.
[18] WHO Collaborative Study of Cardiovascular Disease and Steroid Hormone Contraception. Ischaemic stroke and combined oral contraceptives: results of an international, multicentre, case-control study. Lancet 348 (1996) 498–505.
[19] WHO Collaborative Study of Cardiovascular Disease and Steroid Hormone Contraception. Haemorrhagic stroke, overall stroke risk, and combined oral contraceptives: results of an international, multicentre, case-control study. Lancet 348 (1996) 505–510.
[20] Xu Z et al. Current use of oral contraceptives and the risk of first-ever ischemic stroke: A meta-analysis of observational studies. Thromb Res 136 (2015) 52–60.
[21] Yang L et al. Reproductive history, oral contraceptive use, and the risk of ischemic and hemorrhagic stroke in a cohort study of middle-aged Swedish women. Stroke 40 (2009) 1050–1058.

23 Appendizitis, Zustand nach

Definition: Als Appendizitis wird die Entzündung des Wurmfortsatzes, der Appendix, bezeichnet. Meist handelt es sich um eine enterogene, seltener hämatogene oder fortgeleitete Infektion der Appendix, die durch Stauung des Inhaltes begünstigt wird, sehr selten aber auch durch eine Endometriose ausgelöst werden kann [3, 5–7]. Die Inzidenz der akuten Appendizitis ist bei Frauen in der Corpus-luteum-Phase zweifach höher als in den anderen Phasen des Menstruationszyklus, wobei allerdings das Verhältnis der gangränösen, perforierten oder normalen Appendix in der ersten Hälfte des Zyklus mit Menstruation und Follikelphase signifikant höher waren [1]. Diese Befunde mit der niedrigeren Inzidenz der Appendizitis während der physiologischen Menstruation konnten in einer späteren retrospektiven Studie bestätigt werden [4].

OC-Anwendung: OC sind bei einem Zustand nach Appendektomie nicht kontraindiziert.

Alternativen: Hormonspirale, Vaginalring, transdermales kontrazeptives Pflaster, Depot-Gestagen, Gestagen-Monopille, IUP, Barriere-Methoden.

Einfluss auf die Grunderkrankung: In zwei der drei großen Kohorten-Studien (Royal College of General Practitioners' Oral Contraception Study, Oxford/FPA Contraceptive Study) konnte gezeigt werden, dass die Einnahme der OC nicht zu einer Zunahme der Inzidenz der Appendizitis führt, während in der dritten Kohorten-Studie (Walnut Creek Contraceptive Drug Study) eine strenge positive Assoziation zwischen der OC-Einnahme beobachtet wurde.

Diese Unterschiede für die Inzidenz der Appendizitis in den physiologischen Zyklusphasen bestanden nicht während der Einnahme von OC [2] und während der Abbruchblutungen [4].

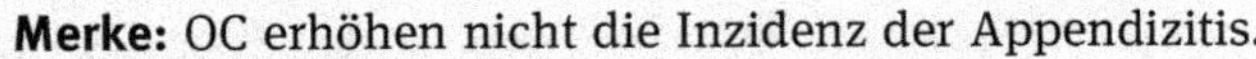

Merke: OC erhöhen nicht die Inzidenz der Appendizitis.

Literatur

[1] Arnbjörnsson E. Acute appendicitis risk in various phases of the menstrual cycle. Acta Chir Scand 149 (1983) 603–605.

[2] Arnbjörnsson E. The influence of oral contraceptives on the frequency of acute appendicitis in different phases of the menstrual cycle. Surg Gynecol Obstet 158 (1984) 464–466.

[3] Emre A et al. Routine histopathologic examination of appendectomy specimens: retrospective analysis of 1255 patients. Int Surg 98 (2013) 354–362.

[4] Evgenikos N, McLaren J, Macleod DA. Menstruation, the oral contraceptive pill, and acute appendicitis. Eur J Surg 166 (2000) 638–641.

[5] Laskou S et al. Acute appendicitis caused by endometriosis: a case report. J Med Case Rep 5 (2011) 144.

[6] Mittal VK, Choudhury SP, Cortez JA. Endometriosis of the appendix presenting as acute appendicitis. Am J Surg 142 (1981) 519–522.

[7] Stefanidis K et al. Endometriosis of the appendix with symptoms of acute appendicitis in pregnancy. Obstet Gynecol 93 (1999) 850.

24 Arteriosklerose (Atherosklerose)

Definition: Als Arteriosklerose wird die Verhärtung und Verdickung der Arterien mit Elastizitätsverlust und Lichtungseinengung, die durch zahlreiche exogene und endogene Noxen bedingt sind, bezeichnet. Die Ursachen sind multifaktoriell. Zu den wichtigsten Auslösern und Förderern der Arteriosklerose zählen Hypertonie, Hyperlipidämie, Hyperfibrinogenämie, Diabetes mellitus, Toxine, Nikotin (Rauchen), Antigen-Antikörper-Komplexe, Entzündungen, Hypoxie, psychischer Stress,

Alter, familiäre Belastung u. a. Die Einteilung der Arteriosklerose erfolgt nach der WHO in die Stadien
- 0 (normale Arterie),
- I (frühe Läsion mit Fettstreifen),
- II (fortgeschrittene Läsion mit fibrinösen Plaques) und
- III (komplizierte Läsion mit klinisch manifesten Folgekrankheiten).

Die Prävention erfolgt durch Ausschaltung oder Reduktion der atherogenen Noxen, wodurch sich Frühstadien noch zurückbilden können.

OC-Anwendung: OC sind wegen der möglichen Herz-Kreislauf-Folgekrankheiten relativ kontraindiziert (WHO 3/4). OC können in niedriger Dosierung (Mikropillen) verordnet werden, wobei auf die Gestagen-Komponente zu achten ist (kein CPA). Bei familiärer Hypertriglyceridämie (Frederikson Typ IV und V) sind ebenso wie bei den Hyperlipoproteinämien vom Typ II und III OC kontraindiziert, da meist bereits Gefäßveränderungen bestehen und durch OC das Risiko für eine arterielle Thrombose erhöht wird.

Alternativen: Barriere-Methoden, IUP, eventuell Hormonspirale.

Einfluss auf die Grunderkrankung: OC lösen keine Arteriosklerose aus, selbst wenn der Fettstoffwechsel durch die Steroide ungünstig verändert wird; im Gegenteil, sie wirken protektiv. Estrogene schützen vor den frühen Stadien der Arteriosklerose, haben aber wenig oder keine günstige Wirkung mehr in den Endstadien der Arteriosklerose mit Plaques im Tierversuch [3]. EE neutralisiert den atherogenen Einfluss der Gestagene in den OC. EE-haltige OC führen nicht zu einer Zunahme der Prävalenz oder Ausdehnung der Atherosklerose [1]. Die Gestagene LNG, DSG und GSD schwächen die antiatherogene Wirkung von EE nicht ab [2]. Mit LNG-haltigen Mikropillen wird die Produktion von Haftungsmolekülen reduziert, die in den Frühstadien der Arteriosklerose eine entscheidende Rolle spielen. Außerdem wird der Gefäßtonus verbessert und die Entwicklung der Arteriosklerose gehemmt [6]. Die ehemalige Einnahme von OC führt zu einer 2,4fachen Risikoreduzierung für koronare Arteriosklerosen bei Frauen in der Postmenopause [5]. Bei langer Einnahme niedrigdosierter OC kann es sowohl zu nicht signifikanten Veränderungen der Funktion (Arteria brachialis) als auch der Struktur des Endothels (Intimadicke der Arteria carotis media) kommen, die als frühe arteriosklerotische Veränderungen bewertet wurden, wobei die Adjustierungen zum BMI, aber nicht dem Rauchen, Blutdruck und den physiologisch bedingten Veränderungen durch das Lebensalter erfolgten [4].

Merke: OC schützen vor der Arteriosklerose. !

Literatur

[1] Adams MR et al. Oral contraceptives, lipoproteins, and atherosclerosis. Am J Obstet Gynecol 163 (1990) 1388–1393.
[2] Alexandersen P et al. Lack of difference among progestins on the anti-atherogenic effect of ethinyl estradiol: a rabbit study. Hum Reprod 18 (2003) 1395–1403.
[3] Clarkson TB. The new conundrum: do estrogens have any cardiovascular benefits? Int J Fertil Womens Med 47 (2002) 61–68.
[4] Heidarzadeh Z et al. The effect of low-dose combined oral contraceptive pills on brachial artery endothelial function and common carotid artery intima-media thickness. J Stroke Cerebrovasc Dis 23 (2014) 675–680.
[5] Merz CN et al. WISE Study Group. Past oral contraceptive use and angiographic coronary artery disease in postmenopausal women: data from the National Heart, Lung, and Blood Institute-sponsored Women's Ischemia Syndrome Evaluation. Fertil Steril 85 (2006) 1425–1431.
[6] Seeger H et al. Effect of two oral contraceptives containing ethinylestradiol and levonorgestrel on serum and urinary surrogate markers of endothelial function. Int J Clin Pharmacol Ther 40 (2002) 150–157.

25 Arteriitis temporalis (Arteriitis cranialis, Morbus Horton, Horton-Magath-Brown-Syndrom, Riesenzellarteriitis)

Definition: Bei der Arteriitis temporalis handelt es sich um eine granulomatöse Arteriitis der Aorta und ihrer großen Äste mit bevorzugtem Befall der extrakranialen Äste der Arteria carotis, besonders der Arteria temporalis. Es liegt dabei ein Autoimmunprozess unklarer Genese vor, der wahrscheinlich durch Chlamydieninfekte [2] getriggert wird und zu einer systemischen Gefäßentzündung (Vaskulitis) besonders bei älteren Menschen führt. Als Symptome werden Kopfschmerzen, Visusstörungen, Bauchschmerzen, geschwollene Temporalarterien, Fieber, Schwäche und Gewichtsverlust beobachtet. Erblindungen und Schlaganfälle können als Komplikationen auftreten.

OC-Anwendung: OC sind kontraindiziert.

Alternativen: Reine Gestagen-Präparate unter exakter Risikoabwägung: Hormonspirale, Gestagen-Monopille; IUP, Barriere-Methoden.

Einfluss auf die Grunderkrankung: Bisher ist nicht bekannt, welchen Einfluss EE und die verschiedenen Gestagene auf die Grunderkrankung ausüben. In einer Fallmitteilung wurde berichtet, dass neben der Entzündung der Gefäße Antikörper gegen EE nachgewiesen wurden [1]. Aufgrund der bei der Erkrankung möglichen Komplikationen können alle Estrogen-Gestagen-Kombinationen, d. h. OC, der Vaginalring und das transdermales kontrazeptives Pflaster zur Kontrazeption nicht empfohlen werden.

Merke: Niedrig dosierte Gestagene sind nur nach sorgfältiger Risikoabwägung zu verordnen. !

Literatur

[1] Bakouche P et al. Giant cell thromboangiitis in a patient taking an oral contraceptive. [Article in French] Rev Neurol (Paris) 136(1980) 509–519.

[2] Wagner AD et al. Detection of Chlamydia pneumoniae in giant cell vasculitis and correlation with the topographical arrangement of tissue-infiltrating dendritic cells. Arthritis Rheum 43 (2000) 1543–1551.

26 Asthma bronchiale

Definition: Ein Asthma bronchiale ist das anfallsweise Auftreten von Atemnot infolge variabler und reversibler Bronchialverengungen durch Entzündungen und Hyperreaktivität der Atemwege. Von diesen meist chronischen Erkrankungen sind bis zu 5 % der Bevölkerung betroffen. Asthma ist häufiger bei Frauen als bei Männern. Nach der Pubertät steigt die Prävalenz des Asthmas bei Mädchen an [2], wobei offenbar eine frühe Menarche vor dem 12. Lebensjahr mit einem höheren Asthma-Risiko nach der Pubertät verbunden ist [9]. Besondere Beachtung bedarf das prämenstruelle Asthma.

OC-Anwendung: OC sind nicht kontraindiziert. Die LZE erscheint sinnvoll, wenn die Asthmaanfälle bei zyklischer OC-Einnahme nach Beendigung der 21-/22-tägigen Einnahme und vor Beginn der Abbruchblutung auftreten.

Alternativen: Gestagen-Monopille, Vaginalring, transdermales kontrazeptives Pflaster, Hormonspirale, IUP, Barriere-Methoden.

Einfluss auf die Grunderkrankung: Exogene und endogene Steroidhormone scheinen einen geringen Einfluss auf das Auftreten von Asthma bronchiale zu haben. Die Aussagen in der Literatur sind widersprüchlich. Beim prämenstruellen Asthma wirken OC nicht protektiv [7], können aber auch schwere Anfälle erheblich reduzieren [6]. In der Nordbaltischen Studie wurde bei OC-Anwenderinnen ein erhöhtes Asthmarisiko festgestellt [5]. Dagegen konnte mit der Dänischen Fragebogenstudie der Allgemeinbevölkerung kein statistisch signifikanter Zusammenhang zwischen der OC-Einnahme und dem Asthma bzw. asthmaähnlichen Symptomen nachgewiesen werden [4]. Bei jungen Frauen sank das Risiko von Asthmaanfällen unabhängig von der Parität unter der OC-Anwendung um 7 % pro Jahr [3]. OC können die

Prävalenz des Asthmas nach der Pubertät erhöhen [2]. Die OC-Einnahme nach der Pubertät ist mit dem Auftreten eines Asthmas umgekehrt assoziiert (OR 0.27; CI 95 % 0.12–0.58) [10]. Allerdings kann bei jungen Frauen das Schnaufen unter OC-Applikation zunehmen, was als Einfluss der OC auf den Respirationstrakt bewertet wurde [1]. Die OC-Einnahme bis kurz vor eine Konzeption führt nicht zu einer Zunahme des Asthmas bei den Neugeborenen [8].

Merke: Bei Asthma bronchiale bestehen keine Einschränkungen für die Verordnung von OC.

Literatur

[1] Erkoçoğlu M et al. The effect of oral contraceptives on current wheezing in young women. Allergol Immunopathol (Madr) 41 (2013) 169–175.

[2] Guthikonda K et al. Oral contraceptives modify the effect of GATA3 polymorphisms on the risk of asthma at the age of 18 years via DNA methylation. Clin Epigenetics 6 (2014) 17.

[3] Jenkins MA et al. Parity and decreased use of oral contraceptives as predictors of asthma in young women. Clin Exp Allergy 36 (2006) 609–613.

[4] Lange P et al. Exogenous female sex steroid hormones and risk of asthma and asthma-like symptoms: a cross sectional study of the general population. Thorax 56 (2001) 613–616.

[5] Macsali F et al. Oral contraception, body mass index, and asthma: a cross-sectional Nordic-Baltic population survey. J Allergy Clin Immunol 123 (2009) 391–397.

[6] Matsuo N et al. A case of menstruation-associated asthma: treatment with oral contraceptives. Chest 116 (1999) 252–253.

[7] Murphy VE, Gibson PG. Premenstrual asthma: prevalence, cycle-to-cycle variability and relationship to oral contraceptive use and menstrual symptoms. J Asthma 45 (2008) 696–704.

[8] Osman MF et al. Previous maternal oral contraception and the risk among subsequent offspring of asthma diagnosis in early childhood. Paediatr Perinat Epidemiol 23 (2009) 567–573.

[9] Salam MT, Wenten M, Gilliland FD. Endogenous and exogenous sex steroid hormones and asthma and wheeze in young women. J Allergy Clin Immunol 117 (2006) 1001–1007.

[10] Wei J et al. Hormonal factors and incident asthma and allergic rhinitis during puberty in girls. Ann Allergy Asthma Immunol 115 (2015) 21–27.

27 Astrozytom

Definition: Astrozytome sind Hirntumore, die von den Astrozyten ausgehen und zu den Gliomen gezählt werden, da die Astrozyten zu den Gliazellen gehören. Nach der WHO Klassifikation der Hirntumoren von 2007 wird das niedrig-maligne Astrozytom der Erwachsenen, das am häufigsten zwischen dem 30. und 40. Lebensjahr beobachtet und häufig erst, allerdings in Abhängigkeit von der Lokalisation, durch einen epileptischen Anfall auffällig wird, dem WHO Grad II zugeordnet. Die Inzidenz beträgt 0,9/100.000 Personen. Die 5-Jahres-Überlebensrate liegt bei 65 % und die 10-Jahres-Überlebensrate bei 40 %.

OC-Anwendung: OC können nach einer Astrozytom-Behandlung bei WHO Grading I und II, nicht bei Grading III und IV, verordnet werden.

Alternativen: IUP, Barriere-Methoden einschließlich operativer Methoden. Auf Grund der bisherigen Mitteilungen zum Progesteron, das in vitro das Wachstum von Astrozytom-Zelllinien Grad III und IV anregen kann, sind Gestagene allein (Gestagen-Monopille, Depot-Gestagen, Hormonspirale) kontraindiziert.

Einfluss auf die Grunderkrankung: Das Menarche- und Menopause-Alter, die Anzahl der Geburten und das Alter bei der ersten Geburt [2, 7, 8] sind ebenso wie die OC-Anwendung nicht mit dem Risiko für die Bildung von Gliomen (Astrozytomen) assoziiert [1, 6, 9–11]. Der protektive Effekt der exogenen Hormone beschränkt sich auf OC, die zu einer deutlichen Risikosenkung führten (OR 0,72; CI 95 % 0,53–0,99) [2]. In einer Metaanalyse konnte für Gliome dieses Ergebnis bestätigt werden (RR 0,71; CI 95 % 0,6–0,83) [9]. OC können mit einem verminderten Risiko für Gliome bei inkonsequenter Evidenz verbunden sein [5, 7]. Dieses statistisch nur schwache Risiko ließ sich nicht mit der Dauer der OC-Einnahme und dem Alter des Einnahmebeginns korrelieren [5, 7]. Estrogene haben keinen Einfluss auf das Gliom-Risiko [8].

Allerdings regen Progesteron (über den PR) und Estradiol (über den ERα) in vitro das Zellwachstum von Astrozytom-Zelllinien der Grade III und IV an, wobei das Antigestagen Mifepriston den Progesteron-Effekt hemmt, aber allein appliziert diese Zellen nicht zur Apoptose führt [3, 4].

Merke: OC, Mikropillen mit niedriger Estrogen- und Gestagen-Dosis, können nach Behandlung eines Astrozytoms (Grading I und II) verordnet werden. !

Literatur

[1] Benson VS et al. Million Women Study Collaborators. Lifestyle factors and primary glioma and meningioma tumors in the Million Women Study cohort. Br J Cancer 99 (2008) 185–190.

[2] Felini MJ et al. Reproductive factors and hormone use and risk of adult gliomas. Cancer Causes Control. 20 (2009) 87–96.

[3] González-Agüero G et al. Progesterone effects on cell growth of U373 and D54 human astrocytoma cell lines. Endocrine. 32 (2007) 129–135.

[4] González-Arenas A et al. Estradiol increases cell growth in human astrocytoma cell lines through ERα activation and its interaction with SRC-1 and SRC-3 coactivators. Biochim Biophys Acta 1823 (2012) 379–386.

[5] Hatch EE et al. Reproductive and hormonal factors and risk of brain tumors in adult females. Int J Cancer. 114 (2005) 797–805.

[6] Huang K et al. Brain Cancer Collaborative Study Group. Reproductive factors and risk of glioma in women. Cancer Epidemiol Biomarkers Prev 13 (2004) 1583–1588.

[7] Kabat GC et al. Reproductive factors and exogenous hormone use and risk of adult glioma in women in the NIH-AARP Diet and Health Study. Int J Cancer 128 (2011) 944–950.

[8] Michaud DS et al. Reproductive factors and exogenous hormone use in relation to risk of glioma and meningioma in a large European cohort study. Cancer Epidemiol Biomarkers Prev 19 (2010) 2562–2569.
[9] Qi ZY et al. Exogenous and endogenous hormones in relation to glioma in women: A meta-analysis of 11 case-control studies. PLoS ONE 8(7(2013)): e68695.
[10] Silvera SAN, Miller AB, Rohan TE. Hormonal and reproductive factors and risk of glioma: a prospective cohort study. Int J Cancer 118 (2006) 1321–1324.
[11] Wigertz A et al. Swedish Interphone Study Group. Risk of brain tumors associated with exposure to exogenous female sex hormones. Am J Epidemiol 16 (2006) 629–636.

28 Behcet-Syndrom (Behcet-Krankheit)

Definition: Der Morbus Behcet ist eine chronisch-rezidivierende Entzündung kleiner, besonders venöser Gefäße (Vaskulitis) unklarer Genese mit familiärer Häufung (genetische Faktoren), wobei sowohl eine Virusinfektion als auch eine Autoimmunerkrankung angenommen werden. Aphthen im Mund, an Vulva und in der Vagina gehören zu den ersten Symptomen. An den Augen treten Uveitis, Hypopyon, Konjunktivitis, Keratitis sowie Iritis auf, in deren Folge Erblindungen möglich sind. Weiterhin können sich Erytheme, Gelenkschwellungen, Meningoenzephalitiden, Thrombophlebitiden, Kopfschmerzen sowie spastische Paresen einstellen. Junge Erwachsene beider Geschlechter sind in etwa gleichhäufig betroffen, besonders im Mittelmeerraum, mittleren und fernen Osten entlang der Seidenstraße.

OC-Anwendung: OC sind relativ kontraindiziert, allerdings sind OC bei Begleiterkrankungen (Thrombophilie [5], Budd-Chiari-Syndrom [1, 2, 4], Augenerkrankungen) kontraindiziert.

Alternativen: Transdermales kontrazeptives Pflaster, Vaginalring, Hormonspirale, Gestagen-Monopille, Depot-Gestagen, IUP, Barriere-Methoden.

Einfluss auf die Grunderkrankung: Die OC-Anwendung kann zur Remission der klinischen Symptomatik führen [3]. Treten die Symptome zyklisch auf, ist die LZE zu empfehlen. Bei ausgeprägten Aphthen sollten die hormonalen Kontrazeptiva parenteral appliziert werden (transdermales kontrazeptives Pflaster, Depot-Gestagen, Hormonspirale). Bei jungen Frauen mit einem Behcet-Syndrom ist vor der OC-Verordnung eine Thrombophilie auszuschließen [1, 5].

! **Merke:** Bei einem Behcet-Syndrom ist vor der OC-Verordnung ein Thrombophilie-Screening zu veranlassen.

Literatur

[1] Akbaş T et al. A case of Budd-Chiari syndrome with Behcet's disease and oral contraceptive usage. Rheumatol Int 28 (2007) 83–86.

[2] Bayraktar Y et al. Budd-Chiari syndrome: a common complication of Behcet's disease. Am J Gastroenterol 92 (1997) 858–862.
[3] Oh SH et al. Behcet's disease: remission of patient symptoms after oral contraceptive therapy. Clin Exp Dermatol 34 (2009) 88–90.
[4] Orloff LA, Orloff MJ. Budd-Chiari syndrome caused by Behçet's disease: treatment by side-to-side portacaval shunt. J Am Coll Surg 188 (1999) 396–407.
[5] Uthman I, Otrock Z, Taher A. Deep venous thrombosis in a patient with Behçet's disease and homozygous prothrombin (factor II) G20210A mutation on oral contraceptive pills. Rheumatol Int 26 (2006) 758–759.

29 Blasenmole (Mola hydatiformis, Traubenmole), Zustand nach

Definition: Unter einer Blasenmole versteht man eine partielle oder komplette hydropisch-ödematöse Degeneration der Chorionzotten der Plazenta unter Umwandlung in bis zu traubengroße Bläschen bei gleichzeitiger Proliferation des Zyto- und Synzytiotrophoblasten.
2–3 % der Blasenmolen können zum Chorionkarzinom entarten. Folgerichtig ist die regelmäßige Nachsorge mit β-hCG-Kontrollen für mindestens 1 Jahr erforderlich.

OC-Anwendung: OC sind nicht kontraindiziert (WHO 1). Mikropillen sind zur sicheren Kontrazeption besonders im 1. Jahr der Nachsorge indiziert [11]. Die Kontrazeption sollte so früh als möglich und noch vor der 1. spontanen Menstruation beginnen [6].

Alternativen: Vaginalring (WHO 1), transdermales kontrazeptives Pflaster (WHO 1), Depot-Gestagen (WHO 1), Gestagen-Monopille (WHO 1). Hormonspirale (WHO 3, bei persistierendem hCG-Spiegel WHO 4), IUP (WHO 3, bei persistierendem hCG-Spiegel WHO 4), Barriere-Methoden.

Einfluss auf die Grunderkrankung: In den großen Kohorten-Studien (Royal College of General Practitioners' Oral Contraception Study, Oxford/FPA Contraceptive Study, Walnut Creek Contraceptive Drug Study) wurde nicht über einen Einfluss der OC auf die Entstehung und den Verlauf von Blasenmolen berichtet. Die Royal College of Obstericians and Gynaecologists Führung (Green Top Guideline 38, London: RCOG; March 2010) empfahl, dass OC erst nach der Normalisierung der hCG-Spiegel eingenommen werden sollten, da sonst ein erhöhtes Risiko für die Entstehung von Trophoblastneoplasien besteht [6]. In den WHO Medical Eligibility Criteria für Kontrazeptiva 2015 wird ebenso wie in den US Medical Eligibility Criteria for Contraceptive Use, Atlanta: CDC von 2010 betont, dass keine Vorbehalte für die Verordnung von OC bei noch erhöhten hCG-Spiegeln bestehen. Studien mit OC, die < 50 µg EE enthielten, ergaben, dass weder die β-hCG-Bildung noch das Invasions-Risiko mit notwendig werdender Chemotherapie in der postmolaren Phase durch die unterschiedlichsten OC erhöht werden [8, 10]. Die OC-Einnahme schützt in der postmolaren Phase signifikant vor dem Invasions-Risiko von Trophoblasttumoren [3, 5]. Bei einigen OC-Anwenderinnen wurde eine schnellere Regression des hCG-Spiegels registriert [4, 5, 7, 9]. Durch die OC-Einnahme wird sicher eine neue Schwangerschaft ohne Rücksicht auf den hCG-Spiegel verhütet [2].

Obwohl nur eine limitierte Evidenz besteht, gilt für IUPs einschließlich der Hormonspirale, dass durch die Insertion nach der uterinen Ausräumung einer Blasenmole nicht mit einem zunehmenden Risiko für die Entwicklung eines postmolaren Trophoblasttumors zu rechnen ist [1].

! **Merke:** Für die Zeit der Nachsorge im ersten Jahr der postmolaren Phase ist eine sichere Kontrazeption indiziert, die mit der OC-Einnahme, am besten einer Mikropille, im LZ oder als LZE gewährleistet werden kann.

Literatur

[1] Adewole IF et al. Fertility regulatory methods and development of complications after evacuation of complete hydatidiform mole. J Obstet Gynecol 20 (2000) 68–69.

[2] Braga A et al. Hormonal contraceptive use before hCG remission does not increase the risk of gestational trophoblastic neoplasia following complete hydatidiform mole: a historical database review. BJOG 2015 Oct 7. DOI: 10.1111/1471-0528.13617.

[3] Costa HL, Doyle P. Influence of oral contraceptives in the development of post-molar trophoblastic neoplasia – a systematic review. Gynecol Oncol 100 (2006) 579–585.

[4] Deicas RE et al. The role of contraception in the development of postmolar trophoblastic tumour. Obstet Gynecol 78 (1991) 221–226.

[5] Gaffiel ME, Kapp N, Curtis KM. Combined oral contraceptive and intrauterine device use among women with gestational trophoblastic disease. Contraception 80 (2009) 363–371.

[6] Hardman S. Use of hormonal contraception after hydatidiform mole BJOG 123 (2015) 1336.

[7] Ho Yuen B, Burch P. Relationship of oral contraceptives and the intrauterine contraceptive devices to the regression of concentration of the beta subunit of human chorionic gonadotropin and invasive complications after molar pregnancy. Am J Obstet Gynecol 145 (1983) 214–217.

[8] Ho Yuen B, Callegari PB. Hormonal contraception in the postmolar interval. Am J Obstet Gynecol 162 (1990) 1345.

[9] Morrow P et al. The influence of oral contraceptives on the postmolar human chorionic gonadotropin regression curve. Am J Obstet Gynecol 151 (1985) 906–914.

[10] Palmer JR et al. Oral contraceptive use and risk of gestational trophoblastic tumors. J Natl Cancer Inst 91 (1999) 635–640.

[11] Rose PG. Hydatidiform mole: diagnosis and management. Semin Oncol 22 (1995) 149–156.

30 Bronchialkarzinom (bronchogenes Karzinom, Lungenkarzinom), Zustand nach

Definition: Bronchialkarzinome sind Malignome des Bronchialtraktes mit unterschiedlicher Histologie. Raucherinnen haben ein bis zu 20fach höheres Risiko. Die

Inzidenz ist bei Frauen zunehmend durch die sogenannten Inhalationskarzinogene (Tabakrauch).

OC-Anwendung: OC sind nicht kontraindiziert.

Alternativen: Vaginalring, transdermales kontrazeptives Pflaster, Gestagen-Monopillen, Hormonspirale, IUP (lange Anwendung reduzierte das Risiko für ein Lungenkarzinom in Shanghai [2]), Barriere-Methoden.

Einfluss auf die Grunderkrankung: OC hatten keinen Einfluss auf das Lungenkarzinom [6] oder reduzierten das Risiko für das Bronchialkarzinom um ca. 40 % [3, 5, 7]. Das RR für ein Bronchialkarzinom lag bei OC-Einnahme zwischen 0,47 und 0,95 [1, 3, 5, 9]. Die Reduktion des Bronchialkarzinom-Risikos durch die OC-Anwendung wurde hauptsächlich bei Raucherinnen registriert [5]. Die Dauer der OC-Einnahme hatte keinen Einfluss auf das Bronchialkarzinom-Risiko [8, 10]. Eine Interaktion mit dem Raucherstatus und dem BMI wurde nicht beobachtet [10]. Die langfristige OC-Einnahme ist mit einem besseren Überleben von NSCLC (non-small cell lung cancer) assoziiert [4].

Merke: OC sind keine Risikofaktoren für die Entstehung eines Bronchialkarzinoms, im Gegenteil, sie reduzieren das Risiko. !

Literatur

[1] Chen X, Cai L. Meta-analysis of the effects on hormone replacement therapy and oral contraceptives associated with female lung cancer risk. Wei Sheng Yan Jiu 38 (2009) 672–676.

[2] Dorjgochoo T et al. Use of oral contraceptives, intrauterine devices and tubal sterilization and cancer risk in a large prospective study, from 1996 to 2006. Int J Cancer 124 (2009) 2442–2449.

[3] Elliot AM, Hannaford PC. Use of exogenous hormones by women and lung cancer: evidence from the Royal College of General Practitioners Oral Contraception Study. Contraception 73 (2006) 331–335.

[4] Katcoff H, Wenzlaff AS, Schwartz AG. Survival in women with NSCLC: the role of reproductive history and hormone use. J Thorac Oncol 9 (2014) 355–361.

[5] Kreuzer M et al. Hormonal factors and risk of lung cancer among women? Int J Epidemiol 32 (2003) 263–271.

[6] La Vecchia C, Bosetti C. Oral contraceptives and neoplasms other than breast and female genital tract. Eur J Cancer Prev 18 (2009) 407–411.

[7] Liu Y et al. Reproductive factors, hormone use and the risk of lung cancer among middleaged never-smoking Japanese women: a large-scale population-based cohort study. Int J Cancer 117 (2005) 662–666.

[8] Meinhold CL et al. Reproductive and hormonal factors and the risk of nonsmall cell lung cancer. In J Cancer 128 (2011) 1404–1413.

[9] Pesatori AC et al. Reproductive and hormonal factors and the risk of lung cancer: the EAGLE study. Int J Cancer 132 (2013) 2630–2639.

[10] Pesatori AC et al. Hormone use and risk for lung cancer: a pooled analysis from the International Lung Cancer Consortium (ILCCO). Br J Cancer 109 (2013) 1954–1964.

31 Budd-Chiari-Syndrom

Definition: Das Budd-Chiari-Syndrom (BCS) ist eine seltene Erkrankung der Leber, bei der es zu einem Verschluss der Venen kommt, der vollständig oder unvollständig seien kann [6]. Vorrangig sind die großen Lebervenen betroffen. Die Nekrosen können zum Leberversagen führen. In der akuten Form bilden sich ein ausgedehnter Aszites sowie eine Hepatosplenomegalie. Risikofaktoren für das BCS sind alle Thrombophilien, die einzeln oder in Kombination auftreten können und so für eine multifaktorielle Ätiologie sprechen. Das chronische BCS geht mit einer portalen Hypertension als Folge der Leberfibrose einher. Das BCS ist häufige eine Komplikation des Morbus Behcet [3, 7], kann aber auch mit anderen Erkrankungen (Morbus Crohn) assoziiert sein [11].

OC-Anwendung: OC sind absolut kontraindiziert (WHO 4).

Alternativen: IUP, Barriere-Methoden; Gestagen-Monopille und Depot-Gestagen sind relativ kontraindiziert (WHO 3).

Einfluss auf die Grunderkrankung: OC können bei thrombogener Mutation [4, 8, 9] und per se ein BCS induzieren, sie können aber auch ein auslösender Kofaktor sein [2, 5, 10]. In den verschiedensten Kasuistiken wurde nicht nur der Einfluss von OC beim BCS beschrieben, sondern gleichzeitig über weitere Embolien der Lunge bei einem Morbus Crohn [11] und beim Behcet [1] berichtet.

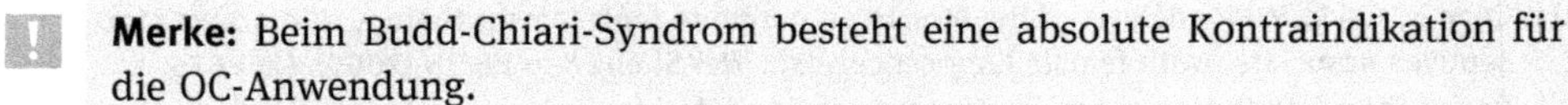

Merke: Beim Budd-Chiari-Syndrom besteht eine absolute Kontraindikation für die OC-Anwendung.

Literatur

[1] Akbaş T et al. A case of Budd-Chiari syndrome with Behcet's disease and oral contraceptive usage. Rheumatol Int 28 (2007) 83–86.

[2] Almer S et al. [Oral contraceptives and blood diseases are the most common causes of Budd-Chiari syndrome]. Lakartdningen 86 (1989) 4002–4008.

[3] Bayraktar Y et al. Budd-Chiari syndrome: a common complication of Behcet's disease. Am J Gastroenterol 92 (1997) 858–862.

[4] D'Amico M, Sammarco P, Pasta L. Thrombophilic genetic factors PAI-1, MTHfrc677T, V Leiden 506Q, and prothrombin 20210A in noncirrhotic portal vein thrombosis and Budd-Chiari Syndrome in a caucasian population. Int J Vasc Med (2013) 20136: 717480.

[5] Maddrey WC. Hepatic vein thrombosis (Budd Chiari syndrome): possible association with the use of oral contraceptives. Semin Liver Dis 7 (1987) 32–39.

[6] Martens P, Nevens F. Budd-Chiari syndrome. United European Gastroenterol J 3 (2015) 489–500.

[7] Orloff LA, Orloff MJ. Budd-Chiari syndrome caused by Behçet's disease: treatment by side-to-side portacaval shunt. J Am Coll Surg 188 (1999) 396–407.

[8] Perarnau JM, Bacq Y. Hepatic vascular involvement related to pregnancy, oral contraceptives, and estrogen replacement therapy. Semin Liver Dis 28 (2008) 315–327.

[9] Qi X et al. Thrombotic risk factors in Chinese Budd-Chiari syndrome patients. An observational study with a systematic review of the literature. Thromb Haemost 109 (2013) 878–884.
[10] Samborek M et al. [Budd-Chiari syndrome induced by hormonal oral contraception in the patient with congenital thrombolhilia-factor V Leiden mutation – a case report]. Ginekol Pol 79 (2008) 702–705.
[11] Valdés Mas M et al. Bilateral pulmonary thromboembolism and Budd-Chiari syndrome in a patient with Crohn's disease on oral contraceptives. Rev Esp Enferm Dig (Madrid) 101 (2009) 645–652.

32 Bulimie (Hyperorexie)

Definition: Die Bulimie (Ochsen- bzw. Stierhunger) gehört zu den Essstörungen. Dabei wird unter der Bulimie der Heißhunger, die Esssucht und Fresssucht verstanden, die mit einem Kontrollverlust über das Essverhalten während der Fresssuchtattacken und einer andauernden Sorge und Auseinandersetzung mit dem Körpergewicht und der Körperform verbunden ist. Als Diagnosekriterien gelten wiederholte Episoden von Fresssucht, wobei in kurzer Zeit schnell größere Mengen Nahrungsmittel zu sich genommen werden. Das Minimum sind zwei Fresssuchtattacken/Woche über eine Phase von mindestens drei Monaten. Unterschieden werden zwei Typen:

- Purging-Typ: Durch regelmäßiges Erbrechen wird sich der Nahrungsmengen entledigt,
- Nicht-Purging-Typ: Der Gewichtszunahme wird durch Laxantienabusus, strikte Diäten mit Fastenkuren oder intensiven Sport vorgebeugt.

Die Bulimie kann mit psychiatrischen Komorbiditäten (Missbrauch von Alkohol, Drogen, Medikamenten und Nikotin, autoaggressives Verhalten, unkontrolliertes Mode- und Konsumverhalten u. a.) assoziiert sein

OC-Anwendung: OC sind nicht kontraindiziert, werden häufig nicht eingenommen, können erbrochen werden und durch die bei Bulimie verstärkte Aktivität der hepatischen Cytochrom 450 Enzyme beschleunigt abgebaut werden, [2], so dass ihre Effektivität eingeschränkt wird.

Alternativen: Vaginalring, transdermales kontrazeptives Pflaster, Depot-Gestagen, Hormonspirale, Gestagen-Monopille, IUP, Barriere-Methoden.

Einfluss auf die Grunderkrankung: Die OC-Einnahme, besonders von antiandrogen wirksamen Estrogen-Gestagen-Kombinationen mit DRSP als Gestagen, reduziert den mahlzeitbezogenen Hunger und die Magenblähungen bei Bulimie. Diese Therapie mit dem DRSP haltigen OC kann als eine neue Strategie bei Bulimie aufgefasst werden [3]. Mit OC wird dem Knochendichteverlust vorgebeugt [1].

Merke: Bei Bulimie sind antiandrogen wirksame Mikropillen bevorzugt zu verordnen.

Literatur

[1] Fenichel RM, Warren MP. Anorexia, bulimia, and the athletic triad: evaluation and management. Curr Osteoporos Rep 5 (2007) 160–164.
[2] Gruber Ch J, Gruber I M, Huber J C. Orale Kontrazeptiva: Hohe Sicherheit unter Berücksichtigung diverser Wechselwirkungen. Speculum 19 (2001) 23–26.
[3] Naessén S et al. Effects of an antiandrogenic oral contraceptive on appetite and eating behavior in bulimic women. Psychoneuroendocrinology 32 (2007) 548–554.

33 Chemotherapie (Ovarprotektion während der Chemotherapie)

Definition: Eine jegliche Chemotherapie bei der Behandlung von Malignomen kann zu einer Beeinträchtigung der Ovarialfunktion und zu einem vorzeitigen Erliegen derselben (POF = premature ovarian failure) führen. Das Erlöschen der Ovarialfunktion ist dabei u. a. vom Alter der Patientin und der gewählten Chemotherapie abhängig.

OC-Anwendung: OC sind zur Kontrazeption während einer Chemotherapie nicht kontraindiziert, allerdings muss immer die zur Chemotherapie führende Grunderkrankung mit in die Entscheidung einbezogen werden. Bei einem Mammakarzinom sind OC auch während der Chemotherapie absolut kontraindiziert (WHO 4).

Alternativen: Während der Chemotherapie: GnRH-Analoga, Hormonspirale, IUP Barriere-Methoden.

Einfluss auf die Grunderkrankung: Es wurde sowohl mit OC als auch mit GnRH-Analoga versucht, die Inzidenz des POF durch diese Hormontherapien zu reduzieren. Während GnRH-Analoga als Co-Therapie zur Chemotherapie zu einer nicht signifikanten Reduktion des POF führen können, wurde ein möglicher Effekt für die Reduktion des POF durch OC unter bestimmten Bedingungen angenommen [1, 2]. Allerdings waren die OC zyklisch verordnet worden [5].

Eine sichere Ovarprotektion ist weder mit OC noch mit GnRHa zu erreichen [3], da durch diese Hormone lediglich die gonadotropinabhängige Ovarialfunktion supprimiert wird. Der genetisch determinierte gonadotropinunabhängige Ovarialzyklus mit Rekrutierung der Oozyten-Kohorten, gonadotropinunabhängigen Follikelreifung und Apoptose der Follikel, der einem 84-tägigen Rhythmus unterliegt, wird durch OC und GnRHa nicht beeinträchtig. Die rekrutierten Follikel können aber durch die unterschiedlichen aggressiven Chemotherapeutika geschädigt werden, was sowohl mit in vivo als auch mit in vitro Untersuchungen belegt werden konnte [4]. Falls es dann während der gonadotropinabhängigen Follikelreifung überhaupt zur Ovulation mit Konzeption kommt und der Embryo auf Grund der chemotherapiebedingten Letalfaktoren nicht abgestoßen wird, sind gehäuft Fehlbildungen möglich. Eine sichere Kontrazeption ist daher während der Chemotherapie einschließlich der nachfolgenden 3 Zyklen (3 x 28 Tage) sinnvoll und erforderlich. Der LZ mit OC kann, falls keine karzinombedingten Kontraindikationen bestehen, ca. 14 Tage vor der letzten Chemotherapie begonnen werden und sollte dann bis zur 12. Woche nach Beendigung der Chemotherapie andauern.

Merke: Eine absolut sichere Ovarprotektion ist weder mit OC noch mit GnRHa zu erreichen, da durch diese Hormone lediglich die gonadotropinabhängige Follikelentwicklung supprimiert wird, nicht jedoch der genetisch determinierte Ovarialzyklus mit Rekrutierung, Reifung und Apoptose.

Literatur

[1] Blumenfeld Z, von Wolff M. GnRH-analogues and oral contraceptives for fertility preservation in women during chemotherapy. Hum Reprod Updat 14 (2008) 543–552.
[2] Chahvar ST, Al-Shawaf T, Tranquilli AL. Pharmacologic ovarian preservation in young women undergoing chemotherapy. Curr Med Chem 21 (2014) 223–229.
[3] Elgindy E et al. Protecting ovaries during chemotherapy through gonad suppression: A systematic review and meta-analysis. Obstet Gynecol 126 (2015) 187–195.
[4] Yuksel A et al. The magnitude of gonadotoxicity of chemotherapy drugs on ovarian follicles and granulosa cells varies depending upon the category of the drugs and the type of granulosa cells. Hum Reprod 30 (2015) 2926–2935.
[5] Zargar AH et al. Pregnancy in premature ovarian failure: a possible role of estrogen plus progesterone treatment. J Assoc Physic India 48 (2000) 213–215.

34 Chloasma (Melasma)

Definition: Unter Chloasma versteht man meist symmetrisch auftretende, scharf begrenzte, unregelmäßig gestaltete gelblich-braune Flecken an Stirn, Wangen und am Kinn. Unterschieden werden das Chloasma gravidarum (in der Schwangerschaft), Chloasma hormonale (estrogen- oder gestagenbedingt), Chloasma medicamentosum (z. B. Antibiotika: Oxytetracyclin), das Chloasma cosmeticum (z. B. Psoralene). Am häufigsten entwickelt sich ein Chloasma nach einer Schwangerschaft [4]. Die klassischen Einflussfaktoren für ein Chloasma sind die genetische Disposition, die Ultraviolettbestrahlung durch Sonne oder Solarium sowie die weiblichen Sexualhormone, besonders Estrogene [5]. Estrogene und speziell Estradiol stimulieren die Melanozyten, während Progesteron und einige Gestagene (CMA) dieselben hemmen können [7]. Melanozyten sind nicht die einzigen Zellen, die bei der Entstehung eines Chloasma involviert sind, sondern andere noch nicht identifizierte Faktoren besitzen eine Schlüsselrolle bei der Entwicklung des Chloasmas [5].

OC-Anwendung: OC sind nicht kontraindiziert. Mikropillen mit 20 µg EE und CMA als Gestagen sind bevorzugt zu verordnen.

Alternativen: Hormonspirale, Gestagen-Monopille, Depot-Gestagen (kein NET), Vaginalring, transdermales kontrazeptives Pflaster, IUP, Barriere-Methoden.

Einfluss auf die Grunderkrankung: In der Royal College of General Practitioners' Oral Contraception Study wurde eine statistisch signifikante Zunahme des Chloasma festgestellt. Das Chloasma entwickelte sich zwischen dem 1. und 20. EZ und bildet sich nur langsam nach dem Absetzen der OC zurück. Es blieb aber auch danach bestehen. Das Chloasma ist eine der häufigsten Hautveränderungen unter OC-Einnahme mit einer Inzidenz bis zu 25 % [4]. Bei den meisten OC-Anwenderinnen bestand bereits in bis zu 90 % in vorangegangenen Schwangerschaften ein Chloasma gravidarum. Das Risiko eines Chloasma wird durch OC auf das 8fache erhöht [2]. Die Hyperpigmentierung verstärkt sich bei OC-Anwenderinnen durch intensive Sonneneinstrahlung und durch den Besuch im Solarium. Die OC-Einnahme sollte daher bei intensiverer Sonneneinstrahlung am Abend erfolgen, damit die höchsten Steroidspiegel nachts auftreten [1, 3, 6]. In den von Chloasma betroffenen Hautbezirken erfolgt eine erhöhte Expression von Estrogen-Rezeptoren [3]. Kosmetika können das Chloasma noch weiter verstärken. Frauen mit einem dunklen Hauttyp sind besonders anfällig, deshalb ist die OC-Einnahme möglichst zu vermeiden [6]. Bei OC-Anwendung wird zusätzliche eine Sonnencreme mit hohem Lichtschutzfaktor empfohlen [1, 6]. Die verschiedenen synthetischen Gestagene können ebenfalls ein Chloasma induzieren.

! **Merke:** Frauen mit einem Chloasma gravidarum haben bei OC-Einnahme bzw. jeglicher Hormontherapie ein erhöhtes Chloasma-Risiko.

Literatur

[1] Deharo C, Berbis P, Privat Y. Dermatological complications caused by oral contraceptives. Fertil Contracept Sex 16 (1998) 299–304.

[2] Guinot C et al. Aggravating factors for melasma : a prospective study in 197 Tunesian patients. J Eur Acad Dermatol Venerol 24 (2009) 1060–1069.

[3] Lieberman R, Moy L. Estrogen receptor expression in melasma: results from facial skin of affected patients. J Drugs Dermatol 7 (2008) 463–465.

[4] Ortonne JP et al. A global survey of the role of ultraviolet radiation and hormonal influences in the development of melasma. J Eur Acad Dermatol Venereol 23 (2009) 1254–1262.

[5] Passeron T. Melasma pathogenesis and influencing factors – an overview of the latest research. J Eur Acad Dermatol Venereol 27 (2013) Suppl 1, 5–6.

[6] Thomas P et al. Cutaneous effects in hormonal contraception. NPN Med 5 (1985) 19–24.

[7] Wiedemann C et al. Inhibitory effects of progestogens on the estrogen stimulation of melanocytes in vitro. Contraception 80 (2009) 292–298.

35 Cholelithiasis – Cholezystitis

Definition: Als Cholelithiasis wird die durch Gallensteine hervorgerufene Erkrankung der Gallenblase (Cholezystolithiasis) und der Gallengänge (Cholangiolithiasis) bezeichnet, während unter Cholezystitis die Entzündung der Gallenblase verstanden wird. Die Cholezystitis tritt überwiegend sekundär bei Cholelithiasis auf. Drei Formen werden unterschieden:

- Akute Cholezystitis, die vor allem durch Steineinklemmung im Ductus cysticus als zunächst abakterielle Entzündung der Gallenblase mit nachfolgender aszendierender bakterieller Infektion entsteht und in 85–95 % auf einer Cholelithiasis beruht.
- Chronische Cholezystitis, die sich durch eine andauernde Reizung bei Cholelithiasis als Folge der akuten Cholezystitis entwickelt.
- Akalkulöse Cholezystitis, die als akute Entzündung der steinfreien Gallenblase bei lebensbedrohlichen Erkrankungen auftritt.

OC-Anwendung: OC sind relativ kontraindiziert (WHO 3). Für alle Estrogen-Gestagen-Kombinationen (OC, Pflaster, Vaginalring) besteht diese relative Kontraindikation für Frauen mit Gallensteinen oder einer positiven Anamnese für eine Cholelithiasis (WHO 3). Mikropillen sollen keinen Einfluss auf die Ausbildung einer Cholelithiasis ausüben.

Alternativen: Depot-Gestagen (WHO 2), Gestagen-Monopille (WHO 2), Hormonspirale (WHO 2), IUP, Barriere-Methoden.

Einfluss auf die Grunderkrankung: In Fall-Kontroll-Studien, Kohorten-Studien und Metaanalysen wurde festgestellt, dass durch OC sich das Risiko für die Cholelithiasis erhöht oder unverändert bleibt. Mit der Reduzierung der Estrogendosis in den OC wurde das Risiko für die Cholelithiasis vermindert. Ein echter Zusammenhang zwischen der Einnahme von OC und Gallenblasenerkrankungen (RR 1,1; CI 95 % 0,9–1,3) wurde nicht festgestellt. Die Dauer der Anwendung von OC übt keinen oder nur einen geringen Einfluss auf das Erkrankungsrisiko (RR 1,1; CI 95 % 0,8–1,5) aus, wobei auch keine Assoziation zum BMI sowie dem Alter bestand [1].

In zahlreichen Fallberichten wurde mitgeteilt, dass die Cholelithiasis erfolgreich behandelt werden kann, ohne dass die OC-Einnahme unterbrochen werden muss. Die Sexualsteroide, sowohl EE als auch die verschiedenen Gestagene, sind dosisabhängig bei genetisch bedingter reduzierter Gallensekretion für das erhöhte Risiko einer Cholelithiasis mit verantwortlich. Estrogene induzieren die Cholesterinübersättigung der Galle. Gestagene verlangsamen vor allem den Gallefluss. OC scheinen die Bildung von Cholesterinsteinen zu fördern, beeinflussen aber nicht die Bildung der Pigmentsteine. OC fördern die Inzidenz der Cholelithiasis bei jüngeren Frauen besonders nach dem Beginn der Anwendung [3]. Durch die Mikropillen mit einer geringeren EE-Dosis nimmt die Cholelithiasis nicht zu [5]). In Frankreich sind weder Schwangerschaft noch OC Risikofaktoren für eine Cholelithiasis [7]. Eine höhere Prävalenz der Cholelithiasis ist bei OC-Einnahme in Deutschland u. a. durch einen höheren BMI bei angestiegenen Lipid-Spiegeln und einer größeren Diabetes-Prävalenz mit bedingt [2]. Die Lithogenität der Galle nimmt durch OC zu [6]. Jugendliche zwischen 10 und 19 Jahren, die OC einnehmen, besitzen eine größere OR für Gallensteine als die Kontrollgruppe in der gleichen Gewichtsklasse, die keine OC anwendeten, wobei dieser Anstieg besonders ausgeprägt bei extremer Adipositas war [4].

Merke: Das Risiko für eine Cholelithiasis ist bei Anwendung von Mikropillen bei einem BMI im Normgewichtsbereich vernachlässigbar.

Literatur

[1] Caroli-Bosc FX et al. Prevalence of cholelithiasis: results of an epidemiologic investigation in Vidauban, southeast France. General Practitioner's Group of Vidauban. Dig Dis Sci 44 (1999) 1322–1329.
[2] Friedrich N et al. Known risk factors do not explain disparities in gallstone prevalence between Denmark and northeast Germany. Am J Gastroenterol 104 (2009) 89–95.
[3] Khan MK, Jalil MA, Khan MS. Oral contraceptives in gall stones diseases. Mymensingh Med J 16 (2007) Suppl 2, 40–45.
[4] Koebnick C et al. Pediatric obesity and gallstone disease. J Pediatr Gastroenterol Nutr 55 (2012) 328–333.
[5] Novacek G. Gender and gallstone disease. Wien Med Wochenschr 156 (2006) 527–533.
[6] Sieron D et al. The effect of chronic estrogen application on bile and gallstone composition in women with cholelithiasis. Minerva Endocrinol 41 (2016) 19–27.
[7] Vessey M, Painter R. Oral contraceptive use and benign gallbladder disease; revisited. Contraception 50 (1994) 167–173.

36 Cholestase

Definition: Unter Cholestase wird die Gallestauung verstanden, die als Folge eines gestörten Abflusses der Galle in den Darm mit Retention von Bilirubin, Gallensäuren und anderen Gallenbestandteilen entsteht. Die Behinderung des Abflusses kann *extrahepatisch* (*obstruktiv*) oder *intrahepatisch* (*nichtobstruktiv, hepatozellulär*) sein. Bei der benignen rezidivierenden intrahepatischen Cholestase werden zwei Formen unterschieden: BRIC 1 mit genetisch heterogener Mutation im ATP8B1-Gen und BRIC 2 mit autosomal-rezessiver Mutation des ABCB11-Gen. Die Schwangerschafts-Cholestase gehört zu den intrahepatischen Cholestasen, die rezidivieren und durch Medikamente einschließlich der OC induziert werden können. Die Prävalenz der intrahepatischen Cholestase ist in den einzelnen Ländern auf Grund einer genetisch determinierten Prädisposition sehr unterschiedlich und relativ hoch in Skandinavien und Chile.

OC-Anwendung: Keine Kontraindikation besteht für die OC-Einnahme bei anamnestisch bekannter Schwangerschafts-Cholestase (WHO 2) sowie bei positiver Familienanamnese für eine intrahepatische Cholestase (WHO 2), aber eine relative Kontraindikation liegt vor bei Zustand nach cholestatischem Ikterus und noch nicht normalisierten Leberfunktionswerten sowie bei einer durch OC-Anwendung induzierten Cholestase (WHO 3).

Alternativen: Gestagen-Monopille (nach OC: WHO 2; nach Cholestase in der Schwangerschaft: WHO 1), Hormonspirale (nach OC: WHO 2; nach Cholestase in der Schwangerschaft: WHO 1), Vaginalring (WHO 2), transdermales kontrazeptives Pflaster (WHO 2), Barriere-Methoden, IUP.

Einfluss auf die Grunderkrankung: In zwei der drei großen Kohorten-Studien (Oxford/FPA Contraceptive Study, Walnut Creek Contraceptive Drug Study) wurde nicht über den Einfluss von OC auf die Entstehung und den Verlauf des Cholestase berichtet. In der Royal College of General Practitioners' Oral Contraception Study wurde eine niedrige Prävalenz festgestellt. 30 % der Frauen mit einer OC-assoziierten Cholestase hatten bereits eine Cholestase in der Gravidität. Die OC-Einnahme nach intrahepatischer Cholestase in der Schwangerschaft kann immer erwogen werden, da dieselbe sicher und nur mit einem Minimum an Nebenwirkungen behaftet ist [3] Als Ursache wird immer wieder der Einfluss der erhöhten Estrogene auf das biliäre System diskutiert [4], das zu einer Beeinträchtigung der Sulfatierungskapazität mit gestörter Sulfat-Glukunorid-Balance führt [2], besonders wenn eine genetisch bedingte Prädisposition vorhanden ist. Die Prävalenz der OC-assoziierten Cholestase ist in den letzten Jahrzehnten wesentlich niedriger, da die Steroiddosen, speziell von EE, wesentlich reduziert wurden. Prädisponierte Frauen mit genetischer Determination können besonders bei hochdosierter OC-Einnahme einen cholestatischen Ikterus entwickeln bzw. eine Aggravation oder Exacerbation nach vorausgegangener Cholestase in der Gravidität zeigen. Normale basale Hyaluronspiegel und Leberfunktionswerte vor einer jeglichen Hormontherapie bei Frauen mit vorausgegangener intrahepatischer Cholestase besagen aber, dass diese Therapie die Frauen nicht prädisponiert für Lebererkrankungen [5]. Darüber hinaus sind OC ein möglicher Schutzfaktor vor der Entstehung einer primären biliären Leberzirrhose [1].

Merke: Eine Mikropille mit 20 µg EE und einem weitestgehend stoffwechselneutralen Gestagen (DNG, NOMAC) kann nach einem schwangerschaftsassoziierten cholestatischen Ikterus verordnet werden, wenn die Leberfunktionswerte normal sind. !

Literatur

[1] Corpechot C et al. Demographic, lifestyle, medical and familial factors associated with primary biliary cirrhosis. J Hepatol 53 (2010) 162–169.

[2] Davies MH et al. The adverse influence of pregnancy upon sulphation: a clue to the pathogenesis of intrahepatic cholestasis of pregnancy? J Hepatol 21 (1994) 1127–1134.
[3] Kreek MJ. Female sex steroids and cholestasis. Semin Liv Dis 7 (1987) 8–23.
[4] Kascák P, Korbel M. Hormonal contraception after intrahepatic cholestasis of pregnancy. Ceska Gynekol 76 (2011) 374–378.
[5] Tuomikoski P et al. Effect of oral and transdermal hormone therapy on hyaluronic acid in women with and without a history of intrahepatic cholestasis of pregnancy. Am J Obstet Gynecol 198 (2008) 375.e1–5.

37 Chorea Huntington (Chorea major, Huntingtonsche Chorea, Huntington-Krankheit, Veitstanz)

Definition: Die Chorea ist ein extrapyramidales Syndrom mit regellosen, plötzlich einschießenden, unwillkürlichen häufig asymmetrischen Muskelkontraktionen mit Bewegungseffekten (Hyperkinesien), die vor allem an den distalen Extremitäten auftreten und in der Regel im Schlaf verschwinden. Die Chorea Huntington ist eine autosomal dominant vererbte Erkrankung mit Defekt auf dem Chromosom 4. Sie besteht aus der Trias: Bewegungsstörungen, Wesensveränderung mit Verlust der Kritikfähigkeit, Fehleinschätzung der eigenen Person und progredienter Demenz. Die Erkrankung wird meist zwischen dem 30.–50. Lebensjahr manifest und verläuft irreversibel progredient. Der Chorea Huntington ist mit einer Prävalenz von 5–10/ 10.000 Einwohnern in Mitteleuropa die häufigste Ursache eines hereditären hyperkinetischen Syndroms.

OC-Anwendung: OC sind nicht kontraindiziert.

Alternativen: Vaginalring, transdermales kontrazeptives Pflaster, Hormonspirale, Gestagen-Monpille, Barriere-Methoden, IUP.

Einfluss auf die Grunderkrankung: Über das Auftreten einer Chorea Huntington unter Anwendung von OC existieren lediglich einzelne Fallberichte [1, 2] und eine Mitteilung über einen Fall in einer PET-Studie (positron emission tomography) [4]. Über die Verstärkung der Chorea unter der Einnahme von OC wurde ebenfalls berichtet [3]. Arzneimittelinteraktionen mit Neuroleptika müssen bei der OC-Einnahme mit beachtet werden.

! **Merke:** OC können bei einer Chorea Huntington verordnet werden. Bei psychotischen Symptomen sollte vor der OC-Verordnung eine Konsulation mit dem Neurologen erfolgen.

Literatur

[1] Dove DJ. Chorea associated with oral contraceptive therapy. Am J Obstet Gynecol 137 (1980) 740–741.
[2] Karplinsky NM, Thaler M, Frankl O. Oral contraceptive-induced chorea. Am J Obstet Gynecol 138 (1980) 237.
[3] Laubis-Herrmann U, Topka H. Labordiagnostik hyperkinetischer Bewegungsstörungen des Erwachsenenalters. Nervenarzt 73 (2002) 133–143.
[4] Vela L et al. Chorea and contraceptives: case report with pet study and review of the literature. Mov Disord 19 (2004) 349–352.

38 Chorea Sydenham (Chorea minor)

Definition: Die Chorea Sydenham ist charakterisiert durch eine große Vielfalt unaufhörlicher, rascher, sehr komplexer arrhythmischer Bewegungen, die gut koordiniert erscheinen, aber unbeabsichtigt ausgeführt werden. Es ist eine autoimmunreaktive Erkrankung, die Tage bis Monate nach einer A-Streptokokken-Infektion auftreten kann. Außerdem besteht eine dopaminerge Hypersensitivität oder Hyperaktivität. In 30 % sind die Manifestationen mit anderen Ursachen assoziiert, insbesondere mit dem rheumatischen Fieber (Polyarthritis). Die Inzidenz beträgt 1–2/100.000 Einwohner. Die Erkrankung beginnt meist im Kindesalter zwischen dem 5.–15. Lebensjahr und heilt in 90 % der Fälle folgenlos ab.

OC-Anwendung: OC sind nicht kontraindiziert. Mikropillen mit 20 µg EE sind bevorzugt zu verordnen.

Alternativen: Hormonspirale, Gestagen-Monopille, Vaginalring, transdermales kontrazeptives Pflaster, Barriere-Methoden, IUP.

Einfluss auf die Grunderkrankung: In den großen Kohorten-Studien (Royal College of General Practitioners' Oral Contraception Study, Oxford/FPA Contraceptive Study, Walnut Creek Contraceptive Drug Study) wurde nicht über den Einfluss der OC auf die Entstehung und den Verlauf einer Chorea Sydenham berichtet. Falldarstellungen über die sehr seltene OC-assoziierte Chorea wurden sowohl nach niedriger als auch nach hochdosierter EE-Dosis mitgeteilt, wobei die Symptomatik nach einer Woche, nach bis zu 6 Monaten, aber auch erst nach Jahren (durchschnittlich nach 9 Wochen) unter OC-Einnahme bemerkt wurde [1, 3, 4]. Nach Beendigung der OC-Anwendung verschwanden die Symptome innerhalb von einer bis zu 16 Wochen [3, 4]. Nur sehr wenige Frauen entwickelten eine Chorea unter der OC-Einnahme, wenn essentiell dafür eine Prädisposition bestand: eine positive Chorea-Anamnese, ein akutes rheumatisches Fieber oder ein systemischer Lupus erythematodes. Bei einer positiven Anamnese für eine Chorea Sydenham sind OC-induzierte choreatische Bewegungsstörungen vermutlich häufiger [2, 3]. Es liegen bisher keine Studien vor, dass eine OC-Anwendung die Chorea-Sydenham-Erkrankung verschlechtert.

Merke: Bei der Chorea Sydenham sind Mikropillen mit der niedrigsten EE-Dosis zu verordnen.

Literatur

[1] Nausieda PA et al. Chorea induced by oral contraceptives. Neurology 29 (1979) 1605–1609.

[2] Kosinski CM, Landwehrmeyer B. Choreatische Bewegungsstörungen. Nervenarzt 78 (2007) 37–50.

[3] Miranda M et al. Oral contraceptive induced chorea: another condition associated with anti-basal ganglia antibodies. J Neurol Neurosurg Psychiatry 75 (2004) 327–328.

[4] Sharmila V, Babu TA. Oral contraceptive pills induced hemichorea in an adolescent female with polycystic ovarian disease. Indian J Pharmacol 47 (2015) 232–233.

39 Chorionkarzinom (Malignes Chorionepitheliom; Placental site Tumor), Zustand nach

Definition: Als Chorionkarzinom wird das Malignom der Trophoblasttumoren aus extraembryonalen fetalen Zellen bezeichnet. Es wächst ohne Zottenstroma invasiv und destruierend in das Myometrium und ist mit einer hohen Metastasierungsrate in Lunge, Leber, Gehirn und Vagina verbunden. Das Chorionkarzinom ist in Europa im Vergleich zu Asien eine seltene Erkrankung. Der stark hormonaktive Tumor produziert β-hCG. Es besteht fast immer ein Zusammenhang zu einer vorausgegangen Schwangerschaft, wobei es in 50 % Molen sind. Typisch ist eine größere Latenzzeit von einigen Monaten bis zu mehreren Jahren zwischen Schwangerschaft und Tumorentstehung. Je größer die Latenzzeit, desto höher ist das Malignitätspotential. Die Therapie erfolgt meist mit Zytostatika. Die 5-Jahresüberlebensrate beträgt beim nichtmetastasierten Chorionkarzinom 80 % und beim metastasierten 70 %.

OC-Anwendung: OC sind nicht kontraindiziert (WHO 1), sondern nach behandeltem Chorionkarzinom die Kontrazeptiva der ersten Wahl.

Alternativen: Vaginalring (WHO 1), transdermales kontrazeptives Pflaster (WHO 1), Gestagen-Monopille (WHO 1), Depot-Gestagen (WHO 1), Barriere-Methoden. Die Gestagen-Monopille sollte wegen der Blutungsstörungen, vor allem Zusatzblutungen, nur mit Zurückhaltung verordnet werden. Kontraindiziert sind Hormonspirale (WHO 4) und IUP (WHO 4).

Einfluss auf die Grunderkrankung: Der früheren Annahme, dass OC das Trophoblasttumorwachstum fördern (3–5)), wurde ebenso früh widersprochen [2]. In Japan, wo Trophoblasttumoren wesentlich häufiger auftreten als in Europa, wird das Risiko für persistierende Trophoblasttumoren nach OC-Langzeiteinnahme gefördert [4]. Mit Telephoninterviews wurde analysiert, dass durch OC-Einnahme das RR für ein Chorionkarzinom sich in den USA auf 2.2 (95 % CI 0.8–6.4) erhöht, wobei allerdings betont wurde, dass die Inzidenz durch OC sehr gering ist [3].

OC schützen vor Trophoblasterkrankungen und reduzieren das Risiko für Chorionkarzinome [2]. Evidenz für eine Assoziation zwischen der OC-Einnahme und der Inzidenz von Trophoblastneoplasien wurden in einer systematischen Überprüfung der Literatur nicht gefunden [1].

Merke: Eine sichere Kontrazeption mit OC über 2–3 Jahre ist nach behandeltem Chorionkarzinom zu empfehlen. 

Literatur

[1] Costa HL, Doyle P. Influence of oral contraceptives in the development of post-molar trophoblastic neoplasia – a systematic review. Gynecol Oncol 100 (2006) 579–585.

[2] Deicas RE et al. The role of contraception in the development of postmolar gestational trophoblastic tumor. Obstet Gynecol 78 (1991) 221–226.

[3] Palmer JR et al. Oral contraceptive use and risk of gestational trophoblastic tumors. J Natl Cancer Inst 91 (1999) 635–640.

[4] Shimizu T, Yaegashi N. [Gestational trophoblastic tumors and recent clinical information]. Gan To Kagaku Ryoho. [Article in Japanese] 29 (2002) 1363–1370.

[5] Stone M et al. Relationship of oral contraception to development of trophoblastic tumor after evacuation of a hydatidiform mole. Brit J Obstet Gynaec 83 (1976) 913–916.

40 Colitis ulcerosa

Definition: Bei der Colitis ulcerosa besteht eine chronische, meist in Schüben verlaufende Entzündung der Rektumschleimhaut, die sich vom Dickdarm kontinuierlich nach proximal ausdehnen kann. Die Prävalenz beträgt 50/100.000 bei einer Inzidenz von 3/100.000/Jahr. Die Manifestation erfolgt in der 2. und 3. Lebensdekade. Mit der Menstruation können neue Schübe ausgelöst werden. Wahrscheinlich ist die Colitis ulcerosa eine Autoimmunerkrankung mit einer genetischen Disposition [5].

OC-Anwendung: OC sind bei Colitis ulcerosa lediglich in der akuten Phase der Erkrankung relativ kontraindiziert. Bei einer zyklusabhängigen Colitis ulcerosa sollte der LZ oder die LZE anstelle der zyklischen OC-Einnahme erfolgen.

Alternativen: Hormonspirale, Vaginalring, transdermales kontrazeptives Pflaster, Depot-Gestagen, Gestagen-Monopille, Barriere-Methoden, IUP.

Einfluss auf die Grunderkrankung: Die Wirksamkeit der OC wird durch die Colitis ulcerosa nicht beeinträchtigt. Mit den drei großen Kohorten-Studien (Royal College of General Practitioners' Oral Contraception Study, Oxford/FPA Contraceptive Study, Walnut Creek Contraceptive Drug Study) konnte gezeigt werden, dass es unter der OC-Einnahme für die Colitis ulcerosa nur zu einer leichten Erhöhung des RR mit niedriger statistischer Relevanz kommt. Die Metaanalyse 1995 [3] aus 2 Kohorten- und 7 Fall-Kontroll-Studien ergab für Raucherinnen ein adjustiertes RR von 1,29 (95 % CI 0,94–1,77). Der statistische Beweis für einen Zusammenhang zwischen der OC-Einnahme und der Entwicklung einer Colitis ulcerosa konnte nicht erbracht werden. Die nicht signifikante Zunahme des Risikos für eine Colitis ulcerosa unter OC-Einnahme war nur für Raucherinnen feststellbar [4]. Nach dem Absetzen der OC reduzierte sich das erhöhte RR für die Colitis ulcerosa auf das RR-Niveau der nichtexponierten Population [1]. Mikropillen sind auch bei Frauen mit einer genetischen Disposition für die Colitis ulcerosa kein Risikofaktor. Mit der General Practitioner Research Database in the UK wurde für die OC-Langzeitanwendung ein erhöhtes Risiko mit einer Inzidenz-Rate von 11/100.000 Frauenjahre ermittelt [2]. Die OC-Einnahme beeinflusst nicht die Indikationsstellung zur Darmoperation [6]. Nach einer Darmresektion können OC wieder verordnet werden, da das Rezidivrisiko durch die OC nicht beeinflusst wird. Die Metanalyse 2010 ergab [8], dass für Frauen mit entzündlichen Darmerkrankungen bei OC-Einnahme kein erhöhtes Rezidivrisiko besteht. Die Absorption von höher dosierten OC untschied sich nicht für gesunde Frauen, Frauen mit einer milden Colitis ulcerosa und dem Zustand nach partieller Ileum-Resektion [8]. Bisher gibt es auch keine Mitteilungen, dass sich das Thromboserisiko für Frauen mit einer Colitis ulcerosa durch die OC-Einnahme erhöht [8]. In Süd-Ost-Europa ist die OC-Einnahme keine Risikofaktor für entzündliche Darmerkrankungen [7].

! **Merke:** Mikropillen sind bei genetischer Disposition für eine Colitis ulcerosa kein Risikofaktor.

Literatur

[1] Cornish JA et al. The risk of oral contraceptives in the etiology of inflammatory bowel disease: a meta-analysis. Am J Gastroenterol 103 (2008) 2394–2400.

[2] García Rodríguez LA et al. Risk factors for inflammatory bowel disease in the general population. Aliment Pharmacol Ther 22 (2005) 309–315.

[3] Godet PG, May GR, Sutherland LR. A meta-analysis of the role of oral contraceptive agents in inflammatory bowel disease. Gut 37 (1995) 668–673.

[4] Khalili H et al. Oral contraceptives, reproductive factors and risk of inflammatory bowel disease. Gut 62 (2013) 1153–1159.

[5] Loftus EV Jr. Clinical epidemiology of inflammatory bowel disease: Incidence, prevalence, and environmental influences. Gastroenterology 126 (2004) 1504–1517.

[6] Sicilia B et al. Ulcerative pancolitis predicts the need for colectomy: study of an incident cohort of patients with ulcerative colitis in Arago'n. Gastroenterol Hepatol 28 (2005) 55–59.

[7] Vcev A et al. A retrospective, case-control study on traditional environmental risk factors in inflammatory bowel disease in Vukovar-Srijem County, north-eastern Croatia, 2010. Wien Klin Wochenschr 127 (2015) 345–354.
[8] Zapata LB et al. Contraceptive use among women with inflammatory bowel disease: A systematic review. Contraception 82 (2010) 72–85.

41 Cushing-Syndrom (Morbus Cushing)

Definition: Unterschieden werden das zentrale Cushing-Syndrom (Morbus Cushing), bei dem im HVL vermehrt ACTH gebildet wird, das zu einer vermehrter Kortikoidfreisetzung aus der NNR führt, vom adrenalen Cushing-Syndrom, bei dem durch ein Adenom oder Karzinom der NNR vermehrt Glukokortikoide- oder Mineralokortikoide sezerniert werden. Iatrogen kann ein Cushing-Syndrom als Folge der regelmäßigen Behandlung mit ACTH oder Kortikoiden sich ausbilden.

OC-Anwendung: OC sind nicht kontraindiziert. Allerdings sind alle Gestagene mit kortikosteroider Partialwirkung (MPA, MGA, CPA, CMA) relativ kontraindiziert, da sie iatrogenen ein Cushing-Syndrom verstärken können. Erfolgt die Behandlung des Cushing-Syndroms mit Mifepriston täglich, so sind weitere Kontrazeptiva nicht erforderlich.

Alternativen: Transdermales kontrazeptives Pflaster, Vaginalring, Hormonspirale, IUP, Barriere-Methoden.

Einfluss auf die Grunderkrankung: MPA kann aufgrund seiner glukokortikoiden Partialwirkung bei entsprechend hoher Dosierung von ≥400 mg/Tag über 6 Wochen die adrenale Funktion unterdrücken und ein Cushing-Syndrom auslösen [5]. MGA führt bei einer täglichen Dosis von 900 mg und renaler Insuffizienz zum gleichen klinischen Bild [1]. Nach Beendigung der Gestagen-Therapie kann es zu einer adrenalen Insuffizienz kommen [4]. Bei der Therapie des Cushing-Syndroms mit Mifepriston muss beachtet werden, dass bei höherer Dosierung nicht nur der Progesteron-Rezeptor (PR) sondern ebenfalls der Glukokortikoid-Rezeptor antagonisiert werden [6]. Aus diesem Grunde wird Mifepriston zur Behandlung des Hyperkortisolismus eingesetzt [2]. Als unerwünschte Wirkungen wurden adrenale Insuffizienz, Hypokaliämie sowie Endometriumsverdickungen mit Zusatzblutungen beschrieben [3]. Die OC-Einnahme ist bei der täglichen Mifepriston-Therapie nicht mehr erforderlich.

Merke: Bei einem Cushing-Syndrom sind Mikropillen nicht kontraindiziert, Gestagene mit glukokortikoider Partialwirkung sind kontraindiziert.

Literatur

[1] Caparrós GC et al. Megestrol-induced Cushing syndrome. Ann Pharmacother. 35 (2001) 1208–1210.

[2] Castinetti F, Conte-Devolx B, Brue T. Medical treatment of Cushing's syndrome: glucocorticoid receptor antagonists and mifepristone. Neuroendocrinology 92 (2010) Suppl 1, 125–130.
[3] Fleseriu M et al. A new therapeutic approach in the medical treatment of Cushing's syndrome: glucocorticoid receptor blockade with mifepristone. Endocr Pract 19 (2013) 313–326.
[4] Goodman A, Cagliero E. Megestrol-induced clinical adrenal insufficiency. Eur J Gynaecol Oncol 21 (2000) 117–118.
[5] Harte C et al. Progestogens and Cushing's syndrome. Ir J Med Sci 164 (1995) 274–275.
[6] Johanssen S, Allolio B. Mifepristone (RU 486) in Cushing's syndrome. Eur J Endocrinol 157 (2007) 561–569.

42 Depression

Definition: Depressionen sind psychiatrische Erkrankungen mit episodischen Schüben die meist chronisch verlaufen und zur Remission und Exazerbation während des gesamten Lebens tendieren. Depressionen gehen mit einer traurig gedrückten Stimmung, pessimistischer Zukunftsperspektive, Interessen-, Freud- und Gefühllosigkeit, Hemmung des Antriebsdenkens, Energie- und Kraftlosigkeit, vermindertem Selbstwertgefühl, Appetitverlust, mitunter mit Angst und Selbsttötungsneigung einher. Die Klassifizierung der Depressionen ist schwierig. Unterschieden werden die *neurotische Depression* mit chronisch depressiver Verstimmung von der *lavierten Depression*, bei der funktionelle Organbeschwerden und vegetative Störungen im Vordergrund stehen, und der *wahnhaften Depression* (psychotische Depression), bei der Wahngedanken bestehen. Die *reaktive Depression* mit trauriger Verstimmung wird durch ein äußerliches schmerzliches Verlustereignis ausgelöst und unterscheidet sich von der Altersdepression, mit Ersterkrankung nach dem 60. Lebensjahr.

OC-Anwendung: OC sind nicht kontraindiziert (WHO 1), allerdings ist die Verordnung bei Depressionen differenziert zu sehen. Bei zyklusabhängigen Depressionen kann eine Reduzierung der Symptomatik durch OC besonders im LZ oder bei LZE erreicht werden. Bei zyklusunabhängigen endogenen Depressionen sollte die OC-Verordnung in Absprache mit dem Psychiater erfolgen. Bei psychotischen Komponenten sind OC kontraindiziert.

Alternativen: Für den Vaginalring (WHO 1) und das transdermale kontrazeptive Pflaster (WHO 1) gelten die gleichen Kriterien wie für die Verordnung von OC. Gestagen-Monopille (WHO 1), Depot-Gestagen (WHO 1). Hormonspirale (WHO 1) [14], besonders wenn Interaktionen zu erwarten sind. IUP (WHO 1), Barriere-Methoden.

Einfluss auf die Grunderkrankung: In der Royal College of General Practitioners' Oral Contraception Study waren die Depressionen unter OC nicht schwerer und es bestanden weder Beziehungen zur Estrogen- und Gestagen-Dosis noch zur Einnahmedauer. Mit der Walnut Creek Contraceptive Drug Study konnte eine schwache, nicht signifikante Assoziation zwischen der OC-Anwendung und depressiven Erkrankungen aufgezeigt werden. In der Oxford/FPA Contraceptive Study war die Prävalenz psychiatrischer Erkrankungen bei OC-Einnahme nicht höher als bei Nichtanwendung. Die Australian Longitudinal Study on Women's Health ergab keinen unabhängigen OC-Effekt für eine Depression bei jungen Frauen [3], aber eine Abnahme der Depressionen mit der Dauer der Einnahme [3, 8]. Bei OC-Einnahme wurden weniger Symptome verspürt als ohne OC-Anwendung [16]. OC übten einen nachweisbar günstigen Effekt auf die Depressionen aus, die mit einem erhöhten CRP-Spiegel assoziiert waren [9]. Panik-Attacken nahmen bei OC-Einnahme ab [2]. Bei Adoleszentinnen traten die Symptome nach Placeboeinnahme genauso häufig auf wie bei OC-Einnahme [11]. Unterschiede in der Symptomatik bestanden beim Vergleich von OC-Anwenderinnen mit IUP-Trägerinnen nicht [13]. Zyklusabhängige prämenstruelle Depressionen können mit EE/DRSP behandelt werden [7]. Die depressive Stimmungslage kann durch den positiven psychotropen Effekt CMA-haltiger OC über eine Aktivierung des GABA-Rezeptors gebessert werden [4, 6]. OC, die ein Gestagen mit antiandrogener Partialwirkung enthalten, u. a. DRSP, sollten bei depressiver Stimmungslage den Vorzug gegenüber OC erhalten, deren Gestagene eine inhärente androgene Partialwirkung (NETA, LNG, DSG) aufweisen [12]. Durch die kontinuierliche LZE können die bei zyklischer OC-Einnahme in der 5- bis 7-tägigen Pause auftretenden Symptome bei Adoleszentinnen behoben werden [5].

Wenn depressive Symptome oder Stimmungsschwankungen während der OC-Einnahme auftreten, so muss über den der Wechsel zu einer anderen OC-Kombination oder über die Beendigung der OC-Einnahme entschieden werden [1, 10].

Zu beachten ist, dass die bei Depressionen meist verordneten trizyklischen Antidepressiva mit den OC interagieren können. Die kontrazeptive Sicherheit wird dann reduziert. OC können aber auch die Wirkung von Antidepressiva verstärken, z. B. von Imipramin [15].

Merke: OC können bei zyklischen depressiven Verstimmungen therapieunterstützend sein und sollten dann im LZ oder als LZE Anwendung finden. !

Literatur

[1] Böttcher B et al. Hormonal contraception and depression: a survey of the present state of knowledge. Arch Gynecol Obstet 286 (2012) 231–236.

[2] Cheslack-Postava K et al. Oral contraceptive use and psychiatric disorders in a nationally representative sample of women. Arch Womens Ment Health 18 (2015) 103–111.

[3] Duke JM, Sibbritt DW, Young AF. Is there an association between the use of oral contraception and depressive symptoms in young Australien women? Contraception 75 (2007) 27–31.

[4] Gahr M et al. Rapid relapse in depression following initialization of oral contraception with ethinyl estradiol and chlormadinone acetate. Gen Hosp Psychiatry 36 (2014) 230.e1–2.

[5] Hall KS et al. Role of young women's depression and stress symptoms in their weekly use and nonuse of contraceptive methods. J Adolesc Health 53 (2013) 241–248.
[6] Huber JC, Heskamp ML, Schramm GA. Effect of an oral contraceptive with chlormadinone acetate on depressive mood: analysis of data from four observational studies. Clin Drug Investig 28 (2008) 783–791.
[7] Joffe H et al. Treatment of premenstrual worsening of depression with adjunctive oral contraceptive pills: a preliminary report. J Clin Psychiatry 68 (2007) 1954–1962.
[8] Keyes KM et al. Association of hormonal contraceptive use with reduced levels of depressive symptoms: a national study of sexually active women in the United States. Am J Epidemiol 178 (2013) 1378–1388.
[9] Liukkonen T et al. Effect of menopause and use of contraceptives/hormone therapy on association of C-reactive protein and depression: a population-based study. J Psychosom Res 68 (2010) 573–579.
[10] Nygaard Andersen M, Bech P, Csillag C. Development and remission of depressive symptoms and treatment with hormonal contraceptives. Oxf Med Case Reports Jun 27 (2014) 63–64.
[11] O'Connell K, Davis AR, Kerns J. Oral contraceptives: side effects and depression in adolescent girls. Contraception 75 (2007) 299–304.
[12] Poromaa IS, Segebladh B. Adverse mood symptoms with oral contraceptives. Acta Obstet Gynecol Scand 91 (2012) 420–427.
[13] Robinson SA et al. Do the emotional sideeffects of hormonal contraceptives come from pharmacologic or psychological mechanisms? Med Hypotheses 63 (2004) 268–273.
[14] Tazegül Pekin A et al. Depressive symptomatology and quality of life assessment among women using the levonorgestrel-releasing intrauterine system: an observational study. Arch Gynecol Obstet 290 (2014) 507–511.
[15] Weizman A et al. Up-regulatory effect of triphasic oral contraceptive on platelet 3H-imipramine binding sites. Psychiatry Res 23 (1988) 23–29.
[16] Young EA et al. Influences of hormone-based contraception on depressive symptoms in premenopausal women with major depression. Psycho-neuroendocrinology 32 (2007) 843–853.

43 Desmoidtumore, Zustand nach

Definition: Desmoidtumore sind rasch wachsende, vom Bindegewebe ausgehende semimaligne Geschwülste, die häufig von den Aponeurosen und Faszien der Bauchdecken ausgehen. Gehäuft treten diese Tumore bei Familien mit einer Neigung zur adenomatösen Polyposis auf. Desmoidtumore können Progesteron-Rezeptor (PR) positiv sein.

OC-Anwendung: OC sind nach behandeltem Desmoidtumor nicht kontraindiziert. Mikropillen können verordnet werden. Die LZE erscheint sinnvoll

Alternativen: Vaginalring, transdermales kontrazeptives Pflaster, Depot-Gestagen, Gestagen-Monopille, Hormonspirale, IUP, Barriere-Methoden.

Einfluss auf die Grunderkrankung: Bei Schwangeren sind die Desmoidtumore kleiner, weniger symptomatisch und die Behandlung ist in der Schwangerschaft seltener erforderlich. Durch eine Schwangerschaft treten bei Familien mit einer adenomatösen Polyposis weniger Unterleibs-Desmoid-Geschwülste auf. Durch diese Beobachtung stellt sich die Frage nach einer angemessenen Hormonbehandlung für diese Geschwülste [1]. PR positive Desmoidtumore können mit Antigestagenen behandelt werden [3]. Zwischen der Einnahme von OC und der polypösen Adenomatose besteht keine Assoziation [4]. Studien fehlen bisher. Anstelle der zyklischen OC-Einnahme erscheint die LZE sinnvoll zu sein, wobei auf Grund von in vitro Studien [2] ein OC mit einem Pregnanderivat (CMA) oder 19 Norpregnanderivat (NGM) als Gestagen verordnet werden könnte.

Merke: Die Anwendung von OC ist nach behandelten Desmoidtumoren möglich. 

Literatur

[1] Church JM, McGannon E. Prior pregnancy ameliorates the course of intraabdominal desmoid tumors in patients with familial adenomatous polyposis. Dis Colon Rectum 43 (2000) 445–450.

[2] Comini Andrada E et al. Growth inhibition of fibroblasts by progesterone and medroxyprogesterone in vitro. Int Arch Allergy Appl Immunol 76 (1985) 97–100.

[3] Halevy A et al. Mifepristone (RU486), a pure antiprogesterone drug, in combination with vinblastine for the treatment of progesterone receptor-positive desmoid tumor. Tech Coloproctol 14 (2010) 265–267.

[4] Jacobson JS et al. Reproductive risk factors for colorectal adenomatous polyps. Cancer Causes Control 6 (1995) 513–518.

44 Diabetes insipidus (Diabetes spurius, Wasserharnruhr)

Definition: Der Diabetes insipidus (D. i.) ist ein klinisches Syndrom [1], das mit einer Polyurie und Polydipsie einhergeht, angeboren oder im Laufe des Lebens erworben sein kann. Zwei Haupt-Typen werden unterschieden:

- Diabetes insipidus centralis: ADH fehlt oder es wird zu wenig im Hypothalamus gebildet, der Transport vom Hypothalamus zum HHL ist gestört, ADH wird nicht im HHL gespeichert oder aus demselben nicht freigesetzt.
- Diabetes insipidus renalis: Die Niere reagiert nicht auf das vorhandene ADH auf Grund einer Endorganresistenz, die unterschiedliche Ursachen haben kann (Fehlen des Aquaporinkanals, Schädigung der Nierentubuli durch chronische Nierenerkrankungen, Medikamente, Rezeptordefekt).

Mittlerweile sind 7 verschiedene familiäre Formen des D. i. bekannt [1].

OC-Anwendung: OC sind nicht kontraindiziert.

Alternativen: Vaginalring, transdermales kontrazeptives Pflaster, Depot-Gestagen, Gestagen-Monopille, Hormonspirale, IUP, Barriere-Methoden.

Einfluss auf die Grunderkrankung: Über den Einfluss von OC auf die Grunderkrankung gibt es keine Mitteilungen in der Literatur. Es ist lediglich bekannt, dass MPA beim Chinesischen Hamster einen D. i. induzieren kann. Die Polyurie wurde beim Chinesischen Hamster nach der Applikation von Progesteron nicht beobachtet. MPA löste bei anderen Hamsterarten keine Polyurie aus [2].

Merke: Zurückhaltung ist bei der Verordnung von Depot-MPA und diuresefördernden OC bei Diabetes insipidus geboten.

Literatur

[1] Babey M, Kopp P, Robertson GL. Familial forms of diabetes insipidus: clinical and molecular characteristics. Nat Rev Endocrinol 7 (2011) 701–714.

[2] Coe JE, Ross MJ. Medroxyprogesterone acetate induces diabetes insipidus in Chinese hamsters. Endocrinology 118 (1986) 2146–2148.

45 Diabetes mellitus Typ 1

Definition: Die Zerstörung der Inselzellen im Pankreas führt zu einem absoluten Insulinmangel. Unterschieden werden der Diabetes mellitus (DM) Typ 1a, der sich immunvermittelt als Autoimmunerkrankung manifestiert und der Typ 1b, der sich als idiopathische, genetisch prädisponierte Erkrankung einstellt. Das körpereigene Immunsystem zerstört die insulinproduzierenden Betazellen im Pankreas. Dieser autoimmungesteuerte Vorgang setzt wahrscheinlich bereits in frühester Kindheit ein. Kontinuierlich entwickelt sich ein zunehmender Insulinmangel. Der Typ 1-Diabetes manifestiert sich aber erst, wenn ca. 80–90 % der Betazellen zerstört sind. Die Prävalenz des Diabetes ist bei Frauen im Vergleich zu Männern größer und betrug zwischen 2008 und 2011 in Deutschland 7,4 %, wobei davon 5–10 % auf den DM Typ 1 entfielen.

OC-Anwendung: OC sind nicht kontraindiziert (WHO 2); bei einem DM mit Nephro-, Neuro- und Retinopathie sowie Gefäßschäden oder einer Diabetesdauer >20 Jahre sind OC relativ bzw. absolut kontraindiziert (Beginn: WHO 3, Fortsetzung: WHO 4).

OC sind bei Diabetikerinnen lediglich zur temporären Kontrazeption einzusetzen, wobei einphasige Mikropillen mit einem antiandrogen wirksamen Gestagen (CMA, DNG, NGM, NOMAC) zu bevorzugen sind. Zwei- und Dreistufenpräparate sollten nach Möglichkeit nicht verordnet werden. Nach erfülltem Kinderwunsch sollte der Diabetikerin eine Form der irreversiblen Kontrazeption vorgeschlagen werden.

Die OC-Einnahme sollte nicht zyklisch mit Einnahmepause von 5–7 Tagen sondern als LZ, besser als LZE erfolgen, da die Abbruchblutungen in der Pillen-Pause ebenso wie eine Menstruation mit einer Verschlechterung des Stoffwechsels einhergehen können.

Vor der Erstverordnung sind prinzipiell Gewicht (BMI), Blutdruck, Glukose- (häusliches Glukosemonitoring mit postprandialen Werten), HBA1c-Spiegel und Lipide zu bestimmen. Kontrollen sind nach dem ersten EZ (1. Blister), besser noch in der ersten Einnahmewoche, danach im Abstand von 3 Monaten, für die Triglyceride alle 3–6 Monate, und weiter im jährlichen Abstand angezeigt. Eine enge Zusammenarbeit mit dem die Diabetikerin betreuenden Internisten (Diabetologen) ist zu empfehlen. Bei Veränderungen im Kohlenhydratstoffwechsel sollten die erforderlichen Maßnahmen, die Anpassung der Insulindosis, gemeinsam mit dem Diabetologen eingeleitet werden, bevor auf eine alternative Form der Kontrazeption umgestellt wird.

Alternativen: Transdermales kontrazeptives Pflaster und Vaginalring (auch als Langzyklus [2]) (WHO 2); bei einem DM mit Nephro-, Neuro- und Retinopathie sowie Gefäßschäden oder einer Diabetesdauer >20 Jahre besteht eine relative bzw. absolute Kontraindikation (Beginn: WHO 3, Fortsetzung: WHO 4). Bei Kontraindikationen Barriere-Methoden. Hormonspirale (WHO 2), IUP (WHO 1).

Einfluss auf die Grunderkrankung: Die hormonale Kontrazeption ist eine sichere und effektive Option für Frauen mit einem unkomplizierten Diabetes mellitus [2, 5, 7]. Das Diabetes-Risiko wird durch OC nicht erhöht. Die Progression zum DM erfolgt unabhängig von der OC-Einnahme. Die Glukosespiegel sind bei Einnahme von Mikropillen niedriger und dadurch besteht ein geringeres Risiko für die Entwicklung eines DM [4]. Allerdings können OC ein Risikofaktor für die Entwicklung einer Makroalbuminurie und Nephropathie bei DM Typ 1 sein [1]. Mikropillen führen kaum zu Veränderungen des Lipid-Profils und können daher für Diabetikerinnen sogar günstig sein, während Bedenken gegen die Anwendung von Gestagenen und Depot-Gestagenen bestehen [5]. In England bevorzugen Diabetikerinnen das eigentlich für den Lipid- und Glukosemetabolismus ungünstigere Depot-MPA (Depo-Provera) signifikant häufiger als Nicht-Diabetikerinnen [6]. Mit dem Depot-Gestagen werden die bei der zyklischen OC-Einnahme auftretenden Hormonschwankungen vermieden. Beim Vergleich von kupferhaltigen-IUP mit der Hormonspirale wurden bei Frauen mit einem DM Typ 1 keine Unterschiede für den Insulinbedarf, das HbA1c und den Nüchternblutzuckerspiegel nach zwölf Monaten gefunden [9]. Das vaskuläre und damit auch thromboembolische Risiko ist bei diabetischen Spätkomplikationen deutlich höher als bei stoffwechselgesunden Frauen.

Merke: Bei einem Diabetes mellitus Typ 1 sollten keine Gestagen-Monopillen mit androgener Restwirkung und Depot-Gestagene verordnet werden. !

Literatur

[1] Ahmed SB et al. Oral contraceptives, angiotensin-dependent renal vasoconstriction, and risk of diabetic nephropathy. Diabetes Care 28 (2005) 1988–1994.

[2] Gourdy P. Diabetes and oral contraception. Best Pract Res Clin Endocrinol Metab 27 (2013) 67–76.

[3] Grodnitskaya EE et al. Effect on carbohydrate metabolism and analysis of acceptability (menstrual cycle control) of extended regimens of the vaginally inserted hormone-releasing system 'NuvaRing' as compared with the standard 21/7 regime in reproductive-age women with type 1 diabetes mellitus. Gynecol Endocrinol 26 (2010) 663–668.

[4] Kim C et al. Oral contraceptive use and association with glucose, insulin, and diabetes in young adult women: the CARDIA Study. Diabetes Care 25 (2002) 1027–1032.

[5] Shawe J, Lawrenson R. Hormonal contraception in women with diabetes mellitus: special considerations. Treat Endocrinol 2 (2003) 321–330.

[6] Shawe J et al. Use of hormonal contraceptive methods by women with diabetes. Prim Care Diabetes 2 (2008) 195–919.

[7] Skouby SO. Hormonal contraception in obesity, the metabolic syndrome, and diabetes. Ann N Y Acad Sci 1205 (2010) 240–244.

[8] Vicente L et al. Etonogestrel implant in women with diabetes mellitus. Eur J Contracept Reprod Health Care 13 (2008) 387–395.

[9] Visser J, Snel M, Van Vliet HA. Hormonal versus non-hormonal contraceptives in women with diabetes mellitus type 1 and 2. Cochrane Database Syst Rev 2013 Mar 28; 3: CD 003990.

46 Diabetes mellitus Typ 2

Definition: Bei einem Diabetes mellitus (DM) Typ 2 besteht eine unterschiedlich stark ausgeprägte Kombination von Insulinresistenz, Hyperinsulinismus, relativem Insulinmangel und Insulinsekretionsstörung. Das Insulin kann wegen der bestehenden Insulinresistenz an der Zellmembran nicht wirksam werden. Am Anfang wird dies kompensiert. Erst wenn die Beta-Zellen die überhöhte Insulinproduktion nicht mehr aufrechterhalten können, wird der Diabetes mellitus Typ 2 manifest bei gleichzeitigem relativem Insulinmangel. Die Prävalenz des Diabetes ist bei Frauen im Vergleich zu Männern größer und betrug zwischen 2008 und 2011 in Deutschland 7,4 %, wobei davon > 90 % auf den DM Typ 2 entfielen.

OC-Anwendung: OC sind nicht kontraindiziert (WHO 2); bei einem DM Typ 2 mit Nephro-, Neuro- und/oder Retinopathie sowie Gefäßschäden oder einer Diabetesdauer > 20 Jahre sind OC relativ bzw. absolut kontraindiziert (Beginn: WHO 3, Fortsetzung WHO 4). Außerdem sind OC, einschließlich der Mikropillen, bei deutlicher Hypertonie und Hyperlipidämie kontraindiziert (WHO 4). Weitere relative Kontraindikationen für die Anwendung von OC sind die diabetische Nephropathie ab Stadium III nach Mogensen und der Nikotinabusus (WHO 3).

OC sind bei Diabetikerinnen lediglich zur temporären Kontrazeption einzusetzen, wobei einphasige Mikropillen mit einem antiandrogen wirksamen Gestagen (CMA,

DNG, NGM, NOMAC) zu bevorzugen sind. Die Anwendung sollte am besten im LZ oder als LZE erfolgen, da die Abbruchblutungen in der Pillen-Einnahmepause ebenso wie eine Menstruation mit einer Verschlechterung des Stoffwechsels einhergehen können. Zwei- und Dreistufenpräparate sollten nach Möglichkeit nicht verordnet werden.

Vor der Erstverordnung sind prinzipiell Gewicht (BMI), Blutdruck, Glukose- (häusliches Glukosemonitoring mit postprandialen Werten), HBA1c-Spiegel und Lipide zu bestimmen. Kontrollen sind nach dem ersten EZ (1. Blister), besser noch in der ersten Einnahmewoche, danach im Abstand von 3 Monaten, für die Triglyceride alle 3–6 Monate, und weiter im jährlichen Abstand angezeigt. Eine enge Zusammenarbeit mit dem die Diabetikerin betreuenden Internisten (Diabetologen) ist zu empfehlen. Bei Veränderungen im Kohlenhydratstoffwechsel sollten die erforderlichen Maßnahmen, die Anpassung der Insulindosis, gemeinsam mit dem Diabetologen eingeleitet werden, bevor auf eine alternative Form der Kontrazeption umgestellt wird.

Alternativen: Transdermales kontrazeptives Pflaster und Vaginalring (auch als Langzyklus [2]) (WHO 2); bei einem DM mit Nephro-, Neuro- und Retinopathie sowie Gefäßschäden oder einer Diabetesdauer >20 Jahre besteht eine relative bzw. absolute Kontraindikation (Beginn: WHO 3, Fortsetzung: WHO 4). Gestagen-Implantate (WHO 2/3) [7], Hormonspirale (WHO 2), IUP (WHO 1). Bei Kontraindikationen Barriere-Methoden.

Einfluss auf die Grunderkrankung: OC sind sicher und effektiv für Frauen mit einem unkomplizierten DM [1, 5]. Ein diätetisch geführter DM wird nicht durch die Einnahme der Mikropillen insulinpflichtig. Das Diabetes-Risiko wird durch OC nicht erhöht. Die Progression zum DM erfolgt unabhängig von der Einnahme von OC. Während der OC-Einnahme wird in 0,32/1.000 Frauenjahren ein Diabetes diagnostiziert. Diese Häufigkeit entspricht dem Diabetesrisiko bei Nichtanwenderinnen von OC. Anlässlich der Nurses Health Study II wurde keine nennenswerte Zunahme im Vierjahresrisiko für NIDDM (Non-Insulin-Dependent-Diabetes mellitus) bei gegenwärtiger OC-Einnahme festgestellt. Die Glukosespiegel sind bei Einnahme der Mikropillen niedriger und dadurch besteht ein geringeres Risiko für die Entwicklung eines Diabetes mellitus [3]. Mikropillen führen kaum zu Veränderungen des Lipid-Profils und können daher für Diabetikerinnen sogar günstig sein, während Bedenken gegen die Anwendung von Gestagenen und Depot-Gestagenen bestehen, besonders bei Übergewicht oder Adipositas [4]. Die Koadministration von OC und Saxagliptin, einem Dipeptidyl-Peptidase 4 Inhibitor zur Behandlung des DM Typ 2, führt nicht zur Beeinträchtigung des steady stade der Pharmakokinetik von EE und dem Gestagen im OC [6].

Das vaskuläre und damit auch thromboembolische Risiko ist bei DM Typ 2 mit diabetischen Spätkomplikationen deutlich höher als bei stoffwechselgesunden Frauen.

Merke: Bei einem Diabetes mellitus Typ 2 sollten keine Gestagene mit androgener Restwirkung und nach Möglichkeit auch keine Depot-Gestagene verordnet werden.

Literatur

[1] Gourdy P. Diabetes and oral contraception. Best Pract Res Clin Endocrinol Metab 27 (2013) 67–76.
[2] Grodnitskaya EE et al. Effect on carbohydrate metabolism and analysis of acceptability (menstrual cycle control) of extended regimens of the vaginally inserted hormone-releasing system 'NuvaRing' as compared with the standard 21/7 regime in reproductive-age women with type 1 diabetes mellitus. Gynecol Endocrinol 26 (2010) 663–668.
[3] Kim C et al. Oral contraceptive use and asso-ciation with glucose, insulin, and diabetes in young adult women: the CARDIA Study. Diabetes Care 25 (2002) 1027–1032.
[4] Shawe J, Lawrenson R. Hormonal contraception in women with diabetes mellitus: special considerations. Treat Endocrinol 2 (2003) 321–330.
[5] Shawe J et al. Use of hormonal contraceptive methods by women with diabetes. Prim Care Diabetes 2 (2008) 195–199.
[6] Upreti VV et al. Effect of saxagliptin on the pharmacokinetics of the active components of Ortho-Cyclen(®), a combined oral contraceptive containing ethinyl estradiol and norgestimate, in healthy women. Diabetes Obes Metab 14 (2012) 1155–1157.
[7] Vicente L et al. Etonogestrel implant in women with diabetes mellitus. Eur J Contracept Reprod Health Care 13 (2008) 387–395.

47 Dialyse (Hämodialyse, Peritonealdialyse)

Definition: Unterschieden wird zwischen der Peritonealdialyse und der Hämodialyse. Die Ursache für die Dialyse sollte immer in die Entscheidungsfindung mit einbezogen werden. Bei Dialysepatientinnen treten gehäuft Blutungsstörungen (Hypermenorrhö, Menorrhagie, Metrorrhagie) [1, 2] auf, die zu Anämien [2] führen können und eine Behandlung erfordern.

OC-Anwendung: OC sind nicht kontraindiziert. Prinzipiell ist bei Dialysepatientinnen die OC-Verordnung unter Beachtung der weiteren Risikofaktoren und der Thrombosegefährdung möglich. Um die kontrazeptive Sicherheit für Dialysepatientinnen zu gewährleisten, sollte besonders bei wiederholten regelmäßigen Hämodialysen die OC-Einnahme immer nach der Dialyse erfolgen, da in Abhängigkeit von den Spiegeln und der Menge des ausgetauschten Plasmas die Hormone mit dialysiert werden können.

Alternativen: Hormonspirale [3], Gestagen-Monopille, Vaginalring, transdermales kontrazeptives Pflaster, Depot-Gestagen, Barriere-Methoden.

Einfluss auf die Grunderkrankung: In der Dialyseperiode werden zur Kontrazeption meist OC bevorzugt [2], allerdings wird während dieser Periode häufig die OC-Anwendung zugunsten einer alleinigen Gestagen-Einnahme von CMA ersetzt [1]. Bei der Peritonealdialyse kann die Clearance des EE reduziert sein, während die des Gestagens im Vergleich zu gesunden Frauen unverändert bleibt. Der EE-Spiegel kann dann ansteigen [5]. Bei diesen Frauen sind niedrig dosierte Mikropillen indiziert. Mikropillen verhindern bei Dialysepatienten Blutungsstörungen und eine Hypoestrogenämie mit all ihren Folgen [5]. OC können Angiodysplasien und die damit verbundenen Blutungen im Oberbauch verhindern bzw. beheben [4]. Erfolgt die Dialyse wegen eines hämolytisch-urämischen Syndroms, so sind OC kontraindiziert, da dieses Syndrom durch OC wieder ausgelöst werden kann. Bei regelmäßiger Hämodialyse sind häufig erhöhte Triglycerid- und Cholesterol-Spiegel nachweisbar. Dann sind OC ebenfalls kontraindiziert.

Merke: Falls keine Kontraindikationen (hämolytisch-urämische-Syndrom, erhöhte Triglycerid- und Cholesterol-Spiegel) bestehen, sollte die OC-Einnahme am Dialysetag immer nach der Dialyse erfolgen.

Literatur

[1] Chakhtoura Z et al. Gynecologic follow up of 129 women on dialysis and after kidney transplantation: a retrospective cohort study. Eur J Obstet Gynecol Reprod Biol 187 (2015) 1–5.
[2] Cochrane R, Regan L. Undetected gynaecological disorders in women with renal disease. Hum Reprod 12 (1997) 667–670.
[3] Fedele L, Gammaro L, Bianchi S. Levonorgestrel-releasing intrauterine device for the treatment of menometrorrhagia in a woman on hemodialysis. N Engl J Med 341 (1999) 541.
[4] Hermans C et al. Watermelon stomach. An unusual cause of recurrent upper GI tract bleeding in the uraemic patient: efficient treatment with oestrogen-progesterone therapy. Nephrol Dial Transplant 11 (1996) 871–874.
[5] Price TM et al. Single and multiple-dose pharmacokinetics of a low-dose oral contraceptive in women with chronic renal failure undergoing peritoneal dialysis. Amer J Obstet Gynecol 168 (1993) 1400–1406.

48 Diarrhö

Definition: Als Diarrhö wird die kürzer oder lang anhaltende Abgabe von flüssigem Stuhl bezeichnet. Eine Diarrhö kann als Symptom zahlreicher Erkrankungen (z. B. von Infektionen, Nahrungsmittelvergiftungen, Tumoren) auftreten. Unterschieden werden:
- Osmotische Diarrhö bei Laktoseintoleranz, Zöliakie oder Sorbitol-Konsum;
- Sekretorische Diarrhö bei Nahrungsmittelvergiftungen, chronisch-entzündlichen Darmerkrankungen, Abführmittelabusus;
- Exsudative Diarrhö bei chronisch-entzündlichen Darmerkrankungen, Kolorektalen Karzinomen, Parasiten und massivem Bakterienbefall;

- Hypermotile Diarrhö bei Reizdarm, Hyperthyreose, diabetischer Polyneuropathie;
- Steatorrhö bei Pankreasinsuffizienz oder nach Cholezystektomie.

OC-Anwendung: OC sind nicht kontraindiziert.

Alternativen: Vaginalring, transdermales kontrazeptives Pflaster, Hormonspirale, IUP, Barriere-Methoden.

Einfluss auf die Grunderkrankung: OC können je nach Population während der Adaptationspahse zu einer vorübergehenden Diarrhö [1] oder einer Abnahme von sonst bestehenden Durchfällen führen [2]. In der Royal College of General Practitioners' Oral Contraception Study fand man ein statistisch signifikantes, aber nur sehr gering zunehmendes Risiko für Durchfälle bei OC-Anwendung [4]. Es kann angenommen werden, dass durch eine Diarrhö das Risiko für ein Versagen der OC besteht, da die Steroide einer schnelleren gastrointestinalen Durchlaufzeit ausgesetzt sind [3]. Da die Diarrhö meist auf das Colon beschränkt ist, die Resorption der Steroide aber im Dünndarm erfolgt, ist es allerdings unwahrscheinlich, dass Durchfall zur Einschränkung der Effektivität von OC führt.

Für die OC-Anwenderin ist entscheidend, wann der Durchfall nach der OC-Einnahme einsetzt. Setzt die Diarrhö <4 h nach OC-Einnahme ein, dann können noch Steroide vom OC im Darm sein, die mit dem Durchfall ausgeschieden werden. Aus Sicherheitsgründen ist innerhalb von 12 h nach der ersten OC-Einnahme ein weiteres OC einzunehmen und zusätzlich eine andere Form der Kontrazeption (Barriere Methode) für die nächsten 3–7 Tage mit anzuwenden. Die maximalen Blutspiegel der Steroide werden nach 1–2 Stunden nach OC-Einnahme erreicht. Kommt es zur Diarrhö >4 h nach OC-Einnahme, so ist anzunehmen, dass die Steroide bereits in ausreichender Menge resorbiert wurden. Zusätzliche Vorsichtsmaßnahmen sind nicht erforderlich. Hält die Diarrhö länger an, so sollte aus Sicherheitsgründen zusätzlich sowie für weitere 7 Tage nach der letzten OC-Einnahme Barriere-Methoden zur Anwendung gelangen.

! **Merke:** Bei Diarrhö ist in Abhängigkeit vom Eintreten derselben eventuell die kontrazeptive Sicherheit durch OC nicht mehr gewährleistet.

Literatur

[1] Al-Shaikh GK et al. Knowledge on adherence and safety of the oral contraceptive pill in Saudi women. Saudi Med J 33 (2012) 665–670.

[2] Anthuber S, Schramm GA, Heskamp ML. Six-month evaluation of the benefits of the low-dose combined oral contraceptive chlormadinone acetate 2 mg/ethinylestradiol 0.03 mg in young women: results of the prospective, observational, non-interventional, multicentre TeeNIS study. Clin Drug Investig 30 (2010) 211–220.

[3] Hanker JP. Gastrointestinal disease and oral contraception. Am J Obstet Gynecol 163 (1990) 2204–2207.

[4] The Royal College of General Practitioners. General infections and parasite diseases. Neoplasms. Disorders of blood and endocrine systems. In: The Royal College of General Practitioners. Oral Contraceptives and Health. An interim report from the Oral Contraception Study of the Royal College of General Practitioners. London: Pitman Medical Publishers, 1974: 22–30.

49 Drogen – Cannabis (Haschisch, Marihuana)

Definition: Als Drogen werden in Deutschland stark wirksame psychotrope Substanzen und Zubereitungen aus denselben bezeichnet. Drogen wirken bewusstseins- und wahrnehmungsverändernd. Als Genussmittel verwendete oder als Medikament eingestufte Drogen werden in der Bevölkerung oft nicht als solche wahrgenommen, obwohl bei therapeutischer Dosierung und Einnahme Rausch- oder erheblich veränderte Bewusstseinszustände eintreten können. Ein erheblicher Teil der Drogen werden weltweit als Genussmittel angewendet, so z. B. Koffein (Kaffee, Tee), Alkohol (Bier, Wein, Schnaps), Nikotin (Tabak), Cannabis (Marihuana, Haschisch), Opium (Heroin), Kokablätter, Betel sowie Kath. Cannabis ist der Sammelbegriff für unterschiedliche Substanzen aus dem Hanf (Cannabis sativa). Marihuana oder Cannabiskraut wird der getrocknete und zerkleinerte harzhaltige Hanf genannt. Als Haschisch oder Cannabisharz bezeichnet man das Harz des Hanfes aus Blüten und Blättern. Cannabinoide sind die Wirkstoffe. Haschisch ist stärker wirksame als Marihuana. In der BRD ist Cannabis die am häufigsten konsumierte illegale Droge. 8,9 % aller Cannabiskonsumenten werden Cannabis abhängig [2]; 17 % sind es, wenn der Cannabisgebrauch in der Adoleszenz beginnt [1] und 25–50 % werden es, wenn täglich Cannabis angewendet wird [2].

OC-Anwendung: OC sind nicht kontraindiziert, werden meist aber nur sehr unregelmäßig eingenommen.

Alternativen: Hormonspirale, Depot-Gestagen, IUP, Barriere-Methoden.

Einfluss auf die Grunderkrankung: In der Vancouver Injection Drug User Study (VIDUS) gaben nur 5 % eine OC-Einnahme an [5]. Wurde in den letzten 30 Tagen Marihuana „gebraucht", so war die OC-Anwendung für Adoleszentinnen weniger geeignet als ein Depot-Gestagen [4].

Merke: OC sind bei Drogenkonsum sinnvoll, da sie der Osteopenie vorbeugen. !

Literatur

[1] Anthony JC. The epidemiology of cannabis dependence. In: Roffman RA, Stephens RS (eds.), Cannabis dependence: Its nature, consequences and treatment Cambridge, UK: Cambridge University Press 2006; 58–105.

[2] Hall WD, Pacula RL. Cannabis use and dependence: Public health and public policy. Cambridge, UK: Cambridge University Press 2003.
[3] Lopez-Quintero C et al. Probability and predictors of transition from first use to dependence on nicotine, alcohol, cannabis, and cocaine: results of the National Epidemiologic Survey on Alcohol and Related Conditions (NESARC). Drug Alcohol Depend 115 (2011) 120–130.
[4] Middleman AB et al. Use of hormonal methods of birth control among sexually active adolescent girls. J Pediatr Adolesc Gynecol 10 (1997) 193–198.
[5] Weber AE et al. High pregnancy rates and reproductive health indicators among female injection-drug users in Vancouver, Canada. Eur J Contracept Reprod Health Care 8 (2003) 52–58.

50 Drogen – Heroin

Definition: Als Drogen werden in Deutschland stark wirksame psychotrope Substanzen und Zubereitungen aus denselben bezeichnet. Drogen wirken bewusstseins- und wahrnehmungsverändernd. Als Genussmittel verwendete oder als Medikament eingestufte Drogen werden in der Bevölkerung oft nicht als solche wahrgenommen, obwohl bei therapeutischer Dosierung und Einnahme Rausch- oder erheblich veränderte Bewusstseinszustände eintreten können. Ein erheblicher Teil der Drogen werden weltweit als Genussmittel angewendet, so z. B. Koffein (Kaffee, Tee), Alkohol (Bier, Wein, Schnaps), Nikotin (Tabak), Cannabis (Marihuana, Haschisch), Opium (Heroin), Kokablätter, Betel sowie Kath. Heroin (Diacetylmorphin, Diamorphin) wird innerhalb von drei Minuten zu 6-Monoacetylmorphin (6-MAM) deazetyliert, um dann weiter zu Morphin hydrolisiert zu werden (HWZ 20 Minuten). 6-MAM bindet stärker an μ-Opiodrezeptoren und vermittelt so unabhängig von der Konsumart des Heroins (oral, nasal, intravenös, Inhalation, Mischkonsum) die starke Rauschwirkung [4]

OC-Anwendung: OC sind nicht kontraindiziert, werden meist aber nur sehr unregelmäßig eingenommen.

Alternativen: Hormonspirale, Depot-Gestagen, IUP, Barriere-Methoden.

Einfluss auf die Grunderkrankung: Heroin beeinflusst den Menstruationszyklus. Zyklusstörungen bis hin zur Amenorrhö sind möglich [5]. Bei der heroininduzierten Osteopenie ist die OC-Anwendung sinnvoll [2]. In der Vancouver Injection Drug User Study (VIDUS) gaben nur 5 % eine OC-Einnahme an [6]. In der Russischen Drug Injektionsstudie wurde festgestellt, dass die befragten Frauen OC zur Kontrazeption nicht anwendeten [1]. OC wurden in Großbritannien von Drogenabhängigen nur von 4 % zur Kontrazeption eingenommen. Dieser Anteil liegt statistisch signifikant ($p < 0{,}001$) niedriger als die übliche OC-Anwendung von 25 % in Großbritannien [3].

! **Merke:** OC sind bei Heroin-Abusus sinnvoll, da sie der drogeninduzierten Osteopenie vorbeugen.

Literatur

[1] Abdala N et al. Contraception use and unplanned pregnancies among injection drug-using women in St Petersburg, Russia. J Fam Plann Reprod Health Care 37 (2011) 158–164.
[2] Anonymous. Behandlung der Amenorrhö bei Drogenabhängigen. Arzneimittelbrief 30 (1996) 56.
[3] Cornford CS et al. Contraceptive use and pregnancy outcomes among opioid drug-using women: a retrospective cohort study. PLoS One 10 (2015) e0116231.
[4] Gottås A et al. Levels of heroin and its metabolites in blood and brain extracellular fluid after i.v. heroin administration to freely moving rats. Brit J Pharmacol 170 (2013) 546–556.
[5] Santen FJ et al. Mechanism of action of narcotics in the production of menstrual dysfunction in women. Fertil Steril 26 (1975): 538–548.
[6] Weber AE et al. High pregnancy rates and reproductive health indicators among female injection-drug users in Vancouver, Canada. Eur J Contracept Reprod Health Care 8 (2003) 52–58.

51 Drogen – Kokain

Definition: Als Drogen werden in Deutschland stark wirksame psychotrope Substanzen und Zubereitungen aus denselben bezeichnet. Drogen wirken bewusstseins- und wahrnehmungsverändernd. Als Genussmittel verwendete oder als Medikament eingestufte Drogen werden in der Bevölkerung oft nicht als solche wahrgenommen, obwohl bei therapeutischer Dosierung und Einnahme Rausch- oder erheblich veränderte Bewusstseinszustände eintreten können. Ein erheblicher Teil der Drogen werden weltweit als Genussmittel angewendet, so z. B. Koffein (Kaffee, Tee), Alkohol (Bier, Wein, Schnaps), Nikotin (Tabak), Cannabis (Marihuana, Haschisch), Opium (Heroin), Kokablätter, Betel sowie Kath. Kokain wird unterschiedlich konsumiert (oral, nasal, intravenös, rauchen) und führt innerhalb von Sekunden zur Wirkung bei einer Plasmahalbwertszeit von 1 Stunde. Kokain-Genuss führt zum ACTH- [5] und Kortisol-Anstieg im Serum [2].

OC-Anwendung: OC sind nicht kontraindiziert, werden meist aber nur sehr unregelmäßig eingenommen.

Alternativen: Hormonspirale, Depot-Gestagen, IUP, Barriere-Methoden.

Einfluss auf die Grunderkrankung: Bei der kokaininduzierten Osteopenie ist die OC-Anwendung sinnvoll [1]. In der Vancouver Injection Drug User Study (VIDUS) gaben nur 5 % eine OC-Einnahme an [6]. OC verstärken nicht die vorhandenen und additiven kokaininduzierten kardiovaskulären Risiken [3]. Durch Mifepriston wird die kokaininduzierte Kardiotoxizität aufgehoben [4].

Merke: OC-Einnahme ist bei Kokain-Abusus sinnvoll, da so der kokaininduzierten Osteopenie vorgebeugt wird. !

Literatur

[1] Anonymous. Behandlung der Amenorrhö bei Drogenabhängigen. Arzneimittelbrief 30 (1996) 56.
[2] Baumann MH et al. Effects of intravenous cocaine on plasma cortisol and prolactin in human cocaine abusers. Biol Psychiatry 38 (1995) 751–755.
[3] Kouri EM et al. Effects of oral contraceptives on acute cocaine response in female volunteers. Pharmacol Biochem Behav 74 (2002) 173–180.
[4] Sharma A et al. Progesterone antagonist mifepristone (RU 486) decreases cardiotoxicity of cocaine. Proc Soc Exp Biol Med 202 (1993) 279–287.
[5] Sholar MB et al. Concurrent pharmacokinetic analysis of plasma cocaine and adrenocorticotropic hormone in men. J Clin Endocrinol Metab 270 (1998) 1134–1138.
[6] Weber AE et al. High pregnancy rates and reproductive health indicators among female injection-drug users in Vancouver, Canada. Eur J Contracept Reprod Health Care 8 (2003) 52–58.

52 Drogen – Methamphetamin (Pervitin, Crystal Meth, Meth, Crystal, Yaba, Crank oder Ice)

Definition: Als Drogen werden in Deutschland stark wirksame psychotrope Substanzen und Zubereitungen aus denselben bezeichnet. Drogen wirken bewusstseins- und wahrnehmungsverändernd. Als Genussmittel verwendete oder als Medikament eingestufte Drogen werden in der Bevölkerung oft nicht als solche wahrgenommen, obwohl bei therapeutischer Dosierung und Einnahme Rausch- oder erheblich veränderte Bewusstseinszustände eintreten können. Ein erheblicher Teil der Drogen werden weltweit als Genussmittel angewendet, so z. B. Koffein (Kaffee, Tee), Alkohol (Bier, Wein, Schnaps), Nikotin (Tabak), Cannabis (Marihuana, Haschisch), Opium (Heroin), Kokablätter, Betel sowie Kath. Methamphetamin wird unterschiedlich konsumiert (oral, nasal, rauchen, Injektion). In Abhängigkeit von der Anwendung tritt die Wirkung nach 10–30 Minuten ein. Methamphetamin erhöht die Konzentration von Dopamin im synaptischen Spalt.

OC-Anwendung: OC sind nicht kontraindiziert, werden meist aber nur sehr unregelmäßig eingenommen.

Alternativen: Hormonspirale, Depot-Gestagen, IUP, Barriere-Methoden.

Einfluss auf die Grunderkrankung: In der Vancouver Injection Drug User Study (VIDUS) gaben nur 5 % eine OC-Einnahme an [2]. Im Gegensatz zu OC reduzieren Estradiol mit Levonorgestrel bei der HRT C_{max} von Methamphetamin leicht, aber nicht signifikant [1].

! **Merke:** OC sind bei Drogenkonsum sinnvoll, da sie der Osteopenie vorbeugen.

Literatur

[1] Palovaara S et al. Effect of concomitant hormone replacement therapy containing estradiol and levonorgestrel on the pharmacokinetics of selegiline. Eur J Clin Pharmacol 58 (2002) 259–263.

[2] Weber AE et al. High pregnancy rates and reproductive health indicators among female injection-drug users in Vancouver, Canada. Eur J Contracept Reprod Health Care 8 (2003) 52–58.

53 Dubin-Johnson-Syndrom (Dubin-Johnson-Sprinz-Syndrom, Sprinz-Nelson-Syndrom)

Definition: Das Dubin-Johnson-Syndrom ist eine sehr seltene, gutartige autosomal rezessive Erbkrankheit, bei der besonders bei Jugendlichen und jungen Erwachsenen eine Störung des Transportes von konjugiertem glukuronisierten Bilirubin in die Gallenwege besteht. Als Folge einer ABCC2-Gen-Mutation fehlt das für den Transport erforderliche MRP2 (multidrug resistance associated-protein 2) oder es resultiert eine Schwäche in der Funktion desselben. Bilirubin kann nicht aus den Leberzellen in die Gallenkapillaren transportiert werden und es kommt im Gegensatz zum Rotor-Syndrom konzentriert in der perikanalikulären Region zu einer schwarz-braunen Pigmentation der Leberzellen, besonders der zentrilobulären Hepatozyten.

OC-Anwendung: OC sind kontraindiziert.

Alternativen: Barriere-Methoden, IUP, Hormonspirale unter Vorbehalt.

Einfluss auf die Grunderkrankung: Ebenso wie das Rotor-Syndrom ist das Dubin-Johnson-Syndrom häufig asymptomatisch und manifestiert sich erst während einer Schwangerschaft oder nach Einnahme von OC, die normalerweise die exkretorische Leberfunktion reduzieren [1]. Es kommt zum Ikterus ohne Pruritus. Glücklicherweise ist diese Komplikation durch die Mikropillen äußerst selten. Der induzierte Ikterus klingt nach dem Absetzen der OC meist schnell ab [2]. Außer der Mitteilung über 2 Kasuistiken [3] sowie den Bericht über 27 Frauen mit chronischer familiärer Gelbsucht [1] gibt es keine sicheren Daten über das Auftreten des Dubin-Johnson-Syndroms nach OC-Einnahme. Es existieren aber zahlreiche Veröffentlichungen über einen cholestatischen Ikterus nach OC-Anwendung, der sich innerhalb von 1–8 Wochen nach dem OC-Absetzen wieder zurückbildete.

Merke: Beim Auftreten eines Ikterus sind OC abzusetzen. !

Literatur

[1] Cohen L, Lewis C, Arias IM. Pregnancy, oral contraceptives, and chronic familial jaundice with predominantly conjugated hyperbilirubinemia (Dubin-Johnson-Syndrome). Gastroenterology 62 (1972) 1182–1190.

[2] Lindberg MC. Hepatobiliary complications of oral contraceptives. J Gen Intern Med 7 (1992) 199–209.
[3] Schinella RA. Jaundice with Dubin-Johnson-Sprinz syndrome precipitated by oral contraceptives. NY State J Med 72 (1972) 2810–2813.

54 Dyslipidämie (Dyslipoproteinämie)

Definition: Bei der Dyslipidämie handelt es sich um eine Fettstoffwechselstörung mit einer Verschiebung der Lipidzusammensetzung (Cholesterin und Triglyzeride) im Plasma. Gleichzeitig können die Lipoproteine verändert sein mit einem meist verminderten HDL-sowie einem erhöhten LDL-Spiegel. Traditionell wurden die Dyslipidämien nach der Fredrickson-Klassifikation (Art der Lipid- bzw. Lipoproteinveränderung) eingeteilt. In den letzten Jahren werden die Dyslipidämien in primäre (Gendefekt) und sekundäre Störungen (Diabetes, Schilddrüsenunterfunktion, Niereninsuffizienz, Adipositas, Alkoholabusus, Medikamente u. a.) unterteilt. Rauchen und ein stark erhöhter BMI sind signifikant mit der Präsenz einer Dyslipidämie assoziiert und erhöhen die Prävalenz derselben [4]. Dyslipidämien sind häufig im Rahmen des Metabolischen Syndroms mit einer Insulinresistenz assoziiert. Dyslipidämie ist ein bedeutender Risikofaktor für die Entstehung und die Progression der Atheroskleose, die wiederum streng assoziiert mit kardiovaskulären Ereignissen ist [2].

OC-Anwendung: OC sind relativ bis absolut kontraindiziert in Abhängigkeit von den weiteren Risikofaktoren (WHO 3/4).

Alternativen: Hormonspirale (WHO 2), Gestagen-Monopille (WHO 2), Depot-Gestagen (WHO 2), IUP (WHO 1), Barriere-Methoden.

Einfluss auf die Grunderkrankung: OC können in Abhängigkeit von der Dosis und Zusammensetzung sowie der Disposition der Anwenderin (Gen-Defekt) und deren Lebensgewohnheiten (Rauchen bei Adipositas) eine Dyslipidämie begünstigen. Rauchen und eine Adipositas mit einem BMI $\geq 30\ kg/m^2$ sind Marker für das Vorhandensein einer Dyslipidämie. Bei Frauen mit diesen Risikofaktoren kann vor der OC-Verschreibung zum Ausschluss eine Dyslipidämie die Bestimmung eines Lipidprofils sinnvoll sein [4]. Dieser Empfehlung wurde wiederholt widersprochen, da die OC-Einnahme nicht mit einer klinischen signifikanten Relevanz für nachteilige metabolische Folgen assoziiert ist [3]. OC führen in Abhängigkeit von der Zusammensetzung zu einem signifikanten Anstieg der Triglyceride, von Gesamtcholesterol, HDL und LDL [1]. In der Anpassungsphase, den ersten 3 Einnahmemonaten der OC-Anwendung, kann diese durch OC induzierte Dyslipidämie mit signifikanten Anstiegen der Triglyceride, von Gesamtcholesterol, HDL und LDL nicht als proatherogen eingestuft werden [6]. Bestehen diese Veränderungen nach 9-monatiger OC-

Einnahme weiterhin und das CRP steigt ebenfalls an, so ist diese fortbestehende Dyslipidämie als proatherogen einzuschätzen [7]. In einer Metaanalyse ergaben sich aufgrund der beachtlichen Heterogenität der Studien bei PCO-Syndrom und OC-Einnahme keine signifikanten Veränderungen für das Gesamtcholesterol und LDL, jedoch einen statistisch signifikanten aber klinisch geringen Anstieg für HDL und die Triglyceride [3].

OC-Einnahme von ≥ 15 Jahren kann das Risiko für eine Hypertonie erhöhen [8]. Eine durch antivirale Behandlung bei HIV assoziierte Dyslipidämie verschlechterte sich weiter durch OC bei einem PCO-Syndrom [5].

Merke: Bei Dyslipidämie mit Adipositas (BMI ≥ 30 kg/m^2) und Raucherstatus sind OC absolut kontraindiziert. !

Literatur

[1] Berenson AB, Rahman M, Wilkinson G. Effect of injectable and oral contraceptives on serum lipids. Obstet Gynecol 114 (2009) 786–794.

[2] Bittner V. Perspectives on Dyslipidemia and Coronary Heart Disease in Women. J Am Coll Cardiol 46 (2005) 1628–1635.

[3] Halperin IJ et al. The association between the combined oral contraceptive pill and insulin resistance, dysglycemia and dyslipidemia in women with polycystic ovary syndrome: a systematic review and meta-analysis of observational studies. Hum Reprod 26 (2011) 191–201.

[4] Machado RB et al. Is lipid profile determination necessary in women wishing to use oral contraceptives? Contraception 87 (2013) 801–805.

[5] Patni N et al. Worsening hypertriglyceridemia with oral contraceptive pills in an adolescent with HIV-associated lipodystrophy: a case report and review of the literature. J Pediatr Endocrinol Metab 27 (2014) 1247–1251.

[6] Soska V et al. [Secondary dyslipidaemia after oral contraceptives]. [Article in Czech] Vnitr Lek 55 (2009) 929–933.

[7] Soska V et al. The atherogenic index of plasma is increased by hormonal contraception. Scand J Clin Lab Invest 71 (2011) 94–100.

[8] Wei W et al. Dyslipidaemia, combined oral contraceptives use and their interaction on the risk of hypertension in Chinese women. J Hum Hypertens 25 (2011) 364–371.

55 Dysmenorrhö (Algomenorrhö, schmerzhafte Regelblutung)

Definition: Unter der Dysmenorrhö werden die menstruationsbedingten krampfartigen Unterleibschmerzen verstanden, die einige Stunden vor oder mit dem Blutungsbeginn einsetzen, spätestens einen Tag nach Blutungsende aufhören, meist 12 Stunden anhalten, sich aber über Tage erstrecken können. Gleichzeitig bestehen allgemeine Symptome: Übelkeit, Erbrechen, Schwindel, Nervosität, Kopfschmerzen, Abgespanntheit, Kollapsneigung und Diarrhö. Bis zu 80 % der fertilen Frauen leiden an einer Dysmenorrhö. Unterschieden werden die:

- Primäre Dysmenorrhö: Vom Einsetzen ovulatorischer Zyklen an existiert dieselbe, die mit dem Alter abnimmt, aber bei Raucherinnen stetig zunimmt.
- Sekundäre Dysmenorrhö: Vorwiegend organische Ursachen – Uterusfehlbildungen, Endometriose, Polypen, Myome, Fremdkörper –, die erst im Laufe des Lebens erworben werden.

In der Adoleszenz dominiert die primäre Dysmenorrhö, die typischerweise 6 Monate bis zu einem Jahr nach der Menarche eintritt und die tägliche Aktivität, Leistungsfähigkeit und Lebensqualität erheblich negativ beeinflusst. Risikofaktoren für die primäre Dysmenorrhö sind neben dem jugendlichen Alter vor allem das Rauchen [3]. Die Prävalenz schwankt bei Adoleszentinnen in Abhängigkeit von den Lebensgewohnheiten auf den einzelnen Kontinenten zwischen 43 % und 91 % [13]. Die primäre Dysmenorrhö kann mit Regeltempo- (Oligo-, Polymenorrhö) und Regeltypusstörungen (Brachy-, Hypo-, Hypermenorrhö, Menorrhagie) assoziiert sein. Bei der *Dysmenorrhoea membranacea* wird das Endometrium unter wehenartigen Schmerzen in toto oder aber in größeren zusammenhängenden Gewebsstücken ausgestoßen.

OC-Anwendung: OC sind indiziert, zyklisch [4, 7], günstiger im LZ [1, 5, 11], besser als LZE.

Alternativen: Vaginalring, transdermales kontrazeptives Pflaster, Gestagen-Monopille, Depot-Gestagen, Hormonspirale [2, 15].

Einfluss auf die Grunderkrankung: Bereits mit der klassischen zyklischen Einnahme von unterschiedlichen OC über 21/7 Tage werden die Beschwerden bei primärer und sekundärer Dysmenorrhö erheblich reduziert [6, 8, 12, 16, 17], wobei für CMA ein zusätzlich hemmender Einfluss auf die Prostaglandin-Synthese diskutiert wird, der zu einer Abnahme der Uteruskontraktilität führt [17]. Die Stärke der Beschwerden nimmt bei OC-Anwenderinnen im Vergleich zu Nichtanwenderinnen stark signifikant ab ($p < 0{,}0001$) [9]. Die mit der MRT messbare Uteruskontraktilität wird durch OC erheblich vermindert und die primäre Dysmenorrhö signifikant reduziert [8].

Die Dysmenorrhö-Beschwerden werden im LZ deutlich gebessert oder verschwinden völlig. Dadurch wird ein erheblich geringerer Analgetika-Verbrauch erreicht. Die Folge sind wesentlich weniger Fehlzeiten in der Schule, an der Universität und am Arbeitsplatz bei gleichzeitig erhöhter Lebensqualität [5].

Mit der LZE konnte die bei zyklischer OC-Einnahme persistierende sekundäre Dysmenorrhö erheblich gebessert werden [14]. Die Beschwerden nahmen bei der Dysmenorrhö nur signifikant bei LZE im Vergleich zur konventionellen zyklischen OC-Anwendung ab [10]. Bei Rezidiven oder dem Fortbestehen der Beschwerden sollte bei der Dysmenorrhö an Stelle der konventionellen zyklischen OC-Einnahme, auch bei Jugendlichen, immer der LZ oder besser noch die LZE Anwendung finden.

Merke: OC-Einnahme führt bei primärer und sekundärer Dysmenorrhö zu einer Linderung der Beschwerden, wesentlich günstiger ist allerdings die LZE. !

Literatur

[1] Anthuber S, Schramm GA, Heskamp ML. Six-month evaluation of the benefits of the low-dose combined oral contraceptive chlormadinone acetate 2 mg/ethinylestradiol 0.03 mg in young women: results of the prospective, observational, non-interventional, multicentre TeeNIS study. Clin Drug Investig 30 (2010) 211–220.

[2] Bayer LL, Hillard PJ. Use of levonorgestrel intrauterine system for medical indications in adolescents. J Adolesc Health 52 (4 Suppl) (2013) S 55–58.

[3] Burnett MA et al. Prevalence of primary dysmenorrhea in Canada. J Obstet Gynaecol Can 27 (2005) 765–770.

[4] Dmitrovic R, Kunselman AR, Legro RS. Continuous compared with cyclic oral contraceptives for the treatment of primary dysmenorrhea: a randomized controlled trial. Obstet Gynecol 119 (2012) 1143–1150.

[5] Göretzlehner G, Waldmann-Rex S, Heskamp ML. Langzyklus mit einer CMA-haltigen Mikropille: Erfahrungen bei 625 Patientinnen. J Gynäkol Endokrinol 19 (2009) 48–53.

[6] Grandi G et al. Effect of oral contraceptives containing estradiol and nomegestrol acetate or ethinyl-estradiol and chlormadinone acetate on primary dysmenorrhea. Gynecol Endocrinol 31 (2015) 774–778.

[7] Harel Z. Dysmenorrhea in adolescents. Ann N Y Acad Sci 1135 (2008) 185–195.

[8] Kido A et al. The effect of oral contraceptives on uterine contractility and menstrual pain: an assessment with cine MR imaging. Hum Reprod 22 (2007) 2066–2071.

[9] Lindh I, Ellström AA, Milsom I. The effect of combined oral contraceptives and age on dysmenorrhoea: an epidemiological study. Hum Reprod 27 (2012) 676–682.

[10] Machado RB, de Melo NR, Maia H Jr. Bleeding patterns and menstrual related symptoms with the continuous use of a contraceptive combination of ethinylestradiol and drospirenone: a randomized study. Contraception 81 (2010) 215–222.

[11] Maix-Studie, Grünenthal GmbH. Langzyklus-Anwendung von oralen Kontrazeptiva: Bundesweite Erhebung bei 1.743 Gynäkologen. Frauenarzt Supplement 45 (2004) 1–7.

[12] Petraglia F et al. Estradiol valerate plus dienogest versus ethinylestradiol plus levonorgestrel for the treatment of primary dysmenorrhea. Int J Gynaecol Obstet 125 (2014) 270–274.

[13] Sultan C, Gaspari L, Paris F. Adolescent dysmenorrhea. Endocr Dev 22 (2012) 171–180.

[14] Vercellini P et al. Treatment of symptomatic rectovaginal endometriosis with an estrogen-progestogen combination versus low-dose norethisterone acetate. Fertil Steril 84 (2005) 1375–1387.

[15] Williamson M, Bulmer P. Using the Mirena intrauterine system to treat severe primary dysmenorrhoea in an adolescent. J Obstet Gynaecol 30 (2010) 206–207.

[16] Witjes H et al. Comparative analysis of the effects of nomegestrol acetate/17 β-estradiol and drospirenone/ethinylestradiol on premenstrual and menstrual symptoms and dysmenorrhea. Eur J Contracept Reprod Health Care 20 (2015) 296–307.

[17] Zahradnik HP. Belara® – a reliable oral contraceptive with additional benefits for health and efficacy in dysmenorrhoea. Eur J Contracept Reprod Health Care 10 (Suppl 1) (2005) 12–18.

56 Ehlers-Danlos-Syndrom (Fibrodysplasia elastica generalisata congenita)

Definition: Unter dem Ehlers-Danlos-Syndrom (EDS) wird eine Gruppe erblich bedingter heterogener Krankheitsbilder mit Störungen der Kollagensynthese (10 Typen mit unterschiedlichen biochemischen Defekten und Erbmodus) zusammengefasst. Das EDS zählt zu den seltenen Erkrankungen. Häufigste Symptome sind Hyperelastizität, erhöhte Vulnerabilität, Wundheilungsstörungen, Überstreckbarkeit der Gelenke, Luxationsneigung, Augenanomalien und vasogene Störungen (Aneurysmen). Die Prävalenz ist niedrig und beträgt 1/150.000.

OC-Anwendung: OC sind nicht kontraindiziert, wenn keine vaskuläre Komponente des EDS vorliegt. Bei Vorliegen vaskulärer Veränderungen oder Augenveränderungen sind OC kontraindiziert.

Alternativen: Hormonspirale, Vaginalring, transdermales kontrazeptives Pflaster, Gestagen-Monopille, Depot-Gestagen, IUP, Barriere-Methoden.

Einfluss auf die Grunderkrankung: Vor der OC-Verordnung ist genau zu eruieren, welche Form des EDS vorliegt, da durch OC die zusätzlich Aneurysmaentstehung gefördert werden kann [1]. Bei Frauen ist generell das Risiko für intrakranielle Aneurysmen erhöht (RR 4,73) [2]. In Einzelfällen kann allerdings durch Estrogene eine vaskuläre Hämorrhagie beim ESD gestoppt werden.

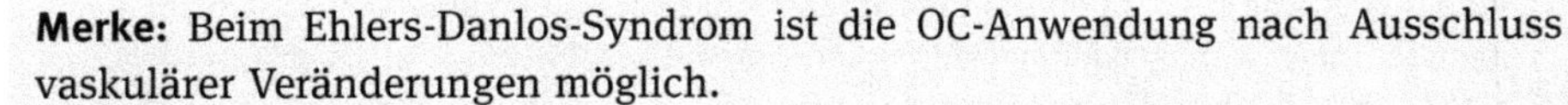
Merke: Beim Ehlers-Danlos-Syndrom ist die OC-Anwendung nach Ausschluss vaskulärer Veränderungen möglich.

Literatur

[1] De Witte O et al. Multiple and de novo aneurysms in Ehlers-Danlos syndrome. [Artikel in Französisch]. Neurochirurgie 43 (1997) 250–254.

[2] Juvela S, Poussa K, Porras M. Factors affecting formation and growth of intracranial aneurysms: a long-term follow-up study. Stroke 32 (2001) 485–491.

57 Eisenmangelanämie

Definition: Die Eisenmangelanämie ist die häufigste Mangelkrankheit, bei der durch ein Eisendefizit die Synthese des Hämoglobins gestört ist. Die Eisenmagelanämie ist eine mikrozytäre hypochrome Anämie mit erniedrigten Hämoglobin- < 12,0 g/dl (< 7.4 mmol/l) und < 1,5 µg/dl Ferritinwerten. Ursachen der Eisenmangelanämie sind Fehlernährungen sowie akuter oder chronischer Blutverlust (Hypermenorrhö, Menorrhagie, Metrorrhagie, gastrointestinale Blutungen einschließlich

Hämorrhoiden). Sie kann bei jungen Frauen als ein Evolutionsschaden mit Gen-Shift von GPIa-807CC zu 807CT entstehen [2]. Mit 80 % ist die Eisenmangelanämie die häufigste Anämie-Form. In Europa liegt die Prävalenz bei 5–10 %.

OC-Anwendung: OC sind nicht kontraindiziert (WHO 1), sie können zyklisch, besser im LZ oder als LZE verordnet werden.

Alternativen: Hormonspirale (Prävention und Therapie der Eisenmangelanämie, [8]) (WHO 1), Vaginalring (WHO 1), transdermales kontrazeptives Pflaster (WHO 1), Gestagen-Monopille (WHO 1), Depot-Gestagen (WHO 1), IUP (WHO 2), Barriere-Methoden.

Einfluss auf die Grunderkrankung: OC können sowohl zur Mitbehandlung als auch der Prävention einer Eisenmangelanämie angewendet werden [6], da sie die Stärke und Dauer der Menstruation bereits bei zyklischer OC-Einnahme wesentlich verkürzen, die im LZ und der LZE noch ausgeprägter erfolgt, sowie die Eisenresorption im Darm fördern [9]. OC schützen und reduzieren die Eisenmangelanämie bei Adoleszentinnen [1, 7] und sind außerdem eine therapeutische Option, um die Eisenmangelanämie in ihrer Häufigkeit zu reduzieren [5], da sie u. a. zu einer bedeutenden Zunahme von Transferrin führen [3]. Die Reduzierung der Anämie (OR 0,44; CI 95 % 0,32–0,59) und der Eisenmangelanämie (OR 0,43; CI 95 % 0,27–0,68) ist bei längerer OC-Einnahme im Trend statistisch signifikant ($p < 0{,}001$) [4].

Merke: OC beheben und schützen vor einer Eisenmangelanämie. !

Literatur

[1] Barr F et al. Reducing iron deficiency anaemia due to heavy menstrual blood loss in Nigerian rural adolescents. Public Health Nutr 1 (1998) 249–257.

[2] Carlsson LE, Hempel S, Greinacher A. Iron deficiency anaemia in young women. Eur J Haematol 68 (2002) 341–344.

[3] Casabellata G et al. Evaluation of iron deficiency in young women in relation to oral contraceptive use. Contraception 76 (2007) 200–207.

[4] Haile ZT, Teweldeberhan AK, Chertok IR. Association between oral contraceptive use and markers of iron deficiency in a cross-sectional study of Tanzanian women. Int J Gynaecol Obstet 132 (2016) 50–54.

[5] Jensen JT, Speroff L. Health benefits of oral contraceptives. Obstet Gynecol Clin North 27 (2000) 705–721.

[6] Kaunitz AM. Oral contraceptive health benefits: perception versus reality. Contraception 59 (1999) 1 Suppl. 29S–33S.

[7] Liukko P et al. Trace elements during 2 years' oral contraception with low-estrogen preparations. Gynecol Obstet Invest 25 (1998) 113–117.

[8] Luukkainen T. The levonorgestrel intrauterine system: therapeutic aspects. Steroids 65 (2000) 699–702.

[9] Webb JL. Nutritional effects of oral contraceptive use. A review. J Reprod Med 25 (1980) 150–156.

58 Ektope Gravidität (Extrauteringravidität), Zustand nach

Definition: Als ektope Gravidität (EG) wird eine Schwangerschaft außerhalb des Cavum uteri einschließlich der zervikalen und kornualen Lokalisation sowie die sehr seltenen, weltweit im Zunehmen begriffenen EG in der fibrösen Sectionarbe (*caesarean scar pregnancy*) [1] bezeichnet. Bei der Extrauteringravidität (EUG) ist die Lokalisation außerhalb des Uterus. Die häufigste Form der EUG ist die Tubargravidität (ca. 96 %), wobei die Implantation am häufigsten ampullär, seltener isthmisch oder interstitiell erfolgt. Seltenere Lokalisationen sind im Ovar (Ovarialgravidität 0,2–2 %) oder auf dem Peritoneum (Abdominalgravidität).

Heterotope Schwangerschaften (ektope und intrauterine Gravidität simultan) sind nach IVF selten. Die Inzidenz der EG ist altersabhängig und nimmt von 0,4 % bei < 20 Jahren bis zu 2 % zwischen 30 und 40 Jahren zu. Die Prävalenz der EG lag in Deutschland 2005 bei 2 % aller Graviditäten [7]. Die kontrollierte Ovarstimulation mit nachfolgendem Embryotransfer hat eine größere Prävalenz, die zwischen 2,1 % und 8,6 % liegt [2]. Bei einem PCO-Syndrom ist die IVF mit einen zunehmendem EG-Risiko assoziiert, das nicht nach einem Kryo-Embryotransfer besteht [8].

OC-Anwendung: OC sind indiziert (WHO 1). Die OC-Einnahme kann und sollte unmittelbar, d. h. am 1. Tag nach der Entfernung der EG beginnen. LZ und LZE sind möglich.

Alternativen: Vaginalring (WHO 1), transdermalen kontrazeptives Pflaster (WHO 1), Gestagen-Monopille (WHO 1), Depot-Gestagen (WHO 1), Hormonspirale (WHO 1) und IUP (WHO 1) (beide: Einlage am Ende der Operation möglich).

Einfluss auf die Grunderkrankung: Das Risiko für eine EG unter OC-Einnahme ist äußerst gering und bei regulärer Anwendung ein sehr seltenes Ereignis, das allerdings leicht übersehen wird [6]. Bei OC-Einnahmefehlern steigt das EG-Risiko ungefähr um das 4fache an und entspricht damit dem EG-Risiko bei Nichtanwendung einer Kontrazeptionsmethode [5]. Im Allgemeinen gilt, dass OC das Risiko für eine EG reduzieren und zur Prävention einer EG angewendet werden können [4, 5]. Besonders bei belastender Anamnese mit wiederholten ektopen Graviditäten können OC als therapeutische Option genutzt werden [3].

! **Merke:** OC-Einnahme ist besonders nach wiederholten ektopen Graviditäten sinnvoll. Bei OC-Einnahmefehlern steigt das Risiko für eine ektope Gravidität auf das 4fache an.

Literatur

[1] Ash A, Smith A, Maxwell D. Caesarean scar pregnancy. BJOG 114 (2007) 253–263.
[2] Clayton HB et al. Ectopic pregnancy risk with assisted reproductive technology procedures. Obstet Gynecol 107 (2006) 595–604.
[3] Jensen JT, Speroff L. Health benefits of oral contraceptives. Obstet Gynecol Clin North 27 (2000) 705–721.
[4] Kaunitz AM. Oral contraceptive health benefits: perception versus reality. Contraception 59 (1999) 1 Suppl. 29S–33S.
[5] Li C et al. Contraceptive use and the risk of ectopic pregnancy: A multi-center case-control study. PLoS One 2014 Dec 10; 9(12): e115031.
[6] Lin HH et al. Ectopic pregnancy with oral contraceptive use. Taiwan J Obstet Gynecol 47 (2008) 341–342.
[7] Mikolajczyk R, Kraut A, Garbe E. Evaluation of pregnancy outcome records in the German Pharmacoepidemiological Research Database (GePaRD). Eur J Clin Pharmacol 70 (2014) 975–981.
[8] Wang J et al. The association between polycystic ovary syndrome and ectopic pregnancy after in vitro fertilization and embryo transfer. Am J Obstet Gynecol 209 (2013) 139.e1–9.

59 Elektive Operationen

Definition: Als elektiv werden Eingriffe bezeichnet, die keiner besonderen Dringlichkeit bedürfen, sogenannte Wahloperationen, deren Zeitpunkt man frei wählen kann. Je nach Definition kann jede Operation, die nicht lebensrettend ist, als elektiv gelten. Zahlreiche Engriffe in der Gynäkologie und in der Orthopädie sind elektiv. Bei allen diesen Operationen besteht allerdings immer ein erhöhtes Thromboserisiko [1, 2, 8].

OC-Anwendung: OC sind bei elektiven kleineren Eingriffen (WHO 1) und bei größeren Eingriffen ohne längere Immobilisation nicht kontraindiziert (WHO 2). Bei größeren Operationen mit längerer Immobilisation besteht die absolute Kontraindikation für OC (WHO 4).

Alternativen: Gestagen-Monopille (bei größeren Eingriffen ohne längere Immobilisation: WHO 2, bei kleineren Eingriffen: WHO 1), Depot-Gestagen (bei größeren Eingriffen ohne längere Immobilisation: WHO 2, bei kleineren Eingriffen: WHO 1), Hormonspirale (bei größeren Eingriffen ohne längere Immobilisation: WHO 2, bei kleineren Eingriffen: WHO 1), IUP (WHO 1), Barriere-Methoden.

Einfluss auf die Grunderkrankung: Die OC-Anwendung hängt von der Art und dem Umfang des Eingriffs und weiteren Risikofaktoren der Frau ab [1, 6]. Die OC-Einnahme erhöht das postoperative Thromboserisiko um das 2fache [1, 4] bis 5fache [7]. Werden OC vor einer Operation abgesetzt, so sollte dies mindestens 4, besser 6 Wochen vor dem Eingriff erfolgen [3, 5, 7]. Die Fortsetzung der OC-Einnahme ist erst nach vollständiger Mobilisation zu beginnen. Allerdings geht der Neubeginn der OC-Anwendung in den ersten Monaten wieder mit einem erhöhten Thromboserisiko einher. Aus diesem Grund sollte vor elektiven Operationen immer der Nutzen des Absetzens und die damit verbundene Verminderung des Thromboserisikos unter Beachtung aller weiterer Risikofaktoren einschließlich des einer ungewollten Schwangerschaft [2] gegen das erhöhte Thromboserisiko bei einem Neubeginn individuell entschieden werden [6, 8]. Entscheidend ist dabei nicht die Ausdehnung des Eingriffs, sondern insbesondere die damit verbundene Immobilisation. So ist bei kleineren orthopädischen Eingriffen das Risiko größer als bei größeren gynäkologischen Eingriffen, nach denen meist schnell mobilisiert wird [1, 8]. Durch die generelle perioperative Thromboseprophylaxe wird das Thromboserisiko insgesamt gemindert [5].

Merke: Vor elektiven Operationen ist über den Nutzen des OC-Absetzens wegen des potentiell erhöhten Thromboserisikos gegenüber dem erhöhten Thromboserisiko bei einem Neubeginn der OC-Anwendung individuell zu entscheiden.

Literatur

[1] ACOG Practice Bulletin. Use of hormonal contraception in women with coexisting medical conditions. Obstet Gynecol 73 (2006) 1453–1472.

[2] Chalhoub V et al. Oral contraception and hormone replacement therapy: management of their thromboembolic risk in the perioperative period. Ann Fr Anaesth Reanim 27 (2008) 405–415.

[3] Dale O, Skejeldestad FE. Oral contraceptives and elective surgery. Strategies in Norwegian hospitals, thromboembolic complications and perioperative conception. Tidsskr Nor Laegeforen 115 (1995) 938–940.

[4] Houssel P et al. Oral contraception and surgery. Cah Anesthesiol 37 (1989) 451–454.

[5] Oakes J et al. A survey of recommendations by gynecologists in Canada regarding oral contraceptive use in the perioperative period. Am J Obstet Gynecol 187 (2002) 1539–1543.

[6] Robinson GE et al. Changes in haemostasis after stopping the combined contraceptive pill: implications for major surgery. BMJ 302 (1991) 269–271.

[7] Yamamoto K. Oral contraceptiva and anesthesia. Masui 59 (2010) 1166–1170.

[8] Taube OM, Rousse MR, D'Angelo L. Oral contraceptives and venous thromboses in adolescens undergoing elective surgery: a case report, and review of the literature. J Adolesc Health 13 (1992) 634–636.

60 Endodermaler Sinustumor (Dottersacktumor, yolk sac tumor), Zustand nach

Definition: Der endodermale Sinustumor gehört zu den sehr malignen Keimzelltumoren, die besonders im Kindes- und Jugendalter auftreten. Diese Tumoren entwickeln sich meist im Ovar, seltener im Retroperitoneum, innerhalb des kleinen Beckens und Mediastinums. Die endodermalen Sinustumoren treten fast immer nur unilateral auf und bilden AFP, das als Tumormarker fungiert. Früher war die Diagnose mit einer infausten Prognose verbunden. Durch die Chemotherapie überleben >90 %. Aus diesem Grunde wird fertilitätserhaltend operiert. Die Fertilität ist nach der Chemotherapie nicht wesentlich gestört. Schwangerschaften wurden beschrieben [2]. Rezidive wurden danach nicht beobachtet.

OC-Anwendung: OC sind nach einem behandelten endodermalen Sinustumor und negativem AFP nicht kontraindiziert [1].

Alternativen: Vaginalring, transdermales kontrazeptives Pflaster, Depot-Gestagen, Hormonspirale, Gestagen-Monopille, IUP, Barriere-Methoden.

Einfluss auf die Grunderkrankung: OC wurden nach der Behandlung von endodermalen Sinustumoren zur Kontrazeption ohne Einfluss auf die behandelte Grunderkrankung angewendet [1]. In der Literatur finden sich keine Hinweise, dass OC, Estrogene oder Gestagene allein einen Einfluss auf die AFP-Bildung ausüben, oder dass durch AFP die Wirkung von Hormonen beeinflusst wird.

Merke: OC können nach einem behandelten endodermalen Sinustumor verordnet werden. !

Literatur

[1] Curtin JP et al. Malignant germ cell tumors of the ovary: 20-year report of LAC-USC Women's Hospital. Int J Gynecol Cancer 4 (1994) 29–35.

[2] Zanetta G et al. Survival and reproductive function after treatment of malignant germ cell ovarian tumors. J Clin Oncol 19 (2001) 1015–1020.

61 Endometriose

Definition: Als Endometriose werden Absiedlungen und/oder Neubildungen, d. h. gutartige Wucherungen von Endometrium mit Drüsen, Stroma, Nerven und peristromaler glatter Muskulatur außerhalb des Cavum uteri bezeichnet. Dieses heterotope Endometrium folgt morphologisch der zyklusgerechten Modulation durch die Sexualsteroide nur unvollkommen. Bei der Endometriose handelt es sich um eine Funktionsstörung mit estrogenabhängiger Autonomie, die weitestgehend nur dem 84-tägigen, nicht dem 28-tägigen Ovarialzyklus folgt. Die Endometriose ist auf Grund ihrer Abhängigkeit vom Estradiol nur in der Geschlechtsreife symptomatisch, kann aber durch exogene Estrogene, durch EE nicht oder nur sehr schwach, stimuliert bzw. aktiviert werden. Während der Menstruation kommt es immer zur Desquamation von Funktionalis, Spongiosa und Fragmenten des basalen Endometriums mit Rezeptoren und hoher mitotischer Aktivität, die als „Saat“ für neue Implantate und Proliferationen wirksam werden können. Die Endometrioseherde sind unterschiedlich aufgebaut, wobei nebeneinander aktive und inaktive Herde existieren. Die aktiven Endometrioseherde können leicht Verwachsungen mit der Umgebung induzieren, die dann erhebliche Schmerzen im kleinen Becken auslösen. Außerdem ist die Endometriose mit Dysmenorrhö, Dyspareunie, Dyschezie, Infertilität und Migräne sowie einem 4fach höheren Risiko für ein Ovarialkarzinom, einem 2fach höheren Risiko für ein Mammakarzinom sowie einem erhöhten Risiko für ein Non-Hodgkin-Lymphom und einem Melanom assoziiert.

Die Prävalenz der Endometriose wird sehr unterschiedlich angegeben, zwischen 10–15 % bei Frauen im fertilen Alter und mit ca. 35–50 % bei Frauen mit Schmerzen im kleinen Becken und oder Infertilität.

OC-Anwendung: OC sind indiziert (WHO 1), allerdings ist die LZE der zyklischen OC-Einnahme und dem LZ (84/7) überlegen.

Alternativen: Gestagene (Dienogest für Kontrazeption nicht geprüft – WHO 1), Depot-Gestagen (WHO 1), Hormonspirale (WHO 1) [3, 5] besonders bei der tief infiltrierenden Endometriose (rektovaginalen Endometriose). IUP (WHO 2).

Einfluss auf die Grunderkrankung: Die OC-Einnahme reduziert das Risiko für die Entstehung einer Endometriose [9]. Obwohl die proliferative Aktivität von EE wesentlich geringer ist als die von Estradiol [2], kann die Endometriose während der Anwendung von EE-haltigen Mikropillen lediglich während der Applikation ruhig gestellt werden. Liegt die OC-Einnahme mehr als 12 Monate zurück, so besteht wieder ein leicht erhöhtes Rezidiv-Risiko.

Die OC-Einnahme wurde und wird als **first line therapy** bei Endometriose mit Schmerzen bezeichnet [1]. Mit den OC wird aber lediglich die gonadotropinabhängige Phase des Ovarialzyklus einschließlich der ovariellen Steroidbiosynthese für die Zeit der Einnahme reduziert. Bei der zyklischen Anwendung besteht bereits während der 13 siebentägigen Einnahmepausen pro Jahr und den dazugehörigen Abbruchblutungen das Risiko für die Aktivierung der Endometriose durch die endogene Steroidbiosynthese in der Pause und die Verschleppung von Endometrium zur Zeit der Abbruchblutungen. Unabhängig davon sind Dysmenorrhö, Schmerzen im Unterbauch und Dyspareunie geringer. *Indiziert ist die zyklische OC-Einnahme lediglich nur noch bei geringen Befunden mit einer Dysmenorrhö zur symptomatischen Therapie und zur Reduzierung des Rezidiv-Risikos* bei Anwenderinnen, die eine regelmäßige Abbruchblutung wünschen. Effektiver und sinnvoller ist die LZE, da durch die LZE die Einnahmepausen mit den Abbruchblutungen entfallen und die Möglichkeit der Verschleppung von Endometrium und das Rezidivrisiko wesentlich geringer sind. Die monophasische kombinierte OC-Einnahme, idealerweise kontinuierlich verabreicht, wurde 2011 von der Arbeitsgruppe Endokrinologie der Stiftung Endometriose Forschung als Therapie der 1. Wahl bezeichnet [13]. Durch eine kontinuierliche Hormontherapie mit OC oder Gestagenen (DNG) können nicht nur ausgedehnte Endometrioseherde kleiner und damit technisch operabel, sondern Rezidive reduziert oder vermieden werden. Nach dem Absetzen der OC kehren die Symptome wieder [8] und eine Zunahme des Risikos für eine Endometriose wurde beobachtet [9]. Niedrigere Rezidivraten ergaben sich nach der kontinuierlichen OC-Anwendung für die Dysmenorrhö (RR 0.24; CI 95 % 0.06–0.91) [7, 10, 12] und nicht signifikante für die Endometriosezysten (Endometriome) im Vergleich zur zyklischen OC-Einnahme [7]. Außerdem kommt es zu einer Reduktion der unspezifischen Schmerzen im Becken sowie zur Reduktion der Rezidivrate für Endometriome [12, 14]. Nach chirurgischer Behandlung von Endometriomen sollte im Gegensatz zur zyklischen OC-Einnahme die LZE der Patientin naheglegt werden [7]. Die postoperative OC-Einnahme über eine lange Zeit als LZE reduziert das Rezidivrisiko erheblich [5, 14] und ist außerdem effektiver als die zyklische [4, 5, 14].

Bisher existieren nur relativ allgemein gehaltene Aussagen zur erforderlichen Kontinuität und der Dauer der Hormontherapie mit OC bzw. Gestagenen nach einer operativ sanierten Endometriose. Die Kontinuität ist aber unabdingbar, wenn die Inzidenz der Rezidive niedrig sein oder reduziert werden soll. Bei Endometriomen ist jede primäre Hormonbehandlung unwirksam. Nach Exstirpation des Endometrioms kann aber die erneute Bildung derselben bereits durch die zyklische OC-Einnahme reduziert werden [11]. Migräne ohne Aura werden bei tiefer Endometriose durch Gestagen-Monopillen signifikant reduziert, aber nicht durch OC [6].

Merke: Bei Endometriose ist die LZE mit Mikropillen indiziert. Die LZE ist dem Langzyklus und der zyklischen OC-Einnahme überlegen.

Literatur

[1] Berlanda N et al. Safety of medical treatments for endometriosis. Expert Opin Drug Saf 15 (2016) 21–30.

[2] Brosens IA, Pijnenborg R. Comparative study of the estrogenic effect of ethinylestradiol and mestranol on the endometrium. Contraception 14 (1976) 679–685.

[3] Brown J, Farquhar C. Endometriosis: an overview of Cochrane Reviews. Cochrane Database Syst Rev. 2014 Mar 10; 3: CD009590.

[4] Hee L, Kettner LO, Vejtorp M. Continuous use of oral contraceptives: an overview of effects and side-effects. Acta Obstet Gynecol Scand 92 (2013) 125–136.

[5] Koga K et al. Prevention of the recurrence of symptom and lesions after conservative surgery for endometriosis. Fertil Steril 104 (2015) 793–801.

[6] Morotti M et al. Progestogen-only contraceptive pill compared with combined oral contraceptive in the treatment of pain symptoms caused by endometriosis in patients with migraine without aura. Eur J Obstet Gynecol Reprod Biol 179 (2014) 63–68.

[7] Muzii L et al. Continuous versus cyclic oral contraceptives after laparoscopic excision of ovarian endometriomas: a systematic review and metaanalysis. Am J Obstet Gynecol 214 (2016) 203–211.

[8] Parazzini F et al. Contraceptive methods and risk of pelvic endometriosis. Contraception 49 (1994) 47–55.

[9] Vercellini P et al. Oral contraceptives and risk of endometriosis: a systematic review and meta-analysis. Hum Reprod Update 17 (2011) 159–170.
[10] Vercellini P et al. Continuous use of an oral contraceptive for endometriosis-associated recurrent dysmenorrhea that does not respond to a cyclic pill regimen. Fertil Steril 80 (2003) 560–563.
[11] Vercellini P et al. Postoperative oral contraceptive exposure and risk of endometrioma recurrence. Am J Obstet Gynecol 198 (2008) 504–505.
[12] Vlahos N et al. Continuous versus cyclic use of oral contraceptives after surgery for symptomatic endometriosis: a prospective cohort study. Fertil Steril 100 (2013) 1337–1342.
[13] Wildt L et al. Arbeitsgruppe Endokrinologie: Statement zur Endokrinen Therapie der Endometriose. SEF-Treffen. Weissensee, 25.–27. 2. 2011.
[14] Zorbas KA, Economopoulos KP, Vlahos NF. Continuous versus cyclic oral contraceptives for the treatment of endometriosis: a systematic review. Arch Gynecol Obstet 292 (2015) 37–43.

62 Endometriumablation, Zustand nach

Definition: Die Endometriumablation ist eine Methode der operativen Hysteroskopie zur Resektion oder Koagulation des Endometriums bei rezidivierenden therapieresistenten Blutungsstörungen (Hypermenorrhö, Menorrhagie, Metrorrhagie). Sie ist indiziert, wenn die Hormontherapie nicht zum Erfolg führt oder nicht angewendet werden kann und eine Hysterektomie vermieden werden soll [4]. Für die Vornahme einer Endometriumablation ist die abgeschlossene Familienplanung Voraussetzung. In Deutschland werden neben der elektrochirurgischen Endometriumablation und -resektion (Methoden der ersten Generation) auch Varianten der Thermoablation mit Novasure® oder mit Cavaterm® (Methoden der zweiten Generation), mit denen das Endometrium verödet wird, angewendet. Nach allen diese Verfahren sind Schwangerschaften möglich und daher sind sie nicht als sichere kontrazeptive Methode zu verstehen [3, 4].

OC-Anwendung: OC können angewendet werden. Es empfiehlt sich allerdings zur Vermeidung von erneuten Blutungen und zum Erhalt der Blutungsfreiheit die LZE.

Alternativen: Hormonspirale, Vaginalring, transdermales kontrazeptives Pflaster, Gestagen-Monopille, Depot-Gestagen. Die Einlage einer Hormonspirale ist meist nur unmittelbar nach dem Eingriff möglich, später ist durch intrauterine Adhäsionen die Einlage erschwert oder unmöglich.

Einfluss auf die Grunderkrankung: Eine sichere Kontrazeption ist bei der Endometriumablation, bei der eine iatrogene uterine Amenorrhö angestrebt wird, sinnvoll und erforderlich, da das Risiko für eine Schwangerschaft, die dann eine Komplikationsrate von bis zu 70 % aufweisen kann, noch im Bereich von 0,7 % liegt [2, 4, 5, 9–11]. Außerdem sollte die mögliche estrogenabhängige Endometriumproliferation gehemmt werden. Dies ist am besten durch eine LZE erreichbar, da der suppressive Effekt der Gestagene am Endometrium bei der LZE stärker ist als nach zyklischer

OZ-Einnahme. Stufenpräparate sind nicht sinnvoll. Nach nahezu einjähriger LZE mit 20 µg EE /100 µg LNG ergab die histologische Untersuchung der Biopsien ein relativ inaktives oder atrophes Endometrium [6]. Ähnliche Befunde wurden mit der LZE von 20 µg EE/90 µg LNG erhoben [3]. Blutungsfreiheit wird in Abhängigkeit vom jeweiligen Gestagen im OC und der Anwendungsdauer der jeweiligen LZE erreicht. Fälschlicherweise wird dann von einer Amenorrhö gesprochen. Der Begriff „Amenorrhö" sollte im Zusammenhang mit der Anwendung von OC nicht verwendet werden und besser von der „Abwesenheit jeglicher Blutung und Schmierblutung" gesprochen werden [7, 8]. Nach LZE von 20 µg EE/90 µg LNG waren nach 10–12 Monaten >70 % blutungsfrei [1, 6]. Vor der Endometriumablation ist die Aufklärung über die notwendige Kontrazeption unbedingt erforderlich. Mit der unmittelbaren postoperativen Einlage einer Hormonspirale wird neben der sicheren Kontrazeption die Erfolgsrate der Blutungsfreiheit, die besonders sinnvoll bei Adenomyosis ist, weiter verbessert [9].

Merke: Nach einer Endometriumablation ist unbedingt die Aufklärung über eine notwendige postoperative Kontrazeption, die mit OC bei LZE oder der Hormonspirale erreicht wird, vorzunehmen. !

Literatur

[1] Benagiano G, Carrara S, Filippi V. Safety, efficacy and patient satisfaction with continuous daily administration of levonorgestrel/ethinylestradiol oral contraceptives. Patient Prefer Adherence 3 (2009) 131–143.

[2] Finneran M, Temming L, Stephenson C. Medical termination of pregnancy after endometrial ablation resulting in uterine rupture. J Obstet Gynaecol 25 (2016) 1–2.

[3] Johnson JV, Grubb GS, Constantine GD. Endometrial histology following 1 year of a continuous daily regimen of levonorgestrel 90 micro g/ethinyl estradiol 20 micro g. Contraception 75 (2007) 23–26.

[4] Laberge PY. Serious and deadly complications from pregnancy after endometrial ablation: two case reports and review of the literature. J Gynecol Obstet Biol Reprod 37 (2008) 609–613.

[5] Lo JS, Peckersgill A. Pregnancy after endometrial ablation: English literature review and case report. J Minim Invasive Gynecol 13 (2006) 88–91.

[6] Miller L, Hughes JP. Continuous combination oral contraceptive pills to eliminate withdrawal bleeding: a randomized trial. Obstet Gynecol 101 (2003) 653–661.

[7] Mishell DR Jr et al. Recommendations for standardization of data collection and analysis of bleeding in combined hormone contraceptive trials. Contraception 75 (2007) 11–15.

[8] Mishell DR Jr et al. Combined hormonal contraceptive trials: variable data collection and bleeding assessment methodologies influence study outcomes and physician perception. Contraception 75 (2007) 4–10.

[9] Römer T. Operative Hysteroskopie, de Gruyter, Berlin/New York, 2. Auflage, 2009.

[10] Roux I et al. Pregnancy after endometrial ablation. A report of three cases. J Reprod Med 58 (2013) 173–176.

[11] Yin CS. Pregnancy after hysteroscopic endometrial ablation without endometrial preparation: a report of five cases and a literature review. Taiwan J Obstet Gynecol 49 (2010) 311–319.

63 Endometriumhyperplasie – einfache Hyperplasie (glandulär-zystische Hyperplasie), komplexe Hyperplasie mit und ohne Aytpien (adenomatöse Hyperplasie)

Definition: Eine Endometriumhyperplasie ist die übermäßige Proliferation des Endometriums mit vermehrter Drüsenbildung bedingt durch einen endogenen oder exogenen Estrogenüberschuss oder ein Gestagendefizit. Unterschieden wird die

- *einfache Hyperplasie* (*glandulär-zystische Hyperplasie*), die gehäuft in der Adoleszenz und meist in der Perimenopause auftritt,
- von der als Präkanzerose zu betrachtenden *komplexen Hyperplasie* (*adenomatöse Hyperplasie*) mit und ohne Atypien.

OC-Anwendung: OC sind bei einfacher Hyperplasie nicht kontraindiziert. Prinzipiell sind gestagenbetonte Mikropillen zu bevorzugen, wobei besonders wegen der schnelleren und besseren Transformation, Dezidualisierung und Atrophie des Endometriums der LZ 84/7 Tage oder die LZE über Jahre zu empfehlen sind.

Bei der komplexen Hyperplasie ist in jedem Fall die höher dosierte kontinuierliche Gestagentherapie mit anschließender Kontroll-Hysteroskopie und Histologie die Therapie der Wahl, wenn organerhaltend therapiert werden kann.

Alternativen: Hormonspirale, Depot-Gestagen; Gestagen-Monopille ist zur Therapie von einfachen Hyperplasien zu niedrig dosiert. Die häufig initial auftretenden Zusatzblutungen wirken störend.

Einfluss auf die Grunderkrankung: Bei regelmäßiger OC-Einnahme kommt es am Endometrium nicht zu Hyperplasien [3, 10]. Bei einfachen Hyperplasien können gestagenbetonte OC erfolgreich zur Therapie eingesetzt werden [6]. Dagegen sind für die Therapie bei der komplexen Hyperplasie Gestagene in hoher Dosierung erforderlich. Die Hormonspirale ist zur Behandlung der einfachen Hyperplasie sehr effektiv [11, 12], ebenso bei Hyperplasie und PCO-Syndrom [2, 8]. Die Hormonspirale wird als Therapeutikum der 1. Wahl empfohlen [5], da das LNG-IUS eine größere therapeutische Erfolgsrate bei niedrigerer Hysterektomiequote aufweist als die oral wirksamen Gestagene [1].

Die komplexe Hyperplasie wurde erfolgreich mit der Hormonspirale behandelt [9], wobei über Erfolgsraten zwischen 67 % und 96 % berichtet wurde [4, 9, 11, 12].Bei liegender Hormonspirale kam es aber auch zur Progression der Hyperplasie bis zum Karzinom hin kommen [7]. Die Hormonspirale sollte bei einer komplexen Hyperplasie nur in Studien unter engmaschiger sonografischer und histologischer Überwachung angewendet werden.

Merke: Eine exakte Klassifizierung der Hyperplasien ist vom Pathologen erforderlich, damit über die Anwendung von OC entschieden werden kann. 

Literatur

[1] Abu Hashim H, Ghayaty E, El Rakhawy M. Levonorgestrel-releasing intrauterine system vs oral progestins for non-atypical endometrial hyperplasia: a systematic review and metaanalysis of randomized trials. Am J Obstet Gynecol 213 (2015) 469–478.
[2] Bian J et al. Efficacy of the levonorgestrel-releasing intrauterine system on IVF-ET outcomes in PCOS with simple endometrial hyperplasia. Reprod Sci 22 (2015) 758–766.
[3] Bitzer J et al. Endometrial safety of an oral contraceptive containing estradiol valerate and dienogest. Int J Womens Health 3 (2011) 127–132.
[4] Buttini MJ, Jordan SJ, Webb PM. The effect of the levonorgestrel releasing intrauterine system on endometrial hyperplasia: an Australian study and systematic review. Aust N Z J Obstet Gynaecol 49 (2009) 316–322.
[5] El Behery MM et al. Levonorgestrel-releasing intrauterine device versus dydrogesterone for management of endometrial hyperplasia without atypia. Reprod Sci 22 (2015) 329–334.
[6] Hickey M, Higham J, Fraser IS. Progestogens versus estrogens and progestogens for irregular uterine bleeding associated with anovulation. Cochrane Database Syst Rev 4 (2007) CD001859.
[7] Kresowik J, Ryan GL, Van Voorhis BJ. Progression of atypical endometrial hyperplasia to adenocarcinoma despite intrauterine progesterone treatment with the levonorgestrel-releasing intrauterine system. Obstet Gynecol 111 (2008) 547–549.
[8] Lin M et al. Evaluation of a levonorgestrel-releasing intrauterine system for treating endometrial hyperplasia in patients with polycystic ovary syndrome. Gynecol Obstet Invest 78 (2014) 41–44.
[9] Qi X et al. Successful pregnancy following insertion of a levonorgestrel-releasing intrauterine system in two infertile patients with complex atypical endometrial hyperplasia. Gynecol Obstet Invest 65 (2008) 266–268.
[10] Rabe T et al. Endometrial safety of a novel monophasic combined oral contraceptive containing 0.02 mg ethinylestradiol and 2 mg chlormadinone acetate administered in a 24/4-day regimen over six cycles. Contraception 82 (2010) 358–365.
[11] Varma R et al. The effectiveness of a levonorgestrel-releasing intrauterine system (LNG-IUS) in the treatment of endometrial hyperplasia – a long-term follow-up study. Eur J Obstet Gynecol Reprod Biol 139 (2008) 169–175.
[12] Whiteman MK et al. Use of contraceptive methods among women with endometrial hyperplasia: a systematic review. Contraception 82 (2010) 56–63.

64 Endometriumkarzinom (Korpuskarzinom), Zustand nach

Definition: Das Endometriumkarzinom ist ein meist im höheren Lebensalter vorkommendes Karzinom. Bei jüngeren Frauen kann es gelegentlich, selten vor dem 35. Lebensjahr, auftreten, dann meist im Zusammenhang mit einem PCO-Syndrom.

Es besteht eine Koinzidenz mit Uterusmyomen. Das Endometriumkarzinom ist das häufigste Uteruskarzinom, 80 % sind Adenokarzinome. Unterschieden werden zwei Typen:

- Typ 1, das sogenannte *estrogenabhängige Korpuskarzinom* entsteht über eine Endometriumhyperplasie und vorrangig in der Peri- und frühen Postmenopause.
- Typ 2 ist *hormonunabhängig* und hat häufig eine ungünstigere Prognose, da es oft infiltrativ wächst und schnell metatstasiert.

OC-Anwendung: OC sind nicht kontraindiziert (WHO 1), sie sind selten erforderlich, da nur wenige frühe Endometriumkarzinome uteruserhaltend operiert und danach meist mit Gestagenen behandelt werden. Bei diesen Frühformen sind nur Mikropillen, am besten als LZE anzuwenden.

Alternativen: Vaginalring (WHO 1), transdermales kontrazeptives Pflaster (WHO 1), Depot-Gestagen (WHO 1), Gestagen-Monopille (WHO 1), Hormonspirale (WHO 4 bei Neueinlage, WHO 2 bei Fortsetzung), IUP (WHO 4 bei Neueinlage, WHO 2 bei Fortsetzung), Barriere-Methoden.

Einfluss auf die Grunderkrankung: Durch OC konnte die Inzidenz des Endometriumkarzinoms deutlich gesenkt werden (1–7). OC entfalten einen protektiven Effekt und senken das Risiko für ein Endometriumkarzinom um 40–80 % (1–7). Bei einer OC-Anwendung von mehr als 4 Jahren wird dieses Risiko um 50 % reduziert [3], wobei das Risiko nach 12 Jahren um 70 % zurückgeht [3]. Das Risiko sinkt mit jedem Jahr der OC-Anwendung um 7–8 % [1]. Nach Beendigung der OC-Anwendung steigt das Risiko wieder etwas an, ist aber 20 Jahre nach Beendigung der OC-Einnahme noch um 50 % reduziert [3]. Der protektive Effekt ist unabhängig von der Zusammensetzung des OC, der Dosis und dem Typ des Gestagens in Kombination mit 30 und 50 µg EE [5].

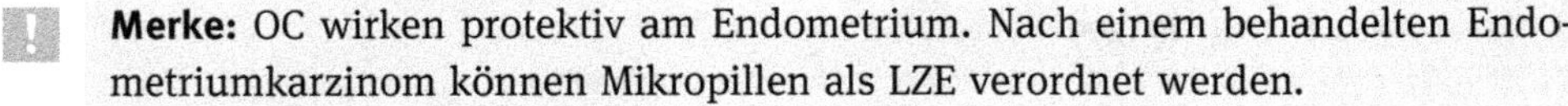

Merke: OC wirken protektiv am Endometrium. Nach einem behandelten Endometriumkarzinom können Mikropillen als LZE verordnet werden.

Literatur

[1] Cibula D et al. Hormonal contraception and risk of cancer. Hum Reprod Update. 16 (2010) 631–650.

[2] Dossus L et al. Reproductive risk factors and endometrial cancer: the European Prospective Investigation into Cancer and Nutrition. In J Cancer 15 (2010) 442–451.

[3] Grimbizis GF, Talatzis BC. The use of hormonal contraception and its protective role against endometrial and ovarian cancer. Best Pract Res Clin Obstet Gynaecol 24 (2010) 29–38.

[4] Hannaford PC et al. Mortality among contraceptive pill users: cohort evidence from Royal College of General Practitioners' Oral Contraception Study. BMJ 340 (2010) 2523.

[5] Mueck AO, Seeger H, Rabe T. Hormonal contraception and risk of endometrial cancer: a systematic review. Endocr Relat Cancer 23 (2010) 263–271.
[6] Parslov M et al. Risk factors among young women with endometrial cancer: a Danish case-control study. Am J Obstet Gynecol 182 (2000) 23–29.
[7] Vessey M, Painter R. Oral contraceptive use and cancer. Findings in a large cohort study, 1968–2004. Br J Cancer 95 (2006) 285–386.

65 Epilepsie (Krampfleiden, Fallsucht)

Definition: Die Epilepsie ist Folge der paroxysmalen synchronen Entladungen von Neuronen im Gehirn, die zu spontanen, unwillkürlichen stereotypen Verhaltens- oder Befindlichkeitsstörungen führen. Es handelt sich dabei um unterschiedliche Krankheitszustände des Gehirns ohne einheitliche Ursache. Drei Gruppen lassen sich entsprechend der Ursachen unterscheiden:

- *symptomatische* (Fehlbildungen, Narben, Tumore),
- *idiopathische* (erbliche Disposition) oder
- *kryptogene* Epilepsie (keine der beiden genannten Ursachen).

Die Prävalenz beträgt ca. 1 %. Allerdings erleiden ca. 5 % der Bevölkerung im Laufe des Lebens einen Krampfanfall. Die physiologischen Hormonschwankungen während des Menstruationszyklus können Einfluss auf die Manifestation epileptischer Anfälle nehmen. Katameniale Anfälle treten besonders zur Zeit der Menstruation gehäuft auf.

OC-Anwendung: OC sind nicht kontraindiziert (WHO 1). Bei perimenstrueller Anfallsneigung sollte anstelle der zyklischen OC-Einnahme die LZE oder zumindest der LZ empfohlen werden. Bei der OC-Verordnung ist die wechselseitige Interaktion von Antiepileptika und Steroidhormonen zu berücksichtigen. Enzyminduzierende Antiepileptika können den kontrazeptiven Schutz von OC (WHO 3) reduzieren oder ganz aufheben und umgekehrt kann durch die Steroidhormone der Metabolismus der Antiepileptika beeinflusst werden, so dass es zur Wirkungsbeeinflussung derselben kommt (Tab. 2 und 3). Enzyminduzierende Antiepileptika reduzieren ebenfalls die Wirksamkeit von reinen Gestagenpräparaten, oralen und parenteralen, erheblich.

Tab. 2: Beeinflussung hormonaler Kontrazeptiva durch enzyminduzierende Antiepileptika.

Orale hormonale Kontrazeptiva
Transdermale kontrazeptive Pflaster
Vaginalring
Gestagen-Monopille
Implantate
Postkoitale Kontrazeption (LNG, Ulipristal)

Tab. 3: Antiepileptika: Einfluss auf Cytochrom-P450-Enzym-Induktion und die kontrazeptive Sicherheit.

Enzym-Induktion	Wirkstoff	Kontrazeptive Sicherheit
ausgeprägt	*Carbamazepin, Clonazepam, Ethosuximid, Eslicarbazepin* [5], *Felbamat, Oxcarbazepin, Phenobarbital, Phenytoin, Primidon, Rufinamid, Topiramat.*	nicht gewährleistet
gering	*Ethosuximid und bestimmte Benzodiazepine Lamotrigin – Dosis muss erhöht werden.* • *EE induziert Metabolisierung von Lamotrigin.* • *Lamotrigin induziert Metabolisierung von LNG.*	abgeschwächt
keine	*Brivaracetam* 100 mg [11], *Ezogabin (Retigabin), Gabapentin, Levetiracetam, Pregabalin, Tiagabin, Topiramat* < 200 mg, *Valproinsäure, Vigabatrin, Zonisamid*	voll gewährleistet

Alternativen: Hormonspirale (WHO 1) [2, 9], transdermales kontrazeptives Pflaster (WHO 1), Vaginalring (WHO 1), IUP (WHO 1), Gestagen-Monopille (WHO 3), Depot-Gestagen (DMPA: WHO 1, NET-EN: WHO 2), Barriere-Methoden.

Einfluss auf die Grunderkrankung: Anlässlich der großen Kohortenstudien (Royal College of General Practitioners' Oral Contraception Study, Walnut Creek Contraceptive Drug Study, Oxford-Family Planning Association Contraceptive Study) konnte keine Zunahme der Epilepsien durch die OC-Anwendung festgestellt werden. Die Anfallsfrequenz wurde durch OC nicht beeinflusst. Aber: Estrogene per se können die Anfallsschwelle senken und die Anfallshäufigkeit kann zunehmen. Gestagene wirken entgegengesetzt.

Zu den enzyminduzierenden Antiepileptika, die das Cytochrom-P450-Enzymsystem aktivieren und dadurch den Metabolismus von EE und Gestagenen beschleunigen, gehören *Carbamazepin, Clonazepam, Ethosuximid, Eslicarbazepin* [5], *Felbamat, Oxcarbazepin, Phenobarbital, Phenytoin, Primidon, Rufinamid* und *Topiramat* (WHO 3). Hinzu kommt, dass ein Teil dieser Antiepileptika (Carbamazepin, Ethosuximid, Phenobarbital, Phenytoin, Primidon, Topiramat) und Valproinsäure teratogen wirken und daher eine sichere Kontrazeption erfordern, die mit OC erreicht wird [1]. Felbamat fördert nur den Metabolismus von Gestagenen, während Topiramat nur den Metabolismus von EE beschleunigt, wobei allerdings erst täglichen Dosen von ≥ 200 mg zur Interaktion führen. Zusatzblutungen, spottings und Durchbruchblutungen, und unerwünschte Schwangerschaften, einschließlich ektoper Graviditäten [8], sind aufgrund der Interaktion möglich. Das Ausbleiben der Zusatzblutungen ist keine Garantie dafür, dass eine Wirkungsbeeinträchtigung der

OC nicht stattgefunden hat. OC sollten bei Anwendung von enzyminduzierenden Antiepileptika 30 µg EE als Minimum enthalten.

Die Antiepileptika *Brivaracetam, Ezogabin (Retigabin), Gabapentin, Levetiracetam, Pregabalin, Tiagabin, Topiramat < 200 mg, Valproinsäure, Vigabatrin* sowie *Zonisamid* aktivieren nicht das Cytochrom-P450-Enzymsystem. Valproinsäure induziert nach längerer OC-Einnahme ein dem PCO ähnliches Syndrom mit Androgenisierung. Bei Einnahme von Valproinsäure sind antiandrogen wirksame Mikropillen zur LZE indiziert. Lamotrigin nimmt eine Sonderstellung ein. Es induziert den Metabolismus von LNG und wird selbst durch EE schneller metabolisiert. Der Lamotrigin-Spiegel kann dadurch um bis zu 50 % gesenkt werden [6]. Die Lamotrigin-Dosis ist bei OC-Einnahme anzupassen und zu erhöhen. Im einnahmefreien Intervall, der Pillenpause bei zyklischer OC-Einnahme, kann dadurch die Lamotrigin-Dosis bis zu 84 % höher sein [3]. Wenn die beiden Antiepileptika Lamotrigin und Valproinsäure in der Kombination angewendet wurden, so war bei zyklischer OC-Einnahme ein signifikanter Einfluss auf die Clearence der beiden Antiepileptika nicht mehr nachweisbar [12]. Nach Adaptation der Antiepileptika-Dosis ist für die OC-Einnahme die LZE oder zumindest der LZ (189/7 Tage) zu empfehlen, da dadurch die Dosisenstellungen für das Antiepileptikum in der Pillenpause entfallen und die kontrazeptive Sicherheit erhöht wird [7]. Ezogabin und OC beeinflussen sich gegenseitig nicht klinisch relevant [4]. Brivaracetam 400 mg/täglich reduzieren den EE- und LNG-Spiegel bei OC-Einnahme, ohne dass eine Ovulation resultierte [10].

Cytochrom-P450-Enzym-induzierende Antiepileptika reduzieren die Wirksamkeit von Gestagenen, oralen (Gestagen-Monopille) und parenteralen (Depot-Gestagene), erheblich. *Antiepileptika und OC sollten immer zeitlich versetzt eingenommen werden.*

Merke: Zusatzblutungen weisen bei Einnahme von OC und enzyminduzierenden Antiepileptika auf eine Interaktion hin. Antiepileptika und OC sollten immer zeitlich versetzt eingenommen werden. !

Literatur

[1] Bhakta J, Bainbridge J, Borgelt L. Teratogenic medications and concurrent contraceptive use in women of childbearing ability with epilepsy. Epilepsy Behav 52 (2015) 212–217.

[2] Burakgazi E, Harden C, Kelly JJ. Contraception for women with epilepsy. Rev Neurol Dis 6 (2009) 62–67.

[3] Christensen J et al. Oral contraceptives induce lamotrigine metabolism: evidence from a double-blind, placebo-controlled trial. Epilepsia 48 (2007) 484–489.

[4] Crean CS, Tompson DJ, Buraglio M. The effect of ezogabine on the pharmacokinetics of an oral contraceptive agent. Int J Clin Pharmacol Ther 51 (2013) 847–853.

[5] Falcão A et al. Effect of eslicarbazepine acetate on the pharmacokinetics of a combined ethinylestradiol/levonorgestrel oral contraceptive in healthy women. Epilepsy Res 105 (2013) 368–376.

[6] Harden CL, Leppik I. Optimizing therapy of seizures in women who use oral contraceptives. Neurology 67 (12 Suppl 4) (2006) S56–58.
[7] Legro RS et al. Effects of continous versus cyclicyl oral contraception: a randomized controlled trial. Clin Endocrinol Metab 93 (2008) 420–429.
[8] Radaković B, Goldstajn MS. Ectopic pregnancy as contraceptive failure in patient with epilepsy. Coll Antropol 36 (2012) 1475–1476.
[9] Schwenkhagen AM, Stodieck SR. Which contraception for women with epilepsy? Seizure 17 (2008) 145–150.
[10] Stockis A, Rolan P. Effect of brivaracetam (400 mg/day) on the pharmacokinetics and pharmacodynamics of a combination oral contraceptive in healthy women. J Clin Pharmakol 53 (2013) 1313–1321.
[11] Stockis A, Watanabe S, Fauchoux N. Interaction between brivaracetam (100 mg/day) and a combination oral contraceptive: a randomized, double-blind, placebo-controlled study. Epilepsia 55 (2014) e27–31.
[12] Wegner I et al. Effect of oral contraceptives on lamotrigine levels depends on comedication. Acta Neurol Scand 129 (2014) 393–398.

66 Erythema nodosum (Dermatitis contusiforme, Knotenrose)

Definition: Als Erythema nodosum wird die akute entzündliche Hauterkrankung der Subkutis mit perivaskulärer Infiltration und sekundärer Granulombildung (druckschmerzhafte subkutane rotbläuliche Knoten) bezeichnet, die durch eine allergische Reaktion der Haut, besonders an den Unterschenkeln, seltener an den Armen oder dem Gesäß, wahrscheinlich als eine Immunkomplexvaskulitis und zellvermittelte Überempfindlichkeit verursacht wird. Die Ätiologie ist weitestgehend unklar. Gewöhnlich ist das Erythema nodosum idiopathisch (35–55 %) [7]. Oft tritt es allerdings im Zusammenhang mit einer Sarkoidose, Infektionen (Tuberkulose, Beta-Streptokokken, Chlamydien, Toxoplasmose u. a.), entzündlichen Darmerkrankungen (Morbus Crohn, Enteritis, Colitis ulcerosa), Arzneimittelanwendung (Sulfonamide u. a.) und Malignomen (Lymphome, Leukämien u. a.) auf. Frauen sind deutlich häufiger betroffen.

OC-Anwendung: OC-Einnahme ist möglich. Tritt ein Erythema nodosum auf, so sind die OC abzusetzen, um einen möglichen Zusammenhang auszuschließen [1, 2].

Alternativen: Transdermale kontrazeptive Pflaster, Vaginalring, Gestagen-Monopille, Depot-Gestagen, Hormonspirale, IUP, Barriere-Methoden.

Einfluss auf die Grunderkrankung: Über einem Zusammenhang zwischen der OC-Anwendung und einem Erythema nodosum wurde wiederholt berichtet, wobei die Häufigkeit in bis zu 10 % angegeben wurde [4–7]. In der Royal College of General Practitioners' Oral Contraception Study wurde bereits auf die mögliche Assoziation mit dem Erythema nodosum hingewiesen [6]. Vom OC-Einnahmebeginn bis zur

Entwicklung eines Erythema nodosum vergehen im Durchschnitt 6,5 Monate [3]. Das Erythema nodosum kann als Folge der Bildung von EE-Antikörpern auftreten [8].

Merke: Bei OC-Anwendung und Erythema nodosum ist ein Auslassversuch indiziert, wenn keine anderen Ursachen für das Erythema nodosum gefunden werden.

Literatur

[1] Bartelsmeyer JA, Petrie RH. Erythema nodosum, estrogens, and pregnancy. Clin Obstet Gynecol 33 (1990) 777–781.
[2] Deharo C, Berbis P, Privat Y. Dermatological complications caused by oral contraceptives. Fertil Contracept Sex 16 (1988) 299–304.
[3] Fine JS, Jacobson MS. Erythema nodosum and oral contraceptives. Pediatr Rev Commun 1 (1987) 181–289.
[4] Gelfand M. Oral contraceptives and erythema nodosum: report of a case. Cent Afr J Med 28 (1982) 199–201.
[5] Müller-Ladner U et al. Rezidivierendes Erythema nodosum nach Einnahme eines niedrig dosierten orale Antikonzeptivums. Med. Klin 15 (1994) 100–102.
[6] Royal College of General Practitioners. Oral contraceptives and health; an interim report from the oral contraceptive study of the Royal College of General Practitioners. Pitman, New York 1974.
[7] Schwartz RA, Nervi SJ. Erythema nodosum: a sign of systemic disease. Am Fam Physician 75 (2007) 659–700.
[8] Touboul JL et al. Erythema nodosum and oral contraception. Demonstration of an anti-ethinyl estradiol antibody. Nouv Presse Med 28 (1981) 712.

67 Fabry Syndrom (Morbus Fabry, Fabry-Krankheit, Fabry-Anderson-Krankheit, Angiokeratosum corporis diffusum)

Definition: Das Fabry Syndrom beruht auf einem X-chromosomal rezessiv vererbbaren, multisystemischen, lyosomalen, partiellen oder totalen α-Galaktosidase-Mangel mit progressiver Akkumulation des nicht abbaubaren Ceramitetrihexosids in Intima und Media der Blutgefäße sowie den zentralen und peripheren Nervenzellen mit bevorzugter Lokalisation in den Nieren, im Herz und Gehirn. Ischämie und Infarkt der jeweiligen Verorgungsgebiete sind die Folgen noch in jungen Jahren. Vom 20. Lebensjahr an besteht eine Proteinurie aufgrund der Nierenschädigung. An den Augen kommt es zur Trübung der Hornhaut und häufig zu einer Schlängelung der retinalen Blutgefäße. Die heterozygoten Gen-Trägerinnen weisen meist geringe Symptome einer Polyneuropathie auf [2]. Hormonale Funktion und Fertilität sind ungestört [1].

OC-Anwendung: OC sind kontraindiziert aufgrund der möglichen Ischämie und Infarktgefahr.

Alternativen: IUP, Barriere-Methoden. Gestagen-Monopille (WHO 2) und Hormonspirale (WHO 3) unter Vorbehalt.

Einfluss auf die Grunderkrankung: Über den OC-Einfluss beim Fabry Syndrom gibt es in der Literatur keine Hinweise. Berücksichtigt man die WHO Empfehlungen zur Kontrazeption, so sind OC beim Fabry absolut kontraindiziert, da die multisytemischen Organschäden infolge der Speicherung von Ceramitetrihexosid mit stark erhöhtem Ischämie- und Infarktrisiko eine Zuordnung in die WHO 4 nach sich ziehen.

! **Merke:** OC sind bei einem Fabry-Syndrom sowohl für homozygote als auch heterozygote Gen-Trägerinnen kontraindiziert.

Literatur

[1] Hauser AC et al. Hormonal profile and fertility in patients with Anderson-Fabry disease. Int J Clin Pract 59 (2005) 1025–1028.

[2] Laaksonen SM et al. Neuropathic symptoms and findings in women with Fabry disease. Clin Neurophysiol 119 (2008) 1365–1372.

68 Fibröse Dysplasie (Jaffé-Lichtenstein-Syndrom, Morbus Jaffé-Lichtenstein, McCune-Albright-Syndrom)

Definition: Bei der fibrösen Dysplasie liegt eine Störung der Osteoblastendifferenzierung vor, bei der die Spongiosa durch aufgetriebenes fibröses Bindegewebe ersetzt wird, das mit einem erhöhten Frakturrisiko belastet ist. Unterschieden werden:

- monostatische Form: nur ein Knochen ist betroffen,
- polyostatische Form: mehrere Knochen sind betroffen.

Bei der fibrösen Dysplasie, dem Jaffé-Lichtenstein-Syndrom und dem McCune-Albright-Syndrom (MCA: zusätzlich Pubertas praecox, Autonomie der Ovarien und Pigmentstörungen der Haut) handelt es sich um die gleiche ursächliche Erkrankung mit einer sporadischen postzygotischen Mutation des GNAS1-Gens, das sich auf dem Chromosom 20q13 befindet und für die Bildung der α Untereinheit des stimulatorischen G-Proteins verantwortlich ist. Diese Mutation bildet sich in der frühen oder späten embryonalen Entwicklung aus. Bei diesem Syndrom kann besonders bei Adoleszentinnen und jungen Frauen eine autonome, gonadotropinunabhängige gonadale Überfunktion der Estrogenbildung mit Anovulation oder vorzeitiger Luteinisierung und allen möglichen Blutungsstörungen bestehen [4, 5, 7].

OC-Anwendung: OC sind kontraindiziert.

Alternativen: Depot-Gestagen, IUP, Barriere-Methoden.

Einfluss auf die Grunderkrankung: Ein möglicher Zusammenhang zwischen OC und der fibrösen Dysplasie wurde beschrieben [6]. Allerdings wurde auch über Besserungen der fibrösen Dysplasie nach OC-Einnahme berichtet. Allgemein gilt, dass Hormone und eine Schwangerschaft sich auf den Verlauf einer fibrösen Dysplasie sowohl positiv als auch negativ auswirken können, wobei die einzelnen Hormone nicht eindeutig definiert wurden, da die Störungen nicht nur die gonadale ovarielle Achse betreffen. Bei Frauen mit einem MCA kann es bei OC-Einnahme zu einer Knochenfraktur kommen [6]. Die gonadale Überfunktion der Ovarien kann mit OC nicht erfolgreich behandelt werden [5].

Mit CPA wurde bei Adoleszentinnen mit MCA und fibröser Dysplasie die Estrogenproduktion nicht voll unterdrückt [1], allerdings waren die Symptome während einer 5-jährigen CPA-Therapie stationär [3]. Ebenso gelang es mit 5 mg NOMAC tgl. nicht, die autonome Estrogenproduktion der Ovarien bei Frauen mit einem MCA zu supprimieren [2]. Die E_2-Spiegel wurden nicht einmal reduziert, obwohl NOMAC bei Frauen mit einem regelrechten Zyklus stark antigonadotrop wirkt und die Gonadotropine auf basale Werte reduziert. Mit MPA kann die Pubertas praecox beim MCA unterdrückt werden [8].

Merke: Bei fibröser Dysplasie sind OC kontraindiziert, hochdosiert können Gestagene zur Behandlung in der Präpubertät verordnet werden. !

Literatur

[1] Carani C et al. Effects of cyproterone acetate, LHRH agonist and ovarian surgery in McCune-Albright syndrome with precocious puberty and galactorrhea. J Endocrinol Invest 11 (1988) 419–423.

[2] Couzinet B et al. The antigonadotropic activity of a 19-nor-progesterone derivative is exerted both at the hypothalamic and pituitary levels in women. J Clin Endocrinol Metab. 84 (1999) 4191–4196.

[3] Feuillan PP. McCune-Albright syndrome. Curr Ther Endocrinol Metab 6 (1997) 235–239.

[4] Lala R et al. Persistent hyperestrogenism after precocious puberty in young females with McCune-Albright syndrome. Pediatr Endocrinol Rev 4 (2007) Suppl 4, 423–428.

[5] Laven JS et al. Dynamics of ovarian function in an adult woman with McCune – Albright syndrome. J Clin Endocrinol Metab 86 (2001) 2625–2630.

[6] Maccari S et al. Contraceptive methods in the McCune-Albright syndrome. Clin Exp Obstet Gynecol 16 (1989) 129–130.
[7] Matarazzo P et al. Study Group for Gs alpha Protein Related Diseases of the Italian Society for Pediatric Endocrinology and Diabetes. McCune-Albright syndrome: persistence of autonomous ovarian hyperfunction during adolescence and early adult age. J Pediatr Endocrinol Metab 19 (2006) Suppl 2, 607–617.
[8] Pasquino AM et al. [Long-term treatment with medroxyprogesterone in 4 children with true precocious puberty]. Minerva Pediatr Mar 28 (1976) 517–525.

69 Fluor vaginalis (Fluor genitalis)

Definition: Fluor vaginalis ist eine vermehrte störende Sekretabsonderung aus der Vagina. Verschiedene Einteilungen werden angewendet, so kann zwischen physiologischen, psychoreaktiv bedingten und pathologischen Ausfluss unterschieden werden. Nach der Ätiologie wird differenziert in:
- nichtinfektiös: physiologisch (vaginale Transsudation) und Fremdkörper (Tampons);
- nicht sexuell übertragbare Infektionen: bakterielle Vaginosen, Mykosen;
- sexuell übertragbare Infektionen: Chlamydien, Neisserien, Trichomonaden.

Nach dem Ursprungsort wird zwischen vestibulärem, vaginalem, zervikalem und korporalem Fluor unterteilt.

OC-Anwendung: OC sind nicht kontraindiziert (WHO 1). Bei Neigung zur Hypersekretion (vaginal/zervikal) sollten gestagenbetonte OC verordnet werden. Mikropillen sind Zwei- und Dreistufenpräparaten vorzuziehen. Bei besonders zyklusabhängigem Ausfluss kann die OC-Anwendung im LZ oder als LZE empfohlen werden.

Alternativen: Transdermales kontrazeptives Pflaster (WHO 1), Vaginalring (WHO 1), Gestagen-Monopille (WHO 1), Depot-Gestagen (WHO 1), Hormonspirale (WHO 2), IUP (WHO 2).

Einfluss auf die Grunderkrankung: Bei hormonal bedingtem Fluor vaginalis werden durch das Gestagen die estrogenbedingten Formen der Hypersekretion gemindert. OC haben einen geringen Effekt auf die Vaginalflora und nur einen minimalen Effekt auf den vaginalen und zervikalen Ausfluss [3, 4]. Das zeitliche Auftreten einer Vulvovaginitis oder Candidose im Zyklus wird durch OC nicht beeinflusst [4, 6]. OC bedingen eine Abnahme der bakteriellen Vaginose [8]. Der Vaginalring ist bei Patientinnen mit Fluor vaginalis nicht zu empfehlen, da er im Vergleich zur Pflasteranwendung zu vermehrtem Fluor führt [5], allerdings kommt es bei Vaginalring-Anwendung zu einer Zunahme der Laktobazillen in der Scheide und somit zur Prävention von einer Scheidenimbalanz und -infektion [1]. Im Vergleich zum

IUP sind OC bei Fluor vaginalis zu bevorzugen, da sie die normale Vaginalflora ebenso wie die Hormonspirale weniger stören [2, 7].

Merke: Prinzipiell sind bei Fluor durch mikrobiologische Abstriche infektiöse Ursachen auszuschließen. !

Literatur

[1] De Seta F et al. Effects of hormonal contraception on vaginal flora. Contraception 86 (2012) 526–529.
[2] Erol O et al. The impact of copper-containing and levonorgestrel-releasing intrauterine contraceptives on cervicovaginal cytology and microbiological flora: a prospective study. Eur J Contracept Reprod Health Care 19 (2014) 187–193.
[3] Eschenbach DA et al. Effects of oral contraceptive pill use on vaginal flora and vaginal epithelium. Contraception 62 (2000) 107–112.
[4] Lebedeva OP, Kaluskii PV. Anti-infectious defense of vagina during use of low-dose monophasic contraceptives. Zh Mikrobiol Epidemiol Immunobiol 1 (2007) 67–70.
[5] Lopez LM et al. Skin patch and vaginal ring versus combined oral contraceptives for contraception. Cochrane Database Syst Rev 23 (2008) CD003552.
[6] Nelson AL. The impact contraceptive methods on the onset of symptomatic vulvovaginal candidiasis within the menstrual cycle. Am J Obstet Gynecol 176 (1997) 1376–1380.
[7] Ocak S et al. Effects of intrauterine device and oral contraceptive on vaginal flora and epithelium. Saudi Med J 28 (2007) 727–731.
[8] Riggs M et al. Longitudinal association between hormonal contraceptives and bacterial vaginosis in women of reproductive age. Sex Transm Dis 34 (2007) 954–959.

70 Folsäuremangel

Definition: Als Folsäuremangel wird die unzureichende Versorgung des Organismus mit Folsäure bezeichnet. Der Folsäuremangel stellt sich bei unzureichender Zufuhr z. B. bei Mangel- und Fehlernährung, Alkoholkrankheit oder bei gesteigertem Bedarf in der Pubertät, Schwangerschaft, Stillzeit und bei Hyperthyreose, bei gestörter Resorption bei Zöliakie, Sprue, nach Jejunum- oder Magenteilresektion, Hemmung der Folsäurebiosynthese durch Antagonisten (Antiepileptika, Chemotherapeutika, Zytostatika) sowie Alkohol oder sekundär bei Cobalaminmangel ein. Unter den zahlreichen mannigfaltigen Folgen sind für die Gynäkologie und Geburtshilfe die Fertilitätsstörungen und die Fehlbildungen des Fetus in der Schwangerschaft von Interesse, die bei rechtzeitiger und vor allem ausreichender Substitution nahezu vollständig vermeidbar sind. Rauchen [1, 3, 4], Alkohol [1, 4] und Ernährungsgewohnheiten können mit einem niedrigeren Folsäurespiegel assoziiert sein [1].

OC-Anwendung: OC sind nicht kontraindiziert.

Alternativen: Vaginalring, transdermales kontrazeptives Pflaster, Depot-Gestagen, Gestagen-Monopille, Hormonspirale, IUP, Barriere-Methoden.

Einfluss auf die Grunderkrankung: Die Angaben zur Veränderung des Folatspiegels durch OC-Einnahme sind in der Literatur zum Teil widersprüchlich. Der Folsäurespiegel ist nicht nur von der EE-Dosis sondern auch vom Gestagen, besonders DRSP, abhängig. Eine signifikante Verminderung des Folsäurespiegels sowie des Folsäuregehaltes der roten Blutkörperchen wurde in einer Metaanalyse 2015 beschrieben [5]. Diese Verminderung des Folsäurespiegels kann allerdings durch die zusätzliche Applikation von Folsäure zum OC mit EE und DRSP ausgeglichen werden [6], wobei OC mit Folsäure bioäquivalent der getrennten OC- und Folsäure-Einnahme sind [8].

Die vorhandenen Daten gestatten nicht die Schlussfolgerung, dass die OC-Einnahme sich nachteilig auf den Folatspiegel von Adoleszentinnen [1] und fertilen Frauen [9] bemerkbar macht. Der Folatspiegel wurde durch die Einnahme von Mikropillen mit einer täglichen EE-Dosis von 20 µg nicht beeinflusst, erforderte keine Folsäurebestimmungen während der OC-Einnahme [7] und war im Vergleich zu Kontrollen, die in den letzten 12 Monaten keine OC mehr eingenommen hatten, nicht verändert [2]. Da die meisten Schwangerschaften in den ersten 3 Zyklen nach dem OC-Absetzen eintreten, wird in Holland im Interesse der Gesundheitserziehung und zur Vermeidung des Folsäuremangels zur Zeit der Konzeption und Frühschwangerschaft die OC-Verpackung mit dem Aufkleber versehen: „Kinderwunsch? Informiere Dich in Deiner Apotheke über Folsäure", eine Werbung, die in Deutschland nicht zulässig ist. In einigen Ländern sind OC mit einem Folatzusatz erhältlich.

Merke: Die OC-Einnahme wirkt sich nicht nachteilig auf den Folatspiegel aus, trotzdem sollten aber allen Frauen mit noch bestehendem Kinderwunsch zur Vermeidung von Ferrtilitätsstörungen und Fehlbildungen beim Feten mindestens zwei Monate vor der geplanten Konzeption und während der Schwangerschaft zur Auffüllung der Folat-Reserven Folsäurepräparate empfohlen werden.

Literatur

[1] Green TJ et al. Oral contraceptives did not affect biochemical folate indexes and homocysteine concentrations in adolescent females J Am Diet Assoc 98 (1998) 49–55.

[2] Lussana F et al. Blood levels of homocysteine, folate, vitamin B6 and B12 in women using oral contraceptives compared to non-users. Thromb Res 112 (2003) 37–41.

[3] Pfeiffer CM et al. Folate status and concentrations of serum folate forms in the US population: National Health and Nutrition Examination Survey 2011–2 Br J Nutr 113 (2015) 1965–1977.

[4] Pounis G et al. European Collaborative Group of the IMMIDIET Project. Folate intake and folate serum levels in men and women from two European populations: The IMMIDIET project. Nutrition 30 (2014) 822–830.

[5] Shere M et al. Association between Use of oral contraceptives and folate status: a systematic review and meta-analysis. J Obstet Gynaecol Can 37 (2015) 430–438.
[6] Shere M et al. The effectiveness of folate-fortified oral contraceptives in maintaining optimal folate levels to protect against neural tube defects: a systematic review. J Obstet Gynaecol 37 (2015) 527–533.
[7] Sütterlin MW et al. Serum folate and Vitamin B12 levels in women using modern oral contraceptives (OC) containing 20 microg ethinyl estradiol. Eur J Obstet Gynecol Reprod Biol 107 (2003) 57–61.
[8] Wiesinger H et al. Bioequivalence evaluation of a folate-supplemented oral contraceptive containing ethinylestradiol/drospirenone /levomefolate calcium versus ethinylestradiol/ drospirenone and levomefolate calcium alone. Clin Drug Investig 32 (2012) 673–684.
[9] Wilson SM et al. Oral contraceptive use: impact on folate, vitamin B_6, and vitamin B_{12} status. Nutr Rev 69 (2011) 572–583.

71 Galaktorrhö

Definition: Als Galaktorrhö werden der spontane Austritt von Milch oder milchartigen Sekreten aus der Mamillen bezeichnet. Dieser Abgang kann sein:
- physiologisch: gering während der Schwangerschaft sowie in den Stillpausen im Wochenbett oder
- pathologisch: nicht während der Laktationsperiode vor allem bei einer Hyperprolaktinämie, durch Stress und Medikamente (Antihypertonika, Neuroleptika, OC u. a.).

Deswegen müssen differentialdiagnostisch immer ein Prolaktinom sowie pathologische Mammabefunde ausgeschlossen werden.

OC-Anwendung: Mikropillen können verordnet werden.

Alternativen: Gestagen-Monopille, Depot-Gestagen, Hormonspirale, IUP, Barriere-Methoden.

Einfluss auf die Grunderkrankung: Hochdosierte OC wiesen ohne Prolaktinom ein Galaktorrhö-Risiko von RR 2,3 (CI 95 % 1,3–4,4) auf, wobei für die Dauer der OC-Einnahme ein zunehmender Trend bestand [2]. Tritt bei der niedriger dosierten OC-Anwendung eine Galaktorrhö auf, so sollte ein Prolaktinom ausgeschlossen und gegebenenfalls der OC-Auslassversuch unternommen werden, oder aber die sofortige Umstellung auf ein alternatives Kontrazeptivum erfolgen.

E_2V hat offensichtlich eine stärkere Wirkung auf die Prolaktin-Sekretion als EE [3]. Bei Anwendung von E_2- oder E_2V-haltigen OC kann die Umstellung auf eine Mikropille mit 20 µg EE versucht werden. Stellt sich die Galaktorrhö im einnahmefreien Intervall, der Pillenpause, ein, so ist die LZE zu empfehlen. Depot-MPA führte in 3,6 % zu einer Galaktorrhö [1].

Merke: Bei störender Galaktorrhö unter OC-Anwendung kann auf eine Gestagen-Monopille umgestellt werden.

Literatur

[1] Omar HA et al. Incidence of galactorrhea in young women using Depot-Medroxyprogesterone Acetate. Scientific World Journal 5 (2006) 538–541.
[2] Taler SJ et al. Case-control study of galactorrhea and its relationship to the use of oral contraceptives. Obstet Gynecol 65 (1985) 665–668.
[3] Wiegratz et al. Effekt of four different oral contraceptives on various sex hormones and serum-binding globulins. Contraception 67 (2003) 25–32.

72 Gastrektomie, Zustand nach

Definition: Als Gastrektomie (Magenexstirpation) wird die totale operative Magenentfernung bei malignen Erkrankungen unter Mitnahme der regionalen Lymphknoten und des Omentum majus bezeichnet. Je nach Sitz des Malignoms werden Teile der Nachbarorgane (Milz, Pankreas, Leber, Duodenum, Querkolon) mitentfernt, ehe anschließend die „Ersatzmagenbildung“ erfolgt.

OC-Anwendung: OC sind nicht kontraindiziert.

Alternativen: Vaginalring, transdermales kontrazeptives Pflaster, Depot-Gestagen, Hormonspirale, IUP, Barriere-Methoden.

Einfluss auf die Grunderkrankung: OC werden auch nach Anlegen eines Ersatzmagens ebenso wie MPA regulär absorbiert und resorbiert [1]. Allerdings kann die EE-Resorption in den ersten Wochen nach der Operation etwas eingeschränkt sein bis der Ersatzmagen weitestgehend die Funktion des Magens übernommen hat.

Merke: Nach Gastrektomie können OC verordnet werden.

Literatur

[1] Fornasiero A et al. MPA plasma levels after oral administration in gastrectomized cancer patients during chemotherapy. Chemioterapia 4 (1985) 256–259.

73 Gestationsdiabetes (Schwangerschaftsdiabetes), Zustand nach

Definition: Der Gestationsdiabetes (GDM) entsteht während der Schwangerschaft als Glukosetoleranzstörung. Meist kurz nach der Geburt ist der GDM nicht mehr nachweisbar. Es ist die häufigste schwangerschaftsassoziierte Erkrankung. Zu den Risikofaktoren zählen Übergewicht, Adipositas, Alter über 30 Jahre und die erbliche Vorbelastung für einen Diabetes mellitus. Die Diagnostik erfolgt mit einem oralen Glukosetoleranztest mit 75 g Glukose (Leitlinie der DGGG: Diagnostik und Therapie des Gestationsdiabetes (GDM)). Frauen, die zur Geburtenkontrolle OC einnahmen, hatten in einer nachfolgenden Schwangerschaft ein erhöhtes Risiko für einen GDM (OR 1,43; CI 95 % 1,32–1,55) [6].

OC-Anwendung: OC sind nicht kontraindiziert (WHO 1). Mikropillen mit einem antiandrogen wirksamen Gestagen (CMA, DNG, DRSP, NGM, NOMAC) sind bevorzugt anzuwenden.

Alternativen: Hormonspirale [3], Vaginalring, transdermales kontrazeptives Pflaster, Gestagen-Monopille [5], IUP, Barriere-Methoden.

Einfluss auf die Grunderkrankung: Die Entwicklung eines nicht insulinabhängigen Diabetes mellitus nimmt bei Frauen nach einem GDM durch OC-Einnahme nicht zu [4, 7]. Bei OC-Anwendung kann es in den ersten drei Monaten, der Anpassungsphase an das OC, nach einem GDM zu nicht signifikanten Alterationen im Kohlenhydratstoffwechsel kommen. Anlässlich einer kontrollierten Studie mit ehemaligen Gestationsdiabetikerinnen entwickelte sich ein Diabetes sowohl nach OC-Einnahme als auch bei den Kontrollen im gleichen Prozentsatz, wobei die Manifestation lediglich mit der Schwere der Glukosetoleranzstörung während der Schwangerschaft korrelierte [5]. Ein gesunder Lebensstil kann bei OC-Einnahme die Entwicklung der Langzeitrisiken für eine diabetische Stoffwechsellage verhindern [1]. Die Androgenität der Gestagene im OC, die vor einer Schwangerschaft eingenommen werden, können sich auf die Inzidenz eines GDM auswirken. Niedrige Androgenität reduziert das Risiko (OR 0,84; CI 95 % 0,58–1,22), mittlere erhöht es etwas (OR 1,43; CI 95 % 0,92–2,22) [2]. Depot-MPA ist mit einem zunehmenden Risiko für die Manifestation eines Diabetes mellitus bei Gestationsdiabetikerinnen mit erhöhtem Basisrisiko für einen Diabetes mellitus, bei Gewichtszunahme durch das Depot-Gestagen, erhöhten basalen Triglyzeridspiegeln und/oder während des Stillens assoziiert [9]. Depot-MPA führt zu einer stärkeren Gewichtszunahme bei Frauen mit ehemaligem GDM [8].

Merke: Nach einem Gestationsdiabetes sollten Mikropillen mit niedriger Androgenität (LNG) oder mit antiandrogener Wirkung (CMA, DNG, DRSP, NGM, NOMAC) verordnet werden.

Literatur

[1] Deleskog A, Hilding A, Östenson CG. Oral contraceptive use and abnormal glucose regulation in Swedish middle aged women. Diabetes Res Clin Pract 92 (2011) 288–292.

[2] Hedderson MM et al. Androgenicity of progestins in hormonal contraceptives and the risk of gestational diabetes mellitus. Diabetes Care 30 (2007) 1062–1068.
[3] Kiley JW et al. Postpartum glucose tolerance in women with gestational diabetes using levonorgestrel intrauterine contraception. Contraception. 91 (2015) 67–70.
[4] Kjos SL et al. Contraception and the risk of type 2 diabetes mellitus in Latina women with prior gestational diabetes mellitus. JAMA. 280 (1998) 533–538.
[5] Kjos SL et al. Effect of low-dose oral contraceptives on carbohydrate and lipid metabolism in women with recent gestational diabetes: results of a controlled, randomized, prospective study. Am J Obstet Gynecol 163 (1990) 1822–1827.
[6] Kramer BA, Kintzel J, Garikapaty V. Association between contraceptive use and gestational diabetes: Missouri Pregnancy Risk Assessment Monitoring System, 2007–2008. Prev Chronic Dis 2014 Jul 17, 11: E121.
[7] Skouby SO, Andersen O, Kuhl C. Oral contraceptives and insulin receptor binding in normal women and those with previous gestational diabetes. Am J Obstet Gynecol 155 (1986) 802–807.
[8] Xiang AH et al. A longitudinal study of lipids and blood pressure in relation to method of contraception in Latino women with prior gestational diabetes mellitus. Diabetes Care. 30 (2007) 1952–1958.
[9] Xiang AH et al. Long-acting injectable progestin contraception and risk of type 2 diabetes in Latino women with prior gestational diabetes mellitus. Diabetes Care 29 (2006) 613–617.

74 Gestationshypertonus (Schwangerschaftshypertonie, schwangerschaftsinduzierte Hypertonie), Zustand nach

Definition: Als Gestationshypertonus wird die neu einsetzende Hypertonie mit einem Blutdruck ≥ 140/90 mm Hg nach der 20. Schwangerschaftswoche bei vorher normotonen Schwangeren bezeichnet. Eine Gestationshypertonie entwickeln etwa 25 % aller Schwangeren, hauptsächlich Erstgebärende. Etwa 15 % der Gestationshypertonikerinnen haben nach der Schwangerschaft einen chronischen Hypertonus. Bei einem Hypertonus vor der 20. Schwangerschaftswoche handelt es sich um eine chronische Hypertonie.

OC-Anwendung: OC sind nicht kontraindiziert, wenn gegenwärtig der Blutdruck messbar ist und im Normbereich liegt (WHO 2).

Alternativen: Transdermales kontrazeptives Pflaster (WHO 2), Vaginalring (WHO 2), Gestagen-Monopille (WHO 1), Depot-Gestagen (WHO 1), Hormonspirale (WHO 1), IUP (WHO 1).

Einfluss auf die Grunderkrankung: Frauen mit einem Gestationshypertonus in der Anamnese haben bei OC-Einnahme ein erhöhtes Risiko für einen Myokardinfarkt oder venöse Thrombembolien [1–6]. Das absolute Risiko für einen akuten Myokardinfarkt ist allerdings als sehr gering einzuschätzen [1, 2, 4]. Der Blutdruck sollte bei OC-Anwendung regelmäßig kontrolliert werden. Durch OC-Anwendung ist das Risiko für einen Gestationshypertonus geringer, während das Präeklampsierisiko nach einer OC-Anwendung über 8 Jahre erhöht ist [7].

Merke: Ein Gestationshypertonus stellt keine Kontraindikation für die OC-Anwendung dar, wenn aktuell ein normaler Blutdruck vorliegt. Reglmäßige Blutdruckkontrollen unter der OC-Anwendung sind allerdings nach einem Gestationshypertonus zu empfehlen.

Literatur

[1] Aberg H, Karlsson L, Melander S. Studies on toxaemia of pregnancy with special reference to blood pressure. II. Results after 6–11 years follow-up. Ubsala J Med Sci 83 (1978) 97–102.
[2] Carmichael SM, Taylor MM, Ayers CR. Oral contraceptives, hypertension, and toxaemia. Obstet Gynecol 35 (1970) 371–376.
[3] Meinel H, Ihle R, Laschinski M. [Effect of hormonal contraceptives on blood pressure following pregnancy-induced hypertension] Zentralbl Gynäkol 109 (1987) 527–531.
[4] Pritchard JA, Pritchard SA. Blood pressure response to estrogen-progestin oral contraceptive after pregnancy-induced hypertension. Am J Obstet Gynecol 129 (1977) 733–739.
[5] Sibai BM, Taslimi MM, el-Nazeer A. Maternal-perinatal outcome associated with the syndrome of hemolysis, elevated liver enzymes, and low platelets in severe preeclampsia-eclampsia. Obstet Gynecol 155 (1986) 501–509.
[6] Sibai BM et al. Pregnancies complicated by HELLP syndrome (hemolysis, elevated liver enzymes, and low platelets): subsequent pregnancy outcome and long-term prognosis. Am J Obstet Gynecol 173 (1995) 125–129.
[7] Thadhani R et al. A prospective study of pregravid oral contraceptive use and risk of hypertensive disorders of pregnancy. Contraception 60 (1999) 145–150.

75 Gicht (Urikopathie)

Definition: Als Gicht wird eine in akuten Schüben oder primär chronisch verlaufenden Purin-Stoffwechselstörungen bezeichnet, die durch das Ausscheiden von Harnsäuresalzen besonders in Gelenken (Arthritis urica) oder deren Umgebung charakterisiert ist. Bei der primären Gicht handelt es sich um eine renale Ausscheidungsstörung als Zeichen einer Enzymopathie. Frauen sind seltener betroffen. Exogene Faktoren haben eine manifestationsfördernde oder anfallauslösende Wirkung (z. B. purinreiche Nahrung, Alkoholgenuss, Unterkühlung).

OC-Anwendung: OC sind nicht kontraindiziert. Besteht eine Nephropathie bei einer primären genetisch bedingten Gicht, so sind OC kontraindiziert [3].

Alternativen: Transdermale kontrazeptive Pflaster, Vaginalring, Gestagen-Monopille, Depot-Gestagen, Hormonspirale, IUP, Barriere-Methoden.

Einfluss auf die Grunderkrankung: OC haben keinen Einfluss auf die Grunderkrankung, allerdings waren bei OC-Anwendung die Harnsäurespiegel signifikant niedriger als bei Frauen gleichen Alters ohne OC-Einnahme [2]. Exogen zugeführte natürliche Estrogene und Gestagene senkten den Harnsäurespiegel leicht [1].

Merke: Bei hyperurikämischer Nephropathie sind OC kontraindiziert.

Literatur

[1] Gotfredsen A, Christiansen C, Transbøl I. Effect of natural oestrogen/gestagen therapy on uric acid metabolism in post-menopausal women. Maturitas 5 (1963) 9–15.

[2] Gresser U, Gathof B, Zöllner N. Uric acid levels in southern Germany in 1989. A comparison with studies from 1962, 1971, and 1984. Klin Wochenschr 68 (1990) 1222–1228.

[3] Simmonds HA et al. Familial juvenile hyperuricaemic nephropathy is not such a rare genetic metabolic purine disease in Britain. Nucleosides Nucleotides Nucleic Acids 25 (2006) 1071–1075.

76 Gingivitis

Definition: Gingivitis ist die akute oder chronische Entzündung der Gingiva, meist bedingt durch Bakterien oder durch mechanische oder thermische Verletzungen (akute Form). Unbehandelt ist der Übergang in eine nekrotisierende oder ulzeröse (chronische) Gingivitis möglich.

OC-Anwendung: OC sind nicht kontraindiziert. Bei rezidivierenden Gingitividen sind alternative, nicht oral anwendbare Kontrazeptiva zu verordnen.

Alternativen: Vaginalring, transdermales kontrazeptives Pflaster, Depot-Gestagen, Hormonspirale, IUP, Barriere-Methoden.

Einfluss auf die Grunderkrankung: In der Royal College of General Practitioners' Oral Contraception Study wurde ebenso wie in der Walnut Creek Contraceptive Drug Study kein statistisch signifikanter Unterschiede zwischen OC-Anwenderinnen und Nichtanwenderinnen für die Gingiva gefunden. OC können in die entzündlich induzierte Gingivitis involviert sein [1]. In Fall-Kontroll-Studien wurde ein erhöhtes Risiko für Gingiva-Erkrankungen einschließlich der Gingivitis bei OC-Einnahme festgestellt [4, 6], die von der Dauer der OC-Anwendung abhängig war [2]. In einer experimentellen Untersuchung konnte an der Ginigiva keine erhöhte Entzündungsrate bei OC-Anwendung nachgewiesen werden [5]. OC beugen der zyklusabhängigen Stomatitis aphtosa vor und sollten deshalb als LZE angewendet werden [3].

Merke: Bei OC-Einnahme besteht ein gering erhöhtes Risiko für eine Gingivitis.

Literatur

[1] Heasman PA, Hughes FJ. Drugs, medications and periodontal disease. Br Dent J 217 (2014) 411–419.

[2] Krejci CB, Bissada NF. Women's health issues and their relationship to periodontitis. J Am Dent Assoc 133 (2002) 323–329.

[3] McCarten BE, Sullivan A. The association of menstrual cycle, pregnancy, and menopause with recurrent oral aphthous stomatitis: a review and critique. Obstet Gynecol 80 (1992) 455–458.

[4] Preshaw PM. Oral contraceptives and the periodontium. Periodontol 2000 61 (2013) 125–159.

[5] Preshaw PM, Knutsen MA, Mariotti A. Experimental gingivitis in women using oral contraceptives. J Dent Res 80 (2001) 2011–2015.

[6] Taichmann LS, Eklund SA. Oral contraceptives and periodontal diseases: rethinking the association based upon analysis of National Health and Nutrition Examination Survey data. J Periodontol 76 (2005) 1374–1385.

77 Glaukom (grüner Star)

Definition: Glaukom ist eine Sammelbezeichnung für verschiedene Erkrankungen des Auges, die mit einer vergrößerten Excavatio papillae nervi optici, meist einer Erhöhung des Augeninnendruckes einhergehen, den Sehnerv schädigen und auf Dauer das Sehvermögen beeinträchtigen. Verschiedene Formen werden unterschieden: primäres Glaukom (häufigste Form) mit offenem oder verschlossenem Kammerwinkel, sekundäres Glaukom (nach Unfall, Medikamenten, Operationen), kongenitales Glaukom.

OC-Anwendung: OC sind nicht kontraindiziert, sollten jedoch eher zurückhaltend beim Neuauftreten von Augenerkrankungen verordnet werden.

Alternativen: Vaginalring, transdermales kontrazeptives Pflaster, Hormonspirale, Gestagen-Monopille, Depot-Gestagen, IUP, Barriere Methoden.

Einfluss auf die Grunderkrankung: Inwieweit ein OC zu einer Augeninnendruckerhöhung führen kann ist unklar. Gelegentlich wurde über Druckerhöhungen berichtet, aber auch über gestagenbedingte Druckverminderungen [2]. In der Royal College of General Practitioners' Oral Contraception Study und der Oxford-Family Planning Association Contraceptive Study konnte keine Zunahme des Glaukom-Risikos durch die OC-Einnahme nachgewiesen werden [3]. In der Nurses' Health Study bestand für die ehemalige OC-Anwendung kein erhöhtes Glaukom-Risiko, allerdings fand sich bei einer OC-Anwendung ≥5 Jahre mit linearem Trend eine Glaukom-Risikoerhöhung um 25 % [1].

Das Glaukom ist von anderen Augenerkrankungen differentialdiagnostisch abzugrenzen, da vaskulär bedingte Augenerkrankungen unter OC, insbesondere bei weiteren Risikofaktoren, gehäuft auftreten können [4].

> **Merke:** Beim Glaukom sollte die OC-Verordnung immer nur in Absprache mit dem Ophthalmologen erfolgen.

Literatur

[1] Pasquale LR, Kang JH. Female reproductive factors and primary open-angle glaucoma in the Nurses' Health Study. Eye (Lond) 25 (2011) 633–641.

[2] Rochels R, Nover A. Nebenwirkungen oraler Kontrazeptiva am Auge. Geburtsh und Frauenheilk 40 (1980) 713–715.

[3] Vessey MP et al. Oral contraception and eye disease: findings in two large cohort studies. Br J Ophthalmol 83 (1998) 538–542.

[4] Villatte-Cathelineau B. The eye and hormones: vascular disorders associated with combined oral contraceptives and pregnancy. Contracept Fertil Sex (Paris) 13 (1985) 147–152.

78 Guillain-Barré-Syndrom

Definition: Beim Guillain-Barré-Syndrom besteht eine idiopathische entzündliche Polyradikuloneuropathie mit unklarer Ätiologie, die wahrscheinlich durch Viren, Bakterien oder Störungen im Immunsystem ausgelöst wird und sowohl akut als auch chronisch verlaufen kann.

OC-Anwendung: OC sind in Abhängigkeit von den Begleiterkrankungen nicht kontraindiziert.

Alternativen: Vaginalring, transdermales kontrazeptives Pflaster, Hormonspirale, Barriere-Methoden.

Einfluss auf die Grunderkrankung: OC schützen vor dem Auftreten des Guillain-Barré-Syndroms [2]. In einer Fall-Kontroll-Studie über den Einfluss von Medikamenten auf die Entstehung des Guillain-Barré-Syndroms stellte sich heraus, dass Frauen mit Guillain-Barré-Syndrom signifikant seltener OC einnahmen (OR 0,3) [3]. Daraus wurde die Hypothese abgeleitet, dass OC protektiv wirken. Bei einem induzierten Pseudotumor cerebri durch multifaktorielle Störungen, u. a. mit einem Zoster, mit einer Harnwegsinfektion, Nephritis, duralen venösen Thrombose assoziiert mit einer Otitis media und OC-Einnahme bei Guillain-Barré-Syndrom [1], waren die OC nicht wegen des Guillain-Barré-Syndrom sondern wegen der Thrombose bei Pseudotumor cerebri abzusetzen.

> **Merke:** Beim Guillain-Barré-Syndrom können OC verordnet werden.

Literatur

[1] Per H et al. Clinical spectrum of the pseudotumor cerebri in children: etiological, clinical features, treatment and prognosis. Brain Dev 35 (2013) 561–568.

[2] Schuurs AHWM et al. Immunologic effectts of estogens, progestins, and destrogen-progestin combinations. In: Goldzieher W, Fotherby K, eds. Pharmacology of the Contraceptive Steroids. New York: Raven Press, 1994, 379–39.
[3] Stricker BH et al. A case-control study of drugs and other determinants as potential causes of Guillain-Barré syndrome. J Clin Epidemiol 47 (1994) 1203–1210.

79 Hepatitis acuta et chronica

Definition: Die akute Hepatitis ist die diffuse Entzündung des Leberparenchyms, die durch Viren (A, B, C, D, E, G), systemische Infektionskrankheiten, Medikamente, Toxine oder im Rahmen anderer Lebererkrankungen ausgelöst wird und zu einer Beeinträchtigung der normalen Leberfunktion führt. Bei einer chronischen Hepatitis besteht die Entzündung ohne Besserung länger als 6 Monate.

OC-Anwendung: Hepatitis acuta: OC sind während der akuten Phase relativ kontraindiziert (Beginn: WHO 3/4, Fortsetzung: WHO 2). OC (Mikropillen) können unter Kontrolle der Leberfunktionswerte bei Zustand nach Hepatitis verordnet werden. Bleiben die Leberfunktionswerte im Normbereich, so besteht keine Kontraindikation mehr. OC sind solange relativ kontraindiziert, solange eine Cholestase besteht und die Leberfunktionswerte nicht zur Norm zurückgekehrt sind. Bei einer chronischen Virus-Hepatitis oder bei Carriern einer Virushepatitis bestehen keine Kontraindikationen für OC (WHO 1). Alle Formen der hormonalen Kontrazeption können Anwendung finden [4].

Alternativen: Transdermales kontrazeptives Pflaster und Vaginalring WHO Kategorien wie bei OC; Gestagen-Monopille, Depot-Gestagen, Hormonspirale und IUP für Hepatitis acuta et chronica sowie Carrier (WHO 1), Barriere-Methoden.

Einfluss auf die Grunderkrankung: In der Royal College of General Practitioners' Oral Contraception Study ließ sich keine Assoziation zur OC-Einnahme und einer infektiösen Hepatitis aufzeigen, während im Boston Collaborative Drug Surveillance-Program ein höheres Risiko für die akute Hepatitis unter OC-Anwendung nachgewiesen werden konnte. Mit der Walnut Creek Contraceptive Drug Study und der Oxford-Family Planning Association Contraceptive Study wurde nicht über eine Zunahme der Hepatitis berichtet.

Wird die OC-Einnahme 2 Wochen nach der Normalisierung der Leberfunktionswerte begonnen, so wird kein Schaden an der Leber ausgelöst. Der Verlauf einer akuten Hepatitis während der OC-Anwendung ist nicht schwerer, allerdings ist die Hospitalisierung häufiger erforderlich. Die OC haben keinen Einfluss auf die Progression der Leberfibrose nach chronischer Hepatitis C Infektion [2] und das Risiko einer Leberdysfunktion nach Hepatitis B [4]. Die Hepatitis E kann unter OC fulminant verlaufen [6].

Die antivirale Therapie bei chronischer Hepatitis sowie bei Carriern kann bei der gleichzeitigen OC-Einnahme zu Veränderungen der Pharmakokinetik von EE und dem jeweils angewendeten Gestagen führen. Feldaprevir verlängert die Halbwertszeit von EE und LNG bei gleichzeitig niedriger Clearence beider Steroidhormone [7]. Die Beeinflussung der OC durch Boceprevir ist gering und damit ist es unwahrscheinlich, dass dadurch die kontrazeptive Sicherheit beeinflusst wird [5]. Daclastavir übt bei der gleichzeitigen OC-Anwendung keinen klinisch relevanten Effekt auf EE und den Haupmetaboliten von Norgestimat (Norelgestromin und Norgestrel) aus [1]. Dagegen verändert Teleprevir die Pharmakokinetik von EE durch eine Reduktion der Aufnahme um 26–33 % so stark, dass während der Teleprevir-Therapie eine nichthormonale Form der Kontrazeption empfohlen wird [3].

Merke: OC sind nach einer Hepatitis solange relativ kontraindiziert, solange die Leberfunktionswerte nicht zur Norm zurückgekehrt sind. Bei einem Zustand nach Hepatitis sind bei OC-Einnahme die Leberfunktionswerte regelmäßig zu kontrollieren (3 Monate, 6 Monate, danach weiter alle 6 Monate).

Literatur

[1] Bifano M et al. Effect of the coadministration of daclatasvir on the pharmacokinetics of a combined oral contraceptive containing ethinyl estradiol and norgestimate. Antivir Ther 19 (2014) 511–519.

[2] Di Martino V et al. Progression of liver fibrosis in women infected with hepatitis C: long-term benefit of estrogen exposure. Hepatology 4 (2005) 939–940.

[3] Garg V et al. The pharmacokinetic interaction between an oral contraceptive containing ethinyl estradiol and norethindrone and the HCV protease inhibitor telaprevir. J Clin Pharmacol 52 (2012) 1574–1583.

[4] Kapp N, Tilley IB, Curtis KM. The effects of hormonal contraceptive use among women with viral hepatitis or cirrhosis of the liver: a systematic review. Contraception 80 (2009) 381–386.

[5] Lin WH et al. Pharmacokinetic and pharmacodynamic interactions between the hepatitis C virus protease inhibitor, boceprevir, and the oral contraceptive ethinyl estradiol/ norethindrone. Eur J Clin Pharmacol 70 (2014) 1107–1113.

[6] Mateos Lindemann ML et al. Fulminant hepatitis E in a woman taking oral contraceptive medication. Am J Trop Med Hyg 82 (2010) 12–15.

[7] Sabo JP et al. Effect of the hepatitis C virus protease inhibitor faldaprevir on the pharmacokinetics of an oral contraceptive containing ethinylestradiol and levonorgestrel in healthy female volunteers. Antimicrob Agents Chemother 59 (2015) 514–519.

80 Hermansky-Pudlak-Syndrom

Definition: Das Hermansky-Pudlak-Syndrom (HPS) [4] gehört mit seinen 9 bekannten auf unterschiedlichen Genen lokalisierten Subtypen [8] zu den seltenen, sporadisch auftretenden, autosomal rezessiv erblichen Erkrankungen. Das HPS ist mit einem okolokutanen Albinismus (mit Nystagmus, Strabismus, Gesichtsfeldeinschränkung), einer hämorrhagischen Diathese, einschließlich Menorrhagie [3, 7], mit einer verzögerten Thrombozytenaggregation aufgrund einer Ablagerung von Ceroid in den Serotoningranula (δ-Granula) der Thrombozyten, in den Lysosomen, den Melanozyten sowie dem späteren Auftreten einer restriktiven Ventilationsstörung (interstitielle Lungenfibrose) oder Kardiomyopathie assoziiert. Die Subtypen HPS-1, HPS-2, und HPS-4 sind prädisponiert für die interstitielle Lungenfibrose [8]. Bei einem HPS kann sich eine granulomatöse Colitis entwickeln [8].

Die Prävalenz bewegt sich weltweit zwischen 1/500.000 bis 1/1.000.000, aber 1/1.800 für HPS 1 in Puerto Rico.

OC-Anwendung: OC sind nicht kontraindiziert. Bei Thrombozytopenie und Menorrhagie sind OC kontinuierlich in hoher Dosis indiziert [1]. Mikropillen mit EV oder EE und einem Gestagen sind als LZ (84/7 Tage) oder als LZE zu empfehlen.

Alternativen: Hormonspirale, Gestagene (besonders NETA).

Einfluss auf die Grunderkrankung: In der Literatur gibt es keine Mitteilungen zur OC-Anwendung bei einem HPS. Generell gilt, dass bei der Diagnose einer Thrombozytopenie und Menorrhagie die kontinuierliche OC-Einnahme oder die Gestagenmedikation indiziert sind [1]. NETA und Antifibrinolytika sind hilfreiche Optionen zur Behandlung der extensiven Menorrhagie und beide wirken sich nicht nachteilig auf die Grunderkrankung bei einem HPS aus [7].

Werden OC vor einer Schwangerschaft eingenommen, so führen sie bei den später geborenen Kindern nicht zu einer Störung der Atmung [2]. Daraus resultiert, dass Mütter mit den Subtypen HPS-1, HPS-2 und HPS-4, die prädisponiert für die interstitielle Lungenfibrose sind [8], OC zur Kontrazeption anwenden können. OC sind bei diffusen interstitiellen Lungenerkrankungen nicht kontraindiziert, sie können verordnet werden [6].

Mit der Hormonspirale konnte eine therapieresistente Menorrhagie bei einem HPS erfolgreich behandelt werden. Die Hormonspirale wurde gut toleriert, war effektiv und führte zur Verbesserung der Lebensqualität [5].

Merke: OC sind bei einem HPS nicht nur zur Kontrazeption, sondern vor allem aufgrund der verzögerten Thrombozytenaggregation mit zur Therapie der Menorrhagie indiziert. !

Literatur

[1] Bates JS, Buie LW, Woodis CB. Management of menorrhagia associated with chemotherapy-induced thrombocytopenia in women with hematologic malignancy. Pharmacotherapy 31 (2011) 1092–1110.

[2] Hancock DB et al. Oral contraceptive pill use before pregnancy and respiratory outcomes in early childhood. Pediatr Allergy Immunol 22 (2011) 528–536.
[3] Harrison C et al. Hermansky-Pudlak syndrome: infrequent bleeding and first report of Turkish and Pakistani kindreds. Arch Dis Child 86 (2002) 297–301.
[4] Hermansky F, Pudlak P. Albinism associated with hemorrhagic diathesis and unusual pigmented reticular cells in the bone marrow. Blood 14 (1959) 162–169.
[5] Kingman CE et al. The use of levonorgestrel-releasing intrauterine system for treatment of menorrhagia in women with inherited bleeding disorders. BJOG 111 (2004) 1425–1428.
[6] Lara B et al. Contraception, pregnancy and rare respiratory diseases. Arch Bronconeumol 48 (2012) 372–378.
[7] Lohse J et al. Therapy refractory menorrhagia as first manifestation of Hermansky-Pudlak syndrome. Haemostaseologie 31 (2011) Suppl 1: 61–63.
[8] Seward SL Jr, Gahl WA. Hermansky-Pudlak syndrome: health care throughout life. Pediatrics 132 (2013) 153–160.

81 Herpes gestationis (Pemphigoid gestationis)

Definition: Der Herpes gestationis (HG) ist eine seltene, nicht virale Dermatose, die in der Schwangerschaft und noch seltener im Wochenbett auftritt und als Autoimmunkrankheit mit Antikörperbildung einhergeht. Die Prävalenz schwankt zwischen 2 bis 33/100.000 Schwangerschaften.

OC-Anwendung: OC sind relativ kontraindiziert, bei rezidivierenden HG absolut kontraindiziert. Niedrig dosierte Mikropillen (EE 20 µg), die ein Gestagen mit kurzer Halbwertszeit (DNG) enthalten, sollten verordnet werden.

Alternativen: IUP, Barriere-Methoden.

Einfluss auf die Grunderkrankung: Als Risikofaktor gilt ein in der Schwangerschaft überstandener HG. Es hat den Anschein, dass der sich mit der OC-Einnahme assoziierte HG eher nach höheren Estrogen- und Gestagendosen entwickelt. Die OC-Anwendung sollte frühestens 3 Monate nach überstandenem HG begonnen werden. In den großen Kohortenstudien (Royal College of General Practitioners' Oral Contraception Study, Oxford-Family Planning Association Study, The Walnut Creek Contraceptive Drug Study) wurde nicht über einen OC-induzierten HG berichtet. In den meisten Kasuistiken wurde betont, dass sich der HG bereits nach der ersten hochdosierten OC-Einnahme (Mestranol und Ethyndioldiacetat) [4] entwickelte und nach dem Absetzen derselben schnell wieder abklang [1, 4]. Die Exazerbationsrate nach OC Einnahme wurde für den HG mit 10–50 % angegeben [2, 6]. Niedriger dosierte OC wurden nach behandeltem HG ohne Exazerbation vertragen [5]. OC könnten bei einigen Zuständen nach HG eine gewisse Triggerfunktion ausüben [7]. Nach Gestagenen (Norethisteron) wurden ebenfalls Rezidive von HG beschrieben [3].

! **Merke:** Ein Herpes gestationis in vorausgegangenen Schwangerschaften ist eine Kontraindikation für die OC-Anwendung.

Literatur

[1] Holmes RC et al. Clues to the aetiology and pathogenesis of herpes gestationis. Br J Dermatol 109 (1983) 131–139.
[2] Jenkins RE, Hern S, Black MM. Clinical features and management of 87 patients with pemphigoid gestationis. Clin Exp Dermatol 24 (1999) 255–259.
[3] Lynch F W, Albrecht R J. Hormonal Factors in Herpes Gestationis. Arclis Derm 93 (1966) 446.
[4] Morgan JK. Herpes gestationis influenced by an oral contraceptive. Br J Dermatol 80 (1968) 456–458.
[5] Shornick JK et al. Herpes gestationis: clinical and histologic features of twenty-eight cases. J Am Acad Dermatol 8 (1983) 214–224.
[6] Shornick JK, Stastny P, Gilliam JN. High frequency of histocompatability antigens HLA DR3 and DR4 in herpes gestationis. J Clin Invest 68 (1981) 553–555.
[7] Valikhani M et al. Pemphigus and associated environmental factors: a case-control study. Clin Exp Dermatol 32 (2007) 256–260.

82 Herpes simplex (Herpes labialis et genitalis)

Definition: Der Herpes simplex ist eine durch Herpes-simplex-Viren hervorgerufene fakultativ neurotrope Virusinfektion, die mit Hautläsionen einhergeht. Zwei Virustypen werden unterschieden: Herpes simplex-Virus 1 (HSV-1) und Herpes simplex-Virus 2 (HSV-2). Klinisch wird zwischen dem Herpes labialis und Herpes genitalis differenziert. Sehr selten ist eine generalisierte HSV-Sepsis. Das Virus verbleibt im Ruhezustand und führt zu einer persistierendem Infektion im Organismus. Die Übertragung erfolgt meist durch Sexualkontakt. Jede Menstruation (Herpes menstrualis), wie auch Sonnenbrand, Fieber oder Trauer kann den Virus reaktivieren. Die Infektion wird durch eine Therapie nicht komplett beendet. Zur symptomatischen Therapie stehen mehrere Virusstatika zur Verfügung. Etwa 40 % der Bevölkerung haben einmal im Leben einen Herpes labialis. Etwa 10–20 %, vor allem jüngere Erwachsene, berichteten über Rezidive.

OC-Anwendung: Die OC-Anwendung ist nicht kontraindiziert und wird als LZE empfohlen.

Alternativen: Transdermales kontrazeptives Pflaster, Vaginalring, Hormonspirale, IUP, Barriere-Methoden.

Einfluss auf die Grunderkrankung: OC hatten keinen relevanten Einfluss auf die Grunderkrankung, obwohl in älteren Arbeiten OC als Risikofaktor für HSV2-Infektionen galten [2]. Wird die Herpes simplex Infektion durch die Menstruation oder bei OC-Einnahme durch die Abbruchblutung ausgelöst, so ist die LZE zu empfehlen. Die Gestagene MPA und LNG können bei HSV2-Infektionen die Rezidivrate erhöhen [1, 3, 4].

Merke: Beim rezidivierenden Herpes simplex (Herpes labialis et genitalis) ist die OC-Anwendung als LZE zu empfehlen.

Literatur

[1] Baeten JM, Heffron R. Contraception and sexually transmitted infections: risks and benefits, hypotheses and evidence. Lancet Glob Health 3 (2015) 30–31.
[2] Cherpes TL et al. Genital tract shedding of herpes simplex virus type 2 in women: effects of hormonal contraception, bacterial vaginosis, and vaginal group B Streptococcus colonization. Clin Infect Dis 40 (2005) 1422–1428.
[3] Grabowski MK et al. Use of injectable hormonal contraception and womens risk of herpes simplex virus type 2 acquisition: a prospective study of couples in Rekai Uganda. Lancet Glob Health 3 (2015) 78–86.
[4] Quispe Calla NE et al. Medroxyprogesterone acetate and levonorgestrel increase genital mucosal permeability and enhance susceptibility to genital herpes simplex virus type 2 infection. Mucosal Immunol 23 (2016).

83 Herzklappenfehler, angeborene (Herzklappenvitien, Klappenvitien, Dysfunktion der Herzklappen)

Definition: Herzklappenfehler sind sehr heterogen. Es kann sich dabei entweder um eine Herzklappeninsuffizienz mit Schlussunfähigkeit der Herzklappen mit konsekutivem Rückfluss des Blutes oder um eine Herzklappenstenose mit Verengung der Herzklappen mit konsekutiver Behinderung des Blutflusses oder die Kombination von Insuffizienz und Stenose handeln. Die Graduierung erfolgt durch Echokardiographie und Herzkatheterismus.

OC-Anwendung: OC können bei unkomplizierten kompensierten Herzklappenfehlern verordnet werden (WHO 2), sind aber bei Komplikationen (pulmonaler Hypertonie, Risiko der Vorhof-Fibrillation, anamnestisch subakute bakterielle Endokarditis) absolut kontraindiziert (WHO 4)

Alternativen: Unkomplizierte Herzfehler: Vaginalring (WHO 2), transdermales kontrazeptives Pflaster (WHO 2); Komplizierte Herzfehler: Vaginalring (WHO 4), transdermales kontrazeptives Pflaster (WHO 4); Unkomplizierte und komplizierte Herzfehler: Gestagen-Monopille (WHO1), Depot-Gestagen (WHO 1); Unkomplizierte Herzfehler und komplizierte Herzfehler: Hormonspirale und IUP (Insertion unter Antibiotikaschutz: WHO 2), Barriere-Methoden.

Einfluss auf die Grunderkrankung: OC wurden von Frauen mit angeborenen Herzfehlern zur Kontrazeption mit am meisten angewendet [4], bis zu ≥ 30 % [3, 5], obwohl diese zum Teil bei den Herzfehlern kontraindiziert [7] oder einer höheren WHO-Risiko-Gruppe zuzuordnen waren [2]. Die meisten Frauen mit angeborenen Herzfehlern können gefahrlos Mikropillen einnehmen, sollten aber immer OC mit einer niedrigen EE- oder EV-Dosis verordnet bekommen [6]. OC sollten prinzipiell vermieden werden, wenn das Risiko für eine Thromboembolie besteht [6]. Bei einem Herzklappenfehler, der durch eine pulmonale Hypertonie, das Risiko der Vorhof-Fibrillation oder durch eine anamnestisch bekannte subakute bakterielle Endokarditis kompliziert wird, können gefahrlos Gestagene alleine (WHO 1) oder ein IUP (WHO 2) angewendet werden. OC sind dann absolut kontraindiziert (WHO 4) [1].

Merke: Bei Frauen mit angeborenen Herzklappenfehlern ist vor der OC-Verordnung unbedingt die Kooperation mit dem Kardiologen erforderlich. 

Literatur

[1] Bacopoulou F, Greydanus DE, Chrousos GP. Contraception in chronically ill adolescents. Eur J Contr Reprod Health Care 15 (2010) 389–404.

[2] Hinze A et al. Reproductive and contraceptive counseling received by adult women with congenital heart disease: a risk-based analysis. Congenit Heart Dis 8 (2013) 20–31.

[3] Koerten MA et al. Evaluation of contraceptive methods in women with congenital heart disease in Germany, Hungary and Japan. Int J Cardiol 206 (2016) 13–18.

[4] Ladouceur M et al. [Contraception and congenital heart disease]. [Article in French] Rev Prat 63 (2013) 377–379.

[5] Pijuan-Domènech A et al. Usefulness of progesterone-only components for contraception in patients with congenital heart disease. Am J Cardiol 112 (2013) 590–593.

[6] Seifert-Klauss V et al. Kontrazeption bei Patientinnen mit angeborenen Herzfehlern. Z Kardiol 89 (2000) 606–611.

[7] Vigl M et al. Contraception in women with congenital heart disease. Am J Cardiol 106 (2010) 1317–1321.

84 Herzschrittmacher (Pacemaker)

Definition: Der Herzschrittmacher (HSM) besteht aus einer Batterie, der Elektronik zur Steuerung und einer Elektrode, über die die myokardiale Elektrostimulation erfolgt. HSM können transkutan/subkutan, über den Ösophagus, über Venen intrakardial und epikardial platziert werden. Meist werden sie bei älteren oder alten Menschen erforderlich und sind nur relativ selten im fertilen Alter indiziert. Die Herzschrittmacher-Implantation geht häufig mit Vorhofflimmern einher, dass dann eine Kardioversion erfordert [3]. Die Inzidenz von venösen Trombosen liegt nach Implantation von HSMn < 2 % [1].

OC-Anwendung: OC sind generell nicht kontraindiziert (WHO 2) [6], sollten aber nach intravenöser HSM-Implantation erst nach anamnestischem Ausschluss einer

Thrombose und weiterer Risikofaktoren verordnet werden. Bei Vorhofflimmern sind OC kontraindiziert (WHO 4) [5, 6].

Alternativen: Transdermales kontrazeptives Pflaster (WHO 2), Vaginalring (WHO 2), Gestagen-Monopille (WHO 1), Hormonspirale (WHO 1), IUP, Barriere-Methoden.

Einfluss auf die Grunderkrankung: Bei Arrythmien, vorausgesetzt es besteht kein Vorhofflimmern bzw. -flattern, können OC verordnet werden [5, 6]. Die OC-Einnahme führte bei einem über die rechte Vena subclavia inserierten Pacemaker zu einer Thrombose der rechten oberen Extremität, die sich nach dem Absetzen des OC und Heparintherapie schnell zurückbildete. Es wurde daraus geschlussfolgert, dass nach venöser HSM-Insertion OC kontraindiziert sind [2]. Dieser Aussage wurde widersprochen, da nicht über ausreichend genug Zahlen berichtet wurde [4]. Wir gehen mit Rao [4] konform, dass anhand einer Kasuistik diese Schlussfolgerung zu weit geht. Es sollte vielmehr vor der venösen HSM-Insertion über eine exakte Anamnese das Thromboserisiko evaluiert werden.

! **Merke:** Vor der OC-Verordnung sollte bei HSM das Thromboserisiko genau evaluiert werden.

Literatur

[1] Chamorroo H, Rao G, Wholey MH. Superior vena cava syndrome: a complication of transvenous pacemaker implantation. Radiology 126 (1978) 377–378.

[2] Halub MF, Robie G, Deere LF. Thrombosis due to permanent pacemaker and oral contraceptives. Am J Obstet Gynecol 153 (1985) 571–572.

[3] Israel CW et al. Empfehlungen zur externen Kardioversion bei Patienten mit Herzschrittmacher oder implantiertem Kardioverter/Defibrillator. Kardiologe 5 (2011) 257–263.

[4] Rao G. Venous thrombosis in patients with cardiac pacemakers and oral contraceptive use. Am J Obstet Gynecol. 157 (1987) 516–517.

[5] Silversides CK, Sermer M, Siu SC. Choosing the best contraceptive method for the adult with congenital heart disease. Curr Cardiol Rep 11 (2009) 298–305.

[6] Thorne S, MacGregor A, Nelson-Piercy C. General cardiology. Risks of contraception and pregnancy in heart disease. Heart 92 (2006) 1520–1525.

85 Herztransplantation, Zustand nach

Definition: Nach einer Herztransplantation normalisiert sich die Herzleistung innerhalb der ersten 3–6 Monate post operationem bei gleichzeitiger Therapie mit Immunsuppressiva ebenso wie der vorher gestörte Menstruationszyklus. Die Fertilitätschancen verbessern sich. Schwangerschaften sind möglich und wurden erfolgreich ausgetragen, obwohl Risiken für Mutter und Kind bestehen [4].

OC-Anwendung: OC sind nicht kontraindiziert (USMEC 2). Mit Stabilisierung der Herzleistung nach der Herztransplantation bestehen keine Bedenken zur Verordnung von Mikropillen mit einer EE-Dosis ≤ 30 µg und einem weitestgehend stoffwechselneutralen Gestagen.

Alternativen: Vaginalring (USMEC 2), transdermales kontrazeptives Pflaster (USMEC 2), Gestagen-Monopille (USMEC 2), Hormonspirale (Beginn: USMEC 3, Fortsetzung: USMEC 2), IUP (Beginn: USMEC 3, Fortsetzung: USMEC 2) [2], Barriere-Methoden.

Einfluss auf die Grunderkrankung: OC sind die am häufigsten verwendeten Kontrazeptiva nach solider Organtransplantation [1]. Die Centers for Disease Control ordneten jede Form der Kontrazeption nach unkomplizierter Organtransplantation der Risiko-Gruppe 2 zu, um eine intensive Antikonzeptionsberatung zu erreichen [2], da die routinemäßige Aufklärung über die postoperative Fertilität und eine erforderliche sichere Kontrazeption zur Vermeidung ungewollter Schwangerschaften vor der Transplantation nicht regelmäßig vorgenommen wurden [1]. Die Mikropillen beeinträchtigen die Hämostase nur geringfügig und erhöhen das Thromboembolie-Risiko wesentlich geringer als eine Schwangerschaft mit Geburt und Wochenbett. Bei der Anwendung der Mikropillen bei Zustand nach Herztransplantation traten weder Nebenwirkungen auf, noch musste die Dosis der Antihypertensiva verändert werden [3]. Die Immunsuppressiva können mitunter einen leichten Blutdruckanstieg auslösen, der durch die Mikropillen nicht verstärkt wurde [3].

Merke: Die Einnahme von Immunsuppressiva ist kein Grund, OC bei einem Zustand nach Herztransplantation nicht zu verordnen. !

Literatur

[1] French VA et al. Contraception and fertility awareness among women with solid organ transplants. Obstet Gynecol 122 (2013) 809–814.
[2] Krajewski CM, Geetha D, Gomez-Lobo V. Contraceptive options for women with a history of solid-organ transplantation. Transplantation 95 (2013) 1183–1186.
[3] Spina V, Aleandri V, Salvi M. Contraception after heart transplantation. Minerva Ginecol 50 (1998) 539–543.
[4] Vos R et al. Pregnancy after heart and lung transplantation. Best Pract Res Clin Obstet Gynaecol 28 (2014) 1146–1162.

86 Hirsutismus

Definition: Unter Hirsutismus versteht man die androgeninduzierte Umwandlung des feinen, kurzen pigmentfreien Vellushaares in grobes, langes pigmentiertes Terminalhaar im Gesicht, am Rumpf und in der Sexualregion, die so ausgeprägt sein kann, dass sie der des Mannes gleicht. Zur Einteilung hat sich die Dokumentation des Schweregrades nach Baron oder der Ferriman-Gallwey-Score bewährt, mit denen die Ausbreitung an den Prädilektionsstellen beurteilt wird. Der Hirsutismus hat häufig genetische Ursachen. Südländerinnen, Adipöse und Frauen mit Insulinresistenz sind häufiger betroffen. Die Prävalenz des Hirsutismus fertiler Frauen liegt bei 5–10 % [1], wobei in mehr als 70 % ein PCO-Syndrom die Ursache ist [5].

OC-Anwendung: OC sind indiziert. Mikropillen mit den antiandrogen wirksamen Gestagenen CMA, DNG oder DRSP und die Therapeutika mit CPA + EE sind besonders zu empfehlen und sollten im LZ oder besser als LZE verordnet werden. Bei unzureichender Wirkung nach 6 EZ ist der Übergang zur LZE mit einer zusätzlichen Antiandrogen-Medikation anzuraten (CMA, CPA, DNG) [8, 9].

Alternativen: Höher dosiertes Antiandrogene (CMA, CPA oder DNG), IUP, Barriere-Methoden.

Einfluss auf die Grunderkrankung: Alle OC mit den unterschiedlichsten Gestagenen sind bei einem behandlungsbedürftigen Hirsutismus primär die Therapeutika der 1. Wahl [1, 2, 10] und bereits bei konventioneller zyklischer Einnahme klinisch effektiv [3, 13]. OC reduzieren die Androgensynthese im Ovar und senken das freie Testosteron über einen EE-induzierten Anstieg von SHBG, der durch EV-haltigen OC nicht erreicht wird. EE-haltige OC mit den antiandrogen wirksamen Gestagenen (CMA, DNG, DRSP) und die Therapeutika mit CPA/EE sind effektiver als alle anderen OC oder EV-haltige OC, besonders bei LZE oder im LZ. So wurde mit einem LZ über 192 Tage der Ferriman-Gallwey-Score um 78,5 % reduziert ($p < 0{,}001$) [6]. Im LZ und bei der LZE entfallen Einnahmepausen, in denen im Ovar immer wieder Androgene synthetisiert werden, die den Hirsutismus und die Akne und Seborrhö immer wieder reaktivieren können.

OC mit DRSP sind genauso effektiv wie die Kombination von EE/CPA [2]. In Kombination mit höher dosiertem CPA oder Spironolacton unterschied sich die Wirksamkeit von EE/DRSP nicht von EE/CPA [8]. Die gleiche klinische Effektivität wird durch OC mit CMA, DNG oder NOMAC erreicht. Durch OC mit CMA steigt bei PCO-Syndrom und Hirsutismus nicht nur SHBG signifikant an, sondern der freie Androgen-Index, Androstendion und 17-Hydroxyprogesteron werden nach 6 EZ signifikant gesenkt ohne einen nachteiligen Effekt auf die Glukose, das Insulin oder die Lipide auszuüben [7].

Für die schwereren Formen des Hirsutismus wird zusätzlich zum OC das Antiandrogen Flutamid empfohlen [4, 12]. Flutamid in Kombination mit einem OC ist der alleinigen Flutamid-Therapie besonders bei Zyklusstörungen überlegen [12].

Der Therapieerfolg ist orientierend nach 3 Monaten, frühestens aber erst nach 6 Monaten beurteilbar [11].

Merke: OC mit antiandrogen wirksamen Gestagenen und die Therapeutika mit EE/CPA sind die Mittel der Wahl beim Hirsutismus, wobei der LZ oder die LZE effektiver als die klassische zyklische Einnahme sind.

Literatur

[1] Alsantali A, Shapiro J. Management of hirsutism. Skin Therapy Lett 14 (2009) 1–3.
[2] Batukan C et al. Comparison of two oral contraceptives containing either drospirenone or cyproterone acetate in the treatment of hirsutism. Gynecol Endocrinol 23 (2007) 38–44.
[3] Breitkopf DM et al. Efficacy of second versus third generation oral contraceptives in the treatment of hirsutism. Contraception 67 (2003) 349–353.
[4] Calaf J et al. Spanish Working Group for Hirsutism: Longterm efficacy and tolerability of flutamide combined with oral contraception in moderate to severe hirsutism: a 12-month, double-blind, parallel clinical trial. J Clin Endocrinol Metab 92 (2007) 3446–3452.
[5] Carmina E et al. Extensive clinical experience: relative prevalence of different androgen excess disorders in 950 women referred because of clinical hyperandrogenism. J Clin Endocrinol Metab 91 (2006) 2–6.
[6] Caruso S et al. Hyperandrogenic women treated with a continuous-regimen oral contraceptive. Eur J Obstet Gynecol Reprod Biol 171 (2013) 307–310.
[7] Guido M et al. Ethinylestradiol-chlormadinone acetate combination for the treatment of hirsutism and hormonal alterations of normal-weight women with polycystic ovary syndrome: evaluation of the metabolic impact. Reprod Sci 17 (2010) 767–775.
[8] Kelekci KH et al. Cyproterone acetate or drospirenone containing combined oral contraceptives plus spironolatcone or cyproterone acetate for hirsutism: Randomized comparison of three regimens. J Dermatolog Treat 23 (2012) 177–183.
[9] Martin KA et al. Evaluation and treatment of hirsutism in premenopausal women: and endocrine society clinical practice guideline. J Clin Endocrinol Metab 93 (2008) 1105–1120.
[10] Sanam M, Ziba O. Desogestrel+ethinylestradiol versus levonorgestrel+ethinylestradiol. Which one has better affect on acne, hirsutism, and weight change. Saudi Med J 32 (2011) 23–26.
[11] Somani N, Turvy D. Hirsutism: an evidence-based treatment update. Am J Clin Dermatol 15 (2014) 247–266.
[12] Taner C et al. Comparison of the clinical efficacy and safety of flutamide versus flutamide plus an oral contraceptive in the treatment of hirsutism. Gynecol Obstet Invest 54 (2002) 105–108.
[13] van Zuuren EJ et al. Interventions for hirsutism (excluding laser and photoepilation therapy alone). Cochrane Database Syst Rev. 2015 Apr 28; 4 CD010334.

87 Hodgkin Lymphom (Morbus Hodgkin, Lymphogranulomatose)

Definition: Das Hodgkin Lymphom ist ein seltener maligner Tumor des lymphatischen Systems. Die Ätiologie ist noch nicht ausreichend geklärt. Verschiedene Einflussfaktoren werden als Induktoren diskutiert, so z. B. das Epstein-Barr-Virus (Erreger des Pfeifferschen Drüsenfiebers), Störungen im Immunsystem, Organtransplantationen, Lebensstil (Rauchen) u. a.

Beim Hodgkin Lymphom werden histologisch vier Typen unterschieden:
- lymphozytenreicher (5–10 %),
- lymphozytenarmer (5–10 %),
- nodulär-sklerosierender (50–60 %)
- Mischtyp (30 %).

Die 4 Typen des Hodgkin Lymphoms unterscheiden sich nicht im Verlauf und der Prognose, letztere ist vom Stadium abhängig. Die Inzidenz beträgt 2–4 pro 100.000 Personen.

OC-Anwendung: OC sind nicht kontraindiziert.

Alternativen: Vaginalring, transdermales kontrazeptives Pflaster, Hormonspirale, IUP, Barriere Methoden.

Einfluss auf die Grunderkrankung: Die OC-Einnahme führt nicht zur Risikoerhöhung für ein Hodgkin-Lymphom [7, 9]. Über eine Reduzierung des Risikos für ein Hodgkin Lymphom in Abhängigkeit von der OC-Einnahmedauer wurde berichtet [5], nach >5,3 Jahren OC-Einnahme betrug die OR 0,8 (CI 95 % 0,5–1,3).

Die OC-Einnahme, ursprünglich zur Ovarprotektion vorgesehen [3, 4, 6], während der Chemotherapie führte bei einem Hodgkin Lymphom zu einer signifikant häufigeren Rückkehr des Menstruationszyklus [1, 4, 6], ohne dass mit der OC-Einnahme während der Chemotherapie die Ovarreserve geschützt wurde, da lediglich die Toxizität der Chemotherapeutika am Ovar reduziert wurde [2]. Bei der Chemotherapie wird wegen der Nebenwirkungen, Erbrechen und Durchfall, von den Onkologen „eine doppelte Verhütung" mit zusätzlicher Kondom-Anwendung empfohlen [8], die bei Beachtung der Hinweise für die OC-Anwendung nicht erforderlich ist.

! **Merke:** OC können bei einem Hodgkin Lymphom verordnet werden. Während der Chemotherapie reduzieren OC die Toxizität der Chemotherapeutika.

Literatur

[1] Behringer K et al. German Hodgkin's Lymphoma Study Group. Secondary amenorrhea after Hodgkin's lymphoma is influenced by age at treatment, stage of disease, chemotherapy regimen, and the use of oral contraceptives during therapy: a report from the German Hodgkin's Lymphoma Study Group. J Clin Oncol 23 (2005) 7555–7564.

[2] Behringer K et al. German Hodgkin Study Group with Collaborators. No protection of the ovarian follicle pool with the use of GnRH-analogues or oral contraceptives in young women treated with escalated BEACOPP for advanced-stage Hodgkin lymphoma. Final results of a phase II trial from the German Hodgkin Study Group. Ann Oncol 21 (2010) 2052–260.

[3] Chapman RM, Sutcliffe SB. Protection of ovarian function by oral contraceptives in women receiving chemotherapy for Hodgkin's disease. Blood 58 (1981) 849–851.
[4] Falorio S et al. Risk factors for impaired gonadal function in female Hodgkin lymphoma survivors: final analysis of a retrospective multicenter joint study from Italian and Brazilian Institutions. Hematol Oncol 31 (2013) 72–78.
[5] Glaser SL et al. Reproductive factors in Hodgkin's disease in women. Am J Epidemiol 158 (2003) 553–563.
[6] Ignashina EV et al. [The prevention of reproductive disorders occurring during the chemotherapy of women of child-bearing age suffering from Hodgkin's disease]. [Article in Russian] Ter Arkh 69 (1997) 71–73.
[7] La Vecchia C, Bosetti C. Oral contraceptives and neoplasms other than breast and female genital tract. Eur J Cancer Prev 18 (2009) 407–11.
[8] S3-Leitlinie zur Diagnostik, Therapie und Nachsorge des Hodgkin Lymphoms bei erwachsenen Patienten der Deutschen Gesellschaft für Hämatologie und Onkologie (DGHO) e.V. Version 1.0, Februar 2013. AWMF Registernummer: 018/029OL.
[9] Vessey M, Painter R. Oral contraceptive use and cancer. Findings in a large cohort study, 1968–2004. Br J Cancer 95 (2006) 385–389.

88 Hörsturz

Definition: Als Hörsturz wird die plötzlich auftretende einseitige Schallempfindungsschwerhörigkeit bezeichnet, die mit Tinnitus und/oder Schwindel einhergeht. Mikrozirkulationsstörungen des Innenohrs, Autoimmunprozesse, virale Entzündungen u. a. werden als mögliche Ursachen angenommen.

OC-Anwendung: OC sind nach Remission eines Hörsturzes, wenn derselbe nicht durch Thrombose bedingt war, nicht kontraindiziert.

Alternativen: Hormonspirale, Depot-Gestagen, Gestagen-Monopillen, IUP, Barriere-Methoden.

Einfluss auf die Grunderkrankung: Die längere OC-Einnahme beeinträchtigt nicht die Hörfunktion [3]. Hörsturz und Tinnitus sind unter der OC-Einnahme sehr seltene Ereignisse, die ätiologisch nicht auf die OC-Anwendung zurückzuführen sind. Nach kritischer Sicht der Literatur bestand kein Anhalt dafür, dass ein Hörsturz oder Tinnitus durch OC ausgelöst wird [1]. In den großen OC-Studien (Royal College of General Practitioners' Oral Contraception Study, Oxford/FPA Contraceptive Study, Walnut Creek Contraceptive Drug Study) ließen sich keine Beziehungen zwischen einem Hörsturz und der OC-Anwendung feststellen. In der Oxford-Family Planning Association Contraceptive Study, in der 17.032 Frauen über 26 Jahre beobachtet wurden, ergaben sich ebenfalls keine Zusammenhänge zwischen der OC-Einnahme und Ohrerkrankungen [4]. In einzelnen Kasuistiken wurden die früher höher dosierten OC als mögliche Ursache für einen Hörsturz angenommen [2]. Nach dem Absetzen der OC kam es zur kompletten Remission[2].

Merke: Mikropillen können nach einem Hörsturz eingenommen werden.

Literatur

[1] Bausch J. [Effects and side effects of hormonal contraceptives in the region of the nose, throat, and ear] [Article in German]. HNO 31 (1983) 409–414.

[2] Hanna G. Sudden deafness and the contraceptive pill. J Laryngol Otol. 100 (1986) 701–706.

[3] Samani F et al. Effects on hearing during prolonged oral contraceptive use. Contraception 35 (1987) 41–47.

[4] Vessey M, Painter R. Oral contraception and ear disease: findings in a large cohort study. Contraception 63 (2001) 61–63.

89 Humane Immundefizienz-Virusinfektion (HIV-Infektion, AIDS)

Definition: Die Humane Immundefizienz-Virusinfektion (HIV) wird durch ein behülltes Virus verursacht, das zur Familie der Retroviren gehört. Eine unbehandelte HIV-Infektion führt nach einer unterschiedlich langen, meist mehrere Jahre symptomfreien Latenzphase, zum Acquired Immunodeficiency Syndrome, erworbenem Immundefizienzsyndrom (AIDS). Seit den 80er Jahren hat sich HIV zu einer Pandemie entwickelt. In Deutschland leben 83.000 Menschen mit HIV, davon 15.100 Frauen. Die HIV-Prävalenz liegt damit bei 0,1 %. Die Übertragung erfolgt durch Kontakt mit Körperflüssigkeiten. Der häufigste Infektionsweg sind Kohabitationen ohne Verwendung von Barriere-Methoden.

OC-Anwendung: OC sind nicht kontraindiziert (WHO 1), sie können unabhängig von der Schwere der HIV-Erkrankung verordnet werden.

Alternativen: Transdermales kontrazeptives Pflaster (WHO 1), Vaginalring (WHO 1), Gestagen-Monopille (WHO 1), Depot-Gestagen (WHO 1), Hormonspirale (asymptomatisch oder leichte HIV: WHO 2, schwere HIV: WHO 3), IUP (asymptomatisch oder leichte HIV: WHO 2, schwere HIV: WHO 3), Barriere-Methoden.

Einfluss auf die Grunderkrankung: Die OC-Anwendung hat keinen negativen Einfluss auf die Grunderkrankung [1–3, 6, 7, 10, 11, 13]. Die früher vermutete erhöhte Progressionsrate der HIV-Infektion bei OC-Anwendung [9] ist inzwischen mehrfach sicher widerlegt worden [3, 10, 11]. Es ist jedoch zu beachten, dass OC nicht vor der Übertragung der Infektion schützen, so dass zusätzlich Barriere-Methoden zwingend mit zu empfehlen sind [12]. Zur Prognose von HIV und OC-Anwendung existieren keine validen Zahlen [8]. Interaktionen von antiviral wirksamen Medikamenten und OC müssen unbedingt beachtet werden [7]. Eine spezielle intensive Kontrazeptionsberatung ist bei HIV-Infektionen dringend geboten [4, 5].

Merke: Eine HIV-Infektion ist keine Kontraindikation für die OC-Anwendung. !

Literatur

[1] Balkus JE et al. Oral and injectable contraceptive use and HIV acquisition risk among women in four African countries: a secondary analysis of data from an mircobicide trial. Contraception 93 (2016) 25–31.
[2] Heffron R, et al. Use of hormonal contraceptives and risk of HIV-1 transmission: a prospective cohort study. Lancet Infect Dis 12 (2012) 19–26.
[3] Heffron R et al. Hormonal contraceptive use and risk of HIV-1 disease progression. AIDS 14 (2013) 261–267.
[4] Lopez LM et al. Behavioral interventions for improving contraceptive use among women living with HIV. Cochrane Database Syst Rev 2016 Jun 29, (6) mCD012249.
[5] Philips SJ, Curtis KM, Polis CB. Effect of hormonal contraceptive methods on HIV disease progression: a systematic review. AIDS 13 (2013) 787–794.
[6] Philips SJ, Polis CB, Curtis KM. The safety of hormonal contraceptives for women living with HIV and their sexual partners. Contraception 93 (2016) 11–16.
[7] Pyra M et al. Effectiveness of hormonal contraception in HIV-infectet women using antiretroviral therapy. AIDS 29 (2015) 2353–2359.
[8] Ralph LJ, Gollub EL, Jones HE. Hormonal contraceptive use and womens risk of HIV acquisition: priorities emerging from recent data. Curr Opin Obstet Gynecol 27 (2015) 487–495.
[9] Stringer EM et al. A randomized trial of the intrauterine contraceptive device vs hormonal contraception in women who are infected with the human immunodeficiency virus. Am J Obstet Gynecol. 197 (2007) 144.e1–8.
[10] Stringer EM et al. HIV disease progression by hormonal contraceptive method: secondary analysis of a randomized trial. AIDS 23 (2009) 1377–82.
[11] Survival and progression of HIV disease in women attending. GUM/HIV clinics in Britain and Ireland. Study Group for the MRC Collaborative Study of HIV infection in Women. Sex Transm Infect 75 (1999) 247–52.
[12] Tsuyuki K et al. Dual protection to address the global syndemiic of HIV and unintended Pregnancy in Brazil. J Fam Plann Reprod Health Care 2016 Feb 15. pii: jfprhc-2015
[13] Whiteman MK et al. Associations of hormonal contraceptive use with measures of HIV disease progression and antiretroviral therapy effectiveness. Contraception 93 (2016) 17–24.

90 Hypercholesterolämie

Definition: Die erhöhte Konzentration von Cholesterol kann familiär oder sekundär bedingt sein. Die familiäre Hypercholesterolämie wird autosomal dominant auf der Grundlage eines LDL-Rezeptor-Gen-Defektes vererbt. Der LDL-Rezeptor wird gar nicht oder nur unvollständig exprimiert. Die Ursachen für die sekundäre Hypercholesterolämie sind vielfältig und können bei Übergewicht, Adipositas, Gicht, Alkoholabusus, einem Diabetes mellitus, einer Hypothyreose, einem nephrotischen Syndroms oder bei Lebererkrankungen auftreten. Hypercholesterolämie gilt als ein

Risikofaktor für kardiovaskuläre Erkrankungen (Herzinfarkt, Schlaganfall, periphere arterielle Thrombosen).

OC-Anwendung: OC sind relativ kontraindiziert (WHO 2). Bei Cholesterol-Werten > 250 mg/dl (> 6,5 mmol/l) oder bei Cholesterol-Werten > 200 mg/dl (> 5,2 mmol/l) mit zusätzlichen Risikofaktoren wie Rauchen oder Adipositas ist das LDL-Cholesterol zu bestimmen. Ist der LDL-Cholesterol-Wert < 130 mg/dl (< 3,4 mmol/l), so können OC verordnet werden, ausgeschlossen sind über 35-jährige Raucherinnen. Mikropillen mit einem Gestagen (DNG, DRSP, LNG), das die Lipide wenig beeinflusst, sind zu bevorzugen. Bei Frauen über 35 Jahren mit zwei und mehr Risikowerten bei LDL-Cholesterol-Werten > 190 mg/dl (> 4,9 mmol/l) sind OC kontraindiziert.

Alternativen: Hormonspirale (WHO 2), Gestagen-Monopille (WHO 2), Depot-Gestagen (WHO 2), IUP (WHO 1), Barriere-Methoden.

Einfluss auf die Grunderkrankung: OC üben bei normalen Cholesterol-Werten keinen statistisch signifikanten Einfluss auf das Cholesterol aus, können aber temporär eine Hypercholesterolämie auslösen [1], die bis zum 1,5fachen höher sein kann als bei Nichteinnehmerinnen [3]. Der Cholesterolanstieg unter OC-Einnahme ist abhängig von der Dosis der Steroide und der inhärenten Androgenwirkung der Gestagene [5]. Die Mikropillen mit den niedrigeren Gestagen-Dosen führen nicht mehr zu wesentlichen Lipidveränderungen und können unter Kontrolle der Cholesterol-Spiegel verordnet werden [4]. Obwohl durch OC mit DSG als Gestagen die Lipide signifikant anstiegen und Werte wie bei einer Hypercholesterolämie erreicht wurden, wurde die endothelabhängige Vasodilatation nicht beeinträchtigt. Die OC wirken demnach protektiv am Gefäßendothel [7]. Die OC-induzierte Hypercholesterolämie wurde durch Berberin gesenkt, aber nicht bei bestehendem PCO-Syndrom [2]. Bei Adoleszentinnen kann die OC-Einnahme mit einem Cholesterolanstieg assoziiert sein [6].

! **Merke:** Bei Hypercholesterolämie und OC-Einnahme sind regelmäßige Kontrollen des Gesamt-Cholesterols und des LDL-Cholesterol vorzunehmen.

Literatur

[1] Berenson AB, Rahman M, Wilkinson G. Effect of injectable and oral contraceptives on serum lipids. Obstet Gynecol 114 (2009) 786–794.

[2] Cicero AF et al. Berberine and monacolin effects on the cardiovascular risk profile of women with oestroprogestin-induced hypercholesterolemia. High Blood Press Cardiovasc Prev 21 (2014) 221–226.

[3] Farahmand M et al. The impact of oral contraceptives on cardiometabolic parameters. J Endocrinol Invest 39 (2016) 277–283.

[4] Knopp RH, LaRosa JC, Burkman RT. Contraception and dyslipidemia. Am J Obstet Gynecol 168 (1993) 1994–2005.

[5] O'Brien T, Nguyen TT. Lipids and lipoproteins in women. Mayo Clin Proc 72 (1997) 235–244.

[6] van Stiphout WA et al. Do oral contraceptives increase blood pressure and serum total cholesterol in young women? Prev Med 19 (1990) 623–629.
[7] Virdis A et al. Effect of oral contraceptives on endothelial function in the peripheral microcirculation of healthy women. J Hypertens 21 (2003) 2275–2280.

91 Hyperhomocysteinämie (Homocysteinämie)

Definition: Eine Hyperhomocysteinämie (HC) besteht, wenn Homocystein, das Aminosäurederivat aus dem Folatstoffwechsel, im Blut übermäßig vermehrt nachgewiesen wird. Die HC kann mit Endothelschädigung assoziiert sein und so die Arteriosklerose fördern, das Gerinnungssystem beeinflussen und das Thromboserisiko erhöhen. Die HC wird als unabhängiger Risikofaktor für eine tiefe Venenthrombose angesehen [6] und bedingt ein 2- bis 3fach höheres Risiko für rezidivierende Thrombosen [5]. Allerdings sind die exakten Zusammenhänge für das Thromboserisiko bei HC unter Beteiligung anderer Risikofaktoren im Gerinnungssystem noch nicht endgültig geklärt.

OC-Anwendung: OC sind relativ kontraindiziert, bei homozygoter Hyperhomocysteinämie mit Homozystinurie absolut kontraindiziert. Unter Beachtung weiterer Risikofaktoren sind OC zurückhaltend zu verordnen.

Alternativen: Hormonspirale, Gestagen-Monopille, IUP, Barriere-Methoden. Beim Vorliegen weiterer Risikofaktoren mit einer potenziell erhöhten vaskulären Gefährdung ist die Gestagen-Monopille zu bevorzugen.

Einfluss auf die Grunderkrankung: OC könne den Abbau der Kofaktoren im Homocystein-Metabolismus induzieren und fördern so bei homozygoter Hyperhomocysteinämie mit Homozystinurie die bestehende Disposition für eine pathologische Homocysteinämie. Der Homocysteinspiegel zeigt unter OC erhebliche Schwankungen und könnte ein Risikofaktor für vaskuläre Erkrankungen sein [6]. OC-Einnahme bei HC sind aber nur relativ schwache Risikofaktoren für eine venöse Thrombose [4]. Der Homocysteinspiegel wird durch die Mikropillen nicht beeinflusst [3, 8, 11]. Das kardiovaskuläre Risiko wird bei einer HC mit OC-Anwendung nicht erhöht [1]. Die Einnahme von EE/CPA beim PCO-Syndrom führte zum Absenken der Homocysteinwerte [2]. Eine HC erhöht bei OC-Einnahme das Risiko für einen ischämischen zerebralen Insult um das 3,5fache, bei gleichzeitigem Faktor V-Mangel um das 6,2fache [10] sowie das Risiko für eine zerebrale venöse Thrombose signifikant (OR 4,07; CI 95 % 2,54–6,52; P < 0.001) [7]. Für eine tiefe venöse Thrombose der oberen Extremitäten besteht zwischen der OC-Einnahme bei HC keine Assoziation [9]. Bei jungen Raucherinnen erwies sich unter OC-Anwendung die Folsäuresubstitution als sinnvoll [8].

Merke: Bei einer Hyperhomocysteinämie, besonders bei Raucherinnen, ist die Folsäuresubstitution bei OC-Anwendung sinnvoll.

Literatur

[1] Brattström L et al. Plasma homocysteine in women on oral oestrogen-containing contraceptives and in men with oestrogen-treated prostatic carcinoma. Scand J Clin Lab Invest 52 (1992) 283–287.
[2] Cagnacci A et al. Effect of two different oral contraceptives on homocysteine metabolism in women with polycystic ovary syndrome. Contraception 73 (2006) 328–351.
[3] Cauci S et al. Effects of third-generation oral contraceptives on high-sensitivity c-reactive protein and homocysteine in young women. Obstet Gynecol 111 (2008) 857–864.
[4] Chan HH, Douketis JD, Nowaczyk MJ. Acute renal vein thrombosis, oral contraceptive use, and hyperhomocysteinemia. Mayo Clin Proc 76 (2001) 212–214.
[5] den Heijer M et al. Is hyperhomocysteinaemia a risk factor for recurrent venous thrombosis? Lancet 345 (1995) 882–885.
[6] den Heijer M et al. Hyperhomocysteinemia as a risk factor for deep-vein thrombosis. N Engl J Med 334 (1996) 759–762.
[7] Dentali F, Crowther M, Ageno W. Thrombophilic abnormalities, oral contraceptives, and risk of cerebral vein thrombosis: a meta-analysis. Blood 107 (2006) 2766–2773.
[8] Green TJ et al. Oral contraceptives did not affect biochemical folate indexes and homocysteine concentrations in adolescent females. J Am Diet Assoc. 98 (1998) 49–55.
[9] Martinelli I et al. Risk factors and recurrence rate of primary deep vein thrombosis of the upper extremities. Circulation 110 (2004) 566–570.
[10] Martinelli I et al. Oral contraceptive use, thrombophilia and their interaction in young women with ischemic stroke. Haematologica 91 (2006) 844–847.
[11] Tanis BC et al. Folate, homocysteine levels, methylenetetrahydrofolate reductase (MTHFR) 677C – T variant, and the risk of myocardial infarction in young women: effect of female hormones on homocysteine levels. J Thromb Haemost 2 (2004) 35–41.

92 Hypermenorrhö (zu starke Regelblutung)

Definition: Als Hypermenorrhö wird die zu starke Regelblutung bei normaler Blutungsdauer von maximal bis zu 7 Tagen bezeichnet. Der Blutverlust beträgt bei der Hypermenorrhö > 80 ml (> 120 ml). In der Adoleszenz dominieren die dysfunktionellen Ursachen (Corpus-luteum-Insuffizienz, lokale Hyperfibrinolyse, unvollkommene sekretorische Umwandlung des Endometriums). Organische Ursachen sind äußerst selten, allerdings ist immer mit an die spezifischen Gerinnungsstörungen (von Willebrand-Jürgens-Syndrom, Hämophilie A und B Carrier, Faktor XI- und PAI-1-Mangel, Glanzmann Thrombasthenie, Afibrinogenämie, Faktor V Mangel und kombinierter Faktor V- und Faktor VIII-Mangel) zu denken. In der Geschlechtsreife treten sowohl dysfunktionelle als auch organisch-gynäkologischen Ursachen (Myome, Endometriose, Polypen, Karzinome u. a.) sowie die spezifischen Gerinnungsstörungen auf. Bei 70 % der Hypermenorrhöen besteht ein Eisenmangel mit oder ohne Anämie [4].

In den englischen Sprachgebieten werden Hypermenorrhö und Menorrhagie unter Menorrhagia zusammengefasst. Nach der FIGO Menstrual Disorders Working Group soll der Begriff der Menorrhagie nicht mehr verwendet werden [10].

OC-Anwendung: OC sind nicht kontraindiziert, sondern indiziert (WHO 1): zyklisch, günstiger im LZ, besser als LZE.

Alternativen: Hormonspirale (WHO 1), (1. Wahl) [12], Vaginalring (WHO 1) [1], transdermales kontrazeptives Pflaster (WHO 1), Gestagen-Monopille (WHO 2) in höherer Dosierung, Depot-Gestagen (WHO 2), IUP (WHO 1).

Einfluss auf die Grunderkrankung: OC zyklisch, im LZ oder als LZE reduzieren bei Hypermenorrhö den Blutverlust, die Blutungsstärke und Blutungsdauer und sind dadurch therapeutisch wirksam. Mit einer zyklischen OC-Anwendung wird der Blutverlust um 40–70 % verringert [3, 5, 6, 8, 11], dabei sind OC im Vergleich zu Placebo wesentlich effektiver in der Reduzierung des Blutverlustes bei einer Hypermenorrhö ohne organische Ursachen [7]. Im LZ mit nur 2 Blistern einer Mikropille kommt es bereits zu einer signifikanten Reduzierung der Blutungstage und verbrauchten Hygieneartikel [9], die im LZ (84/7 Tage) noch wesentlich ausgeprägter ist [2].

Merke: OC sind bei der Hypermenorrhö nicht nur als Kontrazeptivum sondern gleichzeitig als Therapeutikum sinnvoll, besonders im LZ oder als LZE. !

Literatur

[1] Abu Hashim H, Alsherbini W, Bazeed M. Contraceptive vaginal ring treatment of heavy menstrual bleeding: a randomized controlled trial with norethisterone. Contraception 85 (2012) 246–252.

[2] Anderson FD, Hait H, the Seasonale-301 Study Group. A multicenter, randomized study of an extended cycle oral contraceptive. Contraception 68 (2003) 89–96.

[3] Albers JR, Hull SK, Wesley RM. Abnormal uterine bleeding. Am Fam Physician 69 (2004) 1915–1926.

[4] Breymann C, Römer T, Dudenhausen JW. Treatment of Iron Deficiency in Women. Geburtsh Frauenheilk 73 (2013) 256–261.

[5] Fraser IS et al. Normalization of blood loss in women with heavy menstrual bleeding treated with an oral contraceptive containing estradiol valerate/dienogest Contraception 86 (2012) 96–101.

[6] Hurskainen R et al. Diagnosis and treatment of menorrhagia. Acta Obstet Gynecol Scand 86 (2007) 749–757.

[7] Jensen JT et al. Effective treatment of heavy menstrual bleeding with estradiol valerate and dienogest: a randomized controlled trial. Obstet Gynecol 117 (2011) 777–787.

[8] Matteson KA, Rahn DD, Wheeler TL 2nd et al. Society of Gynecologic Surgeons Systematic Review Group. Nonsurgical management of heavy menstrual bleeding: a systematic review. Obstet Gynecol 121 (2013) 632–643.

[9] Miller L, Notter K. Menstrual reduction with extended use of combination oral contraceptives pills: randomized controlled trial. Obstet Gynecol 98 (2001) 771–778.
[10] Munro MG et al. An international response to questions about terminologies, investigation, and management of abnormal uterine bleeding: use of an electronic audience response. Sem Reprod Med 29 (2011) 436–445.
[11] Rafie S et al. Novel oral contraceptive for heavy menstrual bleeding: estradiol valerate and dienogest. Int J Womens Health 5 (2013) 313–321.
[12] Uhm S, Perriera L. Hormonal contraception as treatment for heavy menstrual bleeding: a systematic review. Clin Obstet Gynecol 57 (2014) 694–717.

93 Hyperprolaktinämie

Definition: Als Hyperprolaktinämie wird der erhöhte Prolaktinspiegel im Blut bezeichnet, der häufig, aber nicht immer, mit einem Mikro- oder Makroprolaktinom der Adenohypophyse, Hypogonadismus mit Amenorrhö und/oder Galaktorrhö kombiniert sein kann.

OC-Anwendung: OC sind nicht kontraindiziert.

Alternativen: Vaginalring, transdermales kontrazeptives Pflaster. Depot-Gestagen, Gestagen-Monopille, Hormonspirale, IUP, Barriere-Methoden.

Einfluss auf die Grunderkrankung: Über eine Hyperprolaktinämie bei und nach OC-Einnahme wurde in den drei großen OC-Studien (Royal College of General Practitioners' Oral Contraception Study, Oxford/FPA Contraceptive Study, Walnut Creek Contraceptive Drug Study) nicht berichtet. Die Untersuchungen mit noch höher dosierten OC ergaben keinen Anstieg der Prolaktinspiegel. OC mit 50 µg EE senkten erhöhte Prolaktin-Spiegel innerhalb von 5–8 Wochen auf die Werte der Kontrollgruppe [4]. Eine Hyperprolaktinämie bei Psychose konnte erfolgreich mit OC behandelt werden [5]. In einer Kasuistik wurde mitgeteilt, dass die Kombination EE/CMA zu einer leichten Hyperprolaktinämie führte, die nach Beendigung der OC-Einnahme noch 6 Monate persistierte und als Folge einer Dopamin-Tonus Abnahme bzw. einer Zunahme der TRH-Empfindlichkeit gedeutet wurde [1]. Im ersten Monat der OC-Einnahme können die Prolaktinspiegel bei einer Hyperprolaktinämie leicht signifikant ansteigen, ohne dass sich dieser Trend im 2. und 3. EZ fortsetzte [3]. Bei Hyperprolaktinämie, bedingt durch Mikroprolaktinome, können Mikropillen mit EE ≤ 35 µg verordnet werden [2]. Während einer 2-jährigen Therapie traten keine Veränderungen am Mikroprolaktinom auf und der Prolaktinspiegel fiel nur leicht ab [6].

! **Merke:** OC können bei Hyperprolaktinämie unabhängig von der Genese verordnet werden.

Literatur

[1] Alvarez-Tutor E et al. Persistent increase of PRL after oral contraceptive treatment. Alterations in dopaminergic regulation as possible etiology. Arch Gynecol Obstet 263 (1999) 45–50.
[2] Christin-Maître S et al. Prolactinoma and estrogens: pregnancy, contraception and hormonal replacement therapy. Ann Endocrinol (Paris) 68 (2007) 106–112.
[3] Fahy UM et al. The effect of combined estrogen/progestogen treatment in women with hyperprolactinemic amenorrhea. Gynecol Endocrinol 6 (1992) 183–188.
[4] Josimovich JB et al. Heterogeneous distribution of serum prolactin values in apparently healthy young women, and the effects of oral contraceptive medication. Fertil Steril 47 (1987) 785–791.
[5] Otsuka K et al. Oral contraceptive administration prevents relapse of periodic psychosis with hyperprolactinemia. Psychiatry Clin Neurosci 61 (2007) 127–128.
[6] Testa G et al. PG Two-year treatment with oral contraceptives in hyperprolactinemic patients. Contraception 58 (1998) 69–73.

94 Hypertonus (Hypertonie), adäquat eingestellt

Definition: Unter Hypertonus wird im Allgemeinen die arterielle Hypertonie verstanden. Nach der WHO Definition wird ein systolischer Blutdruck ≥140 mm Hg und/oder ein diastolischer Blutdruck von ≥90 mm Hg als Hypertonie bezeichnet. Zwischen zwei Formen wird unterschieden:

- primäre Hypertonie: bei bis zu 95 % kann keine körperliche Ursache für den Hypertonus gefunden werden. Die primäre oder essentielle Hypertonie ist meist multifaktoriell bedingt, ohne dass sie exakt geklärt werden kann.
- sekundäre Hypertonie: ist immer Folge einer Grunderkrankung oder medikamentös bedingt.

Unter einem adäquat eingestellten Hypertonus wird ein Blutdruck verstanden, der entsprechend den WHO-Kriterien durch die Therapie im Normbereich liegt und einen systolischen Wert ≤140 mm Hg und einen diastolischen Wert ≤90 mm Hg aufweist.

OC-Anwendung: Bei einem adäquat eingestellten Hypertonus besteht eine relative Kontraindikation für die OC-Anwendung (WHO 3). Mikropillen mit 20 µg EE oder weniger können bei regelmäßiger Blutdruckkontrolle verordnet werden.

Alternativen: Gestagen-Monopille (WHO 1), Depot-Gestagen (WHO 2), Hormonspirale (WHO 1), IUP (WHO 1), Barriere-Methoden.

Einfluss auf die Grunderkrankung: Die Angaben zur OC-Einnahme und dem Hypertonie-Risiko sind widersprüchlich. Bei 19 % der Frauen mit einem Hypertonus wurden OC als Ursache identifiziert [6]. Zwischen der OC-Einnahme und einem Hypertonus bestand allerdings keine Assoziation [1]. Nach 2-jähriger OC-Anwendung wurde eine Risikoerhöhung für einen Hypertonus festgestellt (OR 2,1) [7]. Mikropillen können den Blutdruck etwas erhöhen, allerdings blieb bei der Einnahme von Mikropillen mit 20 µg EE derselbe unverändert [3]. Bei einem gut eingestellten Hypertonus besteht durch die OC noch ein reduziertes Risiko für einen akuten Myokardinfarkt und einen Apoplex. Erfolgte die Blutdruckmessung vor der OC-Anwendung, so war das Myokard- und Apoplexrisiko um das bis zu 2,5fache reduziert [4, 8]. Trotzdem sollte bei einem adäquat eingestellten Hypertonus immer sorgfältig nach weiteren Risikofaktoren gefahndet werden [5]. Beim Vorliegen von zusätzlichen vaskulären Erkrankungen besteht für die OC-Anwendung eine absolute Kontraindikation [2]. Für das transdermale kontrazeptive Pflaster und den Vaginalring gelten die gleichen Empfehlungen wie für die OC-Anwendung. Regelmäßige Blutdruckkontrollen sind bei einem adäquat eingestellten Hypertonus und OC-Verordnung unerlässlich.

! **Merke:** Vor und während der OC-Verordnung muss der Blutdruck auch bei adäquat gut eingestelltem Hypertonus regelmäßig gemessen werden.

Literatur

[1] Chiu CL, Lind JM. Past oral contraceptive use and self-reported high blood pressure in postmenopausal women. BMC Public Health 31 (2015) 54.

[2] Curtis KM et al. Combined oral contraceptive use among women with hypertension: a systematic review. Contraception 73 (2006) 179–188.

[3] De Leo V et al. Evaluation of plasma levels of renin-aldosterone and blood pressure in women over 35 years treated with new oral contraceptives. Contraception 64 (2001) 145–148.

[4] Kaminski P, Szpotanska-Skiorska M, Wielgos M. Cardiovascular risk and the use of oral contraceptives. Neuro Endocrinol Lett 34 (2013) 587–589.

[5] Lubianca JN, Faccin CS, Fuchs FD. Oral contraceptives: a risk factor for uncontrolled blood pressure among hypertensive women. Contraception 67 (2003) 19–24.

[6] Noilhan C et al. Causes of secondary hypertension in the young population: A monocentric study. Ann Cardiol Angeiol (Paris) 65 (2016) 159–164.

[7] Park H, Kim K. Associations between oral contraceptive use and risks of hypertension and prehypertension in a cross-sectional study of Korean women. BMC Womens Health 21 (2013) 39.

[8] Tepper NK et al. Blood pressure measurement prior to initiating hormonal contraception: a systematic review. Contraception 87 (2013) 631–638.

95 Hypertonus (Hypertonie), nicht eingestellt

Definition: Unter Hypertonus wird ein dauerhaft und situationsunabhängig erhöhter Blutdruck verstanden. Nach den Kriterien der Europäischen Hochdruck-Gesellschaft und der WHO wird unterschieden zwischen einer:

- milden Hypertonie: systolischer Blutdruck 140–159 mm Hg, diastolischer Blutdruck 90–99 mm Hg,
- moderaten Hypertonie: systolischer Blutdruck 160–179 mm Hg, diastolischer Blutdruck 100–109 mm Hg, und einer
- schweren Hypertonie: systolischer Blutdruck ≥ 180 mm Hg, diastolischer Blutdruck ≥ 110 mm Hg.

OC-Anwendung: Für OC besteht bei einer milden Hypertonie eine relative Kontraindikation (WHO 3). Bei einem gesicherten Blutdruck über 160/100 mm Hg besteht eine absolute Kontraindikation für die OC-Anwendung (WHO 4).

Alternativen: Gestagen-Monopille (milde Hypertonie: WHO 1, moderate und schwere Hypertonie: WHO 2), Depot-Gestagen (milde Hypertonie: WHO 2, moderate und schwere Hypertonie: WHO 3), Hormonspirale (milde Hypertonie: WHO 1, moderate und schwere Hypertonie: WHO 2), IUP (WHO 1), Barriere-Methoden.

Einfluss auf die Grunderkrankung: OC-Einnahme kann bei einem bestehenden Hypertonus den Blutdruck weiter erhöhen [1, 3, 4, 6]. Das Risiko für die kardiovaskulären Erkrankungen Myokardinfakt und ischämischer Schlaganfall wird durch OC-Anwendung bei Hypertonie erhöht, jedoch nicht für hämorrhagische Schlaganfälle und venöse Thrombosen [3, 8]. Das OC-Absetzen bei einem Hypertonus kann die Hypertonie verbessern [5]. Aufgrund dieser Erkenntnisse ist bei einer Hypertonie immer nach weiteren Risikofaktoren für kardiovaskuläre Ereignisse zu fahnden [2]. Nach der Einstellung des Hypertonus kann über die Wahl der Kontrazeptionsmethode neu entschieden werden. In jedem Fall ist eine engmaschige Blutdruckmessung vor jedem Beginn oder einem Wechsel einer OC-Anwendung notwendig [7].

Merke: Für die OC-Anwendung besteht bei einer Hypertonie in Abhängigkeit vom Schweregrad derselben und zusätzlichen Risikofaktoren entweder eine relative oder absolute Kontraindikation.

Literatur

[1] Boldo A, White WB. Blood pressure effects of the oral contraceptive and postmenopausal hormone therapies. Endocrinol Metab Clin Noth Am 40 (2011) 419–432.
[2] Chasan-Taber L et al. Prospective study of oral contraceptives and hypertension among women in the United States. Circulation 94 (1996) 483–489.
[3] Curtis KM et al. Combined oral contraceptive use among women with hyertension: a systematic review. Contraception 73 (2006) 179–188.
[4] De Leo V et al. Evaluation of plasma levels of renin-aldosterone and blood pressure in women over 35 years treated with new oral contraceptives. Contraception 64 (2001) 145–148.
[5] Lubianca JN, Faccin CS, Fuchs FD. Oral contraceptives: a risk factor for uncontrolled blood pressure among hypertensive women. Contraception 67 (2003) 19–24.
[6] Ribstein J et al. Renal characteristics and effect of angiotensin suppression in oral contraceptive users. Hypertension 33 (1999) 90–95.

[7] Tepper NK et al. Blood pressure measurement prior to initiating hormonal contraception: a systematic review. Contraception 87 (2013) 631–638.
[8] Vessey MP, Painter R, Yeates D. Mortality in realation to oral contraceptive use and cigarette smoking. Lancet 362 (2003) 185–191.

96 Hypertriglyzeridämie

Definition: Als Hypertriglyzeridämie wird eine Erhöhung der Triglyzerid-Werte im Blut >180 mg/dl (>2 mmol/l) bezeichnet. Dieselbe kann primär familiär genetisch bedingt sein. Entweder liegt ein Mangel der Lipoproteinlipase, des Apolipoprotein C2 oder eine verminderte Dichte des LDL-Rezeptors vor. Die sekundäre Hypertriglyzeridämie kann bei einem Diabetes mellitus, einer Adipositas, einem Alkoholabusus, einer Pankreatitis, einem chronischen Nierenversagen, einer Gicht, einem Morbus Cushing, systemischen Lupus erythematodes oder einer Glykogenose bestehen oder nach der Einnahme von harntreibenden Medikamenten, Kortikosteroiden, Betablockern und anderen Medikamenten auftreten.

OC-Anwendung: OC sind bei familiärer Hypertriglyzeridämie relativ kontraindiziert (WHO 2). Bei der sekundären Hypertriglyzeridämie sollte zuerst die Grunderkrankung behandelt werden. Gelingt dies, so können OC verordnet werden (WHO 2).

Alternativen: Hormonspirale (WHO 2), Gestagen-Monopille (WHO 2), Depot-Gestagen (WHO 2), IUP (WHO 1), Barriere-Methoden.

Einfluss auf die Grunderkrankung: In Abhängigkeit von der EE-Dosis und dem Gestagen steigen die Triglyzeride nach OC-Einnahme an [1]. Bei Anwendung von Mikropillen ist der Anstieg geringer als nach Einnahme höher dosierter OC. Durch Gestagene kann der durch EE-induzierte Anstieg der Triglyzeride in Kombinationspräparaten antagonisiert werden. Postprandial steigen die Triglyzeride bei OC-Einnehmerinnen im Vergleich zu Nichteinnehmerinnen um das Zweifache an [4]. Bei kongenitaler HIV-Infektion führte die OC-Anwendung zu einer Verschlechterung der Hypertriglyceridämie [3]. Die durch OC-induzierte Hypertriglyzeridämie ist wesentlich weniger atherogen als die durch Lipolyse ausgelöste Hypertriglyzeridämie. Dafür spricht, dass durch OC die Atherosklerose nicht verstärkt wird [5]. Berberin senkt die OC-induzierte Hypertriglyceridämie, aber nicht bei bestehendem PCO-Syndrom [2].

! **Merke:** Bei familiärer Hypertriglyzeridämie sind OC relativ kontraindiziert, bei sekundärer Hypertriglyzeridämie ist vor der Anwendung von OC die Grunderkrankung zu behandeln.

Literatur

[1] Berenson AB, Rahman M, Wilkinson G. Effect of injectable and oral contraceptives on serum lipids. Obstet Gynecol 114 (2009) 786–794.
[2] Cicero AF et al. Berberine and monacolin effects on the cardiovascular risk profile of women with oestroprogestin-induced hypercholesterolemia. High Blood Press Cardiovasc Prev 21 (2014) 221–226.
[3] Patni N et al. Worsening hypertriglyceridemia with oral contraceptive pills in an adolescent with HIV-associated lipodystrophy: a case report and review of the literature. J Pediatr Endocrinol Metab 27 (2014) 1247–1251.
[4] Petto J et al. Comparison of postprandial lipemia between women who are on oral contraceptive methods and those who are not. Arq Bras Cardiol 103 (2014) 245–250.
[5] Walsh BW, Sacks FM. Effects of low dose oral contraceptives on very low density and low density lipo-protein metabolism. J Clin Invest 91 (1993) 2126–2132.

97 Hypophysentumor

Definition: Hypophysentumore sind relativ selten. Der überwiegende Teil geht vom Hypophysenvorderlappen, der Adenohypophyse (Hypophysenadenome), der kleinere Teil vom Hypophysenhinterlappen, der Neurohypophyse (Granularzelltumor, Pituizytom), aus. Die meisten Adenome der Hypophyse bilden Hormone. Immunhistochemisch werden unterschieden: Prolaktinom (Prolaktin, 30–50 % – siehe S. 263), Wachstumshormon-bildendes Adenom (Somatotropin, 10–20 %), mammosomatotropes Adenom (Somatotropin und Prolaktin), azidophiles Stammzelladenom, kortikotropes Adenom (ACTH, 10 %), gonadotropes Adenom (FSH-LH, 10 %), thyreotropes Adenom (TSH, 1 %), plurihormonales Adenom, Null-Zell-Adenom/Onkozytom (mitochondrienreich). Karzinome der Hypophyse sind mit < 1 % der Adenome sehr selten.

OC-Anwendung: OC sind nicht kontraindiziert.

Alternativen: Vaginalring, transdermales kontrazeptives Pflaster, Depot-Gestagen, Gestagen-Monopille, Hormonspirale, IUP, Barriere-Methoden.

Einfluss auf die Grunderkrankung: Zwischen der OC-Einnahme und der Entstehung von Hypophysentumoren besteht kein Zusammenhang [1, 3, 4, 5]. Ein geringer statistisch nicht signifikanter Zuwachs wurde u. a. für das Karzinom-Risiko der Hypophyse gefunden. Dieser Risiko-Zuwachs ließ sich im Trend bei längerer OC-Einnahme statistisch sichern, nach Ansicht der Autoren wurde dieses Ergebnis allerdings durch die Fehlklassifikationen der Hypophysenbefunde post mortem mit beeinflusst [2].

Merke: OC induzieren und fördern nicht das Wachstum von Hypophyseneadenomen. !

Literatur

[1] Grimes DA. Neoplastic effects of oral contraceptives. Int J Fertil 36, Suppl 1 (1991) 19–24.

[2] Hannaford PC et al. Cancer risk among users of oral contraceptives: cohort data from the Royal College of General Practitioners' oral contraception study. BMJ 335 (2007) 651.

[3] Milne R, Vessey M. The association of oral contraception with kidney cancer, colon cancer, gallbladder cancer (including extrahepatic bile duct cancer) and pituitary tumours. Contraception 43 (1991) 667–693.

[4] Pituitary Adenoma Study Group. Pituitary adenomas and oral contraceptives: a multicenter case-control study. Fertil Steril 39 (1983) 753–760.

[5] Schoemaker MJ, Swerdlow AJ. Risk factors for pituitary tumors: a case-control study. Cancer Epidemiol Biomarkers Prev 18 (2009) 1492–500.

98 Ileostomie (Dünndarmausgang), Zustand nach

Definition: Unter Ileostomie wird die chirurgisch herbeigeführte Ausleitung des Ileums durch die Bauchwand verstanden. Gründe für die Ileostomie können chronisch entzündliche Darmerkrankungen (Colitis ulcerosa, Morbus Crohn, Divertikulitis), eine familiäre adenomatöse Polyposis, Lynch-Syndrom, Fehlbildungen oder ein Zustand nach Unfällen sein. Die Ileostomie kann je nach Erfordernis endständig oder doppelläufig angelegt werden.

OC-Anwendung: OC sind nicht kontraindiziert

Alternativen: Vaginalring, transdermales kontrazeptives Pflaster, Hormonspirale, IUP, Barriere-Methoden.

Einfluss auf die Grunderkrankung: Nach einer Ileostomie besteht theoretisch ein zunehmendes Risiko für OC-Versager, da die enterohepatische Zirkulation des EE teilweise entfällt [2]. EE und die Gestagene werden nach Ileostomie gut absorbiert [4]. Untersuchungen ergaben, dass die Bioverfügbarkeit von EE und den Gestagenen in den OC nicht beeinträchtigt ist [1]. Die Gestagenspiegel waren nach Ileostomie niedriger, jedoch nicht unter der erforderlichen Ovulationshemmdosis [3]. Für höher dosierte OC ergaben sich im Vergleich zu gesunden Frauen nach Ileostomie keine Unterschiede für die Absorption der Steroide [5]. Aufgrund der in den letzten Jahren verbesserten Mikronisierung der Steroide in den Mikropillen sind auch keine Veränderungen für die Hormonserumspiegel nach Ileostomie zu erwarten.

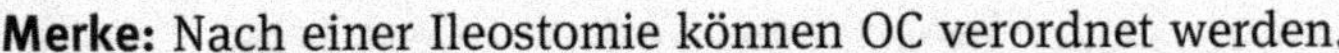

Merke: Nach einer Ileostomie können OC verordnet werden.

Literatur

[1] Grimmer SFM et al. The biovailability of ethinylestradiol and levonorgestrel in patients with ileostomy. Contraception 33 (1986) 51–59.

[2] Hanker JP. Gastrointestinal disease and oral contraception. Am J Obste Gynecol 163 (1990) 2204–2207.
[3] Nilsson LO et al. Absorption of an oral contraceptive gestagen in ulcerative colitis before and after proctocolectomy and construction of a continent ileostomy. Contraception 31 (1985) 195–204.
[4] Orme M, Back DJ. Oral contraceptive steroids – pharmacological issues of interest to the prescribing physician. Adv Contracept 7 (1991) 325–331.
[5] Zapata LB et al. Contraceptive use among women with inflammatory bowel disease: A systematic review. Contraception 82 (2010) 72–85.

99 Immobilisation (Immobilisierung)

Definition: Unter Immobilisation versteht man das Unbeweglichsein, die Ruhigstellung des Körpers oder von Körperteilen bei Schmerzen (Schonhaltung), zur Therapie (Schienung oder Gipsverband) oder zur Verhinderung von weiteren Verletzungen Verunglückter bei der Bergung und dem Transport von Geschädigten.

OC-Anwendung: OC sind kontraindiziert bei verlängerte Immobilisierung (WHO 4).

Alternativen: Gestagen-Monopille (WHO 2), Hormonspirale (WHO 2), IUP (WHO 1), Barriere-Methoden.

Einfluss auf die Grunderkrankung: OC sind bei längerer Immobilisation wegen des erhöhten Risikos einer tiefen venösen Thrombose abzusetzen (WHO 2015). Dieses erhöhte venöse Thrombose-Risiko ist u. a. mit von der zu erwartenden Immobilisation abhängig [1, 6]. Das gezielte Absetzen von OC vor längerer Immobilisation macht aufgrund der möglichen Veränderungen im Gerinnungssystem nur Sinn, wenn es mindestens 4 Wochen, besser 6 Wochen, oder nach der spontanen Menstruation vor einer vorauszusehenden Immobilisation erfolgt (2–5). Die Wiedereinnahme von OC sollte frühestens 2 Wochen nach der vollständigen Mobilisierung beginnen. Die Gestagen-Monopille muss nicht abgesetzt werden.

Merke: Vor einer längeren Immobilisation sind OC abzusetzen. !

Literatur

[1] ACOG Practice Bulletin. Use of hormonal contraception in women with coexisting medical conditions. Obstet Gynecol 73 (2006) 1453–1472.
[2] Dale O, Skjeldestad FE. Oral contraceptives and elective surgery. Strategies in Norwegian hospitals, thromboembolic complications and perioperative conception. Tidsskr Nor Laegeforen 115 (1995) 938–940.
[3] Oakes J et al. A survey of recommendations by gynecologists in Canada regarding oral contraceptive use in the perioperative period. Am J Obstet Gynecol 187 (2002) 1539–1543.

[4] Robinson GE et al. Changes in haemostasis after stopping the combined contraceptive pill: implications for major surgery. BMJ 302 (1991) 269–271.
[5] Yamamoto K. Oral contraceptive and anesthesia. Masui 59 (2010) 1166–1170.
[6] Taube OM, Rousse MR, D'Angelo L. Oral contraceptives and venous thromboses in adolescents under-going elective surgery: a case report, and review of the literature. J Adolesc Health 13 (1992) 634–636.

100 Jejunoilealer Bypass, Zustand nach

Definition: Der Jejunoileale Bypass ist eine von vielen bariatrischen Operationen am Magen-Darm-Trakt bei einer malignen (morbiden) Adipositas (BMI ≥ 40 kg/m²) mit dem Ziel, eine Gewichtsreduzierung zu erreichen. Voraussetzungen für den Eingriff sind u. a.:

- eine Adipositas seit mehr als 3 Jahren,
- ausgeschöpfte konservative Maßnahmen zur Gewichtsreduzierung,
- Lebensalter zwischen 18 und 65 Jahren,
- keine Psychosen oder Depressionen sowie
- keine Suchtsymptomatik.

Postoperativ wird der maximale Gewichtsverlust erst nach ein bis zwei Jahren erreicht. In dieser Zeit ist eine sichere Kontrazeption erforderlich [2].

OC-Anwendung: OC sind nach Jejunoilealem Bypass relativ kontraindiziert [3], aber anwendbar, und werden von der USMEC der Kategorie 1 (≈ WHO 1) zugeordnet. Nach Jejunoilealem Bypass, bei dem Malabsorption oder Malresorption eintreten kann, ist die Resorption und damit die kontrazeptive Sicherheit von OC möglicherweise eingeschränkt (USMEC 3 ≈ WHO 3).

Alternativen: Vaginalring (USMEC 1), Depot-Gestagen (USMEC 1) [4], Hormonspirale (USMEC 1) [5], IUP (USMEC 1) [5], Barriere-Methoden.

Einfluss auf die Grunderkrankung: Nach den Empfehlungen der ACOG ist ein sicherer kontrazeptiver Schutz für 12–18 Monate nach Jejunoilealem Bypass erforderlich [2]. Theoretisch ist eine verzögerte oder verschlechterte Absorption von OC möglich [8, 9], wobei jedoch in den vorhandenen relativ kleinen Studien kein substantieller Abfall der Effektivität für OC gezeigt werden konnte [1, 7]. Nach Jejunoilealem Bypass kann eine reduzierte Kapazität für die Resorption von Gestagenen bestehen, obwohl die Plasmaspiegel für die Gestagene sich auf dem gleichen Niveau wie die Kontrollen befanden, die eine niedrigere Gestagendosis erhalten hatten [8]. Die Plasmaspiegel von NET und LNG wurden im Vergleich zu nichtoperierten Frauen nach Jejunoilealem Bypass niedriger gefunden, oder sie waren unverändert, unabhängig von dem Verhältnis von Jejunum zum Ileum von 1 : 3 oder 3 : 1 [7]. Bei der 1 : 3 Rate war der Plasmaspiegel im Vergleich zu nichtoperierten Frauen mit extremer Adipositas signifikant höher [1]. Es ist damit zu rechnen, dass die kontrazeptive Sicherheit der OC, die u. a. von der Absorption mit abhängt, und die nach Jejunoilealem Bypass zumindest temporär reduziert ist, eine Zeit lang eingeschränkt bleibt [6, 8]. Bis zu einem Jahr nach der Bypass-Operation sind die noch niedrigen Serumspiegel der oral applizierten exogen Sexualsteroide mit der Adipositas assoziiert, aber nicht mit dem intestinalen Bypass [1].

Merke: Nach einem Jejunoilealem Bypass ist eine sichere Kontrazeption für 12–18 Monate erforderlich. OC können in ihre Effektivität aber durch Malabsorption eingeschränkt sein. !

Literatur

[1] Andersen AN et al. Sex hormone levels and intestinal absorption of estradiol and D-norgestrel in women following bypass surgery for morbid obesity. Int J Obes 6 (1982) 91–96.

[2] ACOG (American College of Obstetricians and Gynecologists) committee: Opinion number 315, September 2005. Obesity in pregnancy. Obstet Gynecol 106 (2005) 671–675.

[3] ACOG (American College of Obstetricians and Gynecologists): Practice Bulletin No. 73. Use of hormonal contraception in women with coexisting medical conditions. Obstet Gynecol 107 (2006) 1453–1472.

[4] Ciangura C et al. Etonogestrel concentrations in morbidly obese women following Roux-en-Y gastric bypass surgery: three case reports. Contraception 84 (2011) 649–651.

[5] Gerrits EG et al. Contraceptive treatment after biliopancreatic diversion needs consensus. Obes Surg 13 (2003) 378–382.

[6] Hanker JP. Gastrointestinal disease and oral contraception. Am J Obstet Gynecol 163 (1990) 2204–2207.

[7] Paulen ME et al. Contraceptive use among women with a history of bariatric surgery: a systematic review. Contraception 82 (2010) 86–94.

[8] Victor A, Odlind V, Kral JG. Oral contraceptive absorption and sex hormone binding globulins in obese women: effects of jejunoileal bypass. Gastroenterol Clin North Am 16 (1987) 483–491.

[9] Yska JP et al. Influence of bariatric surgery on the use and pharmacokinetics of some major drug classes. Obes Surg 23 (2013) 819–825.

101 Karpaltunnelsyndrom (Carpal tunnel syndrome, Medianuskompressionssyndrom)

Definition: Als Karpaltunnelsyndrom (KTS) wird die chronische Kompression des Nervus medianus im Bereich des Karpaltunnels der Handwurzel bezeichnet. Bei Frauen ist das KTS etwa fünf- bis zehnmal, besonders prämenopausal, häufiger anzutreffen als bei Männern. Die Ursache ist meist nicht bekannt.

OC-Anwendung: OC sind nicht kontraindiziert. Mikropillen mit einem Gestagen, das eine inhärente kortikoide Partialwirkung besitzt (CMA), sind zu bevorzugen.

Alternativen: Vaginalring, transdermales kontrazeptives Pflaster, Gestagen-Monopille, Depot-Gestagen, Hormonspirale, IUP, Barriere-Methoden.

Einfluss auf die Grunderkrankung: OC führten nicht zu einer Zunahme des KTS-Risikos [3] und eine Assoziation zwischen der OC-Einnahme und dem KTS bestand ebenfalls altersunabhängig nicht [2–4]. Die Inzidenz des KTS war nach Einnahme von OC der 3. Generation signifikant niedriger im Vergleich zur Einnahme anderer OC und der niemals OC-Anwenderinnen [1]. Durch die Reduktion der EE- und Gestagen-Dosen in den OC und die mögliche antimineralokortikode Partialwirkung der Gestagene könnte dieser protektive Effekt erreicht worden sein [1].

In früheren Studien mit noch wesentlich höher dosierten OC war eine positive Beziehung zwischen der OC-Einnahme und dem KTS gefunden worden. Einen Monat nach Beendigung der OC-Einnahme hatten sich aber die Symptome völlig zurückgebildet [5]. Je länger die OC-Anwendung erfolgte, umso größer war die Chance zur Entwicklung eines KTS [6].

Das Resümee ist jedoch, dass OC nicht substantiell zum KTS-Risiko bei Frauen beitragen [3].

! **Merke:** OC erhöhen nicht das Risiko für ein Karpaltunnelsyndrom.

Literatur

[1] Albani G et al. Carpal tunnel syndrome and oral contraceptive drugs: risk or protective factor? J Peripher Nerv Syst. 8 (2003) 207–208.

[2] de Krom MC et al. Risk factors for carpal tunnel syndrome. Am J Epidemiol 132 (1990) 1102–1110.

[3] Ferry S et al. Carpal tunnel syndrome: a nested case-control study of risk factors in women. Am J Epidemiol 151 (2000) 566–574.

[4] Geoghegan JM et al. Risk factors in carpal tunnel syndrome. J Hand Surg Br 29 (2004) 315–320.

[5] Sabour MS, Fadel HE. The carpal tunnel syndrome – a new complication ascribed to the "pill." Am J Obstet Gynaecol 107 (1970) 1265–1267.

[6] Vessey MP, Villard-Mackintosh L, Yeates D. Epidemiology of carpal tunnel syndrome in women of childbearing age. Findings in a large cohort study. Int J Epidemiol 19 (1990) 655–659.

102 Kolonkarzinom, Zustand nach

Definition: Das Kolonkarzinom ist das dritthäufigste Karzinom in Deutschland und ist bei Frauen häufiger als bei Männern anzutreffen. Bei hereditärer Genese (adenomatöse Polyposis, Lynch-Syndrom) kann es bereits bei jungen Frauen auftreten. 95 % der Kolonkarzinome sind Adenokarzinome.

OC-Anwendung: OC sind nicht kontraindiziert Nach operierten Kolonkarzinomen kann unter Umständen bei OC-Anwendung die Re-Resorption von EE vermindert sein.

Alternativen: Vaginalring, transdermales kontrazeptives Pflaster, Hormonspirale, Depot-Gestagen, IUP.

Einfluss auf die Grunderkrankung: Für OC wurde ein protektiver Effekt für die Entstehung von Kolorektalen-Karzinomen festgestellt. Das Risiko wird durch OC um 40 % gesenkt [2, 3, 7]. Dieser Effekt ist am größten, je früher mit der OC-Einnahme begonnen wird: RR 0,60 bei Einnahmebeginn vor dem 22. Lebensjahr, RR 0,92 bei Einnahmebeginn nach dem 30. Lebensjahr [2]. In aktuellen Studien beträgt das RR für OC-Anwender zwischen 0,72–0,81 [2, 4, 5, 8]. Die OC-Einnahme senkt das RR 0,67 (CI 95 % 0,5–0,89) für kolorektale Karzinome. Bei Frauen, die zwischen 6 Monaten und <3 Jahre OC eingenommen hatten, betrug das RR 0,61 (CI 95 % 0,40–0,94) [6]. In der Europa-Studie wurde gezeigt, dass die Dauer der OC-Einnahme keinen Einfluss auf die Entwicklung eines Kolorektalen-Karzinoms ausübt [8].

Merke: OC senken das Risiko an einem Kolonkarzinom zu erkranken. !

Literatur

[1] Bosetti C et al. Oral contraceptives and colorectal cancer risk: a systematic review and meta-analysis. Hum Reprod Update 15 (2009) 489–498.
[2] Campbell PT et al. Exogenous hormones and colorectal cancer risk in Canada: associations stratified by clinically defined familial risk of cancer. Cancer Causes Control 18 (2007) 723–733.
[3] Fernandez E et al. Oral contraceptive use and risk of colorectal cancer. Epidemiology 9 (1998) 295–300.
[4] Hannaford PC et al. Mortality among contraceptive pill users: cohort evidence from Royal College of General Practitioners' Oral Contraception Study. MBJ 11 (2010) 340.
[5] Kabat GC, Miller AB, Rohan TE. Oral contraceptive use, hormone replacement therapy, reproductive history and risk of colorectal cancer in women. Int J Cancer 122 (2008) 643–646.
[6] Lin J et al. Oral contraceptives, reproductivefactors, and risk of colorectal cancer among women in a prospective cohort study. Am J Epidemiol 165 (2007) 794–801.
[7] Martinez ME et al. A prospective study of reproductive factors, oral contraceptive use, and risk of colorectal cancer. Cancer Epidemiol Biomarkers Prev 6 (1997) 1–5.
[8] Tsilidis KK et al. Oral contraceptives, reproductive history and risk of colorectal cancer in the European Prospective Investigation into Cancer and Nutrition Br J Cancer 103 (2010) 1755–1759.

103 Kontaktlinsen (Kontaktschalen)

Definition: Kontaktlinsen sind der Hornhaut oder dem vorderen Augapfel angepasste durchsichtige Schalen aus hartem oder weichem Kunststoff zur Korrektur von Sehschwächen. Sie können zum Symptom der trockenen Augen führen. Die Prävalenz der trockenen Augen nimmt unabhängig vom Tragen der Kontaktlinsen mit dem Alter zu.

OC-Anwendung: OC sind nicht kontraindiziert.

Alternativen: Vaginalring, transdermales kontrazeptives Pflaster, Depot-Gestagen, Gestagen-Monopille, Hormonspirale, IUP, Barriere-Methoden.

Einfluss auf die Grunderkrankung: OC, ebenso die Mikropillen, erhöhen signifikant die Trockenheit der Augen [2] und das Kratzgefühl von Kontaktlinsen [1, 4, 6], was zur verminderten Toleranz der Kontaktlinsen führen kann [6]. Bei der Anwendung von höher dosierten OC wurde über Kalkablagerungen an den Kontaktlinsen berichtet [3]. Die älteren Studien [1, 3] reflektieren nicht die Effekte der modernen Kontaktlinsen und Mikropillen. Mikropillen bewirken bei Kontaktlinsenträgerinnen keine Nebenwirkungen mehr [5, 7]. Möglicherweise ist dies bedingt durch die niedrigeren EE- und Gestagen-Dosen als auch die Verbesserung der Kontaktlinsen [5]. Die signifikante Zunahme der Heftigkeit der Symptome des trockenen Auges war nur für die Kombination von Mikropillen mit modernen Kontaktlinsen nachweisbar, nicht für OC oder Kontaktlinsen allein [2]. Die Osmolarität der Tränen wurde weder durch OC noch durch Kontaktlinsen bzw. die Kombination beider beeinflusst [2]. Vaginalring und transdermales kontrazeptives Pflaster können zu den gleichen Problemen wie OC führen. Depot-Gestagen und Gestagen-Monopille könnten die Trockenheit der Augen noch verstärken.

Merke: Kontaktlinsenträgerinnen sollten ausgewogene niedrigdosierte Mikropillen zur Kontrazeption anwenden.

Literatur

[1] Brennan NA, Efron N. Symptomatology of HEMA contact lens wear. Optom Vis Sci 66 (1989) 834–838.

[2] Chen SP et al. Tear osmolarity and dry eye symptoms in women using oral contraception and contact lenses. Cornea 32 (2013) 423–428.

[3] De Vries KA. Contact lenses and the “pill”. Contact Lens Forum 10 (1985) 21–23.

[4] Harrison DP. Contact lens wear problems: implications of penicillin allergy, diabetic relatives, and use of birth control pills. Am J Optom Physiol Opt 61 (1984) 674–678.

[5] Malek N, Lebuisson DA. Adverse ocular reactions to oral contraceptive use. Contracept Fertil Sex (Paris) 20 (1992) 441–444.

[6] Nichols KK et al. Corneal staining in hydrogel lens wearers. Optom Vis Sci 79 (2002) 20–30.

[7] Taylor F. Drugs affecting the eye. Aust Fam Physician 14 (1985) 744–745.

104 Kounis-Syndrom

Definition: Als Kounis-Syndrom wird das Auftreten eines akuten Koronarsyndroms in Folge von allergischen Reaktionen bezeichnet. Unterschieden werden 2 Typen:

- Typ I: Es kommt durch die Allergie, besonders bei Jugendlichen und jungen Frauen, zu einer endothelialen Dysfunktion mit nachfolgendem Vasospasmus, der eine Angina pectoris oder einen Myokardinfarkt induziert, ohne dass eine koronare Herzerkrankung vorliegt.
- Typ II: Es besteht eine Koronarsklerose, wobei die Allergie eine Plaqueerosion oder -ruptur auslösen kann, die dann über eine Thrombenbildung zu einem Myokardinfarkt führt.

Auslöser der Allergie und des Kounis-Syndroms können sein: Antibiotika, Chemotherapeutika, Kortikosteroide, Analgetika (Opiate, NSAR), Narkotika, Röntgenkontrastmittel, Desinfektionsmittel, Tier- (Ameisen, Bienen, Wespen, Quallen, Schlangen) und Planzengifte (Giftefeu, Gräser), Latex u. a. Allergene [3]. Nicht nur exogene Substanzen, sondern ebenso endogen gebildete Antigene können diese Rektionen im Sinne einer Autoimmunerkrankung bedingen.

OC-Anwendung: OC sind kontraindiziert (WHO 4).

Alternativen: IUP, Barriere Methoden.

Einfluss auf die Grunderkrankung: Die OC-Einnahme bei einer 14-jährigen mit PCO führte zu wiederholten akuten ischämischen Herzattacken, dem Kounis-Syndrom [2]. Besonders gefährdet für diese kardiale Störung sind Frauen mit PCO und einem Metabolischen Syndrom, arterieller Hypertonie, Adipositas (BMI >30 kg/m^2) sowie Hyperlipidämie bei OC-Anwendung [4]. Auch die niedrig dosierten OC erhöhen bei längerer Einnahme bei Frauen mit Risikofaktoren signifikant die Inzidenz von kardiovaskulären Ereignissen [1].

Merke: Bei bekanntem Kounis-Syndrom sind OC ebenso wie der Vaginalring oder transdermale Pflaster kontraindiziert. !

Literatur

[1] Baillargeon JP et al. Association between the current use of low-dose oral contraceptives and cardiovascular arterial disease: a meta-analysis. J Clin Endocrinol Metab 90 (2005) 3863–3870.

[2] Erol N, Karaagac AT, Kounis NG. Dangerous triplet: Polycystic ovary syndrome, oral contraceptives and Kounis syndrome. World J Cardiol 6 (2014) 1285–1289.

[3] Kraus J et al. Der allergische Myokardinfarkt – Kounis-Syndrom. J Kardiol 19 (2012) 118–122.

[4] Soares GM et al. Metabolic and cardiovascular impact of oral contraceptives in polycystic ovary syndrome. Int J Clin Pract 63 (2009) 160–169.

105 Kryptomenorrhö (stummer Zyklus)

Definition: Als Kryptomenorrhö wird der stumme Zyklus ohne Menstruation bezeichnet. Inneres und äußeres Genitale sind ebenso wie die sekundären Geschlechtsmerkmale völlig normal entwickelt. Die Ursache beruht auf einem Enzymdefekt des Endometriums, so dass das Endometrium nicht abgestoßen wird. Bei dieser Form der Kryptomenorrhö sind Schwangerschaften möglich, ohne dass jemals eine Menstruation erfolgte. Lebenslang besteht eine primäre Amenorrhö.

Im weiteren Sinne wird der Begriff der Kryptomenorrhö ebenfalls bei fehlender Menstruation nach außen, d. h. bei Gynatresien (Verschluss des Hymens, der Scheide, der Zervix, des Cavum uteri) verwendet. Eine primäre Amenorrhö mit zyklischen Unterbauchschmerzen wird auch als Kryptomenorrhö bezeichnet [1].

OC-Anwendung: OC sind nicht kontraindiziert.

Alternativen: Vaginalring, transdermales kontrazeptives Pflaster, Gestagen-Monopille, Depot-Gestagen, Hormonspirale, IUP, Barriere-Methoden.

Einfluss auf die Grunderkrankung: Über den Einfluss von OC bei Kryptomenorrhö liegen keine Angaben vor.

! **Merke:** Bei einer Kryptomenorrhö kann der Zyklus völlig normal sein, ohne dass es zu einer Menstruation nach außen kommt.

Literatur

[1] Hohl MK. Die klinische Bedeutung der Müllerschen Fehlbildungen. Frauenheilkunde Aktuell 18 (2009) 4–12.

106 Laktoseintoleranz

Definition: Bei der Laktoseintoleranz wird der Milchzucker im Dünndarm nicht verarbeitet, sondern erst im Dickdarm von der Darmflora fermentiert. Als Folge kommt es zu Blähungen mit übelriechenden Winden, Bauchdrücken und Bauchkrämpfen, Übelkeit, Erbrechen sowie gehäuft zu spontanen Durchfällen. Die Symptome sind von der Menge der aufgenommenen Laktose und der Einschränkung der Laktaseaktivität abhängig. Außerdem treten untypische Beschwerden auf: Kopfschmerzen, Abgeschlagenheit und vor allem Effloreszenzen an der Haut, die besonders in Bereichen auftreten, die dem Licht ausgesetzt sind. Allergien sind möglich. Die Prävalenz der Laktoseintoleranz liegt in Deutschland bei ca. 15 %.

OC-Anwendung: OC sind relativ kontraindiziert. Bisher enthalten bis auf Valette®, Enriqa® und Maxim® noch alle OC Laktose und sind daher bei einer Laktoseintoleranz relativ kontraindiziert.

Alternativen: Vaginalring, transdermales kontrazeptives Pflaster, Depot-Gestagen, Hormonspirale, IUP, Barriere-Methoden.

Einfluss auf die Grunderkrankung: Die Laktoseintoleranz kann durch die in den OC und Gestagen-Monopillen enthaltene Laktose aufgrund der individuell sehr unterschiedlichen Reaktion im Einzelfall verstärkt werden, obwohl der Laktosegehalt sich für die einzelnen OC lediglich zwischen 27 mg und maximal 89 mg pro Dragee/Tablette weit unter der 3–5 Gramm-Grenz-Dosis befindet [1], bei der Beschwerden bei der Laktoseunverträglichkeit auftreten. Theoretisch können OC aufgrund des relativ niedrigen Laktosegehaltes auch bei Laktoseunverträglichkeit verordnet werden [2]. Laktose und Laktoseintoleranz wirken sich jedoch nicht auf die protektiven Effekte der OC aus [3].

Merke: Bis auf Valette®, Enriqa® und Maxim® enthalten alle anderen OC Laktose als Trägersubstanz und sind bei der Laktoseintoleranz relativ kontraindiziert. !

Literatur

[1] Lomer MC, Parkes GC, Sanderson JD. Lactose intolerance in clinical practice – myths and realities. Aliment Pharmacol Ther 27 (2008) 93–103.
[2] Ludwig M. Laktoseintoleranz und orale Kontrazeptiva. Der Frauenarzt 53 (2012) 979.
[3] Risch HA et al. Dietary lactose intake, lactose intolerance, and the risk of epithelial ovarian cancer in southern Ontario (Canada). Cancer Causes Control 5 (1994) 540–548.

107 Lebertransplantation, Zustand nach

Definition: Nach einer Lebertransplantation normalisiert sich die Leberfunktion innerhalb der ersten 3–6 Monate bei gleichzeitiger Therapie mit Immunsuppressiva. Danach ist die normale Belastung im Alltag einschließlich des besonderen Leistungsanspruchs durch eine Schwangerschaft möglich.

OC-Anwendung: OC sind nicht kontraindiziert (USMEC 2). Nach Stabilisierung der Leberfunktion nach der Lebertransplantation bestehen keine Bedenken zur Verordnung von Mikropillen mit einer EE-Dosis ≤ 30 µg.

Alternativen: Vaginalring (USMEC 2) [6], transdermales kontrazeptives Pflaster (USMEC 2), Depot-Gestagen (USMEC 2), Hormonspirale (USMEC 2) [1], Gestagen-Monopille (USMEC 2), Barriere-Methoden.

Einfluss auf die Grunderkrankung: Bei Frauen, die sich 6 Monate bis 7 Jahre nach der Lebertransplantation befanden und nicht kürzer als 12 Monate OC eingenommen hatten, wurden keine unerwünschten Schwangerschaften beobachtet. Reimplantationen waren während der OC-Einnahme nicht erforderlich. Die Transaminasen wiesen keine signifikanten Veränderungen auf, der Blutdruck und der BMI blieben stabil [4]. Allerdings bezogen sich die Angaben lediglich auf 15 Frauen im Alter zwischen 25 und 34 Jahren. Bisher besteht nur eine limitierte Evidenz für die OC-Anwendung und den Vaginalring nach Lebertransplantation, obwohl keine unerwünschten Schwangerschaften beobachtet wurden und die Leberfunktionswerte keine Veränderungen aufwiesen [6, 7].

Die Immunsuppressiva stellen keine Kontraindikation für die Einnahme von Mikropillen und für eine Schwangerschaft dar. In den U.S. Medical Eligibility Criteria for Contraceptive Use, 2010, wurde die Einnahme von OC innerhalb der ersten 2 Jahre nach der Organtransplantation ebenso wie eine unerwünschte Schwangerschaft mit einem erhöhten Risiko für die Gesundheit eingeschätzt [2]. Die Centers for Disease Control ordneten jede Form der Kontrazeption nach unkomplizierter Organtransplantation der Risiko-Gruppe 2 zu, um eine intensive Antikonzeptionsberatung zu erreichen [5], da die routinemäßige Aufklärung über die postoperative Fertilität und eine erforderliche sichere Kontrazeption zur Vermeidung ungewollter Schwangerschaften vor der Transplantation nicht regelmäßig vorgenommen wurden [3].

! **Merke:** Die Einnahme von Immunsuppressiva ist kein Grund, Mikropillen bei einem Zustand nach Lebertransplantation nicht zu verordnen.

Literatur

[1] Bahamondes MV et al. Ease of insertion and clinical performance of the levonorgestrel-releasing intrauterine system in nulligravidas. Contraception 84 (2011) e11–6.

[2] Farr S et al. U.S. Medical Eligibility Criteria for Contraceptive Use, 2010. MMWR Recomm Rep 59 (2010) 1–86.

[3] French VA et al. Contraception and fertility awareness among women with solid organ transplants. Obstet Gynecol 122 (2013) 809–814.

[4] Jabiry-Zieniewicz Z et al. Low-dose hormonal contraception after liver transplantation. Transplant Proc 39 (2007) 1530–1532.

[5] Krajewski CM, Geetha D, Gomez-Lobo V. Contraceptive options for women with a history of solid-organ transplantation. Transplantation 95 (2013) 1183–1186.

[6] Paternoster DM et al. The contraceptive vaginal ring in women with renal and liver transplantation: analysis of preliminary results. Transplant Proc 42 (2010) 1162–1165.

[7] Paulen ME, Folger SG, Curtis KM, Jamieson DJ. Contraceptive use among solid organ transplant patients: a systematic review. Contraception 82 (2010) 102–112.

108 Lebertumoren, benigne – Adenome

Definition: Leberadenome sind scharf abgegrenzte gutartige Tumoren aus Leberzellen und Sinusoiden ohne typischen Läppchenaufbau. Sie sind sehr selten. 75 % aller Leberadenome entwickeln sich im rechten Leberlappen, wobei eine familiäre Disposition besteht. Leberadenome können zu Leberzellkarzinomen entarten [6]. Die Leber wird morphologisch und funktionell durch Hormone moduliert. Hormone – Estrogene, Gestagene, Androgene, aber auch Anabolika – können sowohl benigne (u. a. Adenome) als auch maligne Tumoren induzieren [1].

OC-Anwendung: OC sind bei Leberadenomen kontraindiziert (WHO 4).

Alternativen: Depot-Gestagen (WHO 3), Gestagen-Monopille (WHO 3) Hormonspirale (WHO 3), IUP (WHO 1), Barriere-Methoden

Einfluss auf die Grunderkrankung: Eine echte Beziehung zwischen der OC-Einnahme und der Entwicklung von Leberadenomen wurde immer wieder betont [4–6]. In zahlreichen Fallkontrollstudien wurde mitgeteilt, dass sich Leberadenome nach langjähriger OC-Anwendung bilden können. Dabei bestand eine positive Korrelation zur EE-Dosis. Allerdings konnte keine signifikante Risikoerhöhung für die Adenome mit der Einnahmedauer noch eine Beziehung mit der Zeit der ersten und letzten OC-Einnahme festgestellt werden [3].

Allerdings sind die Mitteilungen über die Induktion von Adenomen durch OC-Einnahme parallel zur Reduzierung der EE-Dosis in den OC zurückgegangen. Die Analysen aus der Royal College of General Practitioners' Oral Contraception Study (RCGP) und der Oxford-Family Planning Association Study (Oxford-FPA) ergaben kein erhöhtes Risiko für ernste Lebererkrankungen bei 27-jähriger Beobachtungszeit für gegenwärtige und ehemalige OC-Anwenderinnen. In der RCGP Studie fand sich eine geringe Risikoerhöhung für mildere Leberleiden, die 4 Jahre nach dem Absetzen nicht mehr bestand. Das erhöhte Risiko bezog sich nur auf OC mit einer EE-Dosis von ≥ 50 µg [2].

Merke: Steroidhormone können hochdosiert bei entsprechender Disposition die Leber zur Bildung benigner und maligner Tumoren induzieren. !

Literatur

[1] Giannitrapani L et al. Sex hormones and risk of liver tumor. Ann N Y Acad Sci 1089 (2006) 228–236.

[2] Hannaford PC et al. Combined oral contraceptives and liver disease. Contraception 55 (1997) 145–151.

[3] Heinemann LA et al. Modern oral contraceptive use and benign liver tumors: the German Benign Liver Tumor Case-Control Study. Eur J Contracept Reprod Health Care 3 (1998) 194–200.

[4] Keck C, Wilhelm C, Breckwoldt M. Einfluss oraler Kontrazeptiva auf die Entstehung von Lebertumoren. Fertilität 12 (1996) 207–211.
[5] Rabe T et al. Liver tumors and steroid hormones im women. Gynecol Endocrinol 9 (Suppl 3) (1995) 1–81.
[6] Shortell CK, Schwartz SI. Hepatic adenoma and focal nodular hyperplasia. Gynecol Obstet 172 (1991) 426–431.

109 Lebertumoren, benigne – Fokale noduläre Hyperplasie (FNH)

Definition: Die fokale noduläre Hyperplasie (FNH) ist eine gutartige Wucherung innerhalb der Leber, die wahrscheinlich von einer Gefäßmissbildung ausgeht, die durch Sexualhormone zu einem langsamen Wachstum angeregt wird. Die FNH enthält voll funktionsfähige Hepatozyten. Es besteht keine Entartungstendenz. Die FNH infiltriert nicht und bildet keine Metastasen aus. Die Leber wird morphologisch und funktionell durch Hormone moduliert. Hormone – Estrogene, Gestagene, Androgene, aber auch Anabolika – können sowohl benigne (u. a. auch FNH) als auch maligne Tumoren induzieren [1].

OC-Anwendung: OC (Mikropillen mit 20 µg EE) sind nicht kontraindiziert (WHO 2) [4].

Alternativen: Vaginalring (WHO 2), transdermales kontrazeptives Pflaster (WHO 2), Gestagen-Monopille (WHO 2), Depot-Gestagen (WHO 2), Hormonspirale (WHO 2), IUP (WHO 1), Barriere-Methoden.

Einfluss auf die Grunderkrankung: Primär wurden in allen drei großen Kohorten-Studien (Royal College of General Practitioners' Oral Contraception Study (RCGP), Oxford-Family Planning Association Study (Oxford-FPA) und Walnut Creek Contraceptive Drug Study) nicht über FNH bei OC-Einnahme berichtet. Die Analysen aus der RCGP und Oxford-FPA ergaben bei 27-jähriger Beobachtungszeit kein erhöhtes Risiko für ernste Lebererkrankungen für gegenwärtige und ehemalige OC-Anwenderinnen. In der RCGP Studie fand sich eine geringe Risikoerhöhung für mildere Leberleiden, die 4 Jahre nach dem Absetzen nicht mehr bestand. Das erhöhte Risiko bezog sich nur auf OC mit ≥50 µg EE [2, 6]. In einer Multizenter-Fall-Kontroll-Studie war das RR für eine FNH bei OC-Einnehmerinnen 1,96 (CI 95 % 0,85–4,57). Das RR nahm mit der Dauer der OC-Einnahme zu [3] und lag bei der OC-Anwendung über ≥3 Jahre mit 4,5 (CI 95 % 1,2–16,9) signifikant höher [5].

Die Einnahme von niedrig dosierten OC oder Gestagen-Monopillen nach Diagnose einer FNH ist möglich, da dieselben keinen Einfluss auf die Progression und Regression der Leberläsionen ausüben [4].

Merke: Niedrig dosierte OC können bei FNH eingenommen werden.

Literatur

[1] Giannitrapani L et al. Sex hormones and risk of liver tumor. Ann N Y Acad Sci 1089 (2006) 228–236.

[2] Hannaford PC et al. Combined oral contraceptives and liver disease. Contraception 55 (1997) 145–151.

[3] Heinemann LA et al. Modern oral contraceptive use and benign liver tumors: the German Benign Liver Tumor Case-Control Study. Eur J Contracept Reprod Health Care 3 (1998) 194–200.

[4] Kapp N, Curtis KM. Hormonal contraceptive use among women with liver tumors: a systematic review. Contraception. 80 (2009) 387–390.

[5] Scalori A et al. Oral contraceptives and the risk of focal nodular hyperplasia of the liver: a case-control study. Am J Obstet Gynecol 186 (2002) 195–197.

[6] Vessey MP et al. Oral contraceptives and benign liver tumours. Br Med J 1 (1977) 1064–1065.

110 Lebertumoren, benigne – Hämangiome

Definition: Leber-Hämangiome bestehen in der Leber aus einzelnen oder vermehrten Gefäßkonvoluten. Hämangiome sind die häufigsten benignen, meist asymptomatischen Lebertumoren. Sie besitzen keine Tendenz zur malignen Entartung, infiltrieren nicht in Nachbarorgane und bilden keine Metastasen. Zwischen Leber-Hämangiomen und fokalen nodulären Hyperplasien bestehen echte Beziehungen, die besonders durch Hormone in Abhängigkeit von der Dosis gefördert werden. Die Leber wird morphologisch und funktionell durch Hormone moduliert. Hormone – Estrogene, Gestagene, Androgene, aber auch Anabolika – können sowohl benigne (u. a. Hämangiome) als auch maligne Tumoren induzieren [3].

OC-Anwendung: OC und alle anderen Hormone sind bei Hämangiomen der Leber absolut kontraindiziert (WHO 4).

Alternativen: IUP, Barriere-Methoden.

Einfluss auf die Grunderkrankung: Hämangiome können sich nach oraler Einnahme von Sexualsteroiden entwickeln [1], besonders bei Adoleszentinnen [2], wobei sich das Alter im Vergleich zu den OC als der stärkerer Prädiktor für die Entstehung von Hämangiomen erwies. Die OR für Hämangiome bei OC-Einnahme betrug 1,1 (CI 95 % 0,52–2,60). Bei einem Beginn vor dem 20. Lebensjahr lag dieselbe bei OR 1,64 (CI 95 % 0,37–7,13), aber bei OR 0,62 (CI 95 % 0,16–2,42) bei einer OC-Einnahme von < 1 Jahr [2].

Die Analysen aus der Royal College of General Practitioners' Oral Contraception Study (RCGP) und der Oxford-Family Planning Association Study (Oxford-FPA) ergaben kein erhöhtes Risiko für ernste Lebererkrankungen bei 27-jähriger Beobachtungszeit für gegenwärtige und ehemalige OC-Anwenderinnen. In der RCGP Studie fand sich eine geringe Risikoerhöhung für mildere Leberleiden, die 4 Jahre nach dem Absetzen nicht mehr bestand. Das erhöhte Risiko bezog sich nur auf OC mit ≥ 50 µg EE [4, 6].

Eine seltene Komplikation bei Hämangiomen der Leber ist die Ruptur derselben. In einer Kasuistik wurde berichtet, dass es zur Ruptur eines Leberhämangioms bei einer Frau kam, die Wochen vorher längere Zeit OC eingenommen hatte [5].

! **Merke:** Steroidhormone können hochdosiert bei entsprechender Disposition die Leber zur Bildung benigner und maligner Tumoren induzieren.

Literatur

[1] Dourakis SP, Tolis G. Sex hormonal preparations and the liver. Eur J Contracept Reprod Helath Care 3 (1998) 7–11.
[2] Gemer O et al. Oral contraceptives and liver hemangioma: a case-control study. Acta Obstet Gynecol Scand 83 (2004) 1199–1201.
[3] Giannitrapani L et al. Sex hormones and risk of liver tumor. Ann N Y Acad Sci 1089 (2006) 228–236.
[4] Hannaford PC et al. Combined oral contraceptives and liver disease. Contraception 55 (1997) 145–151.
[5] Kim JM et al. Hemorrhagic hemangioma in the liver: A case report. World J Gastroenterol 21 (2015) 7326–7330.
[6] Vessey MP et al. Oral contraceptives and benign liver tumours. Br Med J 1 (1977) 1064–1065.

111 Lebertumoren, maligne – Hepatozelluläres Karzinom, Hepatoblastom

Definition: Lebertumoren können von den Gefäßen, den Leberzellen, vom Epithel der Gallengänge oder dem Mesenchym ihren Ursprung nehmen. Die Leber wird morphologisch und funktionell durch Hormone moduliert. Hormone – Estrogene, Gestagene, Androgene, aber auch Anabolika – können sowohl benigne (Hämangiome, Adenome, FNH) als auch maligne Tumoren induzieren [3].

OC-Anwendung: OC und alle anderen Hormone sind bei hepatozellulären Karzinomen oder bei vorbelasteter positiver Anamnese für diese Neoplasien absolut kontraindiziert (WHO 4) [4].

Alternativen: Gestagen-Monopille (WHO 3), Gestagen-Depot (WHO 3), Hormonspirale (WHO 3). IUP (WHO 1), Barriere-Methoden

Einfluss auf die Grunderkrankung: Das Leberkarzinom-Risiko ist bei jungen Frauen extrem gering. Studien über das Leberkarzinom-Risiko und OC-Einnahme ergaben sehr widersprüchliche Ergebnisse. Die OC-Einnahme ist mit einem minimal zunehmenden Risiko für ein Leberkarzinom assoziiert [2], das für niedrig dosierte OC geringer ausfällt [5]. Es besteht keine Evidenz, ob das Leberkarzinom-Risiko nach Beendigung der OC Einnahme persistiert [2]. Die Metaanalyse aus 12 Fall-Kontroll-Studien erbrachte keinen überzeugenden Beweis, dass eine Beziehung zwischen der OC-Einnahme und dem Risiko von hepatozellulären Karzinomen besteht. In 6 Studien wurde bei längerer OC-Anwendung eine beachtliche Risikoerhöhung um das 2- bis 20fache für hepatozelluläre Karzinome mitgeteilt. Die Heterogenität der Studien war allerdings zu groß, um eine schlüssige Metaanalyse durchführen zu können. Künftige Studien mit präziseren Angaben zur Dauer der Hormonanwendung sind erforderlich [6]. Frauen mit hepatozellulärem Karzinom, die OC anwendeten, wiesen eine bessere Prognose für das Überleben auf.

Die US-Studie vom Liver Cancer Pooling Projekt ergab keinen Zusammenhang zwischen der OC-Anwendung und einem hepatozellulären Karzinom [7]. Ähnliche Resultate wurden bei einer Metaanalyse erhoben: Es bestand keine statistisch signifikante Beziehung zwischen der OC-Einnahme und dem Leberkarzinom-Risiko (RR 1,23; CI 95 % 0,93–1,63). Ein lineares Verhältnis zwischen der OC-Einnahme und dem Leberkarzinom-Risiko wurde gefunden, allerdings ohne statistisch signifikante Sicherung. OC waren nicht positiv assoziiert mit dem Risiko eines Leberkarzinoms [1].

Merke: OC sind bei einem Leberkarzinom kontraindiziert. !

Literatur

[1] An N. Oral Contraceptives Use and Liver Cancer Risk. A dose-response meta-analysis of observational studies. Medicine (Baltimore) 2015 Oct, 94(43) e1619.

[2] Cibula D et al. Hormonal contraception and risk of cancer. Hum Reprod Update 16 (2010) 631–650.

[3] Giannitrapani L et al. Sex hormones and risk of liver tumor. Ann N Y Acad Sci 1089 (2006) 228–236.

[4] Kapp N, Curtis KM. Hormonal contraceptive use among women with liver tumors: a systematic review. Contraception 80 (2009) 387–390.

[5] La Vecchia C, Bosetti C. Oral contraceptives and neoplasms other than breast and female genital tract. Eur J Cancer Prev 18 (2009) 407–411.

[6] Maheshwari S et al. Oral contraception and the risk of hepatocellular carcinoma. J Hepatol 47 (2007) 506–513.

[7] McGlynn KA et al. Reproductive factors, exogenous hormone use and risk of hepatocellular carcinoma among US women: results from the Liver Cancer Pooling Project. Br J Cancer 112 (2015) 1266–1272.

112 Leberzirrhose

Definition: Die Leberzirrhose entwickelt sich über Jahre bis Jahrzehnte. Sie ist das irreversible Endstadium chronischer Lebererkrankungen als Folge der Wechselbeziehungen zwischen genetischen und Umweltfaktoren. Die häufigsten Ursachen sind eine Virushepatitis und der Alkoholmissbrauch. Infolge der Apoptose und Regeneration des Lebergewebes setzt eine übermäßige Fibrosierung ein. Die Durchblutung wird gestört und es kommt im Portalsystem zum Stau des Blutes mit portaler Hypertension. Die Indikation für die Lebertransplantation ist dann gegeben. Die Inzidenz der Leberzirrhose bewegt sich in Westeuropa bei 250/100.000.

OC-Anwendung: OC sind bei leichter Leberzirrhose nicht kontraindiziert (WHO 1) [4], aber bei schwerer dekompensierter Leberzirrhose absolut kontraindiziert (WHO 4).

Alternativen: Vaginalring und transdermales kontrazeptives Pflaster sind bei leichter Leberzirrhose nicht kontraindiziert (WHO 1), bei schwerer dekompensierter Leberzirrhose absolut kontraindiziert (WHO 4), Gestagen-Monopille und Depot-Gestagen (leichte Leberzirrhose : WHO 1, schwere Leberzirrhose: WHO 3), Hormonspirale (leichte Leberzirrhose: WHO 1; schwere Leberzirrhose: WHO 3), IUP (leichte und schwere Leberzirrhose: WHO 1). Barriere-Methoden.

Einfluss auf die Grunderkrankung: Bei einer leichten kompensierten Leberzirrhose gibt es keine Restriktionen für die OC-Anwendung [6]. OC vermindern das Risiko einer primären biliären Zirrhose der Leber (OR 0,6; CI 95 % 0,5–0,8) [2]. Es wurde immer wieder darauf verwiesen, dass Estrogene in physiologischen Dosen über eine antioxidative Wirkung die Fibrose hemmen und die Regeneration des Lebergewebes fördern [1]. OC beeinflussen nicht die Progression oder Schwere der zirrhotischen Fibrose [4]. Die ehemalige OC-Einnahme hat keinen signifikanten Einfluss auf die Progression der Leberfibrose [3].

MPA kann in der Leber aufgrund seiner immunsuppressiven Wirkung und Verbesserung der Eiweißsynthese einen günstigen Einfluss ausüben. Die Behandlung mit MPA ist daher sinnvoll bei akuter biliärer Zirrhose, einer Autoimmunerkrankung, und bei chronisch aktiver Hepatitis [5].

! **Merke:** Bei leichter Leberzirrhose können niedrig dosierte OC, Mikropillen mit 20 µg EE oder besser mit Estradiol oder Estradiolvalerat verordnet werden.

Literatur

[1] Codes L, Matos L, Parana' R. Chronic hepatitis C and fibrosis: evidences for possible estrogen benefits. Braz J Infect Dis 11 (2007) 371–374.

[2] Corpechot C et al. Demographic, lifestyle, medical and familial factors associated with primary biliary cirrhosis. J Hepatol 53 (2010) 162–169.

[3] Di Martino V et al. Progression of liver fibrosis in women infected with hepatitis C: long-term benefit of estrogen exposure. Hepatology 40 (2004) 1426–1433.
[4] Kapp N, Tilley IB, Curtis KM. The effects of hormonal contraceptive use among women with viral hepatitis or cirrhosis of the liver: a systematic review. Contraception 80 (2009) 381–386.
[5] Sotaniemi EA et al. Effects of medroxyprogesterone on the liver function and drug metabolism of patients with primary biliary cirrhosis and chronic active hepatitis. J Med 9 (1978) 117–128.
[6] WHO provider brief on hormonal contraception and liver disease. Contraception 80 (2009) 325–326.

113 Leistungssport

Definition: Leistungssport wird mit der klaren Zielstellung betrieben, um Erfolge für das eigene Ego, den Verein oder das Land zu erreichen. Diese Vorstellung setzt die Bereitschaft voraus, mehr zu leisten und härter zu trainieren. In Abhängigkeit von der Leistungssportart, der Belastung, dem angestrebten Körpergewicht für die betreffende Sportart sowie dem Alter des Trainingsbeginns sind Beeinträchtigungen der Hypothalamus-Hypophysen-Ovar Achse möglich, die von der Menarcha tarda bis zur sekundären Amenorrhö reichen. Breitensportlerinnen können ebenfalls Beeinträchtigungen aufweisen, die zu Zyklusstörungen führen, besonders wenn kalorische Defizite gepaart mit einem falschen Körperideal bestehen. Leistungssportlerinnen mit einem regelmäßigen Zyklus können ein Zyklogramm führen, aus dem die Leistungsfähigkeit für die einzelnen Zyklusphasen ersichtlich ist.

OC-Anwendung: OC sind nicht kontraindiziert, sondern indiziert. LZ und LZE sind für Trainings- und Wettkampfperiode gegenüber der zyklischen OC-Einnahme zu bevorzugen.

Alternativen: Vaginalring, transdermales kontrazeptives Pflaster, Gestagen-Monopille, Depot-Gestagen, Hormonspirale, IUP, Barriere-Methoden.

Einfluss auf die Grunderkrankung: Die regelmäßige OC-Einnahme führt bei Athletinnen zu einer signifikant niedrigeren Androgenkonzentration bei gleichzeitig höheren SHBG-Spiegeln [1, 11]. OC reduzieren den Testosteron-Spiegel bei Hockeyspielerinnen und damit auch die Testosteron- und Kortisolreaktion während des Trainings und im Wettkampf [2]. Durch DRSP-haltige OC wird die Muskelschädigung erheblich reduziert, da die passive Muskelhärte herabgesetzt werden kann [7]. Durch OC wird außerdem das Verletzungs-Risiko des vorderen Kreuzbandes im Vergleich zu OC-Nichtanwenderinnen reduziert: RR 0,82 (CI 95 % 0,75–0,90) [8], obwohl die Lockerheit des Bandes durch OC geringer ist [6]. Vor allem Jugendliche zwischen 15 und 19 Jahren, die OC einnehmen, haben eine um 18 % geringeres Kreuzbandoperations-Risiko im Vergleich zu den Kontrollen [4]. NET(A)-haltige OC können in der Urinausscheidung zu einem erhöhten 19-Norandrosteron-Spiegel führen, der bis über das Doppelte über den von der WADA 2004 für Frauen festgelegten Spiegel von

2 ng/ml liegen kann [10]. OC mit einer höheren partiellen Restandrogenität bewirken eine höhere Wachstumshormon-Reaktion im Vergleich zu normal menstruierenden Sprinterinnen [9]. Die LZE von OC hat keinen Einfluss auf die Struktur oder mechanischen Eigenschaften der Patellarsehne bei Handballerinnen [5].

OC sind zur Kontrazeption oder Zyklusregulierung unter Beachtung der Estrogendosis und des Gestagens für die einzelnen Leistungssportarten individuell auszuwählen. Antiandrogen wirksame OC sollten Kraftsportlerinnen nicht verordnet werden. Zyklusabhängige Beeinträchtigungen der Leistungsfähigkeit können während des Trainings- und/oder Wettkampfjahres durch die zyklische OC-Einnahme ausgeglichen [3], besser noch durch die LZE vermieden oder durch die LZ-Anwendung erheblich reduziert werden. Dabei kann der OC-LZ-Einnahmemodus entsprechend der Wettkampfplanung immer individuell variiert werden

! **Merke:** OC sind bei Leistungssportlerinnen zur Kontrazeption entsprechend der Trainings- und Wettkampfgestaltung sowohl zyklisch, besser als LZ oder LZE zu empfehlen.

Literatur

[1] Bermon S et al. Serum androgen levels in elite female athletes. J Clin Endocrinol Metab 99 (2014) 4328–4335.

[2] Crewther BT et al. Effects of oral contraceptive use on the salivary testosterone and cortisol responses to training sessions and competitions in elite women athletes. Physiol Behav 147 (2015) 84–90.

[3] Goeckenjan M et al. Kontrazeption bei Sportlerinnen. Gynäkologische Endokrinologie 8 (2010) 257–262.

[4] Gray AM, Gugala Z, Baillargeon JG. Effects of oral contraceptive use on anterior cruciate ligament injury epidemiology. Med Sci Sports Exerc 48 (2016) 648–654.

[5] Hansen M et al. Impact of oral contraceptive use and menstrual phases on patellar tendon morphology, biochemical composition, and biomechanical properties in female athletes. J Appl Physiol 114 (2013) 998–1008.

[6] Lee H, Petrofsky JS, Yim J. Do oral contraceptives alter knee ligament damage with heavy exercise? Tohoku J Exp Med 237 (2015) 51–56.

[7] Morse CI et al. The effect of the oral contraceptive pill on the passive stiffness of the human gastrocnemius muscle in vivo. J Musculoskelet Neuronal Interact 13 (2013) 97–104.

[8] Rahr-Wagner L et al. Is the use of oral contraceptives associated with operatively treated anterior cruciate ligament injury? A case-control study from the Danish Knee Ligament Reconstruction Registry. Am J Sports Med 42 (2014) 2897–2905.

[9] Sunderland C et al. Menstrual cycle and oral contraceptives' effects on growth hormone response to sprinting. Appl Physiol Nutr Metab 36 (2011) 495–502.

[10] Walker CJ et al. Doping in sport – 1. Excretion of 19-norandrosterone by healthy women, including those using contraceptives containing norethisterone. Steroids 74 (2009) 329–334.

[11] Wiegratz I et al. Effect of four different oral contraceptives on various sex hormones and serum-binding globulins. Contraception 67 (2003) 25–32.

114 Leukämie

Definition: Unter Leukämien werden bösartige Erkrankungen des Knochenmarks durch klonale Proliferation unreifer hämatopoetischer Stammzellen verstanden. Unterschieden werden:
- akute lymphatische Leukämie (ALL),
- akute myeloische Leukämie (AML),
- chronische myeloische Leukämie (CML) und
- chronische lymphatische Leukämie (CLL),

die alle verschiedene Prognosen haben.

Die Inzidenz liegt bei 12.000/Jahr in Deutschland. Leukämie ist bei Kindern die häufigste maligne Erkrankung.

OC-Anwendung: OC sind nicht kontraindiziert.

Alternativen: Vaginalring, transdermales kontrazeptives Pflaster, Hormonspirale (alle, besonders bei Mukositiden der Mundschleimhaut), IUP, Barriere-Methoden.

Einfluss auf die Grunderkrankung: Ein nicht signifikanter Anstieg der AML nach OC-Einnahme wurde beschrieben [5]. Außerdem wurde eine vielsagende Beziehung zwischen der AML und der längeren OC-Applikation über >5 Jahre (OR 0,55; CI 95 % 0,32–0,96) und Nichteinnehmerinnen festgestellt [3]. Möglicherweise kann der entzündungsprotektive Effekt der OC bei den durch die Chemotherapie immunsupprimierten Patientinnen hilfreich sein und einen Schutz vor Genitalinfektionen bieten. Bei der OC-Einnahme kann es gelegentlich durch die chemotherapieinduzierten Mukositiden an der Mundschleimhaut Probleme geben, die dann den Wechsel zu einer anderen Applikationsform erforderlich machen. Hypermenorrhöen und Menorrhagien während der myelosuppressiven Chemotherapie können mit OC behandelt werden [2]. Die Chemotherapeutika werden durch die OC nicht beeinflusst. Über die vaginale Anwendung von OC bei Leukämie wurde berichtet [4]. Vaginalring, transdermales kontrazeptives Pflasters oder eine Hormonspirale sind bei Mukositiden der Mundschleimhaut zu empfehlen. Zwischen einer Leukämie im Kindesalter und der OC-Einnahme der dritten Generation vor der Schwangerschaft wurde eine positive Assoziation festgestellt (OR 4,3; CI 95 % 1,2–16,2) [1]. Allerdings schützt die Co-Administration von Dienogest im Tierversuch die Ovarien vor der gonadotoxischen Wirkung der Chemotherapie [6]. Es erscheint daher überlegenswert, während der Chemotherapie bei Leukämie ein dienogesthaltiges OC zu verordnen.

Merke: Eine sichere Kontrazeption ist bei Leukämie notwendig. Die enge Kooperation mit dem behandelnden Hämatoonkologen sollte erfolgen. !

Literatur

[1] Ajrouche R et al. Maternal reproductive history, fertility treatments and folic acid supplementation in the risk of childhood acute leukemia: the ESTELLE study. Cancer Causes Control 25 (2014) 1283–1293.

[2] Bates JS, Buie LW, Woodis CB. Management of menorrhagia associated with chemotherapy-induced thrombocytopenia in women with hematologic malignancy. Pharmacotherapy 31 (2011) 1092–1110.

[3] Poynter JN et al. Exogenous hormone use, reproductive history and risk of adult myeloid leukaemia. Br J Cancer 109 (2013) 1895–1898.

[4] Sullivan-Nelson M, Kuller JA, Zacur HA. Clinical use of oral contraceptives administered vaginally: a case report. Fertil Steril 52 (1989) 864–866.

[5] Traversa G et al. Drug use and acute leukemia. Pharmacoepidemiol Drug Saf 2 (1998) 113–123.

[6] Tsuyoshi H et al. Protective effect of dienogest on chemotherapy-induced reduced fertility in female rats. Steroids 93 (2015) 1–7.

115 Libidoverlust

Definition: Unter Libidoverlust wird die Störung des sexuellen Appetenzverhaltens verstanden, die sich als sexuelle Funktionsstörung oder im fehlenden sexuellen Interesse äußert.

OC-Anwendung: OC sind nicht kontraindiziert.

Alternativen: Vaginalring, transdermales kontrazeptives Pflaster, Hormonspirale, Gestagen-Monopille, IUP, Barriere-Methoden.

Einfluss auf die Grunderkrankung: Hormone präsentieren nur einen von zahlreichen Faktoren, die das weibliche Sexualverlangen beeinflussen [7]. Nach wie vor ist der OC-Einfluss auf die weibliche Sexualität, besonders die Libido, nicht besonders gut untersucht worden [3]. Die Mehrzahl der OC-Anwenderinnen berichten über keine Libido-Veränderungen [3, 9]. In den meisten Studien wird über eine gleich große Ab- und Zunahme der Libido in bis zu 20 % berichtet. In einer Metaanalyse wurden in Abhängigkeit vom Studiendesign unterschiedliche Ergebnisse für die Ab- und Zunahme unter OC beobachtet. Ein kausaler Effekt der OC auf die Libido ließ sich im Allgemeinen nicht nachweisen [5]. Ebenso wie unter CPA-haltigen Therapeutika und der OC-Einnahme von stärker antiandrogen wirksamen Gestagenen, wie z. B. DRSP-haltigen OC, kann es zu einer Abnahme der Libido, der spontanen Erregbarkeit, der Frequenz und des Orgasmus beim Geschlechtsverkehr sowie gleichzeitig zunehmenden Schmerzen kommen [1, 2]. Bei Einnahme einer Mikropille mit 15 µg EE/60 µg GSD wurde die Abnahme der Libido auf die niedrige EE-Dosis und eine dadurch bedingte, vermehrte vaginale Trockenheit sowie eine OC-induzierte Hypoandrogenämie zurückgeführt [4]. Beim Vergleich von OC-Einnahme mit einem Cu-IUP ergab sich kein Unterschied für die Libido. Andere Faktoren wie das Alter, die Nulliparität oder Partnerschaftsprobleme übten einen wesentlich größeren Einfluss aus [8].

Ein negativer Einfluss von OC auf den weiblichen Sexualfunktionsindex wurde bei deutschen Medizinstudentinnen gezeigt, wobei die unterschiedlichen EE-Dosen sowie OC mit androgen oder antiandrogen wirksamen Gestagenen als modulierende Faktoren für die weibliche Sexualfunktion unbedeutend waren [11], allerdings waren Stress und andere Variable mit der Sexualfunktion assoziiert und dieselben könnten in die Ätiologie der Sexualstörungen einbezogen sein [12]. Nahezu gleiche Ergebnisse ergaben sich für die OC-Einnahme von Medizinstudentinnen in Deutschland, Österreich und der Schweiz [13]. Obwohl OC die Plasma-Androgen-Spiegel senken, wurde keine Auswirkung auf die Sexualfunktion [6, 9, 10], einschließlich von Alterationen an Klitoris oder Vestibulum gefunden [6].

Merke: OC können zu einer Zu- und Abnahme der Libido führen, meist bleibt die Libido jedoch unbeeinflusst. !

Literatur

[1] Battaglia C et al. Sexual behavior and oral contraception: a pilot study. J Sex Med 9 (2012) 550–557.

[2] Battaglia C et al. Clitoral vascularization and sexual behavior in young patients treated with drospirenone-ethinyl estradiol or contraceptive vaginal ring: a prospective, randomized, pilot study. J Sex Med 11 (2014) 471–480.

[3] Burrows LJ, Basha M, Goldstein AT. The effects of hormonal contraceptives on female sexuality: a review. J Sex Med 9 (2012) 2213–2223.

[4] Caruso S et al. Cianci. Sexual behavior of women taking low-dose oral contraceptive containing 15 mircrog ethinylestradiol/60 microg gestodene. Contraception 69 (2004) 237–240.

[5] Davis AR, Castano PM. Oral contraceptives and libido in women. Annu Rev Sex Res 15 (2004) 297–320.

[6] Lee M, Morgan M, Rapkin A. Clitoral and vulvar vestibular sensation in women taking 20 mcg ethinyl estradiol combined oral contraceptives: a preliminary study. J Sex Med 8 (2011) 213–218.

[7] Leeners B. Weibliche Libido – eine Frage der Hormone? Praxis (Bern 1994) 102 (2013) 523–528.

[8] Martin-Loeches M et al. A comparative analysis of the modification of sexual desire of users of oral hormonal contraceptives and intrauterine contraceptive devices. Eur J Contracept Reprod Health Care 8 (2003) 129–134.

[9] Pastor Z, Holla K, Chmel R. The influence of combined oral contraceptives on female sexual desire: a systematic review. Eur J Contracept Reprod Health Care 18 (2013) 27–43.

[10] Strufaldi R et al. Effects of two combined hormonal contraceptives with the same composition and different doses on female sexual function and plasma androgen levels. Contraception 82 (2010) 147–154.

[11] Wallwiener M et al. Effects of sex hormones in oral contraceptives on the female sexual function socre: a study in German female medical students. Contraception 82 (2010) 155–159.

[12] Wallwiener CW et al. Prevalence of sexual dysfunction and impact of contraception in female German medical students. J Sex Med 7 (2010) 2139–2148.
[13] Wallwiener CW et al. Are hormonal components of oral contraceptives associated with impaired female sexual function? A questionnaire-based online survey of medical students in Germany, Austria, and Switzerland. Arch Gynecol Obstet 292 (2015) 883–890.

116 Lichen sclerosus et atrophicans (Weißfleckenkrankheit)

Definition: Bei einem Lichen sclerosus et atrophicans handelt es sich um eine Atrophie der Haut des äußeren Genitale bei Frauen. Es treten dabei rundliche porzellanweiße, linsengroße, atrophisch erscheinende Areale auf, die zu größeren Herden konfluieren können und follikuläre Hyperkeratosen zeigen. Ursache sind neben mechanischen entzündlichen Einflüssen auch endogene Faktoren einschließlich Störungen im Immunsystem. Die Estrogen- und Androgenspiegel sind häufig unverändert, so dass es sich offensichtlich um eine lokale Erkrankung mit verminderter Endorganansprechbarkeit auf Hormone handelt. Die Prävalenz ist unbekannt. Die Sexualfunktion ist bei einem Lichen sclerosus et atrophicus meist gestört und dadurch die Female Sexual Distress Scale (FSDS) erhöht [1].

OC-Anwendung: OC sind nicht kontraindiziert. Mikropillen mit Norsteroiden als Gestagen sind zu bevorzugen. Zurückhaltung ist bei jungen Frauen mit Lichen sclerosus et atrophicans bei der Verordnung von OC mit den antiandrogen wirksamen Gestagenen CMA, CPA, DNG und DRSP geboten.

Alternativen: Gestagen-Monopille, Hormonspirale, Barriere-Methoden, Vaginalring, transdermales kontrazeptives Pflaster, IUP.

Einfluss auf die Grunderkrankung: OC mit den antiandrogen wirksamen Gestagenen CMA, CPA, DNG und DRSP triggern bei jungen Frauen die frühe Manifestation eines Lichen sclerosus et atrophicans (OR 2,53; CI 95 % 1,12–5,75), da das androgenabhängige Wachstum an der Vulva gestört wird [2]. Mikropillen mit anderen Gestagenen üben keinen derartigen Einfluss auf den Lichen sclerosus aus. Das Risiko für einen Lichen sclerosus et atrophicans wird durch die Kontrazeption mit Gestagenen und Barriere-Methoden reduziert (OR 0,19, p 0.045) [3].

Merke: OC mit den antiandrogen wirksamen Gestagenen CMA, CPA, DNG und DRSP sollten bei Frauen mit Lichen sclerosus et atrophicans nicht verordnet werden.

Literatur

[1] Burrows LJ, Creasey A, Goldstein AT. The treatment of vulvar lichen sclerosus and female sexual dysfunction. J Sex Med 8 (2011) 219–222.

[2] Günthert AR et al. Early onset vulvar lichen sclerosus in premenopausal women and oral contraceptives. Eur J Obstet Gynecol Reprod Biol 137 (2008) 56–60.
[3] Higgins CA, Cruickshank ME. A population-based case-control study of aetiological factors associated with vulval lichen sclerosus. J Obstet Gynaecol 32 (2012) 271–275.

117 Liposarkom, Zustand nach

Definition: Das Liposarkom ist ein seltener maligner Tumor, der spontan auftritt und histologisch sowohl Merkmale von Adipozyten als auch deren Vorstufen aufweist. Mit einer Prävalenz von 16–18 % ist das Liposarkom das zweithäufigste Weichteilsarkom (Erstbeschreibung 1857 als eigene Krankheitsentität durch R. Virchow [5]). Die Lokalisation erfolgt vorwiegend am Stamm, extraperitoneal sowie an den oberen und unteren Extremitäten.

OC-Anwendung: OC sind nicht kontraindiziert. Bei ER negativem und PR negativem Liposarkomen sind OC, Mikropillen mit 20 µg EE, nicht kontraindiziert.

Alternativen: Hormonspirale bei PR negativen Liposarkomen, IUP, Barriere Methoden.

Einfluss auf die Grunderkrankung: OC reduzieren das Risiko für Liposarkome (OR 0,75; CI 95 % 0,49–1,15), das nach 11-jähriger OC-Einnahme signifikant auf eine OR 0,10; CI 95 % 0,02–0,41 abfällt [6]. Von den Liposarkomen werden PR [3], GR [1, 2], ER α und ER β exprimiert, wobei weder Alter noch Geschlecht einen signifikanten Einfluss auf den Expressionsstaus ausüben [4]. Zwischen der Tumorproliferationsaktivität und der Rezeptor-Expressionshöhe bzw. dem ER-Typ bestand keine Korrelation [4]. ER und GR ließen sich sowohl in Lipomen als auch in gut differenzierten Liposarkomen nachweisen [2], wobei die Häufigkeit der ER-und GR- Rezeptoren abhängig vom histologischen Typ und dem Geschlecht, im Gewebe von Frauen höher als im Gewebe von Männern, war [1]. Diese Differenzen wurden mit den Unterschieden in den Ausgangshormonsituationen zwischen Frau und Mann erklärt.

Merke: OC reduzieren das Risiko für ein Liposarkom in Abhängigkeit von der Einnahmedauer signifikant. !

Literatur

[1] Chaudhuri PK et al. Distribution of steroid hormone receptors in human soft tissue sarcomas. Surgery 90 (1981) 149–153.
[2] Chaudhuri PK et al. The steroid hormone receptors in tumors of adipose tissue. J Surg Oncol 28 (1985) 87–89.

[3] L'Hostis H et al. Renal angiomyolipoma: a clinicopathologic, immunohistochemical, and follow-up study of 46 cases. Am J Surg Pathol 23 (1999) 1011–1020.
[4] Li XQ, Hisaoka M, Hashimoto H. Expression of estrogen receptors alpha and beta in soft tissue sarcomas: Immunohistochemical and molecular analysis. Pathol Int 53 (2003) 671–679.
[5] Virchow R. Ein Fall von bösartigen zum Theil in der Form des Neuroms auftretenden Fettgeschwülsten. Virchows Arch Pathol Anat Histopathol 11 (1857) 281–288.
[6] Wagner P et al. Oral contraceptive use, parity, and constitutional characteristics in soft tissue sarcoma: a Swedish population-based case-control study 1988–2009. Cancer Causes Control 25 (2014) 1167–1177.

118 Lungenembolie (Lungenarterienembolie, Lungenthrombembolie, Pulmonalarterienthrombembolie), Zustand nach

Definition: Bei einer Lungenembolie kommt es zum Verschluss oder zur partiellen Verlegung der arteriellen Lungenstrombahn durch Einschwemmung eines Thrombus, selten von Luft, Gewebepartikeln oder Fett aus der Peripherie, besonders den Unterschenkel- oder Beckenvenen. Das Rezidiv-Risiko beträgt ca. 30 %.

Das Thromboembolierisiko ist für gesunde nichtschwangere Nicht-OC-Anwenderinnen meist höher als allgemein angegeben wird, bewegt sich nicht um 1/10.000 Frauenjahre sondern zwischen 4–5/10.000 Frauenjahre [7] und erhöht sich durch Schwangerschaft und Wochenbett auf 300–400/10.000 Frauenjahre. Von den venösen Thromboembolien entfallen nahezu 50 % auf Lungenembolien [2]. Risikofaktoren für eine Thromboembolie sind: zunehmendes Alter (besonders > 35 Jahre), Adipositas, Rauchen, Thrombophilie, positive Familienanamnese, Immobilisierung, Operationen.

OC-Anwendung: OC sind bei einer Lungenembolie und dem Zustand danach absolut kontraindiziert (WHO 4).

Alternativen: Gestagen-Monopille (WHO 2), Depot-Gestagen (DMPA (WHO 2)), Hormonspirale (WHO 2), IUP (WHO 1), Barriere-Methoden.

Einfluss auf die Grunderkrankung: Die Lungenembolie bei OC-Einnahme ist ein sehr seltenes Ereignis, das aber bei jungen Frauen stumm verlaufen und nur mit diffizilen diagnostischen Methoden erfasst werden kann [3]. Im Vergleich zu Nicht-OC-Anwenderinnen verdoppelt sich das Risiko auf 9–10/10.000 Frauenjahre durch die OC-Einnahme [4]. Das absolute Mortalitätsrisiko für die Lungenembolie beträgt bei OC-Anwendung 10,5 (CI 95 % 6,2–16,6) pro 1.000.000. Frauenjahre [2]. Unabhängig von der Estrogendosis ist die OC-Anwendung mit einem erhöhten Lungenembolie-Risiko verbunden. Das Risiko variiert mit der OC-Einnahmedauer, ist im ersten Jahr innerhalb der ersten 4 Monate am größten, nimmt danach ab, verschwindet aber nicht völlig in den nachfolgenden 4 bis 5 Jahren und ist frühestens 3 Monate nach dem Absetzen der OC nicht mehr nachweisbar [5]. OC mit niedriger Estrogendosis, Mikropillen ≤ 30 µg EE oder mit EV, erhöhen das absolute Risiko für Lungenembolien nur gering. Der oft zitierte Unterschied des Thromboembolierisikos für die Gestagene der sogenannten 2. und 3. Generation (LNG versus DSG, GSD, DRSP, DNG) konnte nicht bestätigt werden [4, 8]. In Metaanalysen wurde diesem Ergebnis widersprochen [1, 11], was auch nicht anders sein konnte, da ja in denselben lediglich die älteren Resultate aus der Literatur herangezogen werden konnten. In der Französischen Studie von 2012 wurde ein größeres Pulmoembolie-Risiko für die OC der 3. und 4. Generation festgestellt [6], das nach der Korrektur der OC-Verschreibung mit Meidung der OC der 3. und 4. Genration erheblich zurückging [13]. Die OC-Einnahme ist besonders bei thrombophiliebelastender Familienanamnese, die als irreversibler Risikofaktor gilt [9], mit einem stark erhöhten pulmonalen Embolierisiko assoziiert [9, 10]. Die Inzidenz der Thromboembolien während der OC-Einnahme ist in Japan niedriger als in Westeuropa, erreicht aber in den ersten 90 Tagen der OC-Anwendung bereits 45 % der Gesamt-Inzidenz [12].

Merke: OC sind bei akuter Lungenembolie oder Zustand danach absolut kontraindiziert. !

Literatur

[1] Baratloo A et al. Risk of venous thromboembolism with different generation of oral contraceptives; a systematic review and meta-analysis. Emerg (Tehran) 2 (2014) 1–11.

[2] Blanco-Molina A, Monreal M. Venous thromboembolism in women taking hormonal contraceptives. Expert Rev Cardiovasc Ther 8 (2010) 211–215.

[3] Chroustova D et al. V/P scan in diagnosis and follow-up of pulmonary embolism in 15–25-year-old females in relation to hormonal contraception use. Nucl Med Rev Cent East Eur 14 (2011) 63–67.

[4] Dinger JC, Heinemann LAJ, Kuhl-Habich D. The safety of a drospirenone-containing oral contraceptive: final results from the European Active Surveillance study on Oral Contraceptives based on 142,475 women-years of observation. Contraception 75 (2007) 344–354.

[5] Gomes MP, Deitcher SR. Risk of venous thromboembolic disease associated with hormonal contraceptives and hormone replacement therapy: a clinical review. Arch Intern Med 164 (2004) 1965–1976.

[6] Gourbil M et al. French Network of Regional Pharmacovigilance Centres. Thromboembolic events in women exposed to hormonal contraception or cyproterone acetate in 2012: a cross-sectional observational study in 30 French public hospitals. Drug Saf 37 (2014) 269–382.

[7] Heinemann LAJ, Dinger JC. Range of published estimates of venous thromboembolism incidence in young women. Contraception 75 (2007) 328–336.

[8] Heinemann LA et al. Use of oral contraceptives containing gestodene and risk of venous thromboembolism: outlook 10 years after the third-generation “pill scare”. Contraception 81 (2010) 401–407.

[9] Hellfritzsch M, Grove EL. Life-threatening contraceptive-related pulmonary embolism in a 14-year-old girl with hereditary thrombophilia. Am J Case Rep 16 (2015) 667–669.

[10] Lenicek Krleza J et al. Contraception-related deep venous thrombosis and pulmonary embolism in a 17-Year-old girl heterozygous for factor V leiden, prothrombin G20210A mutation, MTHFR C677T and homozygous for PAI-1 mutation: report of a family with multiple genetic risk factors and review of the literature. Pathophysiol Haemost Thromb 37 (2010) 24–29.

[11] Martínez F et al. Venous and pulmonary thromboembolism and combined hormonal contraceptives. Systematic review and meta-analysis. Eur J Contracept Reprod Health Care 17 (2012) 7–29.

[12] Sugiura K, Kobayashi T, Ojima T. Thromboembolism as the adverse event of combined oral contraceptives in Japan. Thromb Res 136 (2015) 1110–1115.

[13] Tricotel A, Collin C, Zureik M. Impact of the sharp changes in the use of contraception in 2013 on the risk of pulmonary embolism in France. J Thromb Haemost 13 (2015) 1576–1580.

119 Lungenkarzinom, Zustand nach

Definition: Als Lungenkarzinom (Bronchialkarzinom, bronchogenes Karzinom, Bronchuskarzinom, Lungenkrebs) wird die überwiegend von den Zellen der Bronchien oder seltener von den Alveolarepithelien (Adenokarzinome) ausgehende bösartige Neubildung bezeichnet. Die Inzidenz ist bei Frauen zunehmend und hat sich seit 1980 verdreifacht.

OC-Anwendung: OC sind nicht kontraindiziert.

Alternativen: Hormonspirale [8], Vaginalring, transdermales kontrazeptives Pflaster, Gestagen-Monopille, Depot-Gestagen, IUP, Barriere-Methoden.

Einfluss auf die Grunderkrankung: Es besteht keine Evidenz für eine Assoziation zwischen der OC-Einnahme und dem Lungenkarzinom [1, 4, 10]. OC reduzieren das Lungenkarzinom-Risiko (RR 0,69; CI 95 % 0,51–0,92) [3], besonders in Europa [7]. Dies könnte Folge der antiestrogenen Wirkung der Gestagene sowie durch die Reduktion der EE-Dosis in den OC bedingt sein [10]. Die größte Risikoreduktion wurde für die squamösen Lungenkarzinome (OR 0,53; CI 95 % 0,37–0,76) gefunden [6]. In den großen Kohortenstudien (Oxford Family Planning Association [9] und Royal College of General Practitioners' Oral Contraception Study [2] RR 1,05; CI 95 % 0,82–1,35) wurde keine signifikante Beeinflussung des Lungenkarzinoms durch OC festgestellt. In der 35-jährigen Nachbeobachtung bestand ein RR 1,05; CI 95 % 0,82–1,35 [2]. OC hatten ebenfalls keinen Einfluss auf die nichtkleinzelligen Lungenkarzinome [5].

! **Merke:** OC reduzieren das Lungenkarzinomrisiko in Europa.

Literatur

[1] Cibula D et al. Hormonal contraception and risk of cancer. Hum Reprod Update. 16 (2010) 631–650.
[2] Hannaford PC et al. Cancer risk among users of oral contraceptives: cohort data from the Royal College of General Practitioner's oral contraception study. Br Med J 335 (2007) 651.
[3] Kreuzer M et al. Hormonal factors and risk of lung cancer among women? Int J Epidemiol 32 (2003) 263–271.
[4] La Vecchia C, Bosetti C. Oral contraceptives and neoplasms other than breast and female genital tract. Eur J Cancer Prev 18 (2009) 407–411.
[5] Meinhold CL et al. Reproductive and hormonal factors and the risk of nonsmall cell lung cancer. Int J Cancer 128 (2011) 404–1413.
[6] Pesatori AC et al. Hormone use and risk for lung cancer: a pooled analysis from the International Lung Cancer Consortium (ILCCO). Br J Cancer 109 (2013) 1954–1964.
[7] Qin J et al. Oral contraceptive use and uterine leiomyoma risk: a meta-analysis based on cohort and case-control studies. Arch Gynecol Obstet 288 (2013) 139–148.
[8] Soini T et al. Cancer risk in women using the levonorgestrel-releasing intrauterine system in Finland. Obstet Gynecol 124 (2014) 292–299.
[9] Vessey M, Painter R, Yeates D. Mortality in relation to oral contraceptive use and cigarette smoking. Lancet 362 (2003) 185–191.
[10] Wu W et al. Association of oral contraceptives use and lung cancer risk among women: an updated meta-analysis based on cohort and case-control studies. Asian Pac J Cancer Prev 15 (2014) 1205–1210.

120 Lungentransplantation, Zustand nach

Definition: Nach einer Lungentransplantation normalisiert sich die Lungenfunktion innerhalb der ersten 3–6 Monate bei gleichzeitiger Therapie mit Immunsuppressiva. Danach ist die normale Belastung im Alltag einschließlich des besonderen Leitungsanspruchs durch eine Schwangerschaft möglich, allerdings sind das Risiko für Mutter und Kind sowie die Langzeitmorbidität und -mortalität im Vergleich zu anderen soliden Organtransplantationen erhöht [4].

OC-Anwendung: OC sind nicht kontraindiziert (USMEC 2). Mit Stabilisierung der Lungenfunktion nach der Transplantation bestehen keine Bedenken zur Verordnung von OC. Nach Möglichkeit sollten Mikropillen verordnet werden. Relative Kontraindikationen bestehen bei arterieller Hypertonie und gestörter Leberfunktion.

Alternativen: Vaginalring (USMEC 2), transdermales kontrazeptives Pflaster (USMEC 2), Hormonspirale (USMEC 2), IUP (USMEC 2), Barriere-Methoden

Einfluss auf die Grunderkrankung: Die Centers for Disease Control ordnen jede Form der Kontrazeption nach unkomplizierter Organtransplantation der Risiko-Gruppe 2 zu, um eine intensive Antikonzeptionsberatung zu erreichen [3], da die routinemäßige Aufklärung über die postoperative Fertilität und eine erforderliche sichere Kontrazeption zur Vermeidung ungewollter Schwangerschaften vor der Transplantation nicht regelmäßig vorgenommen wurde [2]. Lungentransplantierte Rezipientinnen sollen 24 Monate nach der Operation nicht schwanger werden. Eine sichere Kontrazeption ist für diese Zeit erforderlich. Mit der OC-Anwendung wurde 2 bis 25 Monate nach der Lungentransplantation begonnen [1]. Die Einnahmedauer erstreckte sich über 16–70 Monate. Während dieser Zeit wurde keine der lungentransplantierten Frauen schwanger. Interaktionen mit den Immunsuppressiva gab es nicht. Hormonale Kontrazeptiva, speziell OC, sind eine Option zur sicheren Kontrazeption nach Lungentransplantationen [1].

! **Merke:** OC führen nach Lungentransplantation nicht zur Interaktion mit den Immunsuppressiva.

Literatur

[1] Bader Y et al. Hormonal contraception in female lung transplant recipients: a case series. J Fam Plann Reprod Health Care 40 (2014) 294–296.
[2] French VA et al. Contraception and fertility awareness among women with solid organ transplants. Obstet Gynecol 122 (2013) 809–814.
[3] Krajewski CM, Geetha D, Gomez-Lobo V. Contraceptive options for women with a history of solid-organ transplantation. Transplantation 95 (2013) 1183–1186.
[4] Vos R et al. Pregnancy after heart and lung transplantation. Best Pract Res Clin Obstet Gynaecol 28 (2014) 1146–1162.

121 Lupus erythematodes

Definition: Der Lupus erythematodes (LE) ist eine Sammelbezeichnung für Autoimmunerkrankungen der Haut und inneren Organe. Die Manifestation kann als Hauterkrankung, die zu den Kollagenosen zählt, als systemischer, durch Medikamente induzierter LE oder als neonataler LE infolge einer diaplazentaren Übertragung von mütterlichen Autoantikörpern erfolgen. Der LE kann akut entzündlich mit schweren Schüben, foudroyant oder mild verlaufen. Beim LE existiert eine ausgesprochene Gynäkotropie. Die Prävalenz ist bei Frauen wesentlich größer (140/100.000) als in der Gesamtbevölkerung (50/100.000). Die Exazerbation erfolgt vorwiegend zur Zeit der Menstruation und in der Schwangerschaft. Arterielle und venöse Thrombosen treten in 10 % auf und in 40 % bildet sich sekundär ein Antiphospholipid-Syndrom mit einem Thromboembolie-Risiko bis zu 50 % aus.

OC-Anwendung: OC sind bei einem systemischen LE nicht kontraindiziert (WHO 2), aber bei einem LE mit Antiphospholipid-Antikörpern [2], nicht bekanntem Antiphospholipid-Antikörper-Status oder einer Nephritis absolut kontraindiziert

(WHO 4) [4]. Bei inaktivem oder stabilem LE, bei dem keine Antiphospholipid-Antikörper nachweisbar sind, anamnestisch ohne arterielle oder venöse Thrombose, bei normotensivem Nichtraucher-Status, bei schwerer Thrombozytopenie oder während immunsuppressiver Behandlung [3] können OC, Mikropillen mit 20 µg EE, zyklisch und im LZ (WHO 2) oder Gestagene (WHO 2) verordnet werden. OC sind die Mittel der Wahl zur Verhütung bei Jugendlichen mit stabilem LE ohne Antiphospholipid-Antikörper [8].

Alternativen: Gestagen-Monopille (WHO 3: bei positiven oder unbekannten Antiphospholipid-Antikörpern; ansonsten WHO 2), Depot-Gestagen (WHO 3: bei positiven oder unbekannten Antiphospholipid-Antikörpern; ansonsten WHO 2), Hormonspirale (WHO 3: bei positiven oder unbekannten Antiphospholipid-Antikörpern; ansonsten WHO 2), IUP, (WHO 1: bei positiven oder unbekannten Antiphospholipid-Antikörpern; bei immunsuppressiver Behandlung und schwerer Thrombozytopenie: WHO 2, ansonsten WHO 1), Barriere-Methoden (WHO 1).

Einfluss auf die Grunderkrankung: In den großen OC-Kohorten-Studien (Royal College of General Practitioners' Oral Contraception Study, OxfordFamily Planning Association Oral Contraceptive Study und Walnut Creek Contraceptive Drug Study) wurde nicht über Neuerkrankungen an systemischen LE berichtet. Lange Zeit galten OC als kontraindiziert, da man annahm, dass EE und seine Metaboliten den LE reaktivieren, Thrombosen induzieren und das Grundleiden verschlimmern. Die Analyse der UK's General Practice Research Database von 1994 bis 2004 ergab, dass bei einer kleinen Untergruppe von anfälligen Frauen durch OC mit Gestagenen der 1. und 2. Generation sowie in Abhängigkeit von der EE-Dosis das LE-Risiko erhöht wurde [1]. Zahlreiche Frauen mit LE profitierten aber vom sicheren kontrazeptiven Schutz der OC, da durch dieselben die Risiken einer unerwünschten Schwangerschaft und deren Folgen vermieden wurden [2]. Die Exazerbation des LE erfolgt unabhängig von der OC-Einnahme. Bei inaktivem oder moderatem, aber stabilem systemischen LE sind die Inzidenz des Aufflackerns und ungünstige Nebeneffekte durch OC und Gestagene im Vergleich zur Kontrollgruppe nicht häufiger [5, 7].

In Metaanalysen wurde keine signifikante Assoziation zwischen der OC-Einnahme und einem LE gefunden [6]. Für die Anwendung von Mikropillen bei LE im LZ gibt es folgende Gründe: Geplante Schwangerschaften in der Remissionsphase gehen mit weniger Komplikationen einher, während der Behandlung des LE mit teratogen wirksamen Medikamenten ist ein sicherer kontrazeptiver Schutz indiziert, während der Glukokortikoid-Behandlung wird durch EE der Osteoporose vorgebeugt und die Menstruation führt zur Exazerbation des LE.

Merke: OC sind lediglich bei einem Lupus erythematodes mit Antiphospholipid-Antikörpern, einem nicht bekanntem Antiphospholipid-Antikörper-Status oder einer Nephritis absolut kontraindiziert. 

Literatur

[1] Bernier MO et al. Combined oral contraceptive use and the risk of systemic lupus erythematosus. Arthritis Rheum 61 (2009) 476–481.

[2] Culwell KR et al. Safety of contraceptive method use among women with systemic lupus erythematosus: a systematic review. Obstet Gynecol 114 (2009) 341–353.

[3] Gaffield ME, Culwell KR. New recommendations on the safety of contraceptive methods for women with medical conditions: World Health Organization's Medical ligibility criteria for contraceptive use, fourth edition. IPPF Medical Bulletin 44 (2010) 1–4.

[4] Julkunen HA. Oral contraceptives in systemic lupus erythematosus: side-effects and influence on the activity of SLE. Scand J Rheumatol 20 (1991) 427–433.

[5] Petri M et al. OC-SELENA Trial: Combined oral contraceptives in women with systemic lupus erythematosus. N Engl J Med 353 (2005) 2550–2558.

[6] Rojas-Villarraga A, Torres-Gonzalez JT, Ruiz-Sternberg AR. Safety of hormonal replacement therapy and oral contraceptives in systemic lupus erythematosus: a systematic review and meta-analysis. PLOS ONE, 10 August 2014, 9 (8) e104303.

[7] Sánchez-Guerrero J et al. A trial of contraceptive methods in women with systemic lupus erythematosus. N Engl J Med 353 (2005) 2539–2549.

[8] Tincani A et al. Contraception in adolescents with systemic lupus erythematosus. Lupus 16 (2007) 600–605.

122 Lymphangioleiomyomatosis (LAM)

Definition: Die Lymphangioleiomyomatosis (LAM) ist eine seltene Systemerkrankung unbekannter Ätiologie mit diffuser Proliferation der glatten Muskelzellen peribronchial, perivaskulär und perilymphatisch sowie in den abdominalen Lymphbahnen, die in der Lunge zu Dyspnö, Chylothorax, rezidivierend zum Pneumothorax, zu Zysten und Myomen führen können. Wahrscheinlich geht die LAM unter Estradiol-Dominanz vom Myometrium des Uterus aus [3]. Bei LAM werden PR wesentlich mehr exprimiert als ER [1]. Die Erkrankung tritt nur bei Frauen auf und manifestiert sich häufig während der Schwangerschaft und verläuft progredient.

OC-Anwendung: OC sind kontraindiziert.

Alternativen: Hochdosiert MPA, besonders bei Chylus-Erguss. Nach Lungentransplantation wegen einer LAM sollten zur hormonalen Kontrazeption Depot-Gestagene, Gestagen-Implantate, die Hormonspirale oder Gestagen-Monopillen verordnet werden. IUP, Barriere-Methoden. Alle Estrogen-Gestagen-Kombinationen (Vaginalring, transdermale kontrazeptive Pflaster) sind kontraindiziert.

Einfluss auf die Grunderkrankung: Fallberichte deuteten darauf hin, dass OC zur Manifestation der LAM führen könnten. So ergab die Miami-Studie eine signifikante Differenz für das Alter der Manifestation der Symptome für OC-Anwenderinnen mit 29,2 ± 4,7 Jahren und Niemals-Anwenderinnen mit 32,9 ± 8 Jahren. Dieser Unterschied wurde dahingehend interpretiert, dass OC als Katalysatoren zur Manifestation einer LAM dienen könnten [2]. Die nationale Fall-Kontroll-Studie in Großbritannien stützte diese Auffassung nicht, dass OC ursächlich mit der Entwicklung einer Lungen-LAM assoziiert sind. Im Vergleich mit der Kontrollgruppe gab es für Fälle und OC-Anwendung keine Unterschiede in der OR 0,39; CI 95 % 0,09–1,68 [6]. Daraus wurde die Hypothese abgeleitet, dass OC vor der Entwicklung der LAM schützen. Estrogene waren nicht mit LAM-Komplikationen assoziiert. Trotzdem sollten OC nur als Ausnahme mit größter Vorsicht verordnet, besser vermieden werden, wenn es immer möglich ist [4].

Seit der Hormontherapie mit antiestrogenwirksamen Substanzen, u. a. auch mit hochdosiertem MPA, beträgt die Überlebensrate 97 % für 5 Jahre, 90 % für 10 Jahre und 71 % für 25 Jahre. Vor Einführung der Hormonbehandlung überlebten 10 Jahre lediglich 20 % [5].

Merke: Bei der Lymphangioleiomyomatosis ist zur hormonalen Kontrazeption Depot-MPA indiziert. !

Literatur

[1] Gao L et al. In pulmonary lymphangioleiomyomatosis expression of progesterone receptor is frequently higher than that of estrogen receptor. Virchows Arch 464 (2014) 495–503.
[2] Oberstein EM et al. Pulmonary lymphangioleiomyomatosis (LAM): examining oral contraceptive pills and the onset of disease. Womens Health (Larchmt) 12 (2003) 81–85.
[3] Prizant H et al. Estrogen maintains myometrial tumors in a lymphangioleiomyomatosis model. Endocr Relat Cancer 2016 Feb 15. pii: ERC-15-0505.
[4] Sauter M et al. Association of oestrogen-containing contraceptives with pulmonary lymphangioleiomyomatosis in women with tuberous sclerosis complex – findings from a survey. Eur J Contracept Reprod Health Care 19 (2014) 39–44.
[5] Schiavina M et al. Efficacy of hormonal manipulation in lymphangioleiomyomatosis. A 20-year-experience in 36 patients. Sarcoidosis Vasc Diffuse Lung Dis 24 (2007) 39–50.
[6] Wahedna I et al. Relation of pulmonary lymphangio-leiomyomatosis to use of the oral contraceptive pill and fertility in the UK: a national case control study. Thorax 49 (1994) 910–914.

123 Lymphödem

Definition: Bei einem Lymphödem besteht eine Lymphabflussbehinderung, die zu einem Ödem mit teigiger blasser Haut führt, die nur zum Teil eindrückbar ist und an den unteren Extremitäten und dem Genitale auftritt. Das Lymphödem kann primär (hereditär) bei einer A- oder Hypoplasie oder sekundär bei Entzündungen, bei und nach Tumor, nach Operationen oder Strahlenbehandlung auftreten.

OC-Anwendung: OC sind nicht kontraindiziert bei einem primären Lymphödem und Normgewicht. Mikropillen sind zu bevorzugen. Bei sekundärem Lymphödem können OC in Abhängigkeit von der Grunderkrankung kontraindiziert sein, z. B. bei einem Mammakarzinom.

Alternativen: Vaginalring. Gestagen-Monopille, Depot-Gestagen, Hormonspirale, IUP, Barriere-Methoden.

Einfluss auf die Grunderkrankung: In Kasuistiken wurde immer wieder einmal berichtet, dass nach OC-Einnahme Lymphödeme auftraten [1, 2]. Die höher dosierten OC führten mitunter zu temporären leichten Lymphödemen, besonders bei Adipositas, die meist nach der Adaptationsphase von 3–4 EZ wieder verschwanden.

! **Merke:** Bei sekundärem Lymphödem können OC in Abhängigkeit von der Grunderkrankung kontraindiziert sein.

Literatur

[1] Godoy Mde F et al. Is lymphostasis an aggravant of lipedema? Case Rep Dermatol 4 (2012) 222–226.
[2] Merlen JF. [Microcirculation and oral contraceptives]. [Article in French]. Phlebologie 35 (1982) 631–637.

124 Lynch-Syndrom (Hereditäres non-polypöses kolorektales Karzinom)

Definition: Das Lynch-Syndrom (HNPCC) ist eine autosomal-dominant vererbbare Erkrankung, die bei 2–3 % der Kolonkarzinome bei gleicher Geschlechterverteilung auftreten. Die Inzidenz beträgt 2.000 Erkrankungen pro Jahr in Deutschland. Zwei Typen werden unterschieden:
- Lynch-Syndrom Typ I: Von Generation zu Generation treten fast ausschließlich Kolonkarzinome auf, wobei dieselben bei 75 % der Genträger im Durchschnittsalter von 45 Jahren diagnostiziert werden.
- Lynch-Syndrom Typ II: Neben dem Kolonkarzinom werden bei diesen Genträgerinnen vor allem Korpus- und Ovarialkarzinome [3, 4] sowie Karzinome an Nieren, Leber, Magen und Dünndarm festgestellt. Die Prävalenz des Korpuskarzinoms beträgt bei diesen Genträgerinnen 40 %, bei sonst lediglich 3 %.

Vom 25. Lebensjahr an sind deshalb jährliche gynäkologische Untersuchungen einschließlich Vaginalsonographie und Endometriumbiopsien (meist mit Pipelle) als Präventionsprogramm indiziert [4].

OC-Anwendung: OC-Anwendung ist möglich und indiziert zur Hormon- (Chemo-) Prävention des Endometriumkarzinoms [4], besonders als LZ, besser noch als LZE.

Alternativen: Vaginalring und transdermales kontrazeptives Pflaster besser im LZ oder als LZE; Gestagen-Monopille, Depot-Gestagen sowie Hormonspirale zur Kontrazeption und Hormon-Prävention, Barriere-Methoden.

Einfluss auf die Grunderkrankung: Die OC-Anwendung ist sinnvoll, da die OC-Einnahme mit einer Risikominderung des Endometriumkarzinoms um 50 % in der Allgemeinpopulation einhergeht. In einer randomisierten Studie mit Lynch-Syndrom-Genträgerinnen im Alter von 25–50 Jahren wurde sowohl nach 3 monatiger OC Anwendung als auch Depot-MPA-Applikation eine deutliche Reduktion der Endometrium-Proliferation registriert [2]. Beide, OC und Depot-MPA, wurden deshalb zur Hormon-Chemo-Prävention empfohlen [2]. Mit OC wurde außerdem die Inzidenz von Lynch-Syndrom-assoziierten Ovarialkarzinomen reduziert [3]. Die LZE ist dabei günstiger, da diese den präventiven Effekt steigert und die sonographische Endometriumkontrolle erleichtert. Das gering erhöhte Mammakarzinom-Risiko sollte bei einem Lynch-Syndrom immer in die Entscheidungsfindung miteinbezogen werden [1].

Merke: OC als LZE sind zur Hormon-Chemo-Prävention des Endometriumkarzinoms bei einem Lynch-Syndrom indiziert. !

Literatur

[1] Davidson BA, Moorman PG. Risk-benefit assessment of the combined oral contraceptive pill in women with a family history of female cancer. Expert Opin Drug Saf 13 (2014) 1375–1382.
[2] Lu KH et al. Prospective multicenter randomized intermediate biomarker study of oral contraceptive versus depo-provera for prevention of endometrial cancer in women with Lynch syndrome. Cancer Prev Res (Phila) 6 (2013) 774–781.
[3] Nakamura K et al. Features of ovarian cancer in Lynch syndrome (Review). Mol Clin Oncol 2 (2014) 909–916.
[4] Stoffel EM, Walsh C. Chemoprevention of endometrial cancer in Lynch syndrome: a step forward. Cancer Prev Res (Phila) 6 (2013) 755–759.

125 Malaria (Sumpffieber, Wechselfieber, Marschenfieber, Kaltes Fieber)

Definition: Malaria ist eine durch Plasmodien ausgelöste Tropenerkrankung, die von weiblichen Anopheles-Stechmücken auf den Menschen übertragen wird. Anopheles und Mensch stellen das einzige nennenswerte humanpathogene Plasmodien-Erregerreservoir dar. Mitunter tritt in Flughäfen durch eingeschleppte weibliche Anophelesmücken die „Flughafen-Malaria“ auf.

OC-Anwendung: OC sind nicht kontraindiziert (WHO 1).

Alternativen: Transdermales kontrazeptives Pflaster (WHO 1), Vaginalring (WHO 1), Gestagen-Monopille (WHO 1), Depot-Gestagen (WHO 1), Hormonspirale (WHO 1), IUP (WHO 1), Barriere-Methoden.

Einfluss auf die Grunderkrankung: Die Malaria selbst hat keinen Einfluss auf OC, aber OC, besonders hochdosierte, können den Metabolismus von Anti-Malariamedikamenten beeinflussen, so dass ein Mehrbedarf von bis zu ca. 50 % besteht. OC reduzieren die Biotransformation von Proguanil zu Cycloguanil [2]. Bei OC-Anwendung ist die Proguany-Dosis entsprechend der Pharmakokinetik zu erhöhen [2]. Die Pharmakokinetik von Mefloquin wird durch die OC-Einnahme (EE/NG) nicht verändert [1].

Merke: Bei Malaria sind bevorzugt niedrigdosierte OC zu verordnen, da hochdosierte OC zu einem Mehrbedarf von Anti-Malariamedikamenten führen können.

Literatur

[1] Karbwang J et al. Effect of oral contraceptive steroids on the clinical course of malaria infection and on the pharmacokinetics of mefloquine in Thai women. Bull World Health Organ 66 (1988) 763–767.

[2] McGready R et al. Pregnancy and use of oral contraceptives reduces the biotransformation of proguanil to cycloguanil. Eur J Clin Pharmacol 59 (2003) 553–557.

126 Mammakarzinom, duktales Carcinoma in situ (DCIS)

Definition: Das duktale Carcinoma (DCIS) in situ der Mamma ist ein präinvasives Mammakarzinom, bei dem die Krebszellen die Basalmembran noch nicht durchbrochen haben und auf die Oberfläche begrenzt sind. Unterschiedliche Histotypen sind bekannt.

OC-Anwendung: OC sind kontraindiziert, solange die Einflüsse von Sexualsteroiden für die Ätiologie des Mammakarzinoms und eventuelle Bias, die die Entwicklung eines Mammakarzinoms fördern, durch Studien nicht geklärt sind.

Alternativen: IUP, Barriere-Methoden.

Einfluss auf die Grunderkrankung: Für das DCIS sind die Ergebnisse nach OC-Anwendung nicht einheitlich. So wurde berichtet, dass die OC-Einnahme nicht mit einer Zunahme des Risikos für das Brust Carcinoma in situ (BCIS) (OR 1,04; CI 95 % 0,76–1,42) [2] und das DCIS (OR 1,0; CI 95 % 0,8–1,2) [1] verbunden ist. Die OC-Einnahmedauer hatte ebenfalls keinen Einfluss auf eine Risikoänderung. Ein nicht signifikanter Anstieg gegenüber Kontrollen wurde für das BCIS (OR 1,11; CI 95 % 0,99–1,25) und das DCIS (OR 1,15; CI 95 % 1,01–1,31) festgestellt [3]. Die 10-jährige oder noch längere OC-Einnahme ergab allerdings eine positive Assoziation mit dem Komedo- (Milchgang) DCIS (OR 1.31; CI 95 % 0,70–2,47), aber keine Beziehung zum nicht Komedo-DCIS (OR 0,51; CI 95 % 0,25–1,04) [4].

Merke: Bei einem duktalen Carcinoma in situ der Mamma ist bei der Verordnung von OC wie bei einem Rezeptor-positivem Mammakarzinom vorzugehen: OC absetzen. !

Literatur

[1] Claus EB, Stowe M, Carter D. Oral contraceptives and the risk of ductal breast carcinoma in situ. Breast Cancer Res Treat 81 (2003) 129–136.
[2] Gill JK et al. Oral contraceptive use and risk of breast carcinoma in situ (United States). Cancer Causes Control 17 (2006) 1155–1162.
[3] Nichols HB et al. Oral contraceptive use and risk of breast carcinoma in situ. Cancer Epidemiol Biomarkers Prev 16 (2007) 2262–2268.
[4] Phillips LS et al. Reproductive and hormonal risk factors for ductal carcinoma in situ of the breast. Cancer Epidemiol Biomarkers Prev 18 (2009) 1507–1514.

127 Mammakarzinom, Rezeptor-negativ, Zustand nach

Definition: Das Mammakarzinom gehört zu den häufigsten Tumoren der Frau. Über 20 morphologisch unterschiedliche Mammakarzinome wurden identifiziert, die Rezeptor-positiv oder -negativ sein können. Rezeptor-negative Tumore treten in 10–30 % auf und sind prognostisch ungünstig. Häufig handelt es sich um medulläre oder Komedo-Karzinome, vor allem G3-Karzinome.

OC-Anwendung: OC sind relativ kontraindiziert. Die Anwendung von Mikropillen mit 20 µg EE ist möglich. Präparate mit höheren EE-Dosen ≥ 30 µg oder Dreistufenpräparate sind kontraindiziert. Von der WHO wird der Rezeptorstatus nicht in die Bewertung einbezogen. OC sind kontraindiziert (WHO 4)

Alternativen: Hormonspirale, Gestagen-Monopille und Depot-Gestagen: nach WHO Kriterien kontraindiziert (WHO 4), IUP (WHO 1), Barriere-Methoden.

Einfluss auf die Grunderkrankung: Die Daten in der Literatur reflektieren eine leichte Risikozunahme für das Mammakarzinom bei gegenwärtiger OC-Anwendung [1]. Aufgrund der negativen Steroidhormon-Rezeptorbesetzung ist eine Beeinflussung des Grundleidens theoretisch durch OC nicht denkbar [3]. Allerdings konnte gezeigt werden, dass bei längerer OC-Anwendung über 20 Jahre ein erhöhtes RR von 2,23 für Rezeptor-negative Mammakarzinome besteht [4]. In der großen Oxford-FPA-Kohorten-Studie konnte diese Assoziation nicht bestätigt werden (RR 1,0) [5]. Afro-Amerikanerinnen hatten bei OC-Anwendung ein erhöhtes Risiko für ein Rezeptor-negatives Mammakarzinom (RR 1,65) im Vergleich zum Rezeptor-positiven Mammakarzinom (RR 1,11) [3]. Das gering erhöhte Risiko für ein Mammakarzinom (RR 1,33) war bei der Anwendung von LNG-haltigen Dreistufen-OC deutlich höher (RR 3,05) [2]. Mikropillen mit niedriger EE-Dosis sind zu bevorzugen.

Merke: Beim Rezeptor-negativen Mammakarzinom ist die Verordnung von Mikropillen möglich.

Literatur

[1] Cibula D et al. Hormonal contraception and risk of cancer. Hum Reprod Upd 16 (2010) 631–650.
[2] Hunter DJ et al. Oral contraceptive use and breast cancer: a prospective study of young women. Cancer Epidemiol Biomarkers Prev 19 (2010) 2496–2502.
[3] Rosenberg L et al. Oral contraceptive use and estrogen/progesterone receptornegative breast cancer among African American women. Cancer Epidemiol Biomarkers Prev 19 (2010) 2073–2079.
[4] Sweeney C et al. Oral, injected and implanted contraceptives and breast cancer risk among U.S. Hispanic and non-Hispanic white women. Int J Cancer 121 (2007) 2517–2523.
[5] Vessey M, Yeates D, Flynn S. Factors affecting mortality in a large cohort study with special reference to oral contraceptive use. Contraception 82 (2010) 221–229.

128 Mammakarzinom, Rezeptor-positiv, Zustand nach

Definition: Das Mammakarzinom gehört in den westlichen Ländern zu den häufigsten Malignomen der Frau. Über 20 morphologisch unterschiedliche Mammakarzinome wurden identifiziert, die Rezeptor-positiv oder -negativ sein können. In Deutschland erkranken ca. 50.000 Frauen pro Jahr. Obwohl der Altersgipfel zwischen dem 50. und 70. Lebensjahr liegt, können auch jüngere Frauen davon betroffen sein. Eine familiäre Belastung liegt bei etwa 10–15 % vor. Diese ist bei jüngeren Frauen deutlich höher (30 %). Wenn in der Familie Mutter oder Schwester bereits in jungen Jahren erkrankten, sollte ein BRCA-Gen-Test durchgeführt werden. Bei Mammakarzinomen ist die BRCA1-Gen-Mutation häufiger als die BRCA2-Gen-Mutation. 50–80 % der Mammakarzinome sind Rezeptor-positiv.

OC-Anwendung: OC sind kontraindiziert (WHO 4) und sollen entsprechend der Leitlinien der DGGG in den ersten 5 Jahren nach Diagnosestellung und Behandlung bei Rezeptor-positivem Mammakarzinom nicht verordnet werden. Danach besteht eine relative Kontraindikation (WHO 3).

Alternativen: IUP (WHO 1), Barriere-Methoden.

Einfluss auf die Grunderkrankung: Die Kontraindikation für OC besteht, obwohl Belege für eindeutig ungünstige Effekte der OC nicht vorliegen. Es gibt bisher keine eindeutigen Hinweise, dass OC zur Zunahme von Mammakarzinomen führen. Karzinome, die unter OC diagnostiziert wurden, sind häufiger vom Low-Risk-Typ (G1-Karzinome). Die Daten in der Literatur reflektieren eine leichte Risikozunahme für die gegenwärtige OC-Anwendung, die 5–10 Jahre nach der Beendigung der OC-Einnahme wieder verschwindet [2].

Für 35- bis 64-jährige Frauen liegt bei gegenwärtiger OC-Anwendungen das Risiko bei 1,0 [5] und beträgt bei ehemaligen Anwenderinnen 0,6 [9]. In der Nachbeobachtung der Royal College of General Practitioners' Oral Contraception Study und der Oxford Family Planning Association bestand für das Mammakarzinom keine Risikoerhöhung durch die OC-Anwendung (5,11). In einer Metaanalyse ergab sich für OC-Anwenderinnen ein RR von 1,19, das für Nullipara bei 1,24 lag [8]. In der großen Metaanalyse mit 54 eingeschlossenen epidemiologischen Studien wurde für die 10-jährige OC-Anwendung ein gering erhöhtes RR von 1,24 errechnet. Lag die OC-Anwendung mehr als 10 Jahren zurück, so bestand keine Risikoerhöhung mehr (RR 1,01) [3]. OC üben weder einen günstigen noch einen ungünstigen Effekt auf die Mammakarzinom-Mortalität aus. Die Dauer der OC-Einnahme, die Zeit und das Alter seit der ersten Anwendung sowie die Einnahme unterschiedlicher OC korrelierten nicht mit dem Überleben beim Mammakarzinom [12]. Mit der Vergrößerung des Abstandes zur letzten OC-Anwendung sank das Risiko am Mammakarzinom zu sterben signifikant.

Unter den höher dosierten OC war bei über 12jähriger Einnahme das RR mit 1,64 größer [10]. OC mit höherer Dosierung führten zu einer Risikoerhöhung (RR 1,47 versus 1,17) [7]; allerdings bestanden bei Mutationsträgerinnen für das BRCA1-Gen oder BRCA2-Gen kein erhöhtes Risiko und deshalb auch keine Kontraindikation für die OC-Anwendung [7]. In einer älteren Mitteilung von 2006 bestand bei BRCA1-Trägerinnen kein erhöhtes Risiko und für BRCA2-Trägerinnen wurde nach 5-jähriger OC-Einnahme ein Risikozunahme nachgewiesen [4]. Für aktuelle Anwenderinnen ließ sich dies nicht bestätigen, so dass auch bei BRCA-Mutationsträgern keine absolute Kontraindikation für die OC-Anwendung besteht [1]. In der Schwedischen Kohortenstudie von 2012 wurde für die OC-Anwendung vor dem 20. Lebensjahr ein dreifache Zunahme des Risikos für ein Mammakarzinom-Ereignis für Frauen < 50 Jahren, aber nicht für Frauen ≥ 50 Jahre errechnet (p 0,009). Bei ≥ 50 Jahre alten Frauen mit ER-positivem Mammakarzinomen, die früher über einige Jahre OC eingenommen hatten und die mit Aromatasehemmern behandelt worden waren, bestand im Vergleich zu OC-Niemalsanwenderinnen eine Assoziation für eine signifikante Risikoabnahme für das Mammakarzinom (HR 0,37;

CI 95 % 0,15–0,87). Die OC-Einnahme hatte keinen Einfluss auf die Tamoxifen-Wirkung [6].

Merke: BRCA1- und BRCA2-Gen-Mutationen sind keine Kontraindikation für die Anwendung von Mikropillen.

Literatur

[1] Brohet RM et al. Oral contraceptives and breast cancer risk in the international BRCA1/2 carrier cohort study: a report from EMBRACE, GENEPSO, GEOHEBON, and the IBCCS Collaborating Group. J Clin Oncol 25 (2007) 3831–3836.

[2] Cibula D et al. Hormonal contraception and risk of cancer. Hum Reprod Upd 16 (2010) 631–650.

[3] Collaborate Study: Breast cancer and hormonal contraceptives: collaborative reanalysis of individual data on 53 297 women with breast cancer and 100 239 women without breast cancer from 54 epidemiological studies. Collaborative Group on Hormonal Factors in Breast Cancer. Lancet 347 (1996) 1713–1727.

[4] Haile RW et al. kConFab Investigators, Ontario Center Genetics Network Investigators. BRCA1 and BRCA2 mutation carriers, oral contraceptive use, and breast cancer before age 50. Cancer Epidemiol Biomarkers Prev 15 (2006) 1863–1870.

[5] Hannaford PC et al. Mortality among contraceptive pill users: cohort evidence from Royal College of General Pracitioners' Oral Contraception Study. MBJ 11 (2010) 340.

[6] Huzell L et al. History of oral contraceptive use in breast cancer patients: impact on prognosis and endocrine treatment response. Breast Cancer Res Treat 149 (2015) 505–515.

[7] Iodice S et al. Oral contraceptive use and breast or ovarian Cancer risk in BRCA ½ carriers: a meta-analysis. Eur J Cancer 46 (2010) 2275–2284.

[8] Kahlenborn C et al. Oral contraceptive use as a risk factor for premenopausal breast cancer: a metaanalysis. Mayo Clin Proc 81 (2006) 1290–1302.

[9] Marchbanks PA et al. Oral contraceptives and the risk of breast cancer. N Engl J Med 346 (2002) 2025–2032.

[10] Milne RL et al. Oral contraceptive use and risk of early-onset breast cancer in carriers and noncarriers of BRCA1 and BRCA2 mutations. Cancer Epidemiol Biomarkers Prev 14 (2005) 350–356.

[11] Vessey M, Painter R. Oral contraceptive use and cancer. Findings in a large cohort study, 1968–2004. Br J Cancer 95 (2006) 385–389.

[12] Wingo PA et al. Oral contraceptives and the risk of death from breast cancer. Obstet Gynecol 110 (2007) 793–800.

129 Marfan-Syndrom

Definition: Beim Marfan-Syndrom liegt eine autosomal dominant vererbte generalisierte Bindgewebserkrankung vor, die durch eine Mutation des Fibrillin 1 Genes mit Lokalisation auf dem langen Arm des Chromosom 15q21 bedingt ist, wobei mehr als 600 unterschiedliche Mutationen beschrieben wurden [5]. Das Bindegewebe ist dadurch ausgeprägt instabil und besonders die Dissektion der Aorta kann dramatische Folgen haben.

Die Prävalenz des Marfan-Syndroms wird mit etwa 1/5.000 bis 1/10.000 angegeben. Nach operativer kardiovaskulärer Korrektur wird die Lebenserwartung nahezu verdoppelt (32–35 versus 61 Jahre).

OC-Anwendung: OC sind nach der z. Z. noch üblichen Lehrmeinung kontraindiziert, aber Mikropillen sind einem unkomplizierten Marfan-Syndrom [7] nicht kontraindiziert (WHO 2) und nach operativer kardiovaskulärer Korrektur relativ kontraindiziert (WHO 3).

Alternativen: Gestagen-Monopille (WHO 1), Depot-Gestagen (WHO 1) [2, 7], Hormonspirale (WHO 1), Barriere-Methoden (WHO 1).

Einfluss auf die Grunderkrankung: In den letzten Jahrzehnten häuften sich die Mitteilungen über erfolgreiche beendete Schwangerschaften und Geburten ohne dramatische Zwischenfälle beim Marfan-Syndrom, seitdem die Aorta regelmäßig sonographisch vermessen und operative Behandlungen an derselben erfolgten [1, 6, 8, 10]. Ebenso wurden klare Aussagen zur OC-Anwendung bei einem Marfan-Syndrom getroffen [7].

Der Marfan-Syndrom-bedingte Hochwuchs wurde erfolgreich mit EE behandelt, ohne dass es zu schwerwiegenden Zwischenfällen kam [3, 9]. Als Gestagen wurde NETA in täglichen Dosen bis zu 5 mg über 5 Tage oder ein OC (30 µg EE/ 1,5 mg NETA) verordnet. Nach Inkubation von menschlichen Aorten-Muskelzellen mit 17 β E_2, P und T steigt die Elastin-/Kollagen-Rate um das 11fache durch 17 β E2 und P an und die Fibrillin-Ablagerung erhöht sich um das Doppelte im Vergleich zum T [4]. Dieser günstige Effekt spricht für die Kontrazeption mit estradiolhaltigen OC. Unter Beachtung dieser Befunde ist die absolute Kontraindikation für die OC-Anwendung nicht mehr aufrechtzuerhalten, insbesondere wenn eine kardiovaskuläre operative Behandlung mit anschließend stabilisierter Aorta vorausgegangen ist. Allerdings sollten danach niedrig dosierte estradiolhaltige Mikropillen verordnet werden.

Merke: OC können beim unkomplizierten Marfan-Syndrom verordnet werden. !

Literatur

[1] Espinoza SC et al. Acute type A aortic dissection in pregnant patient with Marfan syndrome. Tzialidou Report of one case. Rev Med Chil 137 (2009) 98–100.

[2] Heinemann LAJ et al. and the Transnational Research Group on Oral Contraceptives and the Health of Young Women. Oral progestogen-only contraceptives and cardiovascular risk: results from the Transnational Study on Oral Contraceptives and the Health of Young Women. Eur J Contracept Reprod Health Care 4 (1999) 67–73.

[3] Knudtzon J, Aarskog D. Estrogen treatment of excessively tall girls with Marfan syndrome. Acta Paediatr Scand. 77 (1988) 537–541.

[4] Natoli AK et al. Sex steroids modulate human aortic smooth muscle cell matrix protein deposition and matrix metalloproteinase expression. Hypertension 46 (2005) 1129–1134.
[5] Pyeritz RE. Marfan syndrome and related disorders. In: Rimoin DL, Conner JM, Pyeritz RE, Korf BR, editors. Principles and Practice of Medical Genetics. 5. Philadelphia: Churchill Livingstone; 2007. pp. 3579–3624.
[6] Rahman J et al. Obstetric and gynecologic complications in women with Marfan syndrome. J Reprod Med 48 (2003) 723–728.
[7] Thorne S, MacGregor A, Nelson-Piercy C. Risks of contraception and pregnancy in heart disease. Heart 92 (2006) 1520–1525.
[8] Tzialidou I et al. Das Marfan Syndrom in der Schwangerschaft: Vorstellung von vier Kasuistiken und Literaturübersicht. Z Geburtshilfe Neonatol 11 (2007) 36–41.
[9] Ucar SK et al. Ethinyl estradiol treatment for growth limitation in girls with Marfan's syndrome – experience from a single center. Endocr Res 34 (2009) 109–120.
[10] Volach V et al. Pregnancy in Marfan syndrome after aortic root replacement: a case report and review of the literature. Congenit Heart Dis 1 (2006) 184–188.

130 Mastodynie (Mastalgie)

Definition: Als Mastodynie wird das Spannungs- und Schwellungsgefühl der Brüste, das meist mit diffusen oder umschriebenen Schmerzen prämenstruell auftritt, bezeichnet. Die zyklische Mastodynie gilt als unabhängiger und nützlicher klinischer Marker für ein erhöhtes Mammakarzinom-Risiko [5].

OC-Anwendung: OC sind nicht kontraindiziert (WHO 1), sondern oft therapeutisch sinnvoll, besonders wenn sie im LZ oder als LZE verordnet werden.

Alternativen: Vaginalring (WHO 1), transdermales kontrazeptives Pflaster (WHO 1), Depot-Gestagen (WHO 1), Hormonspirale (WHO 1), Gestagen-Monopille (WHO 1) [6, 8], IUP (WHO 1), Barriere Methoden.

Einfluss auf die Grunderkrankung: Die OC-Einnahme kann sowohl zur Besserung als auch Beschwerdefreiheit bei einer Mastodynie führen [3, 4, 7], vor derselben schützen (OR 0,7) [1], sich aber auch als unerwünschte Nebenwirkung einstellen [9]. Der LZ über ein Jahr ging mit weniger Mastodynien einher [2]. Nach der LZE von DRSP-haltigen OC hat sich die Mastodynie besonders gut gebessert [4, 7].

Merke: OC und Gestagene sind bei einer Mastodynie als LZ oder LZE besonders sinnvoll.

Literatur

[1] Berenson AB et al. Physiologic and psychologic symptoms associated with use of injectable contraception and 20 microg oral contraceptive pills. Am J Obstet Gynecol 199 (2008) 351.e1–12.

[2] Bustillos-Alamilla E et al. [Combined hormonal contraception in cycles artificially extended]. [Article in Spanish] Ginecol Obstet Mex 78 (2010) 37–45.
[3] Leonardi M. Hormonal contraception and benign breast disease. Evaluation of a treatment protocol for chronic mastopathy with mastalgia. Minerva Ginecol 49 (1997) 271–276.
[4] Machado RB, de Melo NR, Maia H Jr. Bleeding patterns and menstrual-related symptoms with the continuous use of a contraceptive combination of ethinylestradiol and drospirenone: a randomized study. Contraception 81 (2010) 215–222.
[5] Plu-Bureau G et al. Cyclical mastalgia and breast cancer risk: results of a French cohort study. Cancer Epidemiol Biomarkers Prev 15 (2006) 1229–1231.
[6] Schindler AE. Dydrogesterone and other progestins in benign breast disease: an overview. Arch Gynecol Obstet 283 (2011) 369–371.
[7] Sillem M et al. Use of an oral contraceptive containing drospirenone in an extended regimen. Eur J Contracept Reprod Health Care 8 (2003) 162–169.
[8] Winkler UH et al. Cyclic progestin therapy for the management of mastopathy and mastodynia. Gynecol Endocrinol 15, Suppl 6 (2001) 37–43.
[9] Zimmermann T et al. The efficacy and tolerability of Valette: a postmarketing surveillance study. Eur J Contracept Reprod Health Care 4 (1999) 155–164.

131 Mastopathie

Definition: Mastopathien sind degenerative oder proliferative Umbauprozesse der Brustdrüse, die gehäuft bei prämenopausalen Frauen auftreten und meist prämenstruell mit Schwellungen, Spannungen oder Schmerzen verbunden sind. Die fast immer bilateralen Veränderungen sind diffuse oder umschriebene Verdickungen oder Knoten, die vorwiegend in den oberen äußeren Quadranten lokalisiert sind.

OC-Anwendung: OC sind nicht kontraindiziert (WHO 1), sondern oft therapeutisch sinnvoll, besonders wenn sie im LZ oder als LZE verordnet werden.

Alternativen: Vaginalring (WHO 1), transdermales kontrazeptives Pflaster (WHO 1), Depot-Gestagen (WHO 1), Hormonspirale (WHO 1), Gestagen-Monopille (WHO 1) [4], IUP (WHO 1), Barriere-Methoden.

Einfluss auf die Grunderkrankung: OC entfalten eine Schutzwirkung für benigne Mammaerkrankungen. Das Risiko der Hospitalisation wegen gutartiger Mammaerkrankungen wird durch OC deutlich reduziert [2, 3]. Mit der Dauer der OC-Anwendung wird dieser Effekt verstärkt [3]. In ca. 60 % der Mastopathien konnte eine Besserung der Symptomatik durch OC erreicht werden [1].

Merke: Vor jeder OC-Anwendung bei Mastopathie sollte immer ein Mammakarzinom klinisch, sonographisch oder mammographisch ausgeschlossen werden. !

Literatur

[1] Leonardi M. Hormonal contraception and benign breast disease. Evaluation of a treatment protocol for chronic mastopathy with mastalgia. Minerva Ginecol 49 (1997) 271–276.
[2] Rohan TE, Miller AB. A cohort study of oral contraceptive use and risk of benign breast disease. In J Cancer 82 (1999) 191–196.
[3] Vessey M, Yeates D. Oral contraceptives and benign breast disease: an update of findings in a large cohort study. Contraception 76 (2007) 418–424.
[4] Winkler UH et al. Cyclic progestin therapy for the management of mastopathy and mastodynia. Gynecol Endocrinol 15, Suppl 6 (2001) 37–43.

132 May-Thurner-Syndrom (Vena-iliaca-Kompressions-Syndrom)

Definition: Das May-Thurner-Syndrom entsteht durch die Kompression der linken Vena iliaca communis durch die rechte Arteria iliaca communis, welche die Vene überkreuzt und dadurch gegen die Lendenwirbelsäule drückt. Diese anatomische Besonderheit erschwert die Blutzirkulation, sorgt für Turbulenzen und fördert damit die Bildung von Thromben in den unteren Extremitäten [1, 2]. Klinisch kann es zu Schwellungen und Schmerzen im linken Bein führen [5]. Die Häufigkeit des May-Thurner Syndroms bei venösen Erkrankungen liegt bei 2–5 %. Frauen sind 3-mal häufiger betroffen als Männer [3, 4]. Es wird ein Gerinnungsscreening gefordert, um weitere mögliche Risikofaktoren auszuschließen, da hiervon die notwendige operative Korrektur des Kompressions-Syndroms mit abhängt [6].

OC-Anwendung: OC sind relativ kontraindiziert. Bei weiteren Risikofaktoren sind OC absolut kontraindiziert.

Alternativen: Vaginalring und transdermales kontrazeptives Pflaster sind ebenfalls relativ kontraindiziert. Gestagen-Monopille und Depot-Gestagen sind in Abhängigkeit von weiteren Risikofaktoren anwendbar. Hormonspirale, IUP, Barriere-Methoden.

Einfluss auf die Grunderkrankung: Aufgrund des anatomisch bedingten erhöhten Thromboserisikos ist vor jeder OC-Verordnung anamnestisch das Thromboserisiko zu erfassen und bei Hinweisen in der EA und FA das Gerinnungsscreening indiziert. Dieses Vorgehen ist für die Entscheidungsfindung wichtig, ob eine operative Korrektur des Kompressionssyndroms sinnvoll oder nötig ist [1, 2, 4].

! **Merke:** Vor der OC-Verordnung ist die Erhebung der EA und FA wegen des erhöhten Thromboserisikos wichtig.

Literatur

[1] Brazeau NF et al. May-Thurner syndrome: diagnosis and management. Vasa 42 (2013) 96–105.
[2] Birn J, Vedantham S. May-Thurner syndrome and other obstructive iliac vein lesions: meaning, myth, and mystery. Vasc Med 20 (2015) 74–83.
[3] Brinegar KN et al. Iliac vein compression syndrome: Clinical, imaging and pathologic findings. World J Radiol 7 (2015) 375–381.
[4] Donatella N et al. What the young physician should know about May-Thurner. Transl Med UniSa 12 (2014) 19–28.
[5] Mousa AY, Abu Rhahma AF. May-Thurner syndrome: update and review. Ann Vasc Surg 27 (2013) 984–995.
[6] Wax JR et al. May-Thurner syndrome complicating pregnancy: a report of four cases. J Reprod Med 59 (2014) 333–336.

133 Melanom, malignes

Definition: Ein malignes Melanom ist ein von den Melanozyten der Haut, seltener der Schleimhaut, Aderhaut und Hirnhaut, ausgehender neuroektodermer Tumor mit früher Metastasierungsneigung. Die Prävalenz hat sich seit 1990 durch die höhere Sonnenbelastung der Haut verdoppelt. Die Inzidenz ist für beide Geschlechter angestiegen, für Frauen stärker als für Männer.

OC-Anwendung: OC sind nicht kontraindiziert

Alternativen: Vaginalring, transdermales kontrazeptives Pflaster, Hormonspirale, Gestagen-Monopille, IUP, Barriere-Methoden.

Einfluss auf die Grunderkrankung: Nach der Metaanalyse von 2011 erhöht die OC-Einnahme nicht das Melanom-Risiko [1]. Zu dem gleichen Ergebnis hatte bereits die Metaanalyse 1998 geführt [2]. Bei OC-Anwendung besteht keine erhöhtes Rezidivrisiko für ein Melanom [3, 4, 6–8]. Die LZE erhöht dieses Risiko ebenfalls nicht [4, 6, 7]. In Holland wurde ein kumulativ von der Estrogendosis- und von der OC-Einnahme ≥ 0,5 Jahre abhängiges erhöhtes Risiko (OR 1,28; CI 95 % 1,06–1,54) festgestellt [5].

Merke: Beim Melanom ist die sichere Kontrazeption mit OC möglich und zu empfehlen. !

Literatur

[1] Gandini S et al. Hormonal and reproductive factors in relation to melanoma in women: current review and meta-analysis. Eur J Cancer 47 (2011) 2607–2617.
[2] Gefeller O, Hassan K, Wille L. Cutaneous malignant melanoma in women and the role of oral contraceptives. Br J Dermatol 138 (1998) 122–124.

[3] Gupta A, Driscoll MS. Do hormones influence melanoma? Facts and controversies. Clin Dermatol 3 (2010) 287–292.
[4] Karagas MR et al. A pooled analysis of 10 casecon-trol studies of melanoma and oral contraceptive use. Br J Cancer 86 (2002) 1085–1092.
[5] Koomen ER et al. Estrogens, oral contraceptives and hormonal replacement therapy increase the incidence of cutaneous melanoma. a population-based case-control study. Ann Oncol 2 (2009) 358–364.
[6] Lea CS et al. Reproductive risk factors for cutaneous melanoma in women: a case-control study. Am J Epidemiol 165 (2007) 505–513.
[7] Lens M, Bataille V. Melanoma in relation to reproductive and hormonal factors in women: current review on controversial issues. Cancer Causes Control 19 (2008) 437–442.
[8] Naldi L et al. Cutaneous malignant melanoma in women. Phenotypic characteristics, sun exposure, and hormonal factors: a case-control study from Italy. Ann Epidemiol 7 (2005) 545–550.

134 Meningiom (Meningeom), Zustand nach

Definition: Meningiome sind langsam wachsende benigne intrakranielle Tumoren, die von dem Meningen des Gehirns und Rückenmarks ausgehen und am häufigsten zwischen dem 35. und 50. Lebensjahr auftreten. Von Meningiomen werden Progesteron-, Estrogen- und Androgen-Rezeptoren exprimiert. Frauen haben während der fertilen Phase etwa doppelt so häufig ein Meningiom wie Männer.

OC-Anwendung: OC sind nicht kontraindiziert. Allerdings ist der Rezeptorstatus zu beachten (PR positiv 90 %)

Alternativen: Vaginalring, transdermales kontrazeptives Pflaster, Gestagen-Monopille, IUP, Barriere Methoden.

Bei Anwendung von Implantaten, Depot-Gestagenen und der Hormonspirale über die letzten 10 Jahre wurde ein erhöhtes Risiko für Meningiome gefunden (OR 2,72; CI 95 % 0,9–7,5) [10].

Einfluss auf die Grunderkrankung: Der Einfluss endogener und exogener Hormone und deren ätiologische Rolle für die Entstehung von Meningiomen wurde und wird immer wieder kontrovers diskutiert. Sowohl in der Nurse's Health Study [5] als auch in der Million Women Study (OR 1,06; CI 95 % 0,81–1,38) bestanden für die OC-Einnahme über die letzten 5 Jahre [1] keine Beziehungen zwischen der gegenwärtigen und ehemaligen OC-Einnahme und dem Meningiom-Risiko. In allen Studien wurde nie über eine signifikante Meningiom-Risikozunahme nach OC-Einnahme berichtet [2–6, 10]. Ein protektiver Effekt durch OC wurde nur einmal mitgeteilt [7]. Die Metaanalyse 2013 [9] ergab ebenfalls keine signifikante Assoziation zwischen der OC-Einnahme und dem Meningiom-Risiko (RR 0,93; CI 95 % 0,83–1,03). In der großen prospektiven Europäischen Kohorten-Studie wurde ein erhöhtes Risiko bei gegenwärtiger OC-Einnahme registriert. Dieser Effekt war nur bei gegenwärtiger Einnahme nachweisbar. Bei prämenopausalen Frauen stieg das Risiko mit der OC-Einnahmedauer über die Jahre an. [8]. Allerdings wurde die HR auch in dieser Studie anhand relativ kleiner Fallzahlen berechnet und einige Länder waren überrepräsentiert. Diese Europäische Studie steht im Widerspruch zu allen Metaanalysen der letzten Jahre. In der Finnischen Studie wurde für die Progesteron-Rezeptor-positiven Meningiome ein erhöhtes Risiko nach OC-Einnahme registriert (OR 1,39; CI 95 % 0,92–2,10) [6].

Merke: Bei einem Zustand nach Meningiom-Behandlung sind Mikropillen mit Gestagenen, die über eine kurze Halbwertszeit verfügen und kaum kumulieren (DNG), anwendbar.

Literatur

[1] Benson VS et al. Lifestyle factors and primary glioma and meningioma tumours in the Million Women Study cohort. Br J Cancer 99 (2008) 185–190.
[2] Claus EB et al. Exogenous hormone use and meningioma risk: what do we tell our patients? Cancer 110 (2007) 471–476.
[3] Custer B et al. Hormonal exposures and the risk of intracranial meningioma in women: a population-based case-control study. BMC Cancer 6 (2006) 152.
[4] Hatch EE et al. Reproductive and hormonal factors and risk of brain tumors in adult females. Int J Cancer 114 (2005) 797–805.
[5] Jhawar BS et al. Sex steroid hormone exposures and risk for meningioma. J Neurosurg 99 (2003) 848–853.
[6] Korkhonen K et al. Exogenous sex hormone use and risk of meningioma: a population-based case-control study in Finland. Cancer Causes Control 21 (2010) 2149–2156.
[7] Lee E et al. Association of meningioma with reproductive factors. In J Cancer 119 (2006) 1152–1157.
[8] Michaud DSB et al. Reproductive factors and exogenous hormone use in relation to risk of glioma and meningioma in a large European cohort study. Cancer Epidemiol Biomarkers Prev 19 (2010) 2562–2569.
[9] Qi ZY et al. Reproductive and exogenous hormone factors in relation to risk of meningioma in women: a meta-analysis. PLoS One. 2013 Dec 27, 8(12) e83261.
[10] Wigertz A et al. Risk of brain tumors associated with exposure to exogenous female sex hormones. Am J Epidemiol 164 (2006) 629–636.

135 Menorrhagie

Definition: Unter einer Menorrhagie wird eine länger als 7 Tage bis zu maximal 10 Tagen andauernde Blutung verstanden. Der Blutverlust beträgt durch die verlängerte Blutungsdauer ebenso wie bei der Hypermenorrhö > 80 ml (> 120 ml). Die Ursachen können mannigfaltig sein und reichen von dysfunktionellen Ursachen über organische bis zu den kongenitalen und akquirierten Gerinnungsstörungen [13]. Bei Adoleszentinnen dominieren dysfunktionelle Ursachen und an Gerinnungsstörungen (von-Willebrand-Jürgens-Syndrom, Hämophilie-A- und B-Carrier, Faktor-XI- und PAI-1-Mangel, Glanzmann-Thrombasthenie, Afibrinogenämie, Faktor-V-Mangel und kombinierter Faktor-V- und Faktor-VIII-Mangel) ist zu denken, die in ca. 10 % diagnostiziert werden [4, 8].In England beträgt die Prävalenz zwischen 18 und 54 Jahren 52 % mit leicht signifikanter Zunahme mit dem Alter und einer jährlichen Inzidenz von 25 % [14]. Parallel dazu besteht bei 70 % ein Eisenmangel mit oder ohne Anämie [5]. Etwa ein Drittel der Frauen mit einer Eisenmangelanämie leidet koexistent an einer Erkrankung im oberen Gastrointestinaltrakt, die mit einer Eisen-Malabsorption einhergeht [16].

In den englischen Sprachgebieten werden Hypermenorrhö und Menorrhagie unter dem Begriff der Menorrhagia zusammengefasst. Nach der FIGO Menstrual Disorders Working Group soll der Begriff der Menorrhagie nicht mehr verwendet werden [12].

OC-Anwendung: OC sind nicht kontraindiziert, sondern indiziert (WHO 1): zyklisch, günstiger im LZ, besser als LZE.

Alternativen: Hormonspirale (Therapie der 1. Wahl) (WHO 1) [3, 9]), Vaginalring (WHO 1), transdermales kontrazeptives Pflaster (WHO 1) [1], Gestagen-Monopille (WHO 2), Depot-Gestagen (WHO 2), IUP (WHO 1).

Einfluss auf die Grunderkrankung: OC sind sehr effektiv, da sie sowohl die Blutungsdauer als auch die Blutungsstärke reduzieren. In 40–50 % wird bereits mit einer zyklischen OC-Anwendung die Menorrhagie geheilt [7], die in Abhängigkeit von der Zusammensetzung des OC 70–80 % betragen kann [6]. OC reduzieren bei Adoleszentinnen den Blutverlust [15]. Bereits mit einem LZ mit nur 2 Blistern einer Mikropille kommt es zu einer signifikanten Reduzierung der Blutungstage und verbrauchten Hygieneartikel [11], die im LZ über 84/7 Tage noch ausgeprägter ist [2]. Bei Einnahme LNG-haltiger Mikropillen im LZ (84/7 Tage) blieben am Ende des ersten Jahres in bis zu 88 % die Abbruchblutung aus [10]. DNG-haltige OC führten im gleichen LZ-Rhythmus in über 80 % innerhalb des ersten Jahres zu regelmäßigen Abbruchblutungen.

! **Merke:** OC zyklisch, im LZ oder besser als LZE sind bei Menorrhagie nicht nur ein hormonales Kontrazeptivum sondern ein effektives Therapeutikum, das in der Effektivität nur von der Hormonspirale übertroffen wird.

Literatur

[1] Abu Hashim H, Alsherbini W, Bazeed M. Contraceptive vaginal ring treatment of heavy menstrual bleeding: a randomized controlled trial with norethisterone. Contraception 85 (2012) 246–252.

[2] Albers JR, Hull SK, Wesley RM. Abnormal uterine bleeding. Am Fam Physician 69 (2004) 1915–1926.

[3] Anderson FD, Hait H, the Seasonale-301 Study Group. A multicenter, randomized study of an extended cycle oral contraceptive. Contraception 68 (2003) 89–96.
[4] Bevan JA et al. Bleeding disorders: A common cause of menorrhagia in adolescents. J Pediatr 138 (2001) 856–861.
[5] Breymann C, Römer T, Dudenhausen JW. Treatment of iron deficiency in women. Geburtsh Frauenheilk 73 (2013) 256–261.
[6] Fraser IS et al. Normalization of blood loss in women with heavy menstrual bleeding treated with an oral contraceptive containing estradiol valerate/dienogest Contraception 86 (2012) 96–101.
[7] Hurskainen R et al. Diagnosis and treatment of menorrhagia. Acta Obstet Gynecol Scand 86 (2007) 749–757.
[8] Jayasinghe Y et al. Bleeding disorders in teenagers presenting with menorrhagia. Aust N Z J Obstet Gynaecol 45 (2005) 439–443.
[9] Matteson KA et al. Society of Gynecologic Surgeons Systematic Review Group. Nonsurgical management of heavy menstrual bleeding: a systematic review. Obstet Gynecol 121 (2013) 632–643.
[10] Miller L, Hughes JP. Continuous combination oral contraceptive pills to eliminate withdrawal bleeding: a randomised trial. Obstet Gynecol 101 (2003) 653–661.
[11] Miller L, Notter K. Menstrual reduction with extended use of combination oral contraceptives pills: randomized controlled trial. Obstet Gynecol 98 (2001) 771–778.
[12] Munro MG et al. An international response to questions about terminologies, investigation, and management of abnormal uterine bleeding: use of an electronic audience response. Sem Reprod Med 29 (2011) 436–445.
[13] Rodeghiero F. Management of menorrhagia in women with inherited bleeding disorders: general principles and use of desmopressin. Haemophilia 14, Suppl 1 (2008) 21–30.
[14] Shapley M, Jordan K, Croft PR. An epidemiological survey of symptoms of menstrual loss in the community. Br J Gen Pract 54 (2004) 359–363.
[15] Srivaths LV et al. Oral tranexamic acid versus combined oral contraceptives for adolescent heavy menstrual bleeding: A pilot study. J Pediatr Adolesc Gynecol 28 (2015) 254–257.
[16] Vannella L et al. Benefit of concomitant gastrointestinal and gynaecological evaluation in premenopausal women with iron deficiency anaemia. Aliment Pharmacol Ther 28 (2008) 422–430.

136 Mentale Retardierung (geistige Behinderung)

Definition: Unter mentaler Retardierung werden der andauernde Zustand deutlich unterdurchschnittlicher geistiger Fähigkeiten und die damit verbundenen Einschränkungen des affektiven Verhaltens (IQ < 70) vor dem 18. Lebensjahr verstanden. Es besteht eine Minderung oder Herabsetzung der maximal erreichbaren Intelligenz (Intelligenzminderung). Die Prävalenz liegt bei 2–3 % der Bevölkerung.

Als Demenz wird der Verlust vorher beherrschter Fähigkeiten im Alter bezeichnet.

OC-Anwendung: OC sind nach Ausschluss kardiovaskulärer Risiken (z. B. bei Down Syndrom) nicht kontraindiziert. Die Compliance kann häufig beeinträchtigt sein, besonders dann, wenn eine starke Abhängigkeit zur betreuenden Personen besteht und Unstimmigkeiten mit dieser auftreten. Die LZE ist zu empfehlen.

Alternativen: Depot-Gestagene sind die meist akzeptierten Kontrazeptiva und dienen gleichzeitig zur Menstruationshygiene [4]. Vaginalring, Hormonspirale (Cave: Selbstentfernung), IUP, Sterilistaion. Die Sterilisation hat ähnlich wie andere operative Eingriffe nur unter den generellen ethischen Prinzipien unter Achtung der Selbstbestimmung, des Nutzens und der Rechtslage zu erfolgen [2].

Einfluss auf die Grunderkrankung: Das Management für die Kontrazeption ist bei mentaler Retardierung in den meisten Fällen ähnlich dem Verhalten nicht mental retardierter Frauen [5]. Bei der Beratung sollte eine einfache verständliche Sprache gewählt werden, die dem Verständnis der zu beratenden Betroffenen entspricht [3]. Die Kontrazeptionsgewohnheiten werden von der beratenden Institution stark beeinflusst. In Abhängigkeit von der Betreuung mental Retardierter ist die OC-Einnahme möglich. Mental Retardierte, die nicht mehr in der Familie lebten, waren besser über die Möglichkeiten der Kontrazeption orientiert [8]. Der OC-Einfluss ist bei mentaler Retardierung eher bescheiden, obwohl die Vorteile überwiegen. Die Menstruation sollte wegen der Hygieneprobleme unterdrückt werden und die OC daher als LZE verordnet werden. Wird nur der LZ im Rhythmus 84/7 Tage gewählt, so sind OC, die eine hohe „silent menstruations"-Rate (EE/LNG, E_2/NOMAC) besitzen, bevorzugt zu verschreiben. Depot-Gestagene (Depot-MPA) und das IUP werden häufiger als OC verordnet [1, 6–8].

> **Merke:** OC sind bei mentaler Retardierung nach Ausschluss kardiovaskulärer Risiken in Abstimmung mit der betreuenden Person nach Möglichkeit als LZE zu verordnen.

Literatur

[1] Chamberlain A et al. Issues in fertility control for mentally retarded female adolescents: I. Sexual activity, sexual abuse, and contraception. Pediatrics 73 (1984) 445–450.

[2] Committee on Ethics. ACOG Committee Opinion. Number 371. July 2007. Sterilization of women, including those with mental disabilities. Obstet Gynecol 110 (2007) 217–220.

[3] Dekker A et al. Sexuality and contraception in young people with mild intellectual disability; a qualitative study on the basis of 28 interviews. Ned Tijdschr Geneeskd 158 (2014) A8010.

[4] Dizon CD, Allen LM, Ornstein MP. Menstrual and contraceptive issues among young women with developmental delay: a retrospective review of cases at the Hospital for Sick Children, Toronto. J Pediatr Adolesc Gynecol 18 (2005) 157–162.

[5] Grover SR. Menstrual and contraceptive management in women with an intellectual disability. Med J Aust 176 (2002) 108–110.

[6] Morad M, Kandel I, Merrick J. Residential care centers for persons with intellectual disability in Israel: trends in contraception methods 1999–2006. Med Sci Monit 15 (2009) 37–39.

[7] Paransky OI, Zurawin RK. Management of menstrual problems and contraception in adolescents with mental retardation: A medical, legal and ethical review with new suggested guidelines. J Pediatr Adolesc Gynecol 16 (2003) 223–235.

[8] Servais L et al. Contraception of women with intellectual disability: prevalence and determinants. J Intellect Disabil Res 46 (2002) 108–119.

137 Metabolisches Syndrom (Reaven-Syndrom, Syndrom X)

Definition: Das Metabolische Syndrom (MS) wird wie folgt charakterisiert: Viszerale Adipositas, Glukoseintoleranz, Hyperinsulinämie, Insulinresistenz, arterielle Hypertonie, Dyslipoproteinämie (Hypertriglyzeridämie, niedriges HDL). In Abhängigkeit von den verschiedenen Definitionen müssen neben einer zentralen Komponente (z. B. Glukosestoffwechselstörung oder viszerale Adipositas) immer mindestens noch zwei weitere Kriterien nachweisbar sein. Allerdings gibt es weltweit noch keine einheitliche Definition für das MS. Die Grenzwerte für die pathologischen Befunde sowie die Gewichtung der einzelnen Kriterien unterscheiden sich in Abhängigkeit von der Definition erheblich. Der Begriff „Metabolisches Syndrom" wurde 1981 von Hanefeld in Deutschland eingeführt. MS und PCO treten gehäuft zusammen auf [3].

OC-Anwendung: OC sind nicht kontraindiziert.

Alternativen: Vaginalring [1], transdermales kontrazeptives Pflaster, Gestagen-Monopille [4], Hormonspirale [4], IUP, Barriere-Methoden

Einfluss auf die Grunderkrankung: Niedrig dosierte OC (Mikropillen) sind sicher für Frauen mit einem MS. Hoch dosierte Gestagene sollten jedoch bei einem MS gemieden werden [4]. Bei adipösen Frauen mit einem MS sind nach OC-Einnahme die Blutspiegelwerte der einzelnen eingenommenen Hormone niedriger, ohne dass diese Veränderungen eine klinische Relevanz besitzen [2].

Merke: Beim Metabolischen Syndrom sind Mikropillen hoch dosierten Gestagenen bei der Verordnung vorzuziehen. !

Literatur

[1] Cagnacci A. Route of administration of contraceptives containing desogestrel/etonorgestrel and insulin sensitivity: a prospective randomized study. Contraception 80 (2009) 34–39.
[2] Skouby SO. Hormonal contraception in obesity, the metabolic syndrome, and diabetes. Ann N Y Acad Sci 1205 (2010) 240–244.
[3] Vélez LM, Motta AB. Association between polycystic ovary syndrome and metabolic syndrome. Curr Med Chem 21 (2014) 3999–4012.
[4] Verhaeghe J. Hormonal contraception in women with the metabolic syndrome: a narrative review. Eur J Contracept Reprod Health Care 15 (2010) 305–313.

138 Metrorrhagie (azyklische Dauerblutung)

Definition: Die Metrorrhagie ist eine unregelmäßige und/oder länger als 10 Tage anhaltende uterine Blutung, die in unterschiedlicher Stärke – Schmierblutungen bis zur Hypermenorrhö – auftritt und keine Zyklizität erkennen lässt. In etwa 30 % liegen der Metrorrhagie organische uterine oder allgemeine Erkrankungen einschließlich der Antikoagulantientherapie und in 70 % dysfunktionelle Störungen (dysfunktionelle uterine Blutungen = DUB) zugrunde. Bei Adoleszentinnen sind es in 78,3 % DUB, die zu Rezidiven oder spätere zur Entwicklung einer endokrinen Störungen (PCO-Syndrom) neigen [2], und in 19,8 % primäre oder sekundäre Gerinnungsstörungen [4]. DUB treten bevorzugt in der Adoleszenz, besonders in den ersten zwei oder drei Jahren nach der Menarche als juvenile Blutungen auf, können sich aber bis zu 6 Jahren danach noch einstellen und führen sehr häufig zur Eisenmangelanämie [6]. DUB nehmen bereits nach dem 37. Lebensjahr zu und sind in der Prämenopause wieder häufiger. Zwischen der Adipositas und einer DUB besteht eine enge Assoziation [10].

Die primäre Therapie der DUB erfolgt in Abhängigkeit vom Alter, der Blutungsdauer und dem histologischen Befund.

Nach der FIGO Menstrual Disorders Working Group soll der Begriff Metrorrhagie nicht mehr angewendet werden [9].

OC-Anwendung: Zur Blutstillung und danach: OC sind nicht kontraindiziert, sondern indiziert (WHO 1): zyklisch, günstiger im LZ, besser als LZE.

Alternativen: Nach der Blutstillung: Hormonspirale (1. Wahl) bei Adoleszentinnen [3] und Erwachsenen [5], Vaginalring (WHO 1) [7], transdermales kontrazeptives Pflaster (WHO 1), Gestagen-Monopille (WHO 2), Depot-Gestagen (WHO 2), IUP (WHO 1).

Einfluss auf die Grunderkrankung: Blutungsstärke und Blutungsdauer werden durch OC besonders mit dem LZ reduziert und weitere Metrorrhagien werden vermieten, da durch den LZ eine stärkere und vor allem längere Supprimierung der gestörten Ovarialfunktion erreicht wird. Bereits mit einem LZ aus nur 2 Blistern einer Mikropille kommt es zu einer signifikanten Reduzierung der Blutungstage und verbrauchten Hygieneartikel [8], die im LZ über 84/7 Tage noch wesentlich ausgeprägter ist [1]. In Anpassung an den endogenen Ovarialzyklus sollte bei DUB nach Möglichkeit der LZ über 84/7 Tage gewählt werden.

! **Merke:** DUB werden in der Abhängigkeit vom Alter und der Blutungsdauer mit Hormonen behandelt oder durch Hysteroskopie und fraktionierte Abrasio diagnostiziert. Danach kann die Kontrazeption mit OC erfolgen, am besten im LZ.

Literatur

[1] Anderson FD, Hait H, the Seasonale-301 Study Group. A multicenter, randomized study of an extended cycle oral contraceptive. Contraception 68 (2003) 89–96.
[2] Deligeoroglou EK, Creatsas GK. Dysfunctional uterine bleeding as an early sign of polycystic ovary syndrome during adolescence. Minerva Ginecol 67 (2015) 375–381.
[3] Deligeoroglou E, Karountzos V, Creatsas G. Abnormal uterine bleeding and dysfunctional uterine bleeding in pediatric and adolescent gynecology. Gynecol Endocrinol 29 (2013) 74–78.
[4] Duflos-Cohade C, Amandruz M, Thibaud E. Pubertal metrorrhagia. J Pediatr Adolesc Gynecol 9 (1996) 16–20.
[5] Lete I et al. Economic evaluation of the levonorgestrel-releasing intrauterine system for the treatment of dysfunctional uterine bleeding in Spain. Eur J Obstet Gynecol Reprod Biol 154 (2011) 71–80.
[6] Matytsina LA et al. Dysfunctional uterine bleeding in adolescents: concepts of pathophysiology and management. Prim Care 33 (2006) 503–515.
[7] Mehrabian F, Abbassi F. Comparing the effects of low-dose contraceptive pills to control dysfunctional uterine bleeding by oral and vaginal methods. Pak J Med Sci 29 (2013) 1208–1211.
[8] Miller L, Notter K. Menstrual reduction with extended use of combination oral contraceptives pills: randomized controlled trial. Obstet Gynecol 98 (2001) 771–778.
[9] Munro MG et al. An uinternational response to questions about terminologies, investigation, and management of abnormal uterine bleeding: use of an electronic audience response. Sem Reprod Med 29 (2011) 436–445.
[10] Nouri M, Tavakkolian A, Mousavi SR. Association of dysfunctional uterine bleeding with high body mass index and obesity as a main predisposing factor. Diabetes Metab Syndr 8 (2014) 1–2.

139 Migräne, mit Aura

Definition: Unter Migräne versteht man anfallartige, oft pulsierende Kopfschmerzen, die wiederholt und meist einseitig auftreten (Hemikranie) und Stunden bis Tage andauern können. Die Migräne wird oft von vegetativen Symptomen (z. B. Übelkeit, Erbrechen), Licht- und Lärmscheu, visuellen oder neurologischen Symptomen begleitet. Die Aura umfasst die visuellen und neurologischen Symptome, die vor der Migräne auftreten. In etwa 15–20 % macht sich die Aura vor den Migräneanfall bemerkbar. Frauen haben eine zweifach höhere Inzidenz der Migräne als Männer. 60 % aller Migräneanfälle treten um die Menstruation und 14 % zur Zeit der Menstruation auf [6]. Während des ganzen Lebens wird bei Frauen die Migräne durch Hormonveränderungen beeinflusst.

OC-Anwendung: OC sind absolut kontraindiziert (WHO 4). Tritt die Migräne unter Anwendung von OC auf, bzw. wird sie mit fokalen neurologischen Symptomen begleitet, sollten OC sofort abgesetzt werden und eine neurologische bzw. ophthalmologische Abklärung erfolgen.

Alternativen: Vaginalring (WHO 4), transdermales kontrazeptives Pflaster (WHO 4), Hormonspirale (Beginn: WHO 2, Fortsetzung: WHO 3), Gestagen-Monopille (Beginn: WHO 2, Fortsetzung: WHO 3) [3, 4], IUP (WHO 1), Barriere-Methoden.

Einfluss auf die Grunderkrankung: In der Royal College of General Practitioners's Oral Contraception Study war eine erhöhte Inzidenz von Kopfschmerzen und Migräne festgestellt worden. Bei Migräne mit Aura besteht ein erhöhtes Risiko für ischämische Insulte [2, 8]. Dieses Risiko für einen ischämischen Schlaganfall beträgt bei OC-Einnahme das Doppelte [3] mit einer OR 13,9 (CI 95 % 5,5–35,1) [9]. Vier Doppelblind-Placebo-Kontrollierte Studien zeigten keinen Unterschied für Kopfschmerzen und Migräne zwischen der OC-Einnahme und dem Placebo-Konsum [7]. Die kontinuierliche Langzeitanwendung des Vaginalrings über durchschnittlich 7,8 Monate führte zu einer signifikanten Abnahme ($p < 0{,}0005$) der Migräne mit Aura von 3,23 Attacken/Monat auf 0,23 Attacken/Monat. Keine einzige Vaginalring-Trägerin berichtete über eine Zunahme der Aura-Frequenz [1]. Die Migräne mit Aura-Attacken wurde durch die Einnahme von Gestagen-Monopillen signifikant reduziert [5].

Merke: Vor der OC-Anwendung ist genau zu differenzieren, um welche Form der Migräne es sich handelt. Bei Migräne mit Aura sind OC kontraindiziert, die Gestagen-Monopille ist eine Alternative.

Literatur

[1] Calhoun A, Ford S, Pruitt A. The impact of extended-cycle vaginal ring contraception on migraine aura: a retrospective case series. Headache 52 (2012) 1246–1253.

[2] Curtis KM, Mohllajee AP, Peterson HB. Use of combined oral contraceptives among women with migraine and nonmigrainous headaches: a systematic review. Contraception 73 (2006) 189–194.

[3] de Falco FA, de Falco A. Migraine with aura: which patients are most at risk of stroke? Neurol Sci 36 Suppl 1 (2015) 57–60.

[4] Lidegaard Ø. Hormonal contraception, thrombosis and age. Expert Opin Drug Saf 13 (2014) 1353–1360.

[5] Nappi RE et al. Effects of an estrogen-free, desogestrel-containing oral contraceptive in women with migraine with aura: a prospective diary-based pilot study. Contraception 83 (2011) 223–228.

[6] Silberstein SD. Migraine and women. Post Grad Med 97 (1995) 147–153.

[7] Siberstein SD, Merriam GR. Estrogens, progestins, and headache. Neurology 41 (1991) 786–793.

[8] Silberstein S, Patel S. Menstrual migraine: an updated review on hormonal causes, prophylaxis and treatment. Expert Opin Pharmacother 15 (2014) 2063–2070.

[9] Tzourio C et al. Case-control study of migraine and risk of ischaemic stroke in young women. BMJ 310 (1995) 830–833.

140 Migräne, ohne Aura

Definition: Unter Migräne versteht man anfallartige, oft pulsierende Kopfschmerzen, die wiederholt und meist einseitig auftreten (Hemikranie), am Morgen beginnen und Stunden bis Tage andauern können. Die Migräne wird oft von vegetativen Symptomen (z. B. Übelkeit, Erbrechen), Licht- und Lärmscheu, visuellen oder neurologischen Symptomen begleitet. Frauen haben eine zweifach höhere Inzidenz der Migräne als Männer. 60 % aller Migräneanfälle treten um die Menstruation und 14 % zur Zeit der Menstruation auf [6]. Während des ganzen Lebens wird bei Frauen die Migräne durch Hormonveränderungen beeinflusst.

OC-Anwendung: OC sind bei Migräne ohne Aura indiziert (Beginn: WHO 2, Fortsetzung: WHO 3; ≥ 35 Jahre: Beginn: WHO 3, Fortsetzung: WHO 4). Wenn die Migräne in den einnahmefreien Intervallen, in den Einnahmepausen, auftritt, ist die Ursache in einem Abfall der Estrogene zu sehen. Die Mikropille sollte dann im LZ, oder besser als LZE eingenommen werden.

Alternativen: Gestagen-Monopille (Beginn: WHO 1, Fortsetzung: WHO 2) [3], Vaginalring (Beginn: WHO 2, Fortsetzung: WHO 3; ≥ 35 Jahre: Beginn: WHO 3, Fortsetzung: WHO 4), transdermales kontrazeptives Pflaster (Beginn: WHO 2, Fortsetzung: WHO 3; ≥ 35 Jahre: Beginn: WHO 3, Fortsetzung: WHO 4), Hormonspirale (WHO 2), IUP (WHO 1), Barriere-Methoden.

Einfluss auf die Grunderkrankung: Stellen sich während der OC-Einnahme erstmals Migräne mit fokalen neurologischen Veränderungen und einer Aura ein, so ist das Absetzen der OC erforderlich, da dann bereits ein erhöhtes Risiko für ischämische Insulte besteht [4]. Unter der Einnahme der Gestagen-Monopille sind Migräneanfälle seltener [2, 3]. OC sind bei der reinen Menstruationsmigräne zur Prävention indiziert, wenn die typische Prävention mit Migränemitteln nicht wirkt oder nicht toleriert wird [7]. Bei zyklusabhängiger Migräne hat sich die OC-Anwendung im LZ bewährt. In einem 180 Tage-Regime mit EE/DRSP nahm die Inzidenz von Kopfschmerzen im Vergleich zur zyklischen Anwendung deutlich ab [8]. OC mit EE/DRSP bieten bei der zyklusabhängigen Migräne gegenüber anderen OC Vorteile [5]. Bei zyklusabhängigen Kopfschmerzen und Migräne ist die LZE oder der LZ zu empfehlen [1].

Merke: Vor der OC-Anwendung ist genau zu differenzieren, um welche Form der Migräne es sich handelt. Bei Migräne ohne Aura ist die OC-Anwendung im LZ oder besser als LZE zu bevorzugen.

Literatur

[1] ACOG Practice Bulletin No.110: Noncontraceptive uses of hormonal contraceptives. Obstet Gynecol 115 (2010) 206–218.

[2] Ahrendt HJ et al. Präventive Wirkung hormoneller Kontrazeptiva bei menstrueller Migräne. Frauenarzt 48 (2007) 1186–1192.
[3] Allais G et al. The use of progestogen-only pill in migraine patients. Expert Rev Neurother 23 (2015) 1–12.
[4] Curtis KM, Mohllajee AP, Peterson HB. Use of combined oral contraceptives among women with migraine and nonmigrainous headaches: a systematic review. Contraception 73 (2006) 189–194.
[5] Machado RB et al. Epidemiological and clinical aspects of migraine in users of combined oral contraceptives. Contraception 81 (2010) 202–208.
[6] Silberstein SD. Migraine and women. Post Grad Med 97 (1995) 147–153.
[7] Silberstein S, Patel S. Menstrual migraine: an updated review on hormonal causes, prophylaxis and treatment. Expert Opin Pharmacother 15 (2014) 2063–2070.
[8] Sulak P et al. Headaches and oral contraceptives: impact of eliminating the standard 7-day placebo interval. Headache 47 (2007) 27–37.

141 Morbus Addison

Definition: Bei einem Morbus Addison besteht eine Nebennierenrindeninsuffizienz mit einem Mangel an Kortisol (Hypokortisolismus). Als Ursache kommen mehrere Möglichkeiten infrage:

- Primär: Schädigungen der Nebennierenrinde durch einen Autoimmunprozess, Infarkte, Tumorerkrankungen, Infektionen u. v. m.
- sekundär: gestörte ACTH-Bildung infolge einer Schädigungen der Hypophyse oder
- tertiär: Unterfunktion des Hypothalamus, wobei zu wenig CRH gebildet wird das zu einer nicht ausreichenden ACTH-Sekretion führt.

Die sekundäre Form kann durch eine längere Kortikosteroid-Behandlug mit Rückbildung der ACTH-bildenden Zellen beim plötzlichen Absetzen ausgelöst werden, die dann zu einer Addison-Krise führt.

OC-Anwendung: OC sind nicht kontraindiziert bei guter Einstellung des Morbus Addison.

Alternativen: Vaginalring, transdermales kontrazeptives Pflaster, Gestagen-Monopille, Hormonspirale, IUP, Barriere-Methoden. Depot-MPA ist aufgrund seiner inhärenten Kortisolwirkung in höherer Dosierung kontraindiziert.

Einfluss auf die Grunderkrankung: OC führen in Abhängigkeit von der Estrogendosis zu einem Anstieg des Kortisol-Bindendes Globulin (CBG = Transcortin) im Blut. Die Wirkung der OC wird durch die Kortisoltherapie nicht eingeschränkt. Mikropillen mit einer EE-Dosis ≤ 35 µg sind zu bevorzugen.

Merke: Bei einem gut eingestellten Morbus Addison sind OC in Form von Mikropillen nicht kontraindiziert.

Literatur

[1] Hammond GL. Plasma steroid-binding proteins: primary gatekeepers of steroid hormone action. J Endocrinol 2016 Apr 25. pii: JOE-16–0070.

142 Morbus Basedow (Basedow-Krankheit, Graves' disease)

Definition: Beim Morbus Basedow handelt es sich um eine Schilddrüsenerkrankung mit multifaktoriellen Ursachen (genetische Faktoren, Autoimmunerkrankung u. a.), die mit einer Struma, einer Hyperthyreose oder einer endokrinen Orbitopathie einhergehen. Bei HLA-DR3-Assoziation kann der Morbus Basedow mit anderen Autoimmunerkrankungen (Diabetes mellitus Typ1, Typ-A-Gastritis, Myasthenia gravis, Lupus erythematodes, Morbus Werlhof, Vitiligo, Morbus Addison, chronischer Polyarthritis) kombiniert auftreten.

OC-Anwendung: OC sind nicht kontraindiziert.

Alternativen: Vaginalring, transdermales kontrazeptives Pflaster, Gestagen-Monopille, Hormonspirale, IUP, Barriere-Methoden.

Einfluss auf die Grunderkrankung: Zur Evaluierung der Schilddrüsenfunktion ist es nicht erforderlich, die OC-Einnahme für die Zeit der Diagnostik zu unterbrechen [3]. Die OC-Einnahme ist mit einer leicht geringeren Frequenz des Morbus Basedow verbunden [5]. Ein Morbus Basedow mit Hyperthyreose kann mit einem Faktor VIII-Mangel assoziiert sein und führt bei OC-Einnahme vermehrt zu einer zerebralen venösen Thrombose [2]. Die gegenwärtige OC-Einnahme schützte vor Schilddrüsenerkrankungen [1]. Das RR für eine Hyperthyreose lag nach OC-Einnahme und Estrogen-Anwendung bei 0,17 [4].

Merke: Für die Zeit der Schilddrüsendiagnostik muss die OC-Einnahme bei einem Morbus Basedow nicht unterbrochen werden.

Literatur

[1] Frank P, Kay CR. Incidence of thyroid disease associated with oral contraceptives. Brit Med J 2(6151)(1978) 1531.

[2] Kasuga K et al. Case of cerebral venous thrombosis due to graves' disease with increased factor VIII activity. Rinsho Shinkeigaku 46 (2006) 270–273.

[3] Selenkow HA. Remission of hyperthyroidims and oral contraceptive therapy. JAMA 252 (1984) 2463.
[4] Strieder TG et al. Risk factors for and prevalence of thyroid disorders in a cross-sectional study among healthy female relatives of patients with autoimmune thyroid disease. Clin Endocrinol (Oxf) 59 (2003) 396–401.
[5] Vestergaard P et al. Smoking as a risk factor for Graves' disease, toxic nodular goiter, and autoimmune hypothyroidism. Thyroid 12 (2002) 69–75.

143 Morbus Crohn (Enteritis regionalis Crohn, Ileitis terminalis, Enterocolitis regionalis, sklerosierende chronische Enteritis)

Definition: Der Morbus Crohn (MC) ist eine chronisch entzündliche, meist in Schüben verlaufende Darmerkrankung, die alle Abschnitte des Verdauungstraktes vom Mund bis zum After erfassen kann. Die Prävalenz liegt bei 150/100.000 und die Inzidenz bei 8/100.000. Ätiologie und Pathogenese sind weitestgehend unbekannt. Unterschiede in der Inzidenz in den verschiedenen Ländern sprechen dafür, dass Umweltfaktoren die Manifestierung des MC signifikant modifizieren. Eine Autoimmunerkrankung der Darmschleimhaut wird angenommen. Lediglich die Appendektomie und das Rauchen wurden als ständige Risikofaktoren bestätigt [1], weitere Umweltfaktoren (Hygiene, Antibiotika, Diät, Stress u. a.) [4] könnten eine Rolle spielen. Das Risiko ist bei Raucherinnen doppelt so hoch.

OC-Anwendung: OC sind nicht kontraindiziert, niedrig dosierte Mikropillen sind unbedingt zu bevorzugen.

Alternativen: Barriere-Methoden. Die Hormonspirale ist relativ kontraindiziert.

Einfluss auf die Grunderkrankung: Die Wirksamkeit von OC wird durch den MC nicht beeinträchtigt. Die Mitteilungen über den Einfluss der OC auf die Entstehung und die Rezidivrate bei MC sind nach wie vor widersprüchlich. Als Tendenz zeichnet sich ab, dass die höher dosierten OC das RR erhöhen, Mikropillen dagegen weniger oder nicht. Die drei großen epidemiologischen Kohorten-Studien (Walnut Creek Contraceptive Drug Study, Royal College of General Practitioners' Oral Contraception Study, Oxford/FPA Contraceptive Study) ergaben unter der hochdosierten OC-Einnahme eine leichte Erhöhung des RR mit niedriger statistischer Relevanz. Mit der Metaanalyse der Studien von 1971–1993 ließ sich lediglich eine mäßige Assoziation zwischen der OC-Einnahme und der Entwicklung eines MC ermitteln [6]. Der in Schüben verlaufende MC flammt unter Mikropillen nicht häufiger auf als bei Nichtanwenderinnen [3]. Das RR für einen MC nimmt mit der OC-Einnahmedauer zu, nach Beendigung der OC-Einnahme wieder ab [2]. Rauchen, eine positive Familienanamnese und OC scheinen bei univariater Analyse das Risiko für die Entwicklung eines MC zu erhöhen, während bei multivariater Analyse nur das Rauchen als Risikofaktor für den MC verblieb [8]. Die Analyse in Schweden ergab, dass die Langzeiteinnahme von OC mit einem erhöhten Risiko für eine Operation bei Frauen mit bestehendem MC verbunden war [7]. Eine systematische Verbesserung zyklusabhängiger Symptome bei entzündlichen Darmerkrankungen wurde bei 19 % nach OC-Einnahme erreicht [5].

Nach Einlage einer Hormonspirale wurde die Exazerbation eines MC beschrieben [9].

Merke: Bei zyklusabhängigem Morbus Crohn sind Mikropillen als LZE zu empfehlen. !

Literatur

[1] Colombel JF et al. Epidemiology and risk factors of inflammatory bowel diseases. Bull Acad Natl Med 191 (2007) 1105–1118.
[2] Cornish JA et al. The risk of oral contraceptives in the etiology of inflammatory bowel disease: a meta-analysis. Am J Gastroenterol 103 (2008) 2394–2400.
[3] Cosnes J et al. Oral contraceptive use and the clinical course of Crohn's disease: a prospective cohort study. Gut 45 (1999) 218–222.
[4] Frolkis A et al. Alberta IBD Consortium Environment and the inflammatory bowel diseases. Can J Gastroenterol 27 (2013) e18–24.
[5] Gawron LM et al. The impact of hormonal contraception on disease-related cyclical symptoms in women with inflammatory bowel diseases. Inflamm Bowel Dis 20 (2014) 1729–1733.
[6] Godet PG, May GR, Sutherland LR. Metaanalysis of the role of oral contraceptive agents in inflammatory bowel disease. Gut 37 (1995) 668–673.
[7] Khalili H et al. Association between long-term oral contraceptive use and risk of Crohn's disease complications in a nationwide study. Gastroenterology. 2016 Feb 23. pii: S0016-5085(16)00232-8
[8] Sicilia B et al. Environmental risk factors and Crohn's disease: a population-based, casecontrol study in Spain. Dig Liver Dis 33 (2001) 762–767.
[9] Wakeman J. Exacerbation of Crohn's disease after insertion of a levonorgestrel intrauterine system: a case report. J Fam Plann Reprod Health Care 29 (2003) 154.

144 Morbus Cushing (Morbus Itsenko-Cushing, Cushing-Syndrom)

Definition: Beim Morbus Cushing bestehen im Hypophysenvorderlappen ein ACTH-produzierender Tumor oder im Hypothalamus eine Überproduktion von CRH. Beides führt zu einer vermehrten ACTH-Bildung, die in der NNR eine übermäßige Kortisol-Produktion (Hyperkortisolismus = Cushing Syndrom) auslöst. Als Cushing Syndrom werden die infolge eines Hyperkortisolismus auftretenden Symptome bezeichnet. Unterschieden werden endogenes und exogenes Cushing Syndrom. Die Ursachen können sein zentral (= Morbus Cushing), adrenal (Adenome, Karzinome), paraneoplastisch und iatrogen. Die Prävalenz liegt bei 35–55/1.000.000 Einwohner und ist bei Frauen doppelt so hoch wie bei Männern. Die Inzidenz beträgt 2/1.000.000 pro Jahr.

OC-Anwendung: OC sind nicht kontraindiziert. Die Depot-Gestagene MPA [3] und MGA (ab 400 mg/Tag) sind in hoher Dosierung aufgrund der Kortisolwirkung kontraindiziert [2].

Alternativen: Vaginalring, transdermales kontrazeptives Pflaster, Gestagen-Monopille, Hormonspirale, IUP, Barriere Methoden.

Einfluss auf die Grunderkrankung: OC üben keinen Einfluss auf die NNR aus. Hochdosiert können MGA und auch MPA bei einer Hemmung der glukokortikoiden Wirkung im Bereich der Hypothalamisch-Hypophysären-NNR-Achse ein iatrogenes Cushing-Syndrom induzieren [2]. Der Glukokortikoid-Rezeptor- und Progesteron-Rezeptor-Antagonist Mifepriston wurde von der FDA zur Behandlung des Cushing Syndroms zugelassen [1, 4].

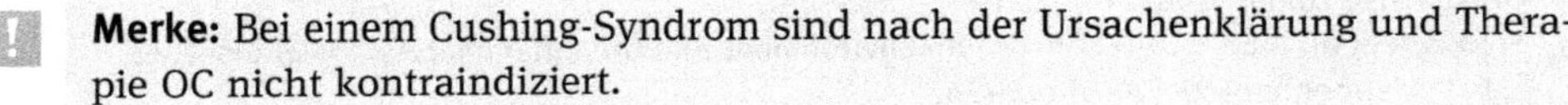

Merke: Bei einem Cushing-Syndrom sind nach der Ursachenklärung und Therapie OC nicht kontraindiziert.

Literatur

[1] Carroll T, Findling JW. The use of mifepristone in the treatment of Cushing's syndrome. Drugs Today (Barc) 48 (2012) 509–518.
[2] Harte C et al. Progestogens and Cushing's syndrome. Ir J Med Sci 164 (1995) 274–275.
[3] Merrin PK, Alexander WD. Cushing's syndrome induced by medroxyprogesterone. BMJ 301 (1990) 345.
[4] Sartor O, Cutler GB Jr. Mifepristone: treatment of Cushing's syndrome. Clin Obstet Gynecol 39 (1996) 506–510.

145 Morbus Gaucher (Gaucher-Krankheit, lysosomale Zerebrosidlipidose)

Definition: Beim Morbus Gaucher besteht ein autosomal rezessiv vererbbarer Mangel an Beta-Glukosidase, der eine Abbaustörung und Speicherung von Glukozerebrosiden besonders in Retikulumzellen (Gaucher-Zellen) mit entsprechender Organvergrößerung bedingt. 3 Typen werden unterschieden:

- nicht-neuronopathischer Typ (viszeraler Typ) mit noch relativ hoher Enzymaktivität,

- akut-neuronopathischer Typ mit besonders geringer Enzymaktivität und
- chronisch-neuronopathischer Typ mit abgeschwächter Enzymaktivität.

Die adulte chronische Form verläuft stark progredient. Das Manifestationsalter der 3 unterschiedlichen Formen liegt zwischen dem 5. bis 20. Lebensjahr. Hauptsymptome sind Hepatosplenomegalie, Knochen- und Gelenkschmerzen, progrediente neurodegenerative Symptome, abnehmender Muskeltonus, Spastik, geistige Retardierung und Augenhintergrundveränderung.

OC-Anwendung: OC sind relativ kontraindiziert, wenn eine ausgeprägte Manifestation an Leber und Gefäßen vorliegt. Bei Leberfunktionsstörungen und vaskulären Augenveränderungen sind OC kontraindiziert. Bei schweren Blutungen sind OC indiziert.

Alternativen: Transdermale kontrazeptive Pflaster, Vaginalring, Gestagen-Monopille, Depot-Gestagen, Hormonspirale, IUP, Barriere-Methoden.

Einfluss auf die Grunderkrankung: OC haben keinen Einfluss auf die Grunderkrankung. Allerdings können die Sekundärfolgen, besonders bei Leberfunktionsstörungen, den Abbau der Steroide stören. Die vaskulären Veränderungen können durch die OC-Anwendung verstärkt werden. In Abhängigkeit von der Ausprägung der Symptome des Morbus Gaucher, ist bei der OC-Verordnung immer eine individuelle Entscheidung zu treffen. Die Betroffenen leiden häufig unter einer Hypermenorrhö und profitieren von der OC-Anwendung [1], besonders im LZ oder als LZE.

Merke: Beim Morbus Gaucher sind Folgeschäden an Leber und Gefäßen limitierend für eine OC-Anwendung. !

Literatur

[1] Granovsky-Grisaru S et al. Gynecologic and obstetric aspects of Gaucher's disease: a survey of 53 patients. Am J Obstet Gynecol 172 (1995) 1284–1290.

146 Morbus Menière (Menière-Krankheit)

Definition: Vom Morbus Menière spricht man, wenn wiederkehrend spontane Drehschwindelattacken, einseitiger Hörverlust und Tinnitus zusammentreffen und ein endolymphatischer Hydrops im Labyrinth des Innenohrs vorliegt, ohne dass weitere Ursachen für diese Störungen bekannt sind. Die Anfälle treten schubweise auf und wiederholen sich in unterschiedlichen Abständen. Meist tritt die Trias: Drehschwindel, Hörverlust, Tinnitus am Anfang nicht komplett auf. Die Prävalenz nimmt mit dem Alter zu, wobei der Altersgipfel bei Frauen etwa zwischen 30 und 40 Jahren und damit um 10 Jahre früher liegt als bei Männern. Der Morbus Menière ist ausgesprochen gynäkotrop mit einer doppelt so hohen Häufigkeit bei Frauen.

OC-Anwendung: OC sind nicht kontraindiziert, sollten aber beim Auftreten eines Tinnitus abgesetzt werden.

Alternativen: Hormonspirale, Vaginalring, transdermales kontrazeptives Pflaster, Gestagen-Monopille, IUP, Barriere Methoden.

Einfluss auf die Grunderkrankung: OC können funktionelle Änderungen der Innenohrfunktion provozieren, die sich als Tinnitus oder Hörsturz äußern. Audiometrische Veränderungen der Gehörschwellen waren nicht nachweisbar [2]. In einzelnen Kasuistiken wurde immer wieder mitgeteilt, dass sich diese Veränderungen nach dem Absetzen der OC nach einiger Zeit normalisierten [1] und das Gehör bei jungen Frauen mit einem Morbus Menière [4] komplett zurückkehrt. In der Oxford-FPA Contraceptive Study ergab sich nach 26-jähriger Beobachtungszeit kein Hinweis für Ohrerkrankungen und der OC-Anwendung [5]. Das Gehör wird durch die OC-Einnahme nicht verschlechtert [3].

! **Merke:** Bei einem Tinnitus sind die OC abzusetzen. Mikropillen können aber nach dem Abklingen der Symptome wieder verordnet werden.

Literatur

[1] Hanna GS. Sudden deafness and the contraceptive pill. J Laryngol Otol 100 (1986) 701–706.
[2] Mitre El et al. Audiometric and vestibular evaluation in women using the hormonal contraceptive method. Braz J Otorhinolaryngol 72 (2006) 350–354.
[3] Mueck A et al. Kontrazeption bei Problemfällen. Ther Umsch 66 (2009) 117–128.
[4] Siegler J. Vertigo and the pill. Br Med J 2 (1977) 1416.
[5] Vessey M, Painter R. Oral contraception and ear disease: findings in a large cohort study. Contraception 63 (2001) 61–63.

147 Morbus Meulengracht (Gilbert-Meulengracht Syndrom, Gilbert's disease)

Definition: Als Morbus Meulengracht wird der familiäre nichthämolytische Ikterus, der sich als funktionelle Hyperbilirubinämie ohne Krankheitswert äußert, bezeichnet. Das indirekte Bilirubin steigt im Serum an, ohne dass ein Leberschaden vorliegt. Die Ursache ist eine Mutation des Promotors der UDP-Glukuronyltransferase, die zu einer verminderten Bildung des Enzymproteins führt. Die Aktivität dieses Enzyms ist bis zu 75 % reduziert. Zur Manifestation sind weitere Faktoren erforderlich, wie z. B. der gesteigerte Abbau des Häms. Die Symptomatik stellt sich meist nach Stress ein, der sich bereits durch Nahrungsentzug oder Schlafmangel ergeben kann. Die Prävalenz liegt bei >8 % Prozent, Männer sind häufiger betroffen als Frauen.

OC-Anwendung: OC sind nicht kontraindiziert.

Alternativen: Vaginalring, transdermales kontrazeptives Pflaster, Depot-Gestagen, Gestagen-Monopille, Hormonspirale, IUP, Barriere-Methoden.

Einfluss auf die Grunderkrankung: OC haben keinen Einfluss auf die Grunderkrankung [1].

Merke: OC können beim nichthämolytischen Ikterus verordnet werden. !

Literatur

[1] Clinical and Scientific Advisory Committee. Oral contraception and Gilbert's disease. Br J Fam Plann 11 (1986) 148.

148 Morbus Osler-Rendu-Weber (Morbus-Osler, Osler-Rendu-Weber-Krankheit, Osler-Syndrom, hereditäre hämorrhagische Teleangiektasie)

Definition: Der Morbus Osler ist eine autosomal dominant vererbbare Erkrankung, bei der es zur Ausbildung von Teleangiektasien kommt, die sich im ganzen Körper, aber meist bevorzugt in der Nase, im Mund, in der Mucosa des Gastrointestinaltraktes und im Gesicht manifestieren. Diese Teleangiektasien sind leicht verletzbar und können zu lebensbedrohlichen Blutungen führen. In Deutschland gibt es ca. 35.000 Osler-Patienten. Der Morbus Osler kann mit Defekten im Gerinnungssystem assoziiert sein.

OC-Anwendung: OC sind nicht kontraindiziert, sondern indiziert, besonders als LZ oder noch besser als LZE, da EE die Gefäße abdichtet. Falls bei der zyklischen Einnahme mit der Abbruchblutung vikariierend Blutungen aus der Nase und im Gastrointestinaltrakt auftreten, sollte anstelle der zyklischen OC-Einnahme immer die LZE über Jahre veranlasst werden. Die Einnahme kann über die Menopause hinaus bis ins hohe Alter fortgesetzt werden.

Alternativen: Keine.

Einfluss auf die Grunderkrankung: OC können die Häufigkeit und Schwere der gastrointestinalen Blutungen im oberen und unteren Gastrointestinaltrakt und damit die erforderlichen Bluttransfusionen verhindern bzw. erheblich reduzieren [1, 4, 6], besonders bei fertilen Frauen [7], in der Postmenopause [5] und bei chronischem Nierenversagen [1]. Die Hormontherapie mit OC sollte dann immer vorgenommen werden, wenn die therapeutische Endoskopie an ihre Grenzen stößt, das chirurgische Risiko inakzeptabel ist und der Transfusionsbedarf zu hoch werden [2, 8]. Mit der Kombination von EE/NETA über 6 Monate konnte die Anzahl der Transfusionen signifikant gesenkt werden [3]. Allerdings ist die Hormontherapie nicht immer erfolgreich. Bei nicht bekannter bzw. nicht diagnostizierter Faktor-V-Leiden- und MTHFR-Thrombophilie kam es unter der OC-Therapie bei intakten Koronarien zum Herzinfarkt bei einer 57-jährigen Patientin mit einem Morbus Osler [9].

! **Merke:** OC werden beim Morbus Osler nicht nur zur Kontrazeption, sondern zur Gefäßabdichtung verordnet. Vorher sind Kontraindikationen auszuschließen.

Literatur

[1] Bronner MH et al. Estrogen-progesterone therapy for bleeding gastrointestinal telangiectasias in chronic renal failure. An uncontrolled trial. Ann Intern Med 105 (1986) 371–374.
[2] Cacoub P et al. Severe gastrointestinal hemorrhage secondary to diffuse angiodysplasia: efficacy of estrogen-progesterone treatment. Presse Med 29 (2000) 139–141.
[3] Cutsem van E, Rutgeerts P, Vantrappen G. Treatment of bleeding gastrointestinal vascular malformations with oestrogen-progesterone. Lancet 335 (1990) 953–955.
[4] Flessa HC, Glueck HI. Hereditary hemorrhagic telangiectasia (Osler-Weber-Rendu disease). Management of epistaxis in nine patients using systemic hormone therapy. Arch Otolaryngol 103 (1977) 148–151.
[5] Granieri R, Mazzulla JP, Yarborough GW. Estrogen-progesterone therapy for recurrent gastrointestinal bleeding secondary to gastrointestinal angiodysplasia. Am J Gastroenterol 83 (1988) 556–558.
[6] Jameson JJ, Cave DR. Hormonal and antihormonal therapy for epistaxis in hereditary hemorrhagic telangiectasia. Laryngoscope 114 (2004) 705–709.
[7] Klingenmaier KM. The use of hormonal therapy for bleeding teleangiectase. Hosp Pharm 27 (1992) 263–266.
[8] Marshall JK, Hunt RH. Hormonal therapy for bleeding gastrointestinal mucosal vascular abnormalities: a promising alternative. Eur J Gastroenterol Hepatol 9 (1997) 521–525.
[9] Talha S et al. Myocardial infarction in a patient with normal coronary arteries and hereditary haemorrhagic telangiectasia. Q J Med 99 (2006) 195–198.

149 Morbus Raynaud (Raynaud-Syndrom, Raynaud-Phänomen)

Definition: Als Raynaud-Syndrom werden die durch Vasokonstriktion bedingten anfallsweise auftretenden Ischämien vorwiegend bilateral an den Fingern oder Zehen verstanden. Die krampfartigen Vasospasmen der Blutgefäße werden durch Kälte oder Stress ausgelöst. Frauen sind fünfmal häufiger betroffen als Männer. Unterschieden werden:

- Primäres Raynaud-Syndrom mit Symptomen ohne erkennbare Grunderkrankung und
- Sekundäres Raynaud-Syndrom (Raynaud Phänomen), das sich als Begleitung von Autoimmunerkrankungen oder anderen Grunderkrankungen (Thrombangitis obliterans, progressive systemische Sklerose, Arteriosklerose, Lupus erythematodes, nach Traumen u. a.) zeigt.

Häufig ist das Raynaud-Phänomen mit Migräneattacken assoziiert, da bei beiden eine generelle Störung der Steuerung des Gefäßtonus und der kardiovaskulären Reaktion auf Stress besteht.

OC-Anwendung: Mikropillen sind bei einem primären Raynaud-Syndrom nicht kontraindiziert [4]; OC sind dagegen kontraindiziert bei einem sekundären Raynaud-Syndrom (Raynaud Phänomen) und weiteren kardiovaskulären Risikofaktoren, die vor der Verordnung auszuschließen sind [4].

Alternativen: Gestagen-Monopille, Hormonspirale, IUP, Barriere-Methoden.

Einfluss auf die Grunderkrankung: Schon lange wurde ein Einfluss der weiblichen Sexualhormone auf die Hautdurchblutung sowohl bei gesunden Frauen als auch bei einem Morbus Raynaud angenommen. Estradiol verbessert den Gefäßtonus der Haut. Progesteron bzw. Gestagene zeigen keine oder die entgegengesetzte Wirkung. Durch 17ß-Estradiol wird der Gefäßtonus erhöht und die Fingertemperatur steigt gering an [2]. In der Royal College of General Practitioners' Oral Contraception Study wurde für die höher dosierten OC ein dreifach höhere Risiko für einen Morbus Raynaud registriert. In Kasuistiken mit höher dosierten OC war auf diese Assoziation bereits hingewiesen worden und daher sowohl der Morbus Raynaud als auch das Raynaud Phänomen als Kontraindikationen für hochdosierte OC eingestuft [5]. Im Gegensatz zu den einzelnen Fallmitteilungen und konträr zu den Laboruntersuchungen wurde kein bedeutender subjektiver Einfluss der OC-Anwendung auf die Gefäßspasmus-Attacken gefunden [1]. Durch OC bildete sich bei einem Raynaud-Phänomen eine systemische Sklerose aus [3].

Merke: Mikropillen können bei einem primären Morbus Raynaud verordnet werden, bei einem sekundären Morbus Raynaud (Raynaud Phänomen) sind vorher Erkrankungen, die durch OC exazerbieren können, auszuschließen. !

Literatur

[1] Bartelink ML et al. Raynaud's phenomenon: subjective influence of female sex hormones. Int Angiol 11 (1992) 309–315.

[2] Bartelink ML et al. The effects of single oral doses of 17 beta-oestradiol and progesterone on finger skin circulation in healthy women and in women with primary Raynaud's phenomenon. Eur J Clin Pharmacol 46 (1994) 557–560.
[3] Beretta L, Caronni M, Scorza R. Systemic sclerosis following oral contraception. Clin Rheumatol 24 (2005) 316–317.
[4] Clinical and scientific advisory committee. Raynaud's disease. Br J Fam Plann 17 (1991) 60.
[5] Jarrett PEM. Raynaud's disease and oral contraceptives. Br Med J 2 (1976) 699.

150 Morbus Recklinghausen (von Recklinghausen-Syndrom, Neurofibromatose)

Definition: Als Morbus Recklinghausen wird die Neurofibromatose Typ 1 (NF1), früher periphere Neurofibromatose, bezeichnet. Es gibt 8 Typen, aber nur die ersten beiden, die durch eine Mutation der Chromosomen 17 (Typ 1) bzw. 22 (Typ 2) ausgelöst werden, werden autosomal dominant vererbt. Die Prävalenz liegt bei 30–40/100.000. Assoziationen mit dem Anti-Phospholipid-Syndrom sind möglich, aber sehr selten [1]. Die charakteristischen Hautbefunde bei NF1 sind bei NF2 meist nicht vorhanden. Neurofibrome treten bei NF2 fast immer isoliert auf [3].

OC-Anwendung: OC sind nicht kontraindiziert. Die Depot-Gestagene mit MPA und Norethisteronenantat (NET-EN) sind kontraindiziert.

Alternativen: Transdermales kontrazeptives Pflaster, Vaginalring, Hormonspirale, IUP, Barriere- Methoden.

Einfluss auf die Grunderkrankung: OC stimulieren das Wachstum der Neurofibrome nicht und können von NF1-Patientinnen eingenommen werden. Hohe Dosen der Gestagene MPA und NET-EN können das Wachstum von Neurofibromen stimulieren [4]. Immunhistochemisch werden von Neurofibromen Estrogen-, Progesteron-, und Androgen-Rezeptoren exprimiert. Über die Rezeptoren können die Hormone die Entstehung und Entwicklung der Neurofibrome direkt beeinflussen [2]. Besteht eine Assoziation zu einem Anti-Phospholipid-Syndrom, so sind OC abzusetzen [1].

! **Merke:** Die Neurofibromatose wird durch hohe Depot-Gestagen-Dosierung zur Progression angeregt.

Literatur

[1] Finsterer J, Stöllberger C, Schäffl-Doweik L. Neurofibromatosis type I and anti-phospholipid antibody syndrome: report of one case. Rev Med Chil 141 (2013) 1068–1071.
[2] Fishbein L et al. In vitro studies of steroid hormones in neurofibromatosis 1 tumors and Schwann cells. Mol Carcinog 46 (2007) 512–523.

[3] Kurlemann G, Fiedler B. Neurofibromatose Typ 1 und Typ 2. Kinderärztl Praxis 84 (2013) 338–349.
[4] Lammert M, Mautner VF, Kluwe L. Do hormonal contraceptives stimulate growth of neurofibromas? A survey on 59 NF1 patients. BMC Cancer 5 (2005) 16.

151 Morbus Werlhof (Werlhof-Krankheit, idiopathische thrombozytopenische Purpura, Autoimmunthrombozytopenie)

Definition: Bei einem Morbus Werlhof liegt eine Thromobzytopenie infolge einer verkürzten Thrombozyten-Lebensdauer durch antithrombozytäre Autoantikörper vor. Die akute Form wird durch Viren oder Arzneimittel induziert während die chronische Form als Autoimmunkrankheit ohne erkennbare Ursache sich einstellt. Charakteristisch ist die erhöhte Blutungsneigung mit Petechien, gastrointestinalen Blutungen und Hämaturie.

OC-Anwendung: OC sind nicht kontraindiziert; nach Ausschluss von Risikofaktoren, vor allem angeborener Thrombophilien [7], sind OC bei den häufig bestehenden Blutungsstörungen (Hypermenorrhö) indiziert. Die LZE ist dann mit niedrigdosierten Mikropillen zu bevorzugen [5].

Alternativen: Vaginalring, Depot-Gestagen, Hormonspirale. Gestagen-Monopille, Barriere-Methoden. IUP sollten aufgrund der möglichen verstärkten Blutungen vermieden werden.

Einfluss auf die Grunderkrankung: OC haben keinen oder nur einen geringen Einfluss auf die Thrombozytenanzahl [1, 2, 8]. Bei niedrigdosierten Mikropillen ist kein Einfluss auf die Thrombozyten zu erwarten. Allerdings können natürliche und synthetische Sexualsteroide einschließlich der OC einen Morbus Werlhof induzieren [7], oder demaskieren [6]. In mehreren Kasuistiken wurde auf die Assoziation zwischen der OC-Einnahme und einem Morbus Werlhof verwiesen [4, 7, 9]. Während Progesteron schützt, kann ein LNG-Implantat den Morbus Werlhof triggern [3]. Allerdings können bei Thrombozyten-Aggregationsstörungen Depot-Gestagene oder die Hormonspirale Anwendung finden, da die einzelnen Gestagene dosisabhängig unterschiedlich wirken.

Merke: OC sollten beim Morbus Werlhof aufgrund der verstärkten Blutungen möglichst als LZE verordnet werden. !

Literatur

[1] Abbate R et al. Effects of long-term gestodene-containing oral contraceptive administration on hemostasis. Am J Obstet Gynecol 163 (1990) 424–430.

[2] David JL et al. Hemostasis profile in women taking low-dose oral contraceptives. Am J Obstet Gyncol 163 (1990) 420–423.
[3] Fraser JL et al. Possible association between the Norplant contraceptive system and thrombotic thrombocytopenic purpura. Obstet Gynecol 87 (1996) 860–863.
[4] Holdrinet RS, de Pauw BE, Haanen C. Hormonal dependent thrombotic thrombocytopenic purpura (TTP). Scand J Haematol 30 (1983) 250–256.
[5] Martin-Johnston MK, Okoji OY, Armstrong A. Therapeutic amenorrhea in patients at risk for thrombocytopenia. Obstet Gynecol Surv 63 (2008) 395–402.
[6] Snir M et al. Retinal manifestations of thrombotic thrombocytopenic purpura (TTP) following use of contraceptive treatment. Ann Ophthalmol 17 (1985) 109–112.
[7] Stylianou K et al. Refractory thrombotic thrombocytopenic purpura associated with oral contraceptives and factor V Leiden: a case report. Cases Journal 2009, 2: 6611 doi: 10.1186/1757-1626-2-6611
[8] Thomson JM et al. A multicentre study of coagulation and haemostatidc variables during oral contraception and haemostatic variables during oral contraception: variations with four formulations. Brit J Obstet Gynaecol 98 (1991) 1117–1128.
[9] Vesconi S et al. Thrombotic thrombocytopenic purpura during oral contraceptive treatment. Thromb Haemost 40 (1979) 563–564.

152 Morbus Wilson (hepatolentikuläre Degeneration, Kupferspeicherkrankheit, Pseudosklerose Westphal-Strümpell)

Definition: Beim Morbus Wilson handelt es sich um eine autosomal rezessive Erbkrankheit des hepatischen Kupferstoffwechsels, die durch eine reduzierte biliäre Kupferausscheidung und einen verminderten Einbau von Kupfer in Coeruloplasmin als Folge einer Reduktion der ATPase 7B-Funktion entsteht. Die Kupferanhäufung kann durch eine vermehrte renale Elimination nicht ausgeglichen werden. Die Folge ist eine Schädigung der Zellen in der Leber, im ZNS, Knochen, in der Niere u. a. Geweben. Die Manifestation der Erkrankung erfolgt meist in der Adoleszenz. Die Prävalenz des Morbus Wilson liegt bei etwa 1/30.000. Lebertransplantationen können erforderlich werden. Nach erfolgreicher Lebertransplantation gilt der Morbus Wilson als geheilt.

OC-Anwendung: OC sind ebenso wie kupferhaltige IUP relativ [3] bzw. absolut kontraindiziert [2]. Mikropillen mit niedrigsten Estrogendosen sind, wenn überhaupt, zu bevorzugen. NETA-haltige Präparate sind absolut kontraindiziert.

Alternativen: Depot-Gestagen (außer Norethisteronenantat), Getagen-Monopille, Hormonspirale, Barriere-Methoden.

Einfluss auf die Grunderkrankung: Die Kupferakkumulation bei einem Morbus Wilson kann nach OC-Einnahme weiter erhöht werden. Der Serumkupfer-Spiegel steigt während der OC-Einnahme infolge der EE-induzierten Zunahme des Ceruloplasmin bei gleichzeitig vermindertem Einbau des Kupfers in dasselbe weiter an. Die Kupfer-Elimination wird nicht verändert. Das Gestagen NETA wird dosisabhängig zwischen 0,7–1 % in EE metabolisiert [4]und kann so den EE-induzierten Effekt weiter verstärken. NETA sollte daher bei einem Morbus Wilson nicht verordnet werden. Mikropillen mit niedrigster EE-Dosis sind ebenso wie OC mit EV/DNG zu bevorzugen. Bei einem Morbus Wilson wurden wiederholt Gestagene, außer NETA, zur Kontrazeption empfohlen (1–3).

Merke: Beim Morbus Wilson sind EE und NETA relativ kontraindiziert, da durch sie in der Leber die Kupferakkumulation verstärkt wird. !

Literatur

[1] Connolly TJ, Zuckerman AL. Contraception in the patient with liver disease. Semin Perinatol 22 (1998) 178–182.

[2] Emerich J et al. [Problems of contraception in women with Wilson disease]. [Article in Polish] Ginekol Pol 70 (1999) 911–915.

[3] Haimov-Kochman R, Ackerman Z, Anteby EY. The contraceptive choice for a Wilson's disease patient with chronic liver disease. Contraception 56 (1997) 241–244.

[4] Kuhnz W et al. In vivo conversion of norethisterone and norethisterone acetate to ethinyl estradiol in postmenopausal women. Contraception 56 (1997) 379–385.

153 Mukoviszidose (Zystische Fibrose)

Definition: Die Mukoviszidose ist eine autosomal-rezessiv vererbte Stoffwechselstörung im Sinne der Multisystemerkrankungen. Ursache ist eine durch Mutation bedingte Fehlfunktion von Chloridkanälen bestimmter Körperzellen, wodurch es zu einer Störung aller Sekrete exokriner Drüsen kommt. Da der Wassergehalt zu niedrig ist, wird zähflüssiges Sekret in den Bronchien, dem Pankreas, der Galle, den akzessorischen Geschlechtsdrüsen sowie im Dünndarm gebildet. Mukoviszidose ist nicht heilbar, aber behandelbar, so dass sich die Lebenserwartung über das 40. Lebensjahr verlängert hat. Die Prävalenz liegt bei 1/2.000 Geburten in Deutschland.

OC-Anwendung: OC sind nicht kontraindiziert und können unter Umständen zu einer Verbesserung der klinischen pulmonalen Symptomatik führen. Beachtet werden muss bei der OC-Verordnung, dass bei einer Mukoviszidose eine erhöhte Inzidenz für Gallenblasenerkrankungen besteht [2, 3].

Alternativen: Transdermales kontrazeptives Pflaster, Vaginalring, Gestagen-Monopille, Depot-Gestagen, Hormonspirale, IUP, Barriere-Methoden.

Einfluss auf die Grunderkrankung: Die OC-Anwendung übte keinen negativen Einfluss auf die Mukoviszidose aus [1]. Die OC-Einnahme führte zu einer Besserung des Grundleidens, da weniger pulmonale Exazerbationen auftraten und dadurch weniger Antibiotika benötigt wurden [4]. Pharmakokinetische Untersuchungen ergaben keine relevanten Unterschiede für OC bei Mukoviszidose und stoffwechselgesunden Frauen, d. h. die kontrazeptive Sicherheit der OC ist bei regelmäßiger Einnahme bei einer Mukoviszidose voll gewährleistet [5].

Merke: Die OC-Anwendung kann bei Mukoviszidose zur Besserung der pulmonalen Symptomatik führen.

Literatur

[1] Kernan N et al. Oral contraceptives do not appear to affect cystic firbosis disease severity. Eur Respir J 41 (2013) 67–73.
[2] Lara B, Fornet I, Goya M. Contraception, pregnancy and rare respiratory diseases. Arch Bronconeumol 48 (2012) 372–378.
[3] Roberts MD, Green P. The sexual health of adolescents with cystic fibrosis. JR Soc Med 98 (2005) 7–16.
[4] Roe AH, Traxler S, Schreiber CA. Contraception in women with cystic firosis: a systematic review of the literature. Contraception 93 (2016) 3–10.
[5] Stead RJ et al. Pharmacokinetics of contraceptive steroids in patients with cystic fibrosis. Thorax 42 (1987) 59–64.

154 Multiple Sklerose (Multiple sclerosis, Encephalomyelitis disseminata, Polysklerose)

Definition: Die Multiple Sklerose (MS) ist die häufigste autoimmunentzündliche Erkrankung des Zentralnervensystems in Mitteleuropa. Vieles spricht für eine autoimmune Ätiologie gegen Myelinscheidenantigene, die durch eine virale Infektion bei genetischer Disposition getriggert wird. Exazerbation und Remissionen sind von dem Menstruationszyklus, der Schwangerschaft und Geburt abhängig. Besonders im dritten Trimenon der Gravidität ist das Schubrisiko deutlich reduziert, dagegen in den ersten 3 Monaten nach der Entbindung stark erhöht [13]. Am häufigsten kommt es prämenstruell und während der Menstruation zur Exazerbation [14]. Die Prävalenz beträgt 70/100.000 Einwohner. Bei Frauen manifestiert sich die MS zweimal häufiger als bei Männern. Die Pathogenese ist unklar.

OC-Anwendung: OC sind nicht kontraindiziert. Anhand der Anamnese sollte entschieden werden, ob die OC-Einnahme zyklisch oder besser im LZ bzw. als LZE erfolgen sollte.

Alternativen: Gestagen-Monopille, Hormonspirale, Vaginalring, transdermales kontrazeptives Pflaster, Depot-Gestagen (aber keine Depot-MPA), IUP, Barriere-Methoden.

Einfluss auf die Grunderkrankung: Für die zyklische gegenwärtige und ehemalige OC-Einnahme wurde eine leichte Zunahme des MS- und Symptom-Risikos festgestellt, das nicht von der OC-Anwendungsdauer abhängig war [4]. Ein zunehmendes MS-Risiko wurde im Trend für immer OC-Anwenderinnen im Vergleich zu Nichtanwenderinnen [5] sowie für die ehemalige und gegenwärtige OC-Einnahme ermittelt [11]. Anhand einer Fragebogen-Fall-Kontrollstudie wurde festgestellt, dass die OC-Einnahme und deren längere Einnahmedauer das MS-Risiko reduzieren [9]. Mit der Oxford/Family Planning Association Oral Contraceptive Study konnte gezeigt werden, dass OC keinen erkennbaren Effekt auf die Entwicklung einer MS ausüben. OC-Anwenderinnen hatten ein niedrigeres MS-Risiko als Nichtanwenderinnen, wobei allerdings kein Trend für die Einnahmedauer und die letzte OC-Anwendung erkennbar war [12]. Auf der Grundlage der General Practice Research Database wurde mit einer Fall-Kontroll-Studie an 97 Frauen mit einer MS und 1001 Kontrollen gezeigt, dass die MS-Inzidenz bei OC-Einnahme in den letzten 3 Jahren um 40 % geringer war. OC sind demnach im Vergleich zur Nichtanwendung mit einer Risikominderung für die MS assoziiert (OR 0,6; CI 95 % 0,4–1,0) [2] und verschieben die erste Symptomatik in ein höheres Lebensalter [7]. Die OC-Einnahme mindert und verzögert bei belastender MS-Anamnese das Risiko für die ersten Symptome sowie das Auftreten der MS [1] und die Erkrankung verläuft weniger schwer [3], d. h. die MS verläuft bei OC-Einnahme leichter [10]. OC mit 40 µg EE und Interferon β bewirkten im Vergleich zu OC mit 20 µg EE und Interferon β bzw. Interferon β alleine bei der in Schüben verlaufender MS aufgrund des entzündungshemmenden Effektes der höheren EE-Dosis einen leichteren Verlauf der Erkrankung [8]. Obwohl OC das MS-Risiko offenbar bereits während der zyklischen Einnahme mindern können, schützen sie nicht mehr im einnahmefreien Intervall, der sogenannten Pillenpause, in der dann signifikant mehr MS-Symptome auftreten [6]. Auf Grund dieser Erkenntnisse sollte bei MS immer großzügig die Entscheidung für die LZE oder den LZ erfolgen.

Merke: OC mindern das Risiko für eine MS und sollten als LZE oder wenigstens im LZ verordnet werden. MPA ist auf Grund eines Promotoreffektes kontraindiziert.

Literatur

[1] Alonso A, Clark CJ. Oral contraceptives and the risk of multiple sclerosis: a review of the epidemiologic evidence. J Neurol Sci 286 (2009) 73–77.

[2] Alonso A et al. Recent use of oral contraceptives and the risk of multiple sclerosis. Arch Neurol 62 (2005) 1362–1365.

[3] Gava G et al. Long-term influence of combined oral contraceptive use on the clinical course of relapsing–remitting multiple sclerosis. Fertil Steril 102 (2014) 116–122.

[4] Hellwig K et al. Oral contraceptives and multiple sclerosis/clinically isolated syndrome susceptibility. PLoS ONE 11 (2016): e0149094.

[5] Hernan MA et al. Oral contraceptives and the incidence of multiple sclerosis. Neurology 55 (2000) 848–854.
[6] Holmqvist P et al. Symptoms of multiple sclerosis in women in relation to cyclical hormone changes. Eur J Contracept Reprod Health Care 14 (2009) 365–370.
[7] Holmqvist P et al. Age at onset of multiple sclerosis is correlated to use of combined oral contraceptives and childbirth before diagnosis. Fertil Steril 94 (2010) 2835–2837.
[8] Pozzilli C et al. Oral contraceptives combined with interferon β in multiple sclerosis. Neurol Neuroimmunol Neuroinflamm 2015, 2, e120.
[9] Rejali M et al. Assessing the risk factors for multiple sclerosis in women of reproductive age suffering the disease in isfahan province Int J Prev Med 2016; 7: 58. Published online 2016 Mar 10.
[10] Sena A et al. Oral contraceptive use and clinical outcomes in patients with multiple sclerosis. J Neurol Sci 317 (2012) 47–51.
[11] Thorogood M, Hannaford PC. The influence of oral contraceptives on the risk of multiple sclerosis. Br J Obstet Gynaecol 105 (1998) 1296–1299.
[12] Villard-Mackintosh L, Vessey MP. Oral contraceptives and reproductive factors in multiple sclerosis incidence. Contraception 47 (1993) 161–168.
[13] Vukusic S et al. The Pregnancy In Multiple Sclerosis Group. Pregnancy and multiple sclerosis (the PRIMS study): clinical predictors of post-partum relapse. Brain 127 (2004) 1353–1360.
[14] Zorgdrager A, De Keyser J. The premenstrual period and exacerbation of multiple sclerosis. Eur Neurol 48 (2002) 204–206.

155 Myasthenia gravis (pseudoparalytica) (syn. Erb-Goldflam-Krankheit)

Definition: Die Myasthenia gravis ist eine Autoimmunkrankheit mit Störung der neuromuskulären Reizübertragung durch eine reversible Blockade von Acetylcholin-Rezeptoren der motorischen Endplatte der quergestreifte Muskulatur infolge von Autoantikörpern. Sie tritt häufiger bei Frauen zwischen dem 20. und 40. Lebensjahr auf und macht sich häufig zuerst an den Augen, Augenlidern und Augenmuskeln bemerkbar. Später wird die Gesichtsmuskulatur betroffen, Schluck- und Atembeschwerden folgen. Muskelgewebe ohne motorische Endplatten (Herzmuskel) und die glatte Muskulatur bleiben unversehrt.

OC-Anwendung: OC sind nicht kontraindiziert. Bei perimenstrueller Exazerbation der Erkrankungen ist die LZE empfehlenswert.

Alternativen: Vaginalring, transdermales kontrazeptives Pflaster, Hormonspirale, IUP, Barriere-Methoden. Depot-MPA sollte bei gleichzeitiger Kortikosteroid-Therapie wegen der potentiellen Osteoporosegefahr vermieden werden.

Einfluss auf die Grunderkrankung: Die Erkrankung kann durch Estrogene beeinflusst werden. In der Frühschwangerschaft kommt es häufig zu einer Verschlechterung, während sich die Myasthenia gravis im weiteren Verlauf der Gravidität meist bessert. Exazerbationen erfolgen bei 67 % meist vor oder während der Menstruation [1]. Klinische Vorteile ergeben sich durch die LZE der OC [2].

Merke: Bei einer perimenstruellen Exazerbation der Myasthenia gravis ist die LZE zu empfehlen. 

Literatur

[1] Leker RR, Karni A, Abramsky O. Exacerbation of myastenia gravis during the menstrual period. J Neurol Sci 156 (1998) 107–111.

[2] Stickler DE, Stickler LL. Single-fiber electromyography during menstrual exacerbation and ovulatory suppression in MuSK antibody-positive myasthenia gravis. Muscle Nerve 35 (2007) 808.

156 Myokardinfarkt (Herzinfarkt, Herzmuskelinfarkt), Zustand nach

Definition: Der akute Myokardinfarkt (MI) ist immer eine lebensbedrohlich Situation, die durch Nekrose eines umschriebenen Herzmuskelbezirkes als Folge einer Ischämie entsteht, die länger als 20 Minuten andauert. Leitsymptom ist ein starker retrosternaler Schmerz mit Angst und Vernichtungsgefühl. 25–30 % der Infarkte verlaufen asymptomatisch. Die Inzidenz beträgt ca. 300/100.000. Die Risikofaktoren sind vielfältig und reichen von der genetischen Disposition über das Alter, den Nikotinkonsum, einen Diabetes mellitus, die Hypertonie, Fettstoffwechselstörungen, das Übergewicht und die Adipositas, die Fehlernährung bis zum Bewegungsmangel.

OC-Anwendung: OC sind bei akutem oder anamnestisch bekanntem MI kontraindiziert (WHO 4).

Alternativen: Gestagen-Monopille (Beginn: WHO 2; Fortführung: WHO 3; bei weiteren Risikofaktoren: WHO 3), Hormonspirale (Beginn: WHO 2; Fortführung: WHO 3), IUP (WHO 1), Barriere-Methoden.

Einfluss auf die Grunderkrankung: Das Risiko für einen MI ist bei Anwendung von OC bei Nichtraucherinnen gering. Mit dem Alter (> 35, noch stärker > 40 Jahre), dem Rauchen, vor allem der Hypertonie, einem Diabetes oder einer Dyslipidämie nimmt das Risiko für einen MI zu [3]. OC können jedoch eingenommen werden, wenn sich LDL < 160 mg/dl (4,14 mmol/l) und der Triglyzeridspiegel < 250 mg/dl (2,82 mmol/l) befinden und keine weiteren Risikofaktoren für die Koronararterien bestehen [1]. In der WHO Multicenter-Fall-Kontroll-Studie war das akute MI-Risiko für die gegenwärtige OC-Einnahme für Frauen mit bekannten kardiovaskularen Risikofaktoren und jene, bei denen der Blutdruck nicht gescreent worden war, erhöht. Das MI-Risiko war niedriger, wenn der Blutdruck gemessen und beachtet worden war. Nur für ältere Raucherinnen ergab sich bei OC-Einnahme ein substantiell erhöhtes MI-Risiko [2]. Bei jungen Frauen waren die prothrombotischen Faktoren stärker mit dem Risiko für einen ischämischen Infarkt als mit dem MI-Risiko assoziiert, was für eine differenzierte Rolle der Hyperkoagulabilität bei diesen beiden Ereignissen spricht [11]. OC und Rauchen erhöhen das MI-Risiko weiter, wobei besonders die Hypofibrinolyse dieses Risiko bei jüngeren Frauen ansteigen ließ [12]. Die Schwedische Kohorten-Studie über 11 Jahre an 48.321 Frauen zwischen 30 und 49 Jahren ergab bei der Anwendung von Mikropillen, die sowohl LNG als auch DSG oder GSD enthielten, kein erhöhtes MI-Risiko [9]. In anderen Metaanalysen wurde angedeutet, dass Mikropillen mit Gestagenen der 3. Generation das MI-Risiko signifikant erhöhen [4]. In der Französischen Studie an 5 Millionen Frauen war das MI-Risiko abhängig von der Estrogendosis. Ein niedrigeres MI-Risiko bestand, wenn die OC 20 µg EE (RR 0,56; CI 95 % 0,39–0,79) im Vergleich zu 30–40 µg EE enthielten. Dieses Risiko wurde durch die Gestagene DSG und GSD im Vergleich zu LNG nicht erhöht [13]. Dies ist eine Bestätigung der in Europa bereits vor fast 20 Jahren getroffenen Erkentnisse, dass die OC mit den sogenannten Gestagenen der 3. Generation nicht mit einem weiteren MI-Risiko belastet sind [7]. Mit einer Netzwerk-Metaanalyse wurde für die OC-Einnahme kein erhöhtes MI-Risiko im Vergleich zu Nicht-Einnehmerinnen gefunden. Das MI-Risiko war nur bei einer Estrogen-Dosis von ≥ 50 µg erhöht [10]. Mit der Dänischen Studie wurde belegt, dass das absolute Risiko für einen MI durch die OC-Einnahme niedrig ist und bei einer EE-Dosis von 20 µg um den Faktor von 0,9–1,7 und bei einer EE-Dosis von 30–40 µg um den Faktor 1,3–2,3 erhöht wurde, wobei lediglich eine schmale Differenz im MI-Risiko für die einzelnen Gestagene bestand [8].

DRSP-haltige OC besitzen eine unabhängig höhergradige Thrombus-Last und führten nach koronarer Rekonstruktion zu einer niedrigeren kompletten ST-Auflösung und schlechteren linken Ventrikelfiunktion [6].

Mit der Metaanalyse aus 6 Fall-Kontroll-Studien ließ sich für die alleinige Gestagenmedikation ein OR von 1.07 errechnen (CI 95 % 0.62–1.84), die unabhängig von der Applikationsart (oral, Depot: Implantate, Injektion) keine Risko-Zunahme für den MI bedeutete [5].

Merke: Das Risiko eines Myokardinfarktes wird durch die OC-Einnahme von Mikropillen mit 20 µg EE bei regelmäßigen Blutdruckkontrollen nicht erhöht.

Literatur

[1] ACOG Committee on Practice Bulletins-Gynecology. ACOG practice bulletin no. 73: use of hormonal contraception in women with coexisting medical conditions. Obstet Gynecol 107 (2006) 1453–1472.

[2] Acute myocardial infarction and combined oral contraceptives: results of an international multicentre case-control study. WHO Collaborative Study of Cardiovascular Disease and Steroid Hormone Contraception. Lancet 349 (1997) 1202–1209.
[3] Bounhoure JP et al. Myocardial infarction and oral contraceptives Bull Acad Natl Med 192 (2008) 569–579.
[4] Baillargeon JP et al. Association between the current use of low-dose oral contraceptives and cardiovascular arterial disease: a meta-analysis. J Clin Endocrinol Metab 90 (2005) 3863–3870.
[5] Chakhtoura Z et al. Progestogen-only contraceptives and the risk of acute myocardial infarction: a meta-analysis. J Clin Endocrinol Metab 96 (2011) 1169–1174.
[6] Karabay CY et al. Drospirenone-containing oral contraceptives and risk of adverse outcomes after myocardial infarction. Catheter Cardiovasc Interv 82 (2013) 387–393.
[7] Lewis MA. Myocardial infarction and stroke in young women: what is the impact of oral contraceptives? Am J Obstet Gynecol 179 (1998) S68–S77.
[8] Lidegaard Ø et al. Thrombotic stroke and myocardial infarction with hormonal contraception. N Engl J Med 366 (2012) 2257–2266.
[9] Margolis KL et al. A prospective study of oral contraceptive use and risk of myocardial infarction among Swedish women. Fertil Steril 88 (2007) 310–316.
[10] Roach RE et al. Combined oral contraceptives: the risk of myocardial infarction and ischemic stroke. Cochrane Database Syst Rev. 2015 Aug 27, 8, CD011054.
[11] Siegerink B et al. Hypercoagulability and the risk of myocardial infarction and ischemic stroke in young women. J Thromb Haemost 13 (2015) 1568–1575.
[12] Siegerink B et al. Clot lysis time and the risk of myocardial infarction and ischaemic stroke in young women; results from the RATIO case-control study. Br J Haematol 156 (2012) 252–258.
[13] Weill A et al. Low dose oestrogen combined oral contraception and risk of pulmonary embolism, stroke, and myocardial infarction in five million French women: cohort study. BMJ 2016 May 10, 353: i2002.

157 Myokarditis

Definition: Die Myokarditis ist eine umschriebene oder diffuse entzündliche Erkrankung des Herzmuskels. Die Ursachen können rheumatischer oder postinfektiöser Natur sein. Gelegentlich können Allergien, eine Sarkoidose oder ideopathische Ursachen vorliegen. Infolge einer Myokarditis kann es zu einer Kardiomyopathie kommen [1].

OC-Anwendung: OC sind relativ kontraindiziert. Die OC-Anwendung ist möglich, wenn keine weiteren kardialen Risikofaktoren vorliegen, die das Myokardinfarkt-Risiko erhöhen [2].

Alternativen: Gestagen-Monopille, Vaginalring, transdermales kontrazeptives Pflaster, Hormonspirale, Barriere-Methoden.

Einfluss auf die Grunderkrankung: Zum Zusammenhang OC und Myokarditis gibt es keine Mitteilungen in der Literatur. Estrogene wirken positiv inotrop am Myokard, sie erhöhen das Herzzeitvolumen und senken die Herzfrequenz. Gestagene sind dosisabhängig eher als Gegenspieler zu sehen. Die niedrigen Steroiddosen, die in den OC Anwendung finden, dürften keine negative Wirkung entfalten. Bei Kardiomyopathien sollte Nutzen und Risiko einer OC-Verordnung besonders kritisch geprüft werden.

Merke: Die OC-Anwendung bei einer Myokarditis sollte aufgrund möglicher weiterer Risikofaktoren in Absprache mit dem behandelnden Kardiologen erfolgen.

Literatur

[1] Castellano G et al. Myocarditis and dilated cardiomyopathy: possible connections and treatments. J Cardiovasc Med (Hagerstown) 9 (2008) 666–671.

[2] Horowitz JD. Drugs that induce heart problems. Which agents? What effects? J Cardiovasc Med 8 (1983) 308–311.

158 Myome (Uterus myomatosus)

Definition: Ein Myom ist ein benigner mesenchymaler Tumor, der überwiegend aus Muskelfasern besteht. Im Uterus treten sowohl Leio- als auch Adenomyome auf. Diese kommen oft multipel vor und ihr Wachstum ist estrogenabhängig. Prävalenz und Inzidenz sind hoch. Mindestens jede 5. Frau über 30 Jahre ist eine Myomträgerin, aber keine Myomkranke. Viele Myome sind symptomlos und bedürfen keiner Therapie.

OC-Anwendung: OC sind nicht kontraindiziert (WHO 1). Gestagenbetonte OC sind zu bevorzugen. Empfehlenswert ist die Anwendung im LZ oder die LZE, da es dadurch zu einer weiteren Reduktion der mit den Myomen verbundenen Blutungsstörungen kommt.

Alternativen: Depot-Gestagen (WHO 1), Hormonspirale (WHO 1 – bei submukösen Myomen: WHO 4), Vaginalring (WHO 1), transdermales kontrazeptives Pflaster (WHO 1), Gestagen-Monopille (WHO 1). Bei submukösen Myomen sind weder die Hormonspirale noch das IUP zu empfehlen.

Einfluss auf die Grunderkrankung: Uterusmyome sind keine Kontraindikation für die OC-Einnahme [5]. Die Inzidenz von Myomen ist bei OC-Anwendung geringer. Mit zunehmender OC-Einnahmedauer nahm das Myom-Risiko weiter ab. Das RR lag bei einer OC-Anwendung von unter 3 Jahren bei 1,1 und fiel auf 0,8 bei der OC-Einnahme >3 Jahre hinaus ab [4]. Bei einer OC-Anwendung von 4–6 Jahren wurde das RR von 0,8 nach >7 Jahren auf 0,5 reduziert [1]. Die Risikominderung lag bei 10-jähriger OC-Anwendung bei 31 % [6]. Die Metaanalyse von 2013 zeigte, dass OC nicht zu einer Zunahme der Myom-Morbidität führten und die Dosisanalyse eine Reduktion für die Morbidität von 17 % für 5 Jahre oder länger ergab [5]. OC waren bei der Kontrolle der Blutungsstörungen weniger effektiv als die Hormonspirale, allerdings konnte nicht präzise definiert werden, ob OC für die Reduzierung der Tumorgröße besser waren als die Hormonspirale [3]. Nach einer Myomenukleation ist die OC-Anwendung zu empfehlen, da neben der sicheren Kontrazeption es zur Schmerzreduktion und zur Verbesserung der hämatologischen Parameter kommt [2].

Merke: Estrogenbetonte Dreistufenpräparate sollten bei einem Uterus myomatosus vermieden werden.

Literatur

[1] Chiaffarino F et al. Use of oral contraceptives and uterine fibroids: results from a case control. Br J Obstet Gynaecol 106 (1999) 857–860.
[2] Luisi S et al. Oral contraceptives after myomectomy: a short term trial. Int J Endocrinol 2009 (2009) 476897.
[3] Moroni RM et al. Combined oral contraceptive for treatment of women with uterine fibroids and abnormal uterine bleeding: a systematic review. Gynecol Obstet Invest 79 (2015) 145–152.
[4] Parazzini F et al. Oral contraceptive use and risk of uterine fibroids. Obstet Gynecol 79 (1992) 430–433.
[5] Qin J et al. Oral contraceptive use and uterine leiomyoma risk: a meta-analysis based on cohort and case-control studies. Arch Gynecol Obstet 288 (2013) 139–148.
[6] Ross RK et al. Risk factors for uterine fibroids: reduced risk associated with oral contraceptives. Br Med J (Clin Res Ed) 293 (1986) 359–362.

159 Nephrolithiasis (Urolithiasis, Nierensteinerkrankung)

Definition: Als Nephrolithiasis wird die Bildung von Konkrementen in den Tubuli der Nieren, dem Nierenbecken oder den ableitenden Harnwegen (Ureter- oder Blasenstein) bezeichnet. Fehlernährung wirkt begünstigend, ebenso wie Störungen im Kalzium- oder Harnsäurestoffwechsels. Unterschieden wird die akute Nierenkolik von der chronischen Nephrolithiasis.

OC-Anwendung: OC können verordnet werden, wenn keine schweren Nierenfunktionsstörungen oder weitere Risiken vorliegen.

Alternativen: Vaginalring, transdermales kontrazeptives Pflaster, Gestagen-Monopille, Depot-Gestagen, Hormonspirale, IUP, Barriere-Methoden.

Einfluss auf die Grunderkrankung: OC erhöhen die Kreatinin-Clearance sowie Natrium- und Kaliumausscheidung, ohne dass die Elektrolyt-Serumspiegel beeinflusst werden [2]. Ein Zusammenhang zwischen der OC-Anwendung und der Entwicklung einer Nephrolithiasis besteht nicht [1]. Durch die OC-Einnahme war die Häufigkeit der Kalziumoxalatsteine unabhängig von der EE-Dosis geringer [4]. Estrogene reduzieren die Urin-Oxalat-Exkretion, die Plasma-Oxalat-Konzentration und die renale Calcium-Oxalat Ablagerung [3]. Erhöhte Estradiolspiegel in der Postmenopause unterstützen die Hypothese, dass Estrogene vor Nierensteinen schützen [5].

Merke: OC haben keinen Einfluss auf eine Nephrolithiasis.

Literatur

[1] Brändle E et al. Influence of oral contraceptive agents on kidney function and protein metabolism. Eur J Clin Pharmacol 43 (1992) 643–646.
[2] Beard K, Perera DR, Jick H. Drug-induced parenchymal renal disease in outpatients. J Clin Pharmacol 28 (1988) 431–435.
[3] Fan J, Chandhoke PS, Grampsas SA. Role of sex hormones in experimental calcium oxalate nephrolithiasis. J Am Soc Nephrol 10, Suppl 14 (1999) S376–S380.
[4] Tawashi R, Cousineau M, Denis G. Calcium oxalate crystal growth in normal urine: role of contraceptive hormones. Urol Res 12 (1984) 7–9.
[5] Zhao Z et al. Serum estradiol and testosterone levels in kidney stones disease with and without calcium oxalate components in naturally postmenopausal women. PLoS One 2013 Sep 23, 8(9) e75513.

160 Neurodermitis atopica (atopische Dermatitis, atopisches Ekzem, endogenes Ekzem)

Definition: Bei der Neurodermitis handelt es sich um chronische oder chronisch-rezidivierende Ekzeme, die meist durch immunologische Faktoren bedingt sind (Umweltallergien, gestörte Immunabwehr). Die Neurodermitis ist eine polygen vererbbare Erkrankung.

OC-Anwendung: OC sind nicht kontraindiziert, außer beim photosensitiven Ekzem. Mikropillen sind zu bevorzugen, höhere EE-Dosen (50 µg) sollten vermieden werden, da Estrogene den photosensitiven Effekt steigern.

Alternativen: Vaginalring, Gestagen-Monopille, Hormonspirale, IUP, Barriere-Methoden.

Einfluss auf die Grunderkrankung: Durch OC ausgelöste photosensitive Hauterkrankungen sind ein seltenes Ereignis. Bei entsprechender Disposition können sie sich sowohl nach OC-Einnahme als auch nach Anwendung eines transdermalen kontrazeptiven Pflasters bei der gleichen Person zeigen [3]. Die Inzidenz von photosensitiven Ekzemen kann durch OC-Anwendung auf das Vierfache erhöht werden, wobei Estrogene die dominierenden Induktoren sind [4]. Progesteron kann diese Reaktionen jedoch ebenfalls auslösen [1]. Ein Zusammenhang zur OC-Dosis und OC-Einnahmedauer konnte allerdings nicht bewiesen werden [5]. Der Mechanismus der OC-induzierten Photosensitivität ist unbekannt [1]. Nach hohen Gestagendosen wurden lokale Neurodermatitiden häufiger gesehen [5]. Die Hauterscheinungen klingen nach dem OC-Absetzen sehr schnell ab. Mikropillen, niedrig dosierte Gestagen-Monopillen oder die Hormonspirale sind bei photosensitiven Ekzemen eher zu empfehlen. Treten Hautveränderungen unter der OC-Anwendung auf, sind dieselben abzusetzen und auf die Alternativen auszuweichen. Ein früher vermuteter Zusammenhang zwischen einer mütterlichen OC-Anwendung und dem späteren Auftreten von atopischen Ekzemen ist biologisch nicht plausibel [2] und besteht nicht [4].

Merke: Bei photosensitivem Ekzemen sind Mikropillen mit 20 µg EE zu verordnen. Bei Hautveränderungen, Neuauftreten von Ekzemen oder Verschlechterung lokaler Neurodermatitiden sollte die weitere OC-Verordnung nur in Absprache mit dem Dermatologen erfolgen. !

Literatur

[1] Choi KW et al. The photosensitivity localized in a vitiliginous lesion was associated with the intramuscular injections of synthetic progesterone during an in vitro fertilization-embryo transfer. Ann Dermatol 21 (2009) 88–91.
[2] Frye C et al. Maternal oral contraceptive use and atopic diseases in the offspring. Allergy 58 (2003) 229–232.
[3] Gómez-Bernal S et al. Systemic photosensitivity due to a contraceptive patch. Photodermatol Photoimmunol Photomed 26 (2010) 213–215.
[4] Keski-Nisula L et al. Does the pill make a difference? Previous maternal use of contraceptive pills and allergic diseases among offspring. Allergy 61 (2006) 1467–1472.
[5] Royal College of General Practitioners. Oral contraceptives and health; an interim report from the oral contraceptive study of the Royal College of General Practitioners. Pitman Medical Publishing, New York, 1974.

161 Niereninsuffizienz

Definition: Die Niereninsuffizienz ist eine funktionelle klinische Bezeichnung, die keine Aussage über die Ursache gestattet. Zunächst besteht bei der Niereninsuffizienz eine Einschränkung für die Ausscheidung harnpflichtiger Substanzen, vor allem der stickstoffhaltigen Endprodukte des Eiweißstoffwechsels, später folgt die Einschränkung für die Elektrolyte sowie den Wasser- und Säuren-Basen-Haushalt. Die chronische Niereninsuffizienz entsteht durch einen langsamen über Monate und Jahre progressiven Verlust der Nierenfunktion, bei der die Nierenleistung sich bei 15 % der Norm oder darunter befindet. Die Dialyse oder die Nierentransplantation werden erforderlich.

OC-Anwendung: OC, Mikropillen mit 20 µg EE, können bei minimaler Nierenfunktionsstörung verordnet werden. Bei Nierenfunktionsstörungen und weiteren Risiken (Hypertonie, Adipositas oder Rauchen) sind OC kontraindiziert [1, 2].

Alternativen: Vaginalring, Hormonspirale, IUP, Barriere-Methoden.

Einfluss auf die Grunderkrankung: OC können die tubuläre Funktion beeinflussen und die glomuläre Filtration erhöhen. Bei schwerer Niereninsuffizienz und Dialyse kann bei OC-Einnahme die EE-Clearence verzögert sein, so dass der EE-Spiegel erhöht ist. Für das Gestagen NET traf dies nicht zu. Daraus wurde geschlussfolgert, dass Frauen mit einer Niereninsuffizienz niedrig dosierte OC verordnet bekommen können [3].

! **Merke:** Bei schwerer chronischer Niereninsuffizienz und weiteren Risiken (Hypertonus, Adipositas, Rauchen etc.) sind OC kontraindiziert.

Literatur

[1] Brändle E et al. Influence of oral contraceptive agents on kidney function and protein metabolism. Eur J Clin Pharmacol 43 (1992) 643–646.

[2] Dunlop W, Davidson JM. Renal disease and contraception. Br J Fam Plann 10 (1984) 52–55.

[3] Price TM et al. Single- and multiple-dose pharmacokinetics of a low-dose oral contraceptive in women with chronic renal failure undergoing peritoneal dialysis. Am J Obstet Gynecol 168 (1993) 1400–1406.

162 Nierentransplantation, Zustand nach

Definition: Nach einer Nierentransplantation normalisiert sich die Nierenfunktion innerhalb der ersten 3–6 Monate bei gleichzeitiger Therapie mit Immunsuppressiva. Danach ist die normale Belastung im Alltag einschließlich des besonderen Leitungsanspruchs durch eine Schwangerschaft möglich, allerdings kann das Risiko für Mutter und Kind erhöht sein [10].

OC-Anwendung: OC sind nicht kontraindiziert (WHO 2). Mit Stabilisierung der Nierenfunktion nach der Transplantation bestehen keine Bedenken zur Verordnung von OC. Nach Möglichkeit sollten Mikropillen mit einer EE-Dosis ≤ 30 µg verordnet werden. Relative Kontraindikationen bestehen bei arterieller Hypertonie und gestörter Leberfunktion.

Alternativen: Vaginalring [6], transdermales kontrazeptives Pflaster [7], Hormonspirale [9], IUP, Barriere-Methoden.

Einfluss auf die Grunderkrankung: Nach einer Nierentransplantation besteht die Notwendigkeit für einen sicheren kontrazeptiven Schutz [4]. Die Centers for Disease Control ordnen jede Form der Kontrazeption nach unkomplizierter Organtransplantation der Risiko-Gruppe 2 zu, um eine intensive Antikonzeptionsberatung zu erreichen [3], da die routinemäßige Aufklärung über die postoperative Fertilität und eine erforderliche sichere Kontrazeption zur Vermeidung ungewollter Schwangerschaften vor der Transplantation nicht regelmäßig vorgenommen wurden [1, 2]. Nach der Transplantation wurden Kontrazeptiva und OC signifikant seltener angewendet [2].

Die Anwendung hormonaler Kontrazeptiva, oral oder transdermal, über wenigstens 18 Monate oder über 12 Zyklen ein Vaginalring, verhinderten sicher Schwangerschaften nach Nierentransplantation. Intoleranzen wurden nicht beobachtet. ASAT, ALAT, Gesamtbilirubin, Cholesterin, Glukose und Kreatinin wiesen keine signifikanten Veränderungen auf, der Blutdruck und der BMI blieben stabil [5, 7, 8]. Allerdings bezogen sich die Angaben lediglich auf 37 Frauen im Alter zwischen 18 und 44 Jahren [7]. Durch die OC wird „Zyklusstabilität" erreicht, da die Abbruchblutungen regelmäßig eintreten, Ovarialzysten vermieden werden und das Wohlbefinden günstig beeinflusst wird. Die transdermale Kontrazeption mit einem Pflaster oder der Vaginalring reduzieren die Wahrscheinlichkeit einer Interaktion und bieten mehr Sicherheit für die Anwenderin [7]. Allerdings besteht nur eine limitierte Evidenz für die Anwendung von OC, von transdermalen kontrazeptiven Pflastern und den Vaginalring [5]. Prospektive Studien fehlen.

Merke: Auch bei Einnahme von Immunsuppressiva können OC bei einem Zustand nach Nierentransplantation angewendet werden. !

Literatur

[1] French VA et al. Contraception and fertility awareness among women with solid organ transplants. Obstet Gynecol 122 (2013) 809–814.

[2] Guazzelli CAF et al. A contraceptive counseling and use among 197 female kidney transplant recipients. Transplantation 86 (2008) 669–672.

[3] Krajewski CM, Geetha D, Gomez-Lobo V. Contraceptive options for women with a history of solid-organ transplantation. Transplantation 95 (2013) 1183–1186.

[4] Lessan-Pezeshki M et al. Fertility and contraceptive issues after kidney transplantation in women. Transplant Proc 36 (2004) 1405–1406.

[5] Paternoster DM et al. The contraceptive vaginal ring in women with renal and liver transplantation: analysis of preliminary results. Transplant Proc 42 (2010) 1162–1165.

[6] Paulen ME et al. Contraceptive use among solid organ transplant patients: a systematic review. Contraception 82 (2010) 102–112.

[7] Pietrzak B et al. Oral and transdermal hormonal contraception in women after kidney transplantation. Transplant Proc 39 (2007) 2759–2762.

[8] Pietrzak B et al. Combined oral contraception in women after renal transplantation. Neuro Endocrinol Lett 27 (2006) 679–682.
[9] Ramhendar T, Byrne P. Use of the levonorgestrel-releasing intrauterine system in renal transplant recipients: a retrospective case review. Contraception 86 (2012) 288–289.
[10] Thompson BC et al. Pregnancy in renal transplant recipients: the Royal Free Hospital experience. Q J Med 96 (2003) 837–844.

163 Ödeme (Wassersucht)

Definition: Ödeme sind schmerzlose, nicht gerötete Schwellungen infolge Ansammlung wässriger (seröser) Flüssigkeit in Gewebsspalten der Haut oder Schleimhäute. Prämenstruelle Ödeme treten meist im Rahmen eines PMS lokal begrenzt auf, insbesondere im Gesicht, an den Händen und in den Brüsten. Abzugrenzen davon ist das hereditäre Angioödem.

OC-Anwendung: OC sind nicht kontraindiziert. Bei Frauen mit Ödem-Neigung sollten OC mit der niedrigsten Estrogendosis verordnet werden. Mikropillen mit 20 µg EE/DRSP sind bevorzugt anzuwenden. Dreistufenpräparate sollten keine Anwendung finden.

Alternativen: Vaginalring, transdermales kontrazeptives Pflaster, Hormonspirale, Gestagen-Monopille, IUP, Barriere-Methoden.

Einfluss auf die Grunderkrankung: OC können einen protektiven Effekt ausüben, wenn die Ödeme durch Veränderungen der endogenen Hormone bedingt sind. Insbesondere prämenstruelle Ödeme können durch die OC-Anwendung im LZ oder die LZE vermindert werden. Zu bevorzugen sind DRSP-haltige OC, da DRSP aufgrund seiner antimineralokortikoiden Wirkung eine antiödematöse Aktivität entwickelt [3]. An über 300 Frauen konnte gezeigt werden, dass nach 6 EZ mit EE/DRSP die Ödem-Häufigkeit signifikant von 65,5 % auf 57,5 % zurückging [2]. Ein positiver Effekt ließ sich bereits nach 2 Zyklen mit EE/DRSP nachweisen [1]. Die Wirkung ist stärker im EE/DRSP-LZ [8]. Während bei der zyklischen EE/DRSP-Anwendung die Reduktion der Ödeme 34 % betrug, konnten im LZ die Ödeme um 49 % reduziert werden [8]. Das Gesamtkörperwasser und das extrazelluläre Wasser nahmen nach 6 EE/DRSP-Zyklen signifikant ab [5]. In der Kanadischen Multicenter-Studie wurde gezeigt, dass ein OC mit EE/DRSP Ödeme ohne Gewichtsveränderungen signifikant reduziert [4]. Perimenstruelle Ödeme wurden durch ein OC mit EE/DRSP stärker reduziert als durch ein OC mit EE/LNG [6]. Starke prämenstruelle Schwellungen konnten durch eine Kombination mit 35 µg EE/250 µg NGM wesentlich reduziert werden [7].

! **Merke:** Bei Frauen mit Ödem-Neigung sind OC mit DRSP als Gestagen im LZ oder als LZE indiziert.

Literatur

[1] Borenstein J et al. Effect of an oral contraceptive containing ethinyl estradiol and drospirenone on premenstrual symptomatology and health-related quality of life. J Reprod Med 48 (2003) 79–85.
[2] Brown C, Ling F, Wan J. A new monophasic oral contraceptive containing drospirenone. Effect on premenstrual symptoms. J Reprod Med 47 (2002) 14–22.
[3] Cianci A, De Leo V. Individualization of low-dose oral contraceptives. Pharmacological principies and practical indications for oral contraceptives. Minerva Ginecol 59 (2007) 415–425.
[4] Endrikat J et al. A Canadian multicentre prospective study on the effects of an oral contraceptive containing 3 mg drospirenone and 30 microg ethinyl oestradiol on somatic and psychological symptoms related to water retention and on body weight. Eur J Contracept Reprod Health Care 12 (2007) 220–228.
[5] Fruzzetti F et al. Effect of an oral contraceptive containing 30 microg ethinylestradiol plus 3 mg drospirenone on body composition of young women affected by premenstrual syndrome with symptoms of water retention. Contraception 76 (2007) 190–194.
[6] Kelly S et al. Effects of oral contraceptives containing ethinylestradiol with either drospirenone or levonorgestrel on various parameters associated with well-being in healthy women: a randomized, singel-blind, parallel-group, multicentre study. Clin Drug Investig 30 (2010) 325–326.
[7] Nyberg S. Mood and physical symptoms improve in women with severe cyclical changes by taking an oral contraceptive containing 250-mcg norgestimate and 35-mcg ethinyl estradiol. Contraception 87 (2013) 773–781.
[8] Sillem M et al. Use of an oral contraceptive containing drospirenone in an extended regimen. Euro J Contracept Reprod Health Care 8 (2003) 162–169.

164 Oligomenorrhö

Definition: Als Oligomenorrhö wird die zu seltene Regelblutung von normaler Dauer bei einer Zykluslänge von ≥ 35 Tagen bezeichnet. Sie kann bereits nach der Menarche als primäre Oligomenorrhö auftreten und ist in den ersten beiden Jahren nach der Menarche besonders häufig [7]. Die Oligomenorrhö kann regelmäßig und unregelmäßig sein, wobei eine große Variabilität besteht. Typisch ist die Oligomenorrhö für alle Übergangsphasen: Von der Adoleszenz zur Geschlechtsreife, von der Geschlechtsreife zur Prämenopause, aber auch von der Eumenorrhö zur Amenorrhö.

Die primäre Oligomenorrhö ist nicht eine normale Zyklus-Variante, sondern häufig das Begleitsymptom einer ernstzunehmenden, behandlungsbedürftigen zentralen oder peripheren Störung (Adipositas, PCO-Syndrom, Mikro- oder Makroprolaktinom, Hyper- und Hypothyreose, Diabetes mellitus Typ 1). Koexistent können eine reduzierte Lungenfunktion und die Disposition zum allergischen Asthma [4] unabhängig vom BMI und der körperlichen Aktivität [6] bestehen. Prävalenz und Inzidenz werden in der Adoleszenz in Abhängigkeit von den erfassten Jugendlichen, deren Tätigkeit und den Vorerkrankungen unterschiedlich angegeben. Die Prävalenz beträgt bei angeborenen Herzfehlern 5,6 % [2] und ist bei Essstörungen [5], bei Tänzerinnen [1] und nach einer Chemotherapie vor der Pubertät [8] ebenso wie beim PCO-Syndrom [9] signifikant erhöht. Während der Geschlechtsreife ist die Prävalenz bei einigen Sportarten (Boxen, Tanzen, Laufen) ebenfalls höher.

OC-Anwendung: OC sind nicht kontraindiziert, sondern indiziert zur Kontrazeption: zyklisch, LZ und LZE sowie zur Therapie zyklisch mit Mikropillen über 3–6 EZ.

Alternativen: Vaginalring, transdermales kontrazeptives Pflaster, Gestagen-Monopille, Hormonspirale, Barriere-Methoden.

Einfluss auf die Grunderkrankung: OC im LZ wirken sich auf die Oligomenorrhö besonders beim PCO-Syndrom nicht nachteilig, sondern günstig auf die spätere Normalisierung des Zyklus aus und schützen das Endometrium vor möglichen Hyperplasien und Karzinomen [3]. Bei hypoestrogener hypothalamischer Oligomenorrhö beugen OC dem Knochenverlust vor, der ohne OC jährlich nachweisbar ist [1].

! **Merke:** Bei der Oligomenorrhö handelt es sich meist um ein behandlungsbedürftiges Begleitsymptom einer zentralen oder peripheren Störung.

Literatur

[1] Castelo-Branco C et al. Bone mineral density in young, hypothalamic oligoamenorrheic women treated with oral contraceptives. J Reprod Med 46 (2001) 875–879.

[2] Drenthen W et al. Menstrual cycle and its disorders in women with congenital heart disease. Congenit Heart Dis 3 (2008) 277–283.

[3] Dronavalli S, Ehrmann DA. Pharmacologic therapy of polycystic ovary syndrome. Clin Obstet Gynecol 50 (2007) 244–254.

[4] Galobardes B et al. The association between irregular menstruations and acne with asthma and atopy phenotypes. Am J Epidemiol 176 (2012) 733–737.

[5] Poyastro Pinheiro A et al. Patterns of menstrual disturbance in eating disorders. Int J Eat Disord 40 (2007) 424–434.

[6] Real FG et al. Menstrual irregularity and asthma and lung function. J Allergy Clin Immunol 120 (2007) 557–564.

[7] Rigon FG et al. Menstrual pattern and menstrual disorders among adolescents: an update of the Italian data. Ital J Pediatr 38 (2012) 38.

[8] Rosa e Silva AC et al. Gonadal function in adolescent patients submitted to chemotherapy during childhood or during the pubertal period. J Pediatr Adolesc Gynecol 20 (2007) 89–91.

[9] Sultan C, Paris F. Clinical expression of polycystic ovary syndrome in adolescent girls. Fertil Steril 86 Suppl 1 (2006) S6.

165 Osteogenesis imperfecta

Definition: Die Osteogenesis imperfecta (OI) ist eine seltene phänotypisch und molekular inhärente Gruppe von Gewebserkrankungen mit ähnlichen Skelettveränderungen bedingt durch Knochenbrüchigkeit und Deformitäten. XII Typen werden unterschieden. Die klassischen Typen I–IV mit dem vollen Spektrum der OI machen 85 % aus, werden autosomal dominant vererbt und weisen eine Mutation der Kollagen-Gene COL1A1 und COL1A2 auf. Die selteneren Typen V-XII werden meist autosomal rezessiv vererbt und haben als Ursache einen Gendefekt für die Interaktion der Proteine mit Kollagen. Bei OI treten spontan Knochenfrakturen auf und im Röntgenbild stellt sich eine „glasige" Knochenstruktur dar. Die Prävalenz liegt bei 1/10.000 Geburten [3].

OC-Anwendung: OC sind nicht kontraindiziert.

Alternativen: Vaginalring, Hormonspirale, Barriere-Methoden.

Einfluss auf die Grunderkrankung: In der Literatur fand sich nur die Entscheidung der Advisory Gruppe [1], dass OC bei einer OI verordnet werden können. Bekannt ist, dass CMA die Differenzierung der Osteoblasten fördert [2], ob dies eine Bedeutung für OI hat, kann nicht beurteilt werden.

Merke: OC können bei Osteogenesis imperfecta verordnet werden. !

Literatur

[1] Clinical and Scientific Advisory Committee. Combined oral contraceptive (COC) in a patient with osteogenesis imperfecta. Br J Fam Plann 17 (1992) 123.
[2] Kim JM et al. Chlormadinone acetate promotes osteoblast differentiation of human mesenchymal stem cells through the ERK signaling pathway. Eur J Pharmacol 726 (2014) 1–8.
[3] Tsimicalis A et al. The psychosocial experience of individuals living with osteogenesis imperfecta: a mixed-methods systematic review. Qual Life Res 25 (2016) 1877–1896.

166 Osteoporose

Definition: Die Osteoporose ist eine Stoffwechselerkrankung der Knochen mit verminderter Knochenmasse, -struktur und -funktion und dadurch einem erhöhten Fraktur-Risiko bei alltäglicher häuslicher Belastung und bei banalen Unfällen. Eine Osteoporose besteht, wenn im Bereich der Wirbelsäule der Knochenmineralgehalt um mehr als 2,5 Standardabweichungen vom Mittelwert der größten Knochendichte während des ersten Lebensdrittels vermindert wird. Eine niedrige Knochendichte reflektiert eine reduzierte maximale Knochenmasse und damit eine erhöhtes Osteoporose-Risiko im späteren Lebensalter. Eine Osteopenie, Abnahme der Knochendichte, liegt vor, wenn die Standardabweichung > 1 und < 1,25 ist.

OC-Anwendung: OC sind nicht kontraindiziert. Depot-Gestagene sind bei Jugendlichen < 18 Jahren und bei einem Alter > 45 Jahre relativ kontraindiziert und sollten in diesen Altersklassen nicht länger als 2 Jahre verordnet werden.

Alternativen: Vaginalring, transdermales kontrazeptives Pflaster, Gestagen-Monopille, Hormonspirale, IUP, Barriere-Methoden,

Einfluss auf die Grunderkrankung: Die Literaturangaben zur Knochendichte unter OC und zur Osteoporose-Protektion sind widersprüchlich und schwanken bei schwacher Evidenz zwischen kein Einfluss und schützender Effekt für die Knochenmasse [16]. Der Einfluss der Sexualsteroide auf den Knochen ist abhängig vom Knochenalter, dem Zeitpunkt der Knochendichtemessung, dem OC und seiner Zusammensetzung sowie der Dauer der OC-Einnahme [1, 6, 7, 14, 16]. In den drei Cochrane Reviews zur Knochenfraktur von 2009 bis 2014 wurde immer wieder gleich geschlussfolgert, dass der Einfluss der OC auf das Frakturrisiko anhand der vorhandenen Informationen nicht beurteilt werden kann [9, 10]. Bei einer Anorexia nervosa wirken OC nicht protektiv vor dem weiteren Knochenverlust [2]. Mit der Royal College of General Practioners' Oral Contraception Study konnte nicht gezeigt werden, dass OC vor einer Osteoporose-Fraktur im späteren Leben schützen [3]. Vor Erreichen der maximalen Knochendichte können niedrig dosierte Mikropillen sich ungünstig auf die Knochendichte bei Adoleszentinnen auswirken. Der Knochenmassenaufbau ist am Schenkelhals und Tibiaschaft geringer [7]. Besonders nachteilig kann diese Entwicklung sein, wenn die Jugendliche raucht und regelmäßig Cola trinkt. CMA fördert die Differenzierung der Osteoblasten [8]. Welchen Einfluss diese CMA-Wirkung auf die maximale Knochenmasse und -dichte haben könnte, ist bisher nicht untersucht worden. Das Depot-Gestagen MPA sollte nicht vor Erreichen der maximalen Knochenmasse an Jugendliche unter 18 Jahren, oder wenn, dann nur für maximal 2 Jahre verordnet werden [4], da durch MPA bei Jugendlichen die Knochendichte reduziert wird und der Aufbau der maximalen Knochenmasse ebenso wie durch Mikropillen mit 20 µg EE nicht ausreichend unterstützt wird [4, 13]. Ist die maximale Knochenmasse aufgebaut, so schützen OC den Knochen unabhängig vom Menarchealter, Alkoholkonsum, Nikotinabusus, der Kalziumaufnahme, Parität, Stillzeit, körperlichen Bewegung und dem Alter von der ersten Anwendung an [11]. In der Prä- und Perimenopause verhindern OC mit einer täglichen Dosis von 20 µg EE am Knochen die Osteoporose. Die unterschiedlichsten Gestagene (CMA war nicht involviert) modifizieren diese günstige Wirkung von EE nicht [5]. Allerdings wird der Knochenmetabolismus durch unterschiedlich körperliche Bewegungsaktivitäten besonders während der letzten Jahre der Kindheit und peripubertär, den kritischen Jahren für den Knochenaufbau [15], stärker positiv beeinflusst als durch die OC-Einnahme [12].

Merke: In Abhängigkeit von der aufgebauten maximalen Knochenmasse können OC den Knochen schützen. Mikropillen mit 20µg EE sind für Adoleszentinnen ungeeignet.

Literatur

[1] Almstedt Shoepe HA, Snow CM. Oral contraceptive use in young women is associated with lower bone mineral density than that of controls. Osteoporos Int 16 (2005) 1538–1544.
[2] Bergström I et al. Women with anorexia nervosa should not be treated with estrogen or birth control pills in a bone-sparing effect. Acta Obstet Gynecol Scand 92 (2013) 877–880.
[3] Cooper C et al. Oral contraceptive pill use and fractures in women: a prospective study. Bone 14 (1993) 41–45.
[4] Cromer BA et al. Depot medroxyprogesterone acetate, oral contraceptives and bone mineral density in a cohort of adolescent girls. J Adolesc Health 35 (2004) 434–441.
[5] Gambacciani M et al. Longitudinal evaluation of peri-menopausal bone loss: effects of different low dose oral contraceptive preparations on bone mineral density. Maturitas 54 (2006) 176–180.
[6] Hartard M et al. Age at first oral contraceptive use as a major determinant of vertebral bone mass in female endurance athletes. Bone 35 (2004) 836–841.
[7] Hartard M et al. Detrimental effect of oral contraceptives on parameters of bone mass and geometry in a cohort of 248 young women. Bone 40 (2007) 444–450.
[8] Kim JM et al. Chlormadinone acetate promotes osteoblast differentiation of human mesenchymal stem cells through the ERK signaling pathway. Eur J Pharmacol 726 (2014) 1–8.
[9] Lopez LM et al. Steroidal contraceptives: effect on bone fractures in women. Cochrane Database Syst Rev. 2009 Apr 15, (2): CD006033.
[10] Lopez LM et al. Steroidal contraceptives: effect on bone fractures in women. Cochrane Database Syst Rev. 2014 Jun 24, (6): CD006033.
[11] Pasco JA et al. Oral contraceptives and bone mineral density: A population-based study. Am J Obstet Gynecol 182 (2000) 265–269.
[12] Reiger J, Yingling VR. The effects of short-term jump training on bone metabolism in females using oral contraceptives. J Sports Sci 34 (2016) 259–266.
[13] Scholes D et al. Oral contraceptive use and bone density in adolescent and young adult women. Contraception 81 (2011) 25–40.
[14] Warren MP et al. Effects of an oral contraceptive (norgestimate/ethinyl estradiol) on bone mineral density in women with hypothalamic amenorrhea and osteopenia: an open-label extension of a doubleblind, placebo-controlled study. Contraception 72 (2005) 206–211.
[15] Weaver CM et al. The National Osteoporosis Foundation's position statement on peak bone mass development and lifestyle factors: a systematic review and implementation recommendations. Osteoporos Int 27 (2016) 1281–1386.
[16] Weaver CM et al. Impact of exercise on bone health and contraindication of oral contraceptive use in young women. Med Sci Sports Exerc 33 (2001) 873–880.
[17] Wei S et al. Oral contraceptive use and bone. Curr Osteoporos Rep 9 (2011) 6–11.

167 Osteosarkom (Osteogenes Sarkom)

Definition: Das Osteosarkom ist der häufigste maligne Knochentumor, der frühzeitig metastasiert. Die Inzidenz liegt in Mitteleuropa in etwa bei 0,2–0,3/100.000.

OC-Anwendung: OC sind nicht kontraindiziert.

Alternativen: Vaginalring, transdermales kontrazeptives Pflaster, Depot-Gestagen, Gestagen-Monopille, Hormonspirale, IUP, Barriere-Methoden.

Einfluss auf die Grunderkrankung: OC wurden nur während der Chemotherapie zum Schutz der Ovarialfunktion eingesetzt und waren ohne Wirkung [3]. Progesteron und LNG stimulieren dosisabhängig die Zellproliferation der Osteoblasten und fördern die Osteokalzin-Gen Transkription [2]. Das Gestagen Norethisteron führte bei gleichzeitiger Fluoridgabe zu einer Zunahme der Proliferation, Differenzierung und Aktivität der Osteoblasten bei menschlichen Osteosarkom-Zellen [4]. In den USA nahmen die Inzidenzraten für Osteosarkome im Zeitraum von 1986–1995 zu 1996–2005 um 50 % zu, was auf eine zunehmende OC-Anwendung und postmenopausale Hormontherapie zurückgeführt wurde, wobei durch weitere Studien die mögliche Ätiologie noch geklärt werden muss [1].

Merke: Nach einem behandelten Osteosarkom können OC zur Kontrazeption verordnet werden. Zur Ovarprotektion sind OC während der Chemotherapie nicht geeignet.

Literatur

[1] Anfinsen KP et al. Age-period-cohort analysis of primary bone cancer incidence rates in the United States (1976–2005). Cancer Epidemiol Biomarkers Prev 20 (2011) 1770–1777.
[2] Liang M et al. Effects of progesterone and 18-methyl levonorgestrel on osteoblastic cells. Endocr Res. 29 (2003) 483–501.
[3] Longhi A et al. Effect of oral contraceptive on ovarian function in young females undergoing neoadjuvant chemotherapy treatment for osteosarcoma. Oncol Rep. 10 (2003) 151–155.
[4] Takada J, Baylink DJ, Lau KH. Pretreatment with low doses of norethindrone potentiates the osteogenic effects of fluoride on human osteosarcoma cells. J Bone Miner Res 10 (1995) 1512–1522.

168 Otosklerose

Definition: Die Otosklerose ist eine lokalisierte Knochenerkrankung des knöchernen Labyrinths mit autosomal erblicher Komponente und mit eventueller Assoziation zu einer Virusinfektion: Mumps, Masern, Röteln. Die Folge ist eine Schallleitungsschwerhörigkeit. Die Prävalenz liegt bei 3–5/1.000. Frauen erkranken doppelt so häufig wie Männer. In 70 % sind beide Ohren betroffen. Die Manifestation erfolgt zwischen den 20.–40. Lebensjahren und gehäuft in der Schwangerschaft, wobei genetischen Faktoren eine signifikante Rolle bei der Manifestation spielen [4], besonders die Variationen in der Expression des Osteoprotegerin (OPG)-Gens [3].

OC-Anwendung: OC sind nicht kontraindiziert.

Alternativen: Vaginalring, transdermales kontrazeptives Pflaster, Gestagen-Monopille, Depot-Gestagen, Hormonspirale, IUP, Barriere-Methoden.

Einfluss auf die Grunderkrankung: Noch vor 40 Jahren wurde angenommen, dass die ansteigenden Estrogenspiegel in der Schwangerschaft und der hohe Estrogenanteil in den OC die Entstehung der Otosklerose begünstigen [1]. OC und Estrogene üben keinen fördernden Effekt auf die Otosklerose aus. Mit der Oxford-Family Planning Association Contraceptive Study an 17.032 Frauen über 26 Jahre wurde kein Anhalt für ungünstige Effekte der OC am Ohr gefunden [5]. Bei audiometrischen Untersuchungen an 600 Frauen, die OC einnahmen, wurde in 0,5 % eine Otosklerose diagnostiziert. Dieser Prozentsatz war niedriger als bei den Frauen, die Kinder geboren hatten und keine OC einnahmen. Die wiederholten Nachuntersuchungen der 597 otosklerosefreien Frauen ergab keine weiteren Neuerkrankungen [2].

Merke: Mikropillen fördern nicht die Entstehung der Otosklerose. !

Literatur

[1] Dietzel K, Kyank H. Otosklerose und hormonale Kontrazeption. Dtsch Ges Wesen 27 (1972) 553–555.
[2] Podoshin L et al. Oral contraceptive pills and clinical otosclerosis. Int J Gynaecol Obstet 15 (1978) 554–555.
[3] Priyadarshi S et al. Genetic association and altered gene expression of osteoprotegerin in otosclerosis patients. Ann Hum Genet 79 (2015) 225–237.
[4] Thys M, Van Camp G. Genetics of otosclerosis. Otol Neurotol 30 (2009) 1021–1032.
[5] Vessey M, Painter R. Oral contraception and ear disease: findings in a large cohort study. Contraception 63 (2001) 61–63.

169 Ovarialkarzinom, Zustand nach

Definition: Bei den Ovarialkarzinomen handelt es sich um maligne Tumoren, die in allen Lebensphasen in einem oder beiden Ovarien auftreten können. Ca. 70 % sind epitheliale, seröse, muzinöse, endometrioide oder kleinzellige Tumoren. Das Ovarialkarzinom ist durch eine hohe Metastasierungsrate gekennzeichnet. Aufgrund der fehlenden Frühsymptomatik wird es oft spät diagnostiziert. Mittlere und schwere Schmerzen während der Menstruation sollen mit einem erhöhten Risiko für epitheliale Ovarialkarzinome, speziell endometroide und Klarzellkarzinome assoziiert sein [1].

OC-Anwendung: OC sind nicht kontraindiziert nach einem behandelten Ovarialkarzinom (WHO 1). Kombinationspräparate sind zu bevorzugen, Dreistufenpräparate sollten vermieden werden.

Alternativen: Vaginalring (WHO 1), transdermales kontrazeptives Pflaster (WHO 1), Hormonspirale (Beginn: WHO 3, Fortsetzung WHO 2), Gestagen-Monopille (WHO 1), IUP (Beginn: WHO 3, Fortsetzung WHO 2), Barriere-Methoden.

Einfluss auf die Grunderkrankung: OC üben keinen negativen Einfluss auf die Grunderkrankung aus, sie wirken protektiv und reduzieren das Risiko an einem Ovarialkarzinom zu erkranken [3, 6, 8, 10, 11, 13, 14], ohne dass das Risiko für ein Mammakarzinom signifikant zunimmt [16]. Bei Frauen aus Familien mit einer belastenden Ovarial- oder Mammakarzinom-Anamnese wird durch die OC-Einnahme das Ovarialkarzinom-Risiko signifikant reduziert [5]. Mit zunehmender OC-Anwendungsdauer wird dieses Risiko kontinuierlich weiter verringert [14] und ist suffizient für die Dauer der Anovulation [4]. Das RR beträgt bei OC-Einnahme < 2 Jahre 0,9 und nach > 2-jähriger OC-Einnahme 0,5 [14]. Eine weitere Risikoreduktion wird nach über 10-jähriger OC-Anwendung erreicht [8]. Die Ovarialkarzinom-Inzidenz nimmt in diesem Zeitraum signifikant ab und befindet sich nach ≥ 10-jähriger OC-Einnahme bei < 50 % [7]. Die Inzidenz an einem Ovarialkarzinom bis zum 75. Lebensjahr zu erkranken sinkt nach 10-jähriger OC-Anwendung von 1,2 auf 0,8/100 Anwenderinnen bei gleichzeitiger Reduktion der Mortalität von 0,7 auf 0,5 [3]. Jedes Jahr der OC-Anwendung führt zu einer Risikoreduktion für die Entstehung eines Ovarialkarzinoms um 5 % [11]. Diese Protektion wurde mit den Verlaufskontrollen sowohl für die Royal College of General Practitioners' Oral Contraception Study als auch die Oxford Family Planning Study mit einem RR von 0,4 bis 0,5 bestätigt, da mit zunehmender OC-Anwendungsdauer der protektive Effekt verstärkt wurde [6, 18], allerdings nahm dieser Schutz mit dem Intervall nach der letzten Anwendung wieder ab [11]. Protektion besteht ebenfalls bei BRCA 1/2-Trägerinnen (RR 0,5; OR 0,58; CI 95 % 0,46–0,73) [8, 12] mit Risiko-Schwankungen für unterschiedliche Regionen (OR 0.19; CI 95 % 0,13–0,28) [15].

Die frühere OC-Einnahme war für Patientinnen mit einem Ovarialkarzinom mit einem besseren progressionsfreien Überleben verbunden [9].

Mit der Nurses' Health Study wurde nach 36-jähriger Beobachtungszeit eine signifikant geringere Ovarialkarzinom-Mortalität registriert [2].

Bei endometrioiden Ovarialkarzinomen sind reine Gestagen-Präparate zu bevorzugen.

> **Merke:** OC reduzieren das Ovarialkarzinom-Risiko in Abhängigkeit von der Anwendungsdauer ebenfalls bei belastender Anamnese signifikant. Nach behandeltem Ovarialkarzinom ist die Einnahme von Mikropillen oder Gestagen-Monopillen möglich.

Literatur

[1] Babic A et al. Menstrual pain and epithelial ovarian cancer risk. Cancer Causes Control 25 (2014) 1725–1731.

[2] Charlton BM et al. Oral contraceptive use and mortality after 36 years of follow-up in the Nurses' Health Study: prospective cohort study. BMJ 349 (2014) g6356.

[3] Collaborative Group on Epidemiological Studies of Ovarian Cancer, Beral V et al. Ovarian cancer and oral contraceptives: collaborative reanalysis of data from 45 epidemiological

studies including 23.257 women with ovarian cancer and 87.303 controls. Lancet 371 (2008) 303–314.
[4] Faber MT et al. Oral contraceptive use and impact of cumulative intake of estrogen and progestin on risk of ovarian cancer. Cancer Causes Control 24 (2013) 2197–2206.
[5] Ferris JS et al. Oral contraceptive and reproductive risk factors for ovarian cancer within sisters in the breast cancer family registry. Br J Cancer 110 (2014) 1074–1080.
[6] Hannaford PC et al. Mortality among contraceptive pill users: cohort evidence from Royal College of General Practitioners' Oral Contraception Study. BMJ 11 (2010) 340.
[7] Havrilesky LJ et al. Oral contraceptive pills as primary prevention for ovarian cancer: a systematic review and meta-analysis. Obstet Gynecol 122 (2013) 139–147.
[8] Iodice S et al. Oral contraceptive use and breast or ovarian cancer risk in BRCA 1/2 carriers: a meta-analysis. Eur J Cancer 46 (2010) 2275–2284.
[9] Jatoi A et al. Prior oral contraceptive use in ovarian cancer patients: assessing associations with overall and progression-free survival. BMC Cancer 15 (2015) 711.
[10] Jordan SJ et al. Cancers in Australia in 2010 attributable to and prevented by the use of combined oral contraceptives. Aust N Z J Public Health 39 (2015) 441–445.
[11] Lurie G et al. Combined oral contraceptive use and epithelial ovarian cancer risk: time-related effects. Epidemiology 19 (2008) 237–243.
[12] Moorman PG et al. Oral contraceptives and risk of ovarian cancer and breast cancer among high-risk women: a systematic review and meta-analysis. J Clin Oncol 31 (2013) 4188–4198.
[13] Ness RB et al. Contraception methods, beyond oral contraceptives and tubal ligation, and risk of ovarian cancer. Ann Epidemiol 21 (2011) 188–196.
[14] Parazzini F et al. Oral contraceptive use and the risk of ovarian cancer: an Italian case-control study. Eur J Cancer 27 (1991) 594–598.
[15] Perri T et al. Fertility treatments and invasive epithelial ovarian cancer risk in Jewish Israeli BRCA1 or BRCA2 mutation carriers. Fertil Steril 103 (2015) 1305–1312.
[16] Powell CB. Clinical management of patients at inherited risk for gynecologic cancer. Curr Opin Obstet Gynecol 27 (2015) 14–22.
[17] Vessey M, Yeates D. Oral contraceptive use and cancer: final report from the Oxford-Family Planning Association contraceptive study. Contraception 88 (2013) 678–683.
[18] Vessey M, Yeates D, Flynn S. Factors affecting mortality in a large cohort study with special reference to oral contraceptive use. Contraception 82 (2010) 221–229.

170 Ovarialzysten, funktionelle

Definition: Zu den funktionellen Ovarialzysten gehören Follikelzysten und Corpus luteum Zysten (Luteinzysten), aus denen durch Einblutung Schokoladenzysten entstehen können. Abzugrenzen sind von den funktionellen Ovarialzysten die Parovarialzysten, Endometriosezysten und zystische Ovarialtumoren.

OC-Anwendung: OC sind nicht kontraindiziert, sondern indiziert zur Prophylaxe (WHO 1), eignen sich jedoch nicht zur Therapie.

Alternativen: Vaginalring (WHO 1), transdermales kontrazeptives Pflaster (WHO 1), Depot-Gestagen (WHO 1), IUP (WHO 1), Barriere-Methoden.

Einfluss auf die Grunderkrankung: Durch die OC-Einnahme wird das RR für die Entwicklung von Ovarialzysten im Vergleich zu Nichtanwenderinnen stark reduziert (RR 0,22; CI 95 % 0,13–0,39) [3], ebenfalls nach einer Hysterektomie [6]. OC reduzieren bei zyklischer Einnahme das RR für die Entstehung von funktionellen Ovarialzysten von 19 bei Nichtanwenderinnen auf 2,2 bei Einnahme von Mikropillen und auf 1,1 bei OC-Einnahme > 35 µg EE. Unter Gestagen-Monopillen, Dreistufenpräparaten und bei Anwendung der Hormonspirale ist das Ovarialzysten-Risiko erhöht. Die Ovarialzysten persistierten innerhalb einer Studie mit der Hormonspirale bis zu 9 Monaten [8].

OC eignen sich nicht zur Behandlung von funktionellen Ovarialzysten. Sowohl retrospektive Analysen als auch randomisierte prospektiven Studie ergaben in Übereinstimmung zum generellen Konsensus [2, 9], dass sich funktionelle Ovarialzysten innerhalb von 12 Wochen spontan zurückbilden [1] und die OC-Einnahme keinen Einfluss auf die Rückbildung der Ovarialzysten ausübt [4, 5, 7, 9, 10]. OC vom Kombinationstyp sind zur Behandlung von funktionellen Ovarialzysten nicht geeignet [2, 5, 10] und nach den Empfehlungen der Royal College of Obstetricians and Gynaecologists, British Society of Gynaecological Endoscopy, sowie dem Collège National des Gynécologues Obstétriciens Français sollten nur Ovarialzysten < 5 cm für 3 Monate beobachtet werden [2, 9]. Persistierende Zysten tendieren zum Pathologischen (Endometriome, Parovarialzysten, echte Neubildungen), sind nicht physiologisch und bedürfen häufig des chirurgischen Managements [5].

Mit OC im LZ und bei LZE wird das Risiko für die Entwicklung von funktionellen Ovarialzysten weiter reduziert.

! **Merke:** Mit OC können funktionelle Ovarialzysten nicht behandelt werden. LZ und LZE können zur Prävention genutzt werden.

Literatur

[1] Ackerman S et al. Ovarian cystic lesions: a current approach to diagnosis and management. Radiol Clin North Am 51 (2013) 1067–1085.

[2] Brun JL et al. Collège National des Gynécologues Obstétriciens Français. Management of presumed benign ovarian tumors: updated French guidelines. Eur J Obstet Gynecol Reprod Biol 183 (2014) 52–58.

[3] Christensen JT, Boldsen JL, Westergaard JG. Functional ovarian cysts in premenopausal and gynecologically healthy women. Contraception 66 (2002) 153–157.

[4] Graf M et al. Zur Rückbildung funktioneller Zysten : Hochdosierte Ovulationshemmer und Gestagentherapie ohne zusätzlichen Effekt. Geburtshilfe Frauenheilkd 55 (1995) 387–392.

[5] Grimes DA et al. Oral contraceptives for functional ovarian cysts. Cochrane Database Syst Rev 2014 Apr 29, 4: CD006134.

[6] Jarosová R, Fait T. Combined hormonal contraception in woman with persistent functional ovarian cysts – case report. Ceska Gynekol 74 (2009) 393–395.

[7] MacKenna A et al. Clinical management of functional ovarian cysts: a prospective and randomized study. Hum Reprod. 15 (2000) 2567–2569.

[8] Nahum GG et al. Ovarian cysts: presence and persistence with use of a 13.5mg levonorgestrel-releasing intrauterine system. Contraception 91 (2015) 412–417.
[9] Royal College of Obstetricians and Gynaecologists (RCOG), British Society of Gynaecological Endoscopy (BSGE). Management of suspected ovarian masses in premenopausal women. London, United Kingdom: Royal College of Obstetricians and Gynaecologists (RCOG); 2011 Nov. 14 p. (Green-top guideline; no. 62).
[10] Seehusen DA, Earwood JS. Oral contraceptives are not an effective treatment for ovarian cysts. Am Fam Physician 90 (2014) 623.

171 Pankreastransplantation, Zustand nach

Definition: Nach einer heterotropen Transplantation des Pankreas oder eines Pankreassegmentes mit insulinproduzierendem Inselzellen normalisiert sich die Funktion innerhalb der ersten 3–6 Monate bei gleichzeitiger Therapie mit Immunsuppressiva. Bei Diabetikerinnen wird häufig die kombinierte Pankreas-Nieren-Transplantation vorgenommen.

OC-Anwendung: OC sind bei unkomplizierter Organtransplantation generell nicht kontraindiziert (WHO 2). Bei gleichzeitigem Diabetes mellitus mit Nephro-, Neuro- und Retinopathie sowie Gefäßschäden oder einer Diabetesdauer >20 Jahre sind OC relativ bzw. absolut kontraindiziert (WHO 3/4).

Alternativen: Transdermales kontrazeptives Pflaster (WHO 2), Vaginalring (WHO 2), Gestagen-Monopille (WHO 2), Hormonspirale (WHO 2), IUP (WHO 2), Barriere-Methoden.

Einfluss auf die Grunderkrankung: Die Centers for Disease Control ordneten jede Form der Kontrazeption nach unkomplizierter Organtransplantation der Risiko-Gruppe 2 zu, um eine intensive Antikonzeptionsberatung zu erreichen [3], da die routinemäßige Aufklärung über die postoperative Fertilität und erforderliche Kontrazeption vor der Transplantation nicht regelmäßig vorgenommen wurde [2]. Kontrazeption mit OC oder Gestagenen ist nicht nur eine Option nach der Pankreas-Nierentransplantation [1, 5], sondern bereits in der Peritransplantationsperiode, um unerwünschte Schwangerschaften zu vermeiden [6]. Nach der Normalisierung der Funktion des transplantierten Organs sind OC eine gute Möglichkeit der Kontrazeption, vor allem wegen der guten Zykluskontrolle, allerdings sind die Risiken und die relative hohen typische Anwendungsversager jedoch signifikante Nachteile für diese Methode [4].

Merke: Nach jeglicher Organtransplantation ist eine sichere Kontrazeption angezeigt. !

Literatur

[1] Barrou BM et al. Pregnancy after pancreas transplantation in the cyclosporine era: report from the International Pancreas Transplant Registry. Transplantation 65 (1998) 524–527.

[2] French VA et al. Contraception and fertility awareness among women with solid organ transplants. Obstet Gynecol 122 (2013) 809–814.

[3] Krajewski CM, Geetha D, Gomez-Lobo V. Contraceptive options for women with a history of solid-organ transplantation. Transplantation 95 (2013) 1183–1186.

[4] Krajewski CM, Sucato G. Reproductive health care after transplantation. Best Pract Res Clin Obstet Gynaecol 28 (2014) 1222–1234.

[5] Mastrobattista JM, Katz AR. Pregnancy after organ transplant. Obstet Gynecol Clin North Am 31 (2004) 415–428.

[6] McKay DB, Josephson MA. Pregnancy after Kidney Transplantation. Clin J Am Soc Nephrol 3 (2008) 117–125.

172 Pankreatitis

Definition: Die Pankreatitis ist eine akute, meist nicht entzündliche, oder chronisch verlaufende Entzündung des Pankreas. Die akute Pankreatitis ist meist mit Gallengangserkrankungen, Alkoholkonsum oder der Einnahme von Medikamenten assoziiert. Die chronische Pankreatitis führt zur exo- und endokrinen Pankreasinsuffizienz. Die Inzidenz steht in enger Korrelation zum Alkoholkonsum und liegt bei 10/100.000. Der Alkohol gilt als Co-Faktor und das Rauchen als Risikofaktor für die Pathogenese einer chronischen Pankreatitis.

OC-Anwendung: OC sind absolut kontraindiziert bei einer akuten Pankreatitis, einer positiven Eigenanamnese für eine Pankreatitis sowie einer schweren Hypertriglyzeridämie. Relativ kontraindiziert sind OC bei mäßiger Hypertriglyzeridämie oder positiver Eigenanamnese, positiver Familienanamnese für eine Pankreatitis mit Hypertriglyczeridämie und Diabetes mellitus, Riskofaktoren für eine Pankreatitis: Cholestase, Cholelithiasis, Hyperparathoidismus, Alkoholabusus. Bei relativen Kontraindikationen sollten prinzipiell Mikropillen mit 20 µg EE und einem weitestgehend stoffwechselneutralen Gestagen (DNG) verordnet werden.

Alternativen: Hormonspirale, IUP, Barriere-Methoden.

Einfluss auf die Grunderkrankung: OC erhöhen das Risiko für eine Pankreatitis bei gesunden Frauen nicht [2]. In den großen epidemiologischen Studien (Walnut Creek Contraceptive Drug Study, Royal College of General Practitioners' Oral Contracepion Study) wurde kein Zusammenhang zwischen der Pankreatitis und der OC-Einnahme festgestellt. Bei den meisten Pankreatitiden bei OC-Einnahme bestand eine familiäre Hypertriglyzeridämie [4]. Nach nahezu 10-jähriger OC-Einnahme eines Dreistufenpräparates mit steigenden EE-Dosen von 20–35 µg EE und konstanter NETA-Dosis von 1 mg kam es zu einer schweren Hypertriglyceridämie mit induzierter Pankreatitis [1]. Durch die Kombination von NETA, das dosisabhängig in EE umgewandelt werden kann, und die steigenden EE-Dosen konnte bei entsprechender Disposition die Pankreatitis induziert werden. Die primäre Hypertriglyzeridämie wird durch die höher dosierten OC verschlimmert und dadurch wird die Pankreatitis aufgepflanzt. Eine Menstruation assoziierte Pankreatitis bei Mutation des Kationen-Trypsinogen-Gens PRSS1, R122H wurde erfolgreich mit einer Mikropille mit 30 µg EE/2 mg DNG kontinuierlich über 3,5 Monate durch Ausschaltung der Menstruation behandelt. Bei Wiederauftreten der Beschwerden ohne Behandlung wurde die OC-Therapie erfolgreich fortgesetzt [3].

! **Merke:** Bei belastender Eigen- oder Familienanamnese für eine Pankreatitis sind vor der Verordnung die Triglyzeride zu bestimmen, um eine Hypertriglyzeridämie auszuschließen. Mikropillen mit konstanter EE-Dosis und einem stoffwechselneutralen Gestagen (DNG) sind zu empfehlen.

Literatur

[1] Abraham M et al. Hypertriglyceridemic pancreatitis caused by the oral contraceptive agent estrostep. J Intensive Care Med 30 (2015) 303–307.

[2] Frahm R, Brügmann E, Meissner J. Hormonale Kontrazeption – Exogenes Pankreas. Endokrinologie 80 (1982) 98–99.

[3] Heinig J et al. Treatment of menstruation-associated recurrence of hereditary pancreatitis with pharmacologic ovarian suppression. Am J Med 113 (2002) 164.

[4] Schaefer JR et al. Oral contraceptive-induced pancreatitis in the hyperchylomicronemia syndrome. Dtsch Med Wochenschr 120 (1995) 325–328.

173 Parkinson-Syndrom (Morbus Parkinson)

Definition: Beim Morbus Parkinson (MP) handelt es sich um eine der häufigsten neurologischen Erkrankungen, die sich meist erst bei älteren Menschen und häufiger bei Männern als bei Frauen manifestiert. Selten kann ein Parkinson-Syndrom bereits vor dem 40. Lebensjahr auftreten. Abzugrenzen ist davon das symptomatische Parkinson-Syndrom nach Vergiftung oder durch Medikamente, besonders Neuroleptika, sowie das Parkinson-Syndrom als Teilsyndrom bei neurodegenerativen Erkrankungen. Der MP ist ein extrapyramidales Syndrom mit überwiegend cholinergischer Reaktion infolge Degeneration dopaminerger Neuronen in der Substantia nigra, die auf cholinergen Neuronen im Corpus striatus zunehmend einwirken. Die Folge ist eine Störung der willkürlichen und unwillkürlichen Bewegungen mit Ruhetremor, Rigor und Hypo- oder Akinesie. Zusätzlich können vegetative Störungen mit Salbengesicht, orthostatische Hypotonie oder Blasenfunktionsstörungen auftreten.

OC-Anwendung: OC sind nicht kontraindiziert.

Alternativen: Vaginalring, transdermales kontrazeptives Pflaster, Hormonspirale, Gestagen-Monopille, IUP, Barriere-Methoden.

Einfluss auf die Grunderkrankung: Über einen Einfluss von OC auf die Grunderkrankung liegen widersprüchliche Ergebnisse vor. Kasuistiken über einen Parkinsonismus, der möglicherweise durch OC ausgelöst wurde [5], ließen bisher keine Schlussfolgerung auf einen Zusammenhang zwischen der OC-Einnahme und einem MP zu. Mittels einer multivariaten Analyse wurde in Italien eine positive Assoziation zwischen der OC-Einnahme und dem MP nachgewiesen (OR 3,27; CI 95 % 1,24–8,59) [2]. In der prospektiven Dänischen Kohorten-Studie wurde ein statistisch nicht signifikanter minimaler Risikoanstieg für den MP bei OC-Anwendung (HR 1,30; CI 95 % 0,81–2,09) festgestellt [3]. Im Gegensatz dazu ergab die Fall-Kontroll-Studie an Däninnen mit einem MP eine inverse Assoziation für die OC-Anwendung (OR 0.79; CI 95 % 0,59–1,06) [1]. Mit der Nurses' Health Study ließ sich keine signifikante Assoziation zwischen reproduktiven Faktoren oder exogen aufgenommenen Estrogenen und einem MP nachweisen [4]. Ein gering erhöhtes Risiko ergab sich nach einer alleinigen Gestagen-Einnahme. Dieses Resultat sollte aber aufgrund der geringen Fallzahlen zurückhaltend interpretiert werden [4]. Beeinflussungen oder Wechselwirkungen mit den zur Therapie gängigen Dopaminagonisten durch OC sind nicht zu erwarten.

! **Merke:** Bei einem Parkinson-Syndrom mit psychotischen Symptomen sollte vor der Anwendung von OC der Neurologe konsultiert werden.

Literatur

[1] Greene N et al. Reproductive factors and Parkinson's disease risk in Danish women. Eur J Neurol 21 (2014) 1168–1177, e68.

[2] Nicoletti A et al. Reproductive factors and Parkinson's disease: a multicenter case-control study. Mov Disord 26 (2011) 2563–2566.

[3] Rugbjerg K et al. Exposure to estrogen and women's risk for Parkinson's disease: a prospective cohort study in Denmark. Parkinsonism Relat Disord 19 (2013) 457–460.

[4] Simon KC et al. Reproductive factors, exogenous estrogen use, and risk of Parkinson's disease. Mov Disord 24 (2009) 1359–1365.

[5] Yasui M et al. A case of parkinsonism induced by an oral contraceptive. No To Shinkei 44 (1992) 163–166.

174 Peliosis hepatis (Peliose)

Definition: Die Peliosis hepatis wird durch eine große Vielfalt von multiplen mit Blut gefüllten zystoiden Veränderungen innerhalb der Leber und parenchymatöser

Organe charakterisiert. Die kavernösen Gebilde sind unterschiedlicher Ätiologie und unbekannter Pathogenese. Die Peliosis wurde bei Infektionen (Tuberkulose, Bartonellen, AIDS), malignen Bluterkrankungen, Posttransplantations-Immunschwäche, bei intravenösem Drogenmissbrauch und Alkoholabusus, nach Steroidanwendung (Anabolika, Androgene, Glukokortikoide, hormonale Kontrazeptiva), aber auch nach Antiestrogenen (Tamoxifen) beobachtet. Die Peliose entwickelt sich ausschließlich in Organen des mononukleären phagozytären Systems (Leber, Milz, Knochenmark und Lymphknoten) [7]. Andere Organe, wie Lunge, Niere und Parathyreoidea, können ebenfalls befallen sein. Unterschieden werden die parenchymatöse und die venektatische Form.

OC-Anwendung: OC sind kontraindiziert.

Alternativen: IUP, Barriere-Methoden.

Einfluss auf die Grunderkrankung: In Kasuistiken wurde immer wieder darauf verwiesen, dass sich nach langjähriger OC-Einnahme eine Peliosis hepatis entwickeln kann [1, 3, 4, 8]. Allerdings können sich die Veränderungen nach dem Absetzen der OC zurückbilden. Meist ist nach 3–6 Monaten eine beachtliche Reduzierung der Größe der zystoiden Gebilde nachweisbar [2, 6]. Frauen mit einer familiären Disposition für einen Defekt der Galleausscheidung sollten wegen des möglichen Risikos der Entwicklung einer Peliose nicht mit OC verhüten [5].

Merke: Bei Peliosis sind alle Hormontherapien kontraindiziert. !

Literatur

[1] Grønlykke L et al. Peliosis hepatis: a complicating finding in a case of biliary colic. BMJ Case Rep 2013 Sep 26, 2013. pii: bcr2013200539.

[2] Hung NR, Chantrain L, Dechambre S. Peliosis hepatis revealed by biliary colic in a patient with oral contraceptive use. Acta Chir Belg 104 (2004) 727–729.

[3] Ikeda N et al. Pelioid-type well-differentiated hepatocellular carcinoma in a patient with a history of taking oral contraceptives: report of a case. Surg Today 41 (2011) 1270–1274.

[4] Kootte AM, Siegel AM, Koorenhof M. Generalised peliosis hepatis mimicking metastases after long-term use of oral contraceptives. Neth J Med 73 (2015) 41–43.

[5] Lindberg MC. Hepatobiliary complications of oral contraceptives. Gen Intern Med 7 (1992) 199–209.

[6] Staub PG, Leibowitz CB. Peliosis hepatis associated with oral contraceptive use. Austral Radiol 40 (1996) 172–174.

[7] Tsokos M, Erbersdobler A. Pathology of peliosis. Forensic Sci Int 149 (2005) 25–33.

[8] van Erpecum KJ et al. Generalized peliosis hepatis and cirrhosis after long-term use of oral contraceptives. Am J Gastroenterol 83 (1988) 572–575.

175 Perimenopause

Definition: Die Perimenopause umfasst die unmittelbare Zeit vor der Menopause und das 1. Jahr nach der Menopause, den Zeitraum, in dem sich die endokrinologischen, biologischen und klinischen Merkmale der nahenden Menopause einstellen. Häufig wird der Zeitraum von ca. 2, maximal 4 Jahren, um das Menopausealter herum als Perimenopause verstanden. Charakterisiert wird die Perimenopause durch das Nachlassen und Erlöschen zunächst der generativen und später das Nachlassen und Erlöschen der vegetativen Ovarialfunktion. Die Perimenopause setzt bei Mehrgebärenden später ein als bei Nullipara. Ovulationen können vereinzelt und sehr selten bis zu 2 Jahren nach der Menopause auftreten.

OC-Anwendung: OC sind nicht kontraindiziert für alle gesunden Nichtraucherinnen mit normalem Blutdruck und fehlenden anderen Kontraindikationen (u. a. Adipositas, Dyslipidämie) unter Beachtung der altersabhängigen Risiken (WHO 2) [3, 4, 9]. Die Kontrazeption sollte sich über den ganzen Zeitraum der Perimenopause, wenigstens bis zu sechs Monaten [10], beim Fehlen von klassischen klimakterischen Symptomen bis zu ein oder zwei Jahren nach der letzten Menstruation erstrecken [2]. Die Anwendung kann zyklisch, im LZ oder als LZE erfolgen.

Alternativen: Hormonspirale [1], transdermales kontrazeptives Pflaster, Vaginalring, Gestagen-Monopille, IUP, Barriere-Methoden.

Einfluss auf die Grunderkrankung: Keine Methode der Kontrazeption ist allein durch das Alter kontraindiziert [4]. OC beeinflussen das Eintreten der Perimenopause nicht [5]. Die OC-Einnahme birgt ein geringeres Risiko in sich als eine unerwünschte Gravidität in dieser Lebensphase [9]. Bereits bei zyklischer Anwendung werden Zyklusstörungen (Poly-, Oligo- Dysmenorrhö), dysfunktionelle Blutungsstörungen (Metrorrhagie, Menorrhagie, Hypermenorrhö) sowie blutungsbedingte Eisenmangelanämien ebenso wie Myome, Endometriosen, Ovarialzysten, Entzündungen im Genitaltrakt, gutartige Brusterkrankungen, ektope Graviditäten u. a. vermieden oder in ihrer Häufigkeit reduziert und dadurch erübrigen sich sonst erforderliche operative Eingriffe bis hin zur Hysterektomie. Das Ovarialkarzinom-Risiko wird bei Frauen mit hohem familiären Risiko und positivem Carrier-Status reduziert [6]. Es besteht eine gute Evidenz, dass OC sich sehr günstig auf die Knochendichte in der Perimenopause auswirken [8], da Knochen gebildet wird [7]. Vasomotorische Symptome werden gelindert. Der Nutzen kann bei Endometriose, rezidivierenden Blutungsstörungen, Ovarialzysten, Uterus myomatosus, dem PCO-Syndrom u. a. wesentlich verbessert werden, wenn anstelle der zyklischen Einnahmen der LZ (84/7 Tage) oder noch besser die LZE Anwendung finden.

Merke: Keine Verhütungsmethode ist allein durch das Alter kontraindiziert. Mikropillen mit ≤ 30 µg EE, EV oder E_2 sind in der Perimenopause bei gesunden normotonen Nichtraucherinnen zu empfehlen.

Literatur

[1] Baldwin MK, Jensen JT. Contraception during the perimenopause. Maturitas 76 (2013) 235–242.
[2] Bhathena RK, Guillebaud J. Contraception for the older woman: an update. Climacteric 9 (2006) 264–276.
[3] Foth D, Göretzlehner G. Empfängnisverhütung in der Perimenopause. Geburtsh Frauenheilk 70 (2010) 104–111.
[4] Hardman SM, Gebbie AE. The contraception needs of the perimenopausal woman. Best Pract Res Clin Obstet Gynaecol 28 (2014) 903–915.
[5] Hardy R, Kuh D. Reproductive characteristics and the age at inception of the perimenopause in a British national cohort. Am J Epidemiol 149 (1999) 612–620.
[6] Jensen JT, Speroff L. Health benefits of oral contraceptives. Obstet Gynecol Clin North Am 27 (2000) 705–721.
[7] Kaunitz AM. Oral contraceptive use in perimenopause. Am J Obstet Gynecol 185 (2001) S32–S37.
[8] Liu SL, Lebrun CM. Effect of oral contraceptives and hormone replacement therapy on bone mineral density in premenopausal and perimenopausal women: a systematic review. Br J Sports Med 40 (2006) 11–24.
[9] Neulen J et al. Kontrazeption zu Beginn und Ende der fertilen Lebensphase. Ther Umsch 66 (2009) 109–115.
[10] Sparrow M. Contraception in the perimenopause. Curr Ther 33 (1992) 43–48.

176 Phenylketonurie (Fölling-Krankheit)

Definition: Die Phenylketonurie (PKU) zählt zu den autosomal rezessiven erblichen Stoffwechselstörungen, bei der auf Grund eines Mangels an Phenylalaninhydroxylase Phenylalanin nicht abgebaut werden kann. Dadurch kommt es zu einer Anhäufung von Phenylpyruvat, Phenylacetat oder Phenyllactat u. a. Metaboliten. In der fertilen Phase ist eine strenge Diät und sichere Kontrazeption erforderlich. Die Prävalenz liegt bei 1/10.000.

OC-Anwendung: OC sind nicht kontraindiziert.

Alternativen: Vaginalring, Gestagen-Monopille, Depot-Gestagen, Hormonspirale, IUP, Barriere-Methoden.

Einfluss auf die Grunderkrankung: In den großen Studien aus England zur OC-Einnahme gibt es keine Hinweise für eine Beeinflussung der PKU. Bei einer gut eingestellten PKU bestehen demnach keine Bedenken gegen die Anwendung von OC zur Kontrazeption, um vor allem ungeplante Schwangerschaften bei einer nicht optimal geführten Diät zu vermeiden. OC im Test zur Erfassung der Heterozygotie bei Familien mit Verdacht auf eine Phenylketonurie erwiesen sich nicht als effektiv [1]. Lediglich 35 % der Frauen mit einer PKU nutzten Kontrazeptiva nur sporadisch [2].

> **Merke:** Bei einer Phenylketonurie können OC zur sicheren Kontrazeption verordnet werden.

Literatur

[1] Brown ES et al. Effects of oral contraceptives and obesity on carrier tests for phenylketonuria. Clin Chim Acta 44 (1973) 183–192.

[2] Waisbren SE et al. Psychosocial factors in maternal phenylketonuria: prevention of unplanned pregnancies. Am J Public Health 81 (1991) 299–304.

177 Photosensibilität (Photosensitivität)

Definition: Unter Photosensibilität wird die Lichtempfindlichkeit nach natürlichem oder künstlichem Licht verstanden, die zu Hauterscheinungen führt. Bei einer photosensibilisierten Haut entwickelt sich bereits bei geringer Lichteinwirkung eine Hautreaktion (Lichtdermatose). Photosensible Reaktionen werden als phototoxische oder photoallergische Reaktionen eingeordnet und entwickeln sich nach Minuten oder Stunden durch Substanzen in Kombination mit strahlender Energie.

OC-Anwendung: OC sind bei bekannter Photosensibilität relativ kontraindiziert. Niedrig dosierte Mikropillen mit Gestagenen, die nicht antigen wirken, sollten bevorzugt werden. Kombinationen mit EE/NETA sind absolut kontraindiziert und zu vermeiden.

Alternativen: Vaginalring, Hormonspirale, Gestagen-Monopille, IUP, Barriere-Methoden.

Einfluss auf die Grunderkrankung: OC können besonders in den Sommermonaten [2] photoallergische Reaktionen mit auslösen. In der Royal College of General Practitioners' Contraception Study wurde eine zunehmende Inzidenz der Photosensibilität bei OC-Anwendung festgestellt [5]. Ein Zusammenhang zur OC-Dosis und OC-Einnahmedauer konnte allerdings nicht bewiesen werden [5]. Die Inzidenz photosensibler Hautreaktionen wurde durch OC-Anwendung auf das Vierfache erhöht, wobei Estrogene die dominierenden Induktoren waren [4]. Progesteron in hoher Dosierung, wie es im IVF-Programm angewendet wird, kann ebenfalls eine photosensible Reaktion auslösen [1]. Nach dem Absetzen der OC klingen die Hauterscheinungen schnell ab [3]. Mikropillen, niedrig dosierte Gestagen-Monopillen oder die Hormonspirale sind bei photosensiblen Dermatitiden eher zu empfehlen. Treten Hautveränderungen unter der OC-Anwendung auf, so sind dieselben abzusetzen und es ist auf die Alternativen auszuweichen.

Merke: Bei bekannter Photosensibilität sind Mikropillen in niedriger Dosis zu empfehlen; hochdosierte OC und Kombinationen mit NETA und EE sind kontraindiziert.

Literatur

[1] Choi KW et al. The photosensitivity localized in a vitiliginous lesion was associated with the intramuscular injections of synthetic progesterone during an in vitro fertilization-embryo transfer. Ann Dermatol 21 (2009) 88–91.

[2] Cooper SM, George S. Photosensitivity reaction associated with use of the combined oral contraceptive. Br J Dermatol 144 (2001) 641–642.

[3] Gómez-Bernal S et al. Systemic photosensitivity due to a contraceptive patch. Photodermatol Photoimmunol Photomed 26 (2010) 213–215.

[4] Keski-Nisula L et al. Does the pill make a difference? Previous maternal use of contraceptive pills and allergic diseases among offspring. Allergy 61 (2006) 1467–1472.

[5] Royal College of General Practitioners. Oral contraceptives and health; an interim report from the oral contraceptive study of the. Pitman Medical Publishing, New York, 1974.

178 Plasmozytom (multiples Myelom, Kahler-Krankheit, Huppert-Krankheit)

Definition: Das Plasmozytom zählt zu den niedrigmalignen B-Zell-Non-Hodgkin-Lymphomen mit Durchsetzung des Knochenmarkes mit klonalen Plasmazellen, die in über 95 % pathologische monoklonale Immunglobuline ohne Antikörperfunktion bilden. Die Inzidenz beträgt 3–5/100.000. Das mittlere Erkrankungsalter betrifft ältere Menschen, die meist keiner Kontrazeption mehr bedürfen. Lediglich 2 % sind jünger.

OC-Anwendung: OC sind nicht kontraindiziert, sondern besonders während der Behandlung indiziert.

Alternativen: Vaginalring, transdermales kontrazeptives Pflaster, Depot-Gestagen, Hormonspirale, IUP, Barriere-Methoden.

Einfluss auf die Grunderkrankung: OC haben keinen Einfluss auf die Entwicklung eines Plasmozytoms (OR 1,04; CI 95 % 0,80–1,36) und spielen keine Rolle bei der Ätiologie desselben [1]. Allerdings kann 17ß-Estradiol den Hemmeffekt der Myelomzellen auf die Proliferation und Aktivität der alkalischen Phosphatase der Osteoplasten dosisabhängig verhindern [2]. Daher sind Mikropillen mit Estradiol als Estrogen bei einem Plasmozytom zu empfehlen.

Merke: Bei Plasmozytom sollten bevorzugt estradiolhaltige Mikropillen verordnet werden.

Literatur

[1] Costas L et al. A pooled analysis of reproductive factors, exogenous hormone use, and risk of multiple myeloma among women in the international multiple myeloma consortium. Cancer Epidemiol Biomarkers Prev 25 (2016) 217–221.

[2] Li Q et al. 17beta-Estradiol overcomes human myeloma RPMI8226 cell suppression of growth, ALP activity, and mineralization in rat osteoblasts and improves RANKL/OPG balance in vitro. Leuk Res 33 (2009) 1266–1271.

179 Pneumothorax, katamenialer (katamenialer Hämothorax, katameniale Hämoptoe)

Definition: Als katamenialer Pneumothorax wird ein spontaner Pneumothorax bezeichnet, der innerhalb von 72 Stunden vor oder nach Beginn der Menstruation bevorzugt im rechten Brustkorb mit Druckgefühl, Kurzatmigkeit und Husten, mitunter Hämoptoe, die bis zu 3 Tagen anhält, auftritt [5]. Diese Sonderform, in 25–33 % Ursache des Spontanpneumothorax [3], stellt sich besonders bei Frauen zwischen dem 30. und 40. Lebensjahr immer periodisch mit der Menstruation assoziiert wieder ein. Die Inzidenz ist höher als angenommen. Im Röntgen-Bild sind ein moderater Pneumothorax von der Lungenspitze bis zur Basis reichend und ein geringer Pleuraerguss zu sehen. Die Ursache ist nicht genau bekannt. Allerdings ist der katameniale Pneumothorax die häufigste Folge der Manifestation einer Endometriose im Thorax (1–3).

OC-Anwendung: OC sind nicht kontraindiziert, sondern zur Therapie vor und nach chirurgischer Intervention geeignet, sollten aber nach Möglichkeit als LZE verordnet werden, um Rezidive zu vermeiden.

Alternativen: Off-Label-Use zur Kontrazeption: DNG 2 mg [2], Gestagen-Monopille [3], Depot-Gestagen, Hormonspirale [3], IUP, Barriere-Methoden.

Einfluss auf die Grunderkrankung: Bei der konventionellen zyklischen OC-Einnahme trat sowohl nach Abbruch- als auch Durchbruchblutungen der katameniale Pneumothorax wieder auf [6]. Die OC-LZE ist dem LZ und dieser wieder der konventionellen zyklischen OC-Einnahme vorzuziehen, um jegliche Blutungen, Abbruchblutungen und Zusatzblutungen, zu vermeiden. Die katameniale Hämoptoe war unter OC dagegen sehr selten, da sie mit einer LZE erfolgreich behandelt werden konnte [4]. Die Prävention des katamenialen Pneumothorax ist sehr schwierig, da vor allem bei einem TES (thoracic endometriosis syndrome) die Rezidivrate sehr hoch ist. Die OC-Einnahme muss sich kontinuierlich über Jahre erstrecken. Die chirurgische Entfernung der Herde ist einer alleinigen Hormotherapie überlegen. Letztere sollte aber immer postoperativ angeschlossen werden, um über eine therapeutische Amenorrhö u. a. mit einer kontinuierlichen OC-Einnahme Beschwerdefreiheit zu erreichen [3]. Durch das Ausschalten der Menstruation oder Verhindern von Abbruchblutungen bei zyklischer OC-Anwendung wird die Möglichkeit des blutungsabhängigen Pneumothorax vermieden. Größere Studien über die Effektivität der einzelnen Hormontherapien mit zyklischer OC-Einnahme, im LZ, der LZE und der Hormonspirale liegen bisher auf Grund der Seltenheit der Erkrankung nicht vor.

Merke: Das Risiko des katamenialen Pneumothorax kann durch die OC im LZ oder der LZE reduziert bzw. vermieden werden. !

Literatur

[1] Bobermien K et al. Katamenialer Pneumothorax als mögliche Folge einer Endometriosis extragenitalis – Ein Fallbericht. Zentralbl Gynäkol 127 (2005) 345.
[2] Elia S et al. Catamenial pneumothorax due to solitary localization of diaphragmatic endometriosis Int J Surg Case Rep 12 (2015) 19–22.
[3] Härkki P et al. Menstruation-related spontaneous pneumothorax and diaphragmatic endometriosis. Acta Obstet Gynecol Scand 89 (2010) 1192–1196.
[4] Hamacher J et al. Menstruationsassozierter (katamenialer) Pneumothorax und katamaniale Hämoptysis. Schweiz Med Wochenschr 126 (1996) 924–932.
[5] Papafragaki D, Concannon L. Catamenial pneumothorax: a case report and review of the literature. J Womens Health (Larchmt) 17 (2008) 367–372.
[6] Wilhelm JL, Scommegna A. Catamenial pneumothorax. Bilateral occurrence while on suppressive therapy. Obstet Gynecol 50 (1977) 227–231.

180 Prämature Ovarialinsuffizienz (POI), prämatures Ovarialversagen, premature ovarian failure = POF)

Definition: Als prämature Ovarialinsuffizienz (POI) wird eine Störung der Ovarialfunktion vor dem 40. Lebensjahr bezeichnet, die durch eine Amenorrhö, Hypoestrogenismus und erhöhte Gonadotropinspiegel charakterisiert wird und gehäuft familiär auf der Grundlage von meist strukturellen Chromosomenanomalien, Autoimmunerkrankungen oder temporär nach einer Chemotherapie auftritt. Die spontane Rückkehr der Ovarialfunktion mit Schwangerschaften ist möglich. Von der POI sollte die prämature Menopause bzw. POF unterschieden werden, bei der das Versiegen der Ovarialfunktion irreversibel ist. Die Prävalenz beträgt 1–2 %, wobei dieselbe altersabhängig ist: 1/10.000 bis zum 20. Lebensjahr, 1/1.000 bis zum 30. Lebensjahr und 1/100 bis zum 40. Lebensjahr.

OC-Anwendung: OC sind nicht kontraindiziert.

Alternativen: Vaginalring, transdermales kontrazeptives Pflaster, Hormonspirale, IUP, Barriere-Methoden.

Einfluss auf die Grunderkrankung: OC-Anwendung führt zu niedrigeren AMH-Konzentrationen, einer niedrigeren Anzahl antraler Follikel und einem kleineren Ovarvolumen mit zunehmender Einnahmedauer unabhängig von der EE-Dosis [1]. Die OC-Einnahme führt nicht zu einer POI oder einem POF [3]. Bei POI kann die OC-Einnahme empfohlen werden, um unerwünschte Schwangerschaften, die bei den gar nicht so seltenen intermittierenden Spontanremissionen möglich sind [2], zu vermeiden. Die Beendigung der OC-Einnahme kann bedingt vom Gonadotropinspiegel und dem Alter abhängig gemacht werden. Bei POF wurden sowohl OC als auch transdermale Pflaster und oral wirksame Kombinationen zur HRT und Unterdrückung der Menopause-Symptome [5] verordnet, wobei zur endgültigen Effektivitätsbeurteilung größere Studien erforderlich sind [4].

! **Merke:** Bei POI sind OC indiziert, um einen sicheren kontrazeptiven Schutz zu gewährleisten.

Literatur

[1] Bentzen JG et al. Ovarian reserve parameters: a comparison between users and non-users of hormonal contraception. Reprod Biomed Online (2012) 612–619.

[2] Bidet M et al. Resumption of ovarian function and pregnancies in 358 patients with premature ovarian failure. J Clin Endocrinol Metab 96 (2011) 3864–3872.

[3] Haller-Kikkatalo K et al. The prevalence and phenotypic characteristics of spontaneous premature ovarian failure: a general population registry-based study. Hum Reprod 30 (2015) 1229–1238.

[4] O'Donnell RL et al. Physiological sex steroid replacement in premature ovarian failure: randomized crossover trial of effect on uterine volume, endometrial thickness and blood flow, compared with a standard regimen. Hum Reprod 27 (2012) 1130–1138.

[5] Sassarini J, Lumsden MA, Critchley HO. Sex hormone replacement in ovarian failure – new treatment concepts. Best Pract Res Clin Endocrinol Metab 29 (2015) 105–114.

181 Polymenorrhö

Definition: Als Polymenorrhö wird die zu häufige Menstruation von normaler Stärke und Dauer bei einer Zykluslänge ≤ 24 Tagen (≤ 21 Tagen) bezeichnet. Anstelle der bei der Eumenorrhö üblichen 13 Menses im Jahr sind es bei der Polymenorrhö 15 oder mehr. Die Blutungsstärke kann normal oder verstärkt sein (Hyperpolymenorrhö). Die zu häufigen Blutungen bei 15 bis 16 Zyklen im Jahr können zur Eisenmangelanämie und Leistungseinschränkungen führen. Polymenorrhöen sind besonders häufig in den Übergangsphasen, in der Adoleszenz und Prämenopause, und in den ersten 3 Jahren nach der Menarche [7]. Die Prävalenz wird bei Adoleszentinnen in Europa mit ca. 2–6 % angegeben [3, 6] Bei komplexen Herzerkrankungen mit Zyanose und wiederholten chirurgischen Interventionen ist die Prävalenz der Polymenorrhö mit 6,5 % erhöht [2].

OC-Anwendung: OC sind nicht kontraindiziert, sondern indiziert zur Kontrazeption: zyklisch, besser LZ oder LZE sowie zur Therapie zyklisch mit Mikropillen über 3–6 EZ, besser LZ zu 84/7 Tagen, bei Adoleszentinnen 42/7 Tage.

Alternativen: Vaginalring, transdermales kontrazeptives Pflaster, Gestagen-Monopille, Hormonspirale, Barriere-Methoden.

Einfluss auf die Grunderkrankung: Bereits mit einem LZ mit nur 2 Blistern einer Mikropille kommt es zu einer signifikanten Reduzierung der Blutungstage und verbrauchten Hygieneartikel [5], die im Langzyklus über 84/7 Tage [1] und bei LZE [4] noch wesentlich ausgeprägter ist.

Merke: Bei Polymenorrhö und besonders bei der Hyperpolymenorrhö ist die OC-Anwendung in LZ über 84/7 Tage sinnvoll.

!

Literatur

[1] Anderson FD, Hait H, the Seasonale-301 Study Group. A multicenter, randomized study of an extended cycle oral contraceptive. Contraception 68 (2003) 89–96.
[2] Drenthen W et al. Menstrual cycle and its disorders in women with congenital heart disease. Congenit Heart Dis 3 (2008) 277–283.
[3] Flug D, Largo RH, Prader A. Menstrual patterns in adolescent Swiss girls: a longitudinal study. Ann Hum Biol 11 (1984) 495–508.
[4] Makuch MY et al. Use of hormonal contraceptives to control menstrual bleeding: attitudes and practice of Brazilian gynecologists. Int J Womens Health 5 (2013) 795–801.
[5] Miller L, Notter K. Menstrual reduction with extended use of combination oral contraceptives pills: randomized controlled trial. Obstet Gynecol 98 (2001) 771–778.
[6] Rigon F et al. Menstrual pattern and menstrual disorders among adolescents: an update of the Italian data. Ital J Pediatr 2012 Aug. 14; 38: 38.
[7] World Health Organization Task Force on Adolescent Reproductive Health. World Health Organization multicenter study on menstrual and ovulatory patterns in adolescent girls. II. Longitudinal study of menstrual patterns in the early postmenarcheal period, duration of bleeding episodes and menstrual cycles. J Adolesc Health Care 7 (1986) 236–244.

182 Polyzystisches Ovar-Syndrom

Definition: Das Polyzytische Ovar-Syndrom (PCOS) umfasst eine Vielzahl sich überschneidender, schwer abgrenzbarer Dysfunktionen von Ovar und NNR und wird als Prototyp einer mit Hyperandrogenämie in Verbindung stehenden anovulatorischen

Zyklusstörung aufgefasst, bei der außerdem metabolische und kardiovaskuläre Störungen mit auftreten können. Seit der Rotterdamer Konsensuskonferenz 2003 gilt das PCOS als ovarielle Dysfunktion mit den drei kardinalen Merkmalen:

- Oligomenorrhö und/oder Anovulation,
- Hyperandrogenämie (Androgenisierung) und
- Polyzystische Ovarien.

Von den drei kardinalen Merkmalen sollen zwei erfüllt sein, wenn man vom PCOS spricht. Sonomorphologisch müssen mindestens 12 randständige Follikel zwischen 2–9 mm oder ein Ovarvolumen >10 ml feststellbar sein. In die Manifestation der ovariellen Dysfunktion sind mit eingeschlossen die Menstruationsstörungen (Oligo- oder Amenorrhö), die Zeichen der Androgenisierung, die Adipositas, die Insulinresistenz, die erhöhten LH-Werte, das Risiko für einen Diabetes mellitus Typ 2 und kardiovaskuläre Ereignisse. 2006 wurden wieder alle drei kardinalen Merkmale als Grundlage für die Diagnosestellung festgelegt. Die korrekte Diagnose eines PCOS schließt die Erfassung der metabolischen und kardiovaskulären Risiken und deren Abklärung mit ein [4]. Das klassische PCOS ist die verbreiteste Erkrankung mit einem Androgen-Exzess. Weltweit gilt das PCOS als häufigste Endokrinopathie der Frau mit multiplen Morbiditätsfaktoren (Dyslipidämie, Hypertension, Metabolisches Syndrome, Prädisposition zur frühen Atherosklerose, erhöhte Prävalenz einer subklinischen Atherosklerose mit dem Risiko des Myokardinfarktes und Schlaganfalls besonders bei Adipositas sowie erhöhte Inzidenz hormonabhängiger Malignome im Endometrium und in den Mammae), die immer von einer geringen chronischen Entzündung begleitet wird. Menstruationsstörungen und oder erhöhte Androgenspiegel in der Adoleszenz sind stets präsent bei einem PCOS und gehen im späteren Leben mit Infertilität einher [12].

Die Prävalenz des PCOS schwankt zwischen 5 % und 12 % und wird nach ultrasonographischen Untersuchungen unter Einbeziehung laborchemischer Analysen mit ca. 21 % angegeben [10]. Ätiologie und Pathogenese sind noch immer nicht eindeutig geklärt. Die Ursachen sind meist multifaktoriell und schließen sowohl genetische (x dominante) als auch Umweltfaktoren (zunehmender fetaler Stress, intrauterine Wachstumsretardierung) mit ein. Die Anlagen für das PCOS bilden sich bereits intrauterin aus, während die Manifestation in der Pubertät und Adoleszenz erfolgt [3]. In der Pathogenese spielt die Insulinresistenz eine entscheidende Rolle, wobei die einzelnen Mechanismen, die über die Insulinresistenz oder den Insulinanstieg zur Oligomenorrhö und Hyperandrogenämie führen, ebenfalls noch unklar sind [5].

OC-Anwendung: OC sind nicht kontraindiziert, sondern im LZ oder als LZE indiziert.

Alternativen: Vaginalring, transdermales kontrazeptives Pflaster, Depot-Gestagen, Gestagen-Monopille, Hormonspirale, IUP, Barriere-Methoden.

Einfluss auf die Grunderkrankung: OC sind die Mittel der 1. Wahl für die Langzeittherapie bei einem PCOS [13] und werden zu diesem Zweck am häufigsten genutzt [1]. OC alterieren beim PCOS weder den Kohlenhydrat- noch den Lipidmetabolismus signifikant und können für die Prävention genutzt werden [2]. Die kardiometabolischen Risiken der OC, die von der Dosis und dem Typ der Estrogene bzw. Gestagene abhängig sind, nehmen bei der Langzeitanwendung bei einem PCOS zu, wobei aber nach der vorhandenen Datenlage der Nutzen die Risiken bei weitem überwiegt [7]. Das venöse Thromboembolierisiko ist bei einem PCOS um das 1,5fache höher und wird durch OC auf das 3,7fache gesteigert [5]. Besonders bei Androgenisierungserscheinungen (Hirsutismus, Akne) sind antiandrogen wirksame OC die Therapeutika der 1. Wahl [9]. Die Einnahme von diesen OC mit den Gestagenen DNG, DRSP oder CMA, vor allem als LZE, ist sehr sinnvoll, da dadurch das Grundleiden mit behandelt wird. OC führen neben der Unterdrückung der LH-Sekretion zur Suppression der ovariellen Androgensekretion und zum Anstieg des SHBG [1, 6, 8]. Sowohl bei Jugendlichen als auch bei Frauen ohne Kinderwunsch sollten unabhängig vom Ausmaß der Androgenisierungserscheinungen beim PCOS antiandrogen wirksame Mikropillen als LZE über Jahre oder wenigstens im LZ verordnet werden. Die zyklische OC-Einnahme kann nicht mehr empfohlen werden, da durch sie kein Einfluss auf das Ovar-Volumen, die Follikelzahl und Follikelanordnung zu erreichen ist [8] und im einnahmefreien Intervall primär immer wieder die Androgensynthese im Ovar beginnt. DRSP-haltige OC in Kombination mit Metformin und Lebensstilnormalisierungen sind für den Blutdruck und die Korrektur des Kohlenhydratstoffwechsels besser als CPA-haltige Therapeutika [11].

Da das PCOS mit zahlreichen Erkrankungen und Risiken assoziiert ist, sollten vor jeder OC-Verschreibung die individuellen Risikofaktoren einschließlich des Alters, Raucherstatus, Adipositas (BMI), Glukoseintoleranz einschließlich Prädiabetes und Diabetes, Hypertonie, Dyslipidämie, Thrombophilie sowie die persönlichen oder familiären Erkrankungen an einer venösen Thromboembolie dokumentiert werden [13].

Merke: Bei einem PCOS sollte die Einnahme antiandrogen wirksamer Mikropillen so früh wie möglich als LZE oder wenigstens im LZ begonnen werden nachdem alle Risikofaktoren für die Anwenderin erfasst worden sind. !

Literatur

[1] ACOG Committee on Practice Bulletins – Gynecology: ACOG Practice Bulletin No. 108: Polycystic ovary syndrome. Obstet Gynecol 114 (2009) 936–949.

[2] Bozdag G, Yildiz BO. Combined oral contraceptives in polycystic ovary syndrome – indications and cautions. Front Horm Res 40 (2013) 115–127.

[3] Franks S, McCarthy MI, Harsy K. Development of polycystic ovary syndrome: involvement of genetic and environmental factors. Int J Androl 29 (2006) 278–285.

[4] Goodman NF et al. American Association of clinical Endocrinologists, American College of Endocrinology and Androgen Excess and PCOS Society Disease State Clinical Review: Guide to the best practices in the evaluation and treatment of Polycystic Ovarian Syndrome – Part 1. Endocr Pract 21 (2015) 1291–1300.
[5] Goodman NF et al. American Association of clinical Endocrinologists, American College of Endocrinology and Androgen Excess and PCOS Society Disease State Clinical Review: Guide to the best practices in the evaluation and treatment of Polycystic Ovarian Syndrome – Part 2. Endocr Pract 21 (2015) 1415–1426.
[6] Guido M et al. Ethinylestradiol-chlormadinone acetate combination for treatment of hirsutism and hormonal alterations of normal-weight women with polycystic ovary syndrome: evaluation of the metabolic impact. Reprod Sci 17 (2010) 767–775.
[7] Helvaci N, Yildiz BO. Oral contraceptives in polycystic ovary syndrome. Minerva Endocrinol 39 (2014) 175–187.
[8] Mulders AG et al. Influence of oral contraceptive pills on phenotype expression in women with polycystic ovary syndrome. Reprod Biomed Online 11 (2005) 690–696.
[9] Saha L, Kaur S, Saha PK. Pharmacotherapy of polycystic ovary syndrome – an update. Fundam Clin Pharmacol 26 (2012) 54–62.
[10] Stankiewicz M, Norman R. Diagnosis and management of polycystic ovary syndrome: a practical guide. Drugs 66 (2006) 903–912.
[11] Wang QY et al. Comparison of drospirenone – with cyproterone acetate-containing oral contraceptives, combined with metformin and lifestyle modifications in women with polycystic ovary syndrome and metabolic disorders: a prospective randomized control trial. Chin Med J (Engl) 129 (2016) 883–890.
[12] West S et al. Irregular menstruation and hyperandrogenaemia in adolescence are associated with polycystic ovary syndrome and infertility in later life: Northern Finland Birth Cohort 1986 study. Hum Reprod. 29 (2014) 2339–2351.
[13] Yildiz BO. Approach to the patient: contraception in women with polycystic ovary syndrome. J Clin Endocrinol Metab 100 (2015) 794–802.

183 Porphyrie

Definition: Bei der Porphyrie handelt es sich um angeborene oder erworbene Störungen der Häm-Biosynthese mit Überproduktion, Akkumulation oder vermehrter Ausscheidung von Porphyrinen. Je nach Defekt der betroffenen Enzyme der Häm-Biosynthese bewirken die unterschiedlichen Zwischenprodukte entweder eine hepatische oder kutane Porphyrie. Die Prävalenz ist in den einzelnen Ländern sehr unterschiedlich: Schottland 2/100.000, weiße Bevölkerung Südafrikas 300/100.000.

OC-Anwendung: OC sind nicht kontraindiziert. Bei der Verordnung sollte die niedrigste EE-Dosis und ein stoffwechselneutrales Gestagen (DNG) oder ein OC mit EV oder E_2 als Estrogen gewählt werden.

Alternativen: Vaginalring [2], transdermales kontrazeptives Pflaster, Depot-Gestagen, Gestagen-Monopille, Hormonspirale, IUP, Barriere-Methoden.

Einfluss auf die Grunderkrankung: In den großen epidemiologischen Studien (Walnut Creek Contraceptive Drug Study, Royal College of General Practitioners' Oral Contraception Study, Oxford/FPA Contraceptive Study) wurde kein Zusammenhang zwischen der OC-Einnahme und der Porphyrie mitgeteilt. In zahlreichen Kasuistiken wurde immer wieder über die verschiedensten Formen der Porphyrie nach hoch dosierter OC-Anwendung berichtet [3, 6], wobei die direkte Beziehung nicht eindeutig klar war. In Nord-Schweden hatten 57 % der Frauen mit einer manifesten Porphyrie OC eingenommen [1]. Bei 24 % waren die OC Auslöser von Porphyrie-Attacken [1]. In der Finnischen Studie hatten beinahe die Hälfte der Frauen mit einer Porphyrie ebenfalls OC angewendet [5]. 40 % der Frauen berichteten über OC induzierte Porphyrie-Attacken, die in 5 % eine stationäre Behandlung erforderten [5]. Nicht alle möglichen Risikofaktoren für die Auslösung einer Porphyrie-Attacke wurden in den skandinavischen Studien berücksichtigt.

Mit OC wurde die latente Phase der prämenstruellen Form der akuten Leber-Porphyrie erfolgreich stabilisiert. Mikropillen beeinflussen nicht die Ausscheidung von Porphyrinen [4].

Merke: Bei den verschiedenen Formen der Porphyrie sollten Mikropillen mit niedriger EE-Dosis oder Estradiol und stoffwechselneutralen Gestagenen (DNG) bevorzugt verordnet werden.

Literatur

[1] Andersson C, Innala E, Bäckström T. Acute intermittent porphyria in women: clinical expression, use and experience of exogenous sex hormones. A population-based study in northern Sweden. J Intern Med 254 (2003) 176–183.

[2] Barton JC, Edwards CQ. Porphyria cutanea tarda associated with HFE C282Y homozygosity, iron overload, and use of a contraceptive vaginal ring. J Community Hosp Intern Med Perspect 2016 Feb 17, 6(1) 30380.

[3] Bianketti J et al. Acute intermittent porphyria and oral contraception. Case report. [Article in Polish] Ginekol Pol 77 (2006) 223–226.

[4] Gross U et al. Hormonal oral contraceptives, urinary porphyrin excretion and porphyrias. Horm Metab Res 27 (1995) 379–383.

[5] Kauppinen R, Mustajoki P. Prognosis of acute porphyria: occurrence of acute attacks, precipitating factors, and associated diseases. Medicine 71 (1992) 1–13.

[6] Zaun H. Oestrogen-induzierte Porphyria cutanea tarda (PCT) mit Onycholyse. Aktuel Dermatol 11 (1985) 22–24.

184 Postpartale Periode, nicht stillend

Definition: Die Postpartale Periode (Post-partum-Periode = pp) umfasst den Zeitraum von ca. 6 Wochen nach der Entbindung (sogenanntes Wochenbett). Unter dem Aspekt der Kontrazeption wird dieser Zeitraum häufig auf bis zu 6 Monate ausgedehnt. Bei Nicht-Stillenden ist die Kontrazeption postpartal frühzeitig nötig, da ca. vom 30. Tag post partum an bereits wieder Ovulationen eintreten können [2, 6]. Nach dem Abstillen kann es noch früher zu Ovulationen kommen und das Bedürfnis zur Kontrazeption bestehen [1, 2, 6]. In der pp ist das Thromboserisiko deutlich erhöht [1, 3, 4, 7–9].

OC-Anwendung: In den ersten 21 Tagen der pp sind OC bei zusätzlichen Risikofaktoren für eine venöse Thromboembolie (Immobilität, peripartale Bluttransfusionen, BMI >30 kg/m², postpartale Blutungen, Sectio caesarea, Präeklampsie, Rauchen) absolut kontraindiziert (WHO 4), bei Frauen ohne Risikofaktoren relativ kontraindiziert (WHO 3).

Zwischen dem 21. und 42. Tag der pp besteht für die OC-Anwendung bei zusätzlichen Risikofaktoren eine relative Kontraindikation (WHO 3), ohne Risikofaktoren sind OC nicht mehr kontraindiziert (WHO 2). Nach dem 42. Tag der pp sind OC nicht kontraindiziert (WHO 1).

Alternativen: In den ersten 21 Tagen der pp sind das transdermale kontrazeptive Pflaster und der Vaginalring bei zusätzlichen Risikofaktoren für eine venöse Thromboembolie (Immobilität, peripartale Bluttransfusionen, BMI >30 kg/m², postpartale Blutungen, Sectio caesarea, Präeklampsie, Rauchen) absolut kontraindiziert (WHO 4), bei Frauen ohne Risikofaktoren relativ kontraindiziert (WHO 3).

Zwischen dem 21. und 42. Tag der pp besteht für das transdermale kontrazeptive Pflaster und den Vaginalring bei zusätzlichen Risikofaktoren eine relative Kontraindikation (WHO 3), ohne Risikofaktoren liegt keine Kontraindikation vor (WHO 2).

Nach dem 42. Tag der pp sind das transdermale kontrazeptive Pflaster und der Vaginalring nicht kontraindiziert (WHO 1). Gestagen-Monopille (WHO 1), Depot-Gestagen (WHO 1), Hormonspirale und IUP von 48 Stunden bis 4 Wochen postpartum (WHO 3), sonst in den ersten 48 Stunden postpartum und nach 4 Wochen postpartum (WHO 1).

Einfluss auf die Grunderkrankung: Durch OC wird das in der pp bereits vorhandene Thromboserisiko nochmals gesteigert [1, 5, 6], wobei dasselbe in den ersten 3 Wochen am größten ist und etwa nach 42 Tagen in der pp wieder das Ausgangsrisiko erreicht.

Merke: Die OC-Verordnung in der Postpartal-Periode richtet sich bei nicht stillenden Frauen nach dem postpartalen Zeitpunkt und ist vom Vorliegen zusätzlicher Thromboserisikofaktoren abhängig.

Literatur

[1] Birkhäuser M et al. Kontrazeption post partum. Frauenarzt 55 (2014) 1110–1113.

[2] Jackson E, Glasier A. Return of ovulation and menses in postpartum nonlactating women: a systematic review. Obstet Gynecol 117 (2011) 657–662.
[3] Jackson E, Curtis KM, Gaffield ME. Risk of venous thromboembolism during the postpartum period. A systematic review. Ostet Gynecol 177 (2011) 691–703.
[4] Kamel H et al. Risk of a thrombotic event after the 6-week-postpartum period. N Engl J Med 370 (2014) 130–135.
[5] Petersen JF et al. Combined hormonal contraception and risk of venous thromboembolism within the first year following pregnancy. Danish nationwide historical cohort 1995–2009. Thromb Heamost 112 (2014) 73–78.
[6] Römer T. Postpartale intrauterine Kontrazeption. Frauenarzt 57 (2016) 882–888.
[7] Sultan AA et al. Risk of first venous thromboembolism in and around pregnancy: a population-based cohort study. Br J Haematol 156 (2012) 366–373.
[8] Sultan AA et al. Risk factors for first venous thromboembolism around pregnancy a population basesd cohort study from the united kingdom. Blood 121 (2013) 3953–3961.
[9] Tepper NK et al. Postpartum venous thromboembolism: incidence and risk factors. Obstet Gynecol 123 (2014) 987–996.

185 Post-Pill-Amenorrhö

Definition: Bei der Post-Pill-Amenorrhö (PPA) handelt es sich um einen sehr unkorrekten und unglücklichen Begriff [3], da es die PPA als Folge der OC-Einnahme nicht gibt [4]. Die Prävalenz der vermeintlichen PPA entspricht mit 0,7–0,8 % der Inzidenz der spontanen sekundären Amenorrhö [2]. Die Ursachen einer sekundären Amenorrhö sind vielfältig [5]. Zahlreiche prädisponierende Faktoren (Zyklusstörungen: Oligomenorrhö, Spätmenarche; Untergewicht, Stress und vorexistierende Grunderkrankungen: Hypophysentumoren, Diabetes mellitus, Nebennieren-, Schilddrüsenerkrankungen, POI u. a.) spielen bei der Entstehung einer sekundären Amenorrhö eine Rolle [6]. Die Wahrscheinlichkeit, dass Frauen, die eine PPA angeben, ohne OC-Anwendung früher oder später eine sekundäre Amenorrhö bekommen hätten, die entweder auf einer hypothalamisch-hypophysären Störung, einem hypo- oder hypergonadotrope Hypogonadismus beruht, ist sehr groß.

OC-Anwendung: OC sind nicht kontraindiziert.

Alternativen: Hormonspirale, transdermales kontrazeptives Pflaster, Vaginalring, Depot-Gestagen, Gestagen-Monopille, IUP, Barriere-Methoden.

Einfluss auf die Grunderkrankung: OC induzieren nach dem Absetzen bei normgewichtigen zyklusstabilen Frauen mit normaler Stress-Verarbeitung nicht eine PPA bzw. sekundäre Amenorrhö. Bereits vor 45 Jahren wurde darauf hingewiesen, dass die Prävalenzen von der sogenannten PPA und einer sekundären Amenorrhö gleich sind [2]. Hinzu kommt, dass klinisch die PPA ohne Bedeutung ist [3]. Es besteht nach OC-Einnahme keine Korrelation zwischen der Einnahmedauer, dem Typ des OC und dem Auftreten einer sekundären Amenorrhö bzw. PPA. Der erste Zyklus nach Beendigung der OC-Einnahme hat eine normale Dauer [1]. Im LZ und bei der LZE ist nach Einnahme von LNG-haltigen OC die gewünschte Blutungsfreiheit, nicht zu verwechseln mit einer sekundären Amenorrhö, höher als nach Anwendung von DNG-haltigen Präparaten.

Merke: Die Inzidenz einer Post-Pill-Amenorrhö nach dem Absetzen der OC entspricht der Inzidenz der spontanen sekundären Amenorrhö.

Literatur

[1] Duijkers I, Engels L, Klipping C. Length of the menstrual cycle after discontinuation of oral contraceptives. Gynecol Endocrinol 20 (2005) 74–79.
[2] Furuhjelm M, Carlstrom K. Amenorrhea following use of oral contraceptives. Acta Obstet Gynecol Scand 52 (1973) 373–379.
[3] Goldzieher JW, Zamah NM. Oral contraceptive side effects: where's the beef? Contraception 52 (1995) 327–335.
[4] Ludwig M. Frauenarzt-Serie: Hormonsprechstunde. Sie fragen – Experten antworten. Frauenarzt 55 (2014) 1106–1108.
[5] Speroff L, Glass RH, Kase NG. Amneorrhea. In: Speroff L, Glass RH, Kase NG, eds. Clinical Gynecologic Endocrinology and Infertility, 5th edn. Baltimore: Williams & Wilkins, 1994, 401–456.
[6] Vytiska-Binstorfer E et al. Endokrines Profil bei Patientinnen mit Post-Pill-Amenorrhö. Geburtsh Frauenheilkd 47 (1987) 414–416.

186 Präeklampsie, Zustand nach

Definition: Eine Präeklampsie ist eine hypertensive Schwangerschaftserkrankung, die charakterisiert ist durch Hypertonie und Proteinurie, bei der häufig auch exzessive Ödemen mit auftreten. Die Ursachen für die Präeklampsien sind uteroplazentare Durchblutungsstörungen. Die Inzidenz liegt bei 2–8 % [2].

OC-Anwendung: OC sind relativ kontraindiziert. Unter der Einnahme von OC kann es bei Frauen mit einem Zustand nach Präeklampsie in der Anamnese zu einem Blutdruckanstieg kommen. Lässt sich der Blutdruck normalisieren, können Mikropillen (bevorzugt DRSP-haltige) unter regelmäßiger Kontrolle Anwendung finden.

Alternativen: IUP [5], Hormonspirale, Gestagen-Monopille, Vaginalring, transdermales kontrazeptives Pflaster, Barriere Methoden.

Einfluss auf die Grunderkrankung: Eine Präeklampsie in der Anamnese stellt einen Risikofaktor für eine spätere Hypertonie dar [1]. Ebenso ist das Risiko für weitere kardiovaskuläre Erkrankungen erhöht [1]. Nach einer Präeklampsie, auch ohne Hypertonie und vaskuläre Erkrankungen, besteht im späteren Leben ein signifikant erhöhtes Mortalitätsrisiko [3]. Bei der OC-Verordnung sind initial regelmäßig Blutdruckkontrollen erforderlich. Das Risiko für einen Hypertonus in einer späteren Schwangerschaft wird durch die OC-Anwendung geringer, während das Präeklampsie-Risiko bei OC-Einnahme > 8 Jahre erhöht ist [6]. Andererseits wurde berichtet, dass die OC-Einnahme vor der Schwangerschaft vor einer Präeklampsie schützt [4], ebenso wie ein IUP [5].

Merke: Eine Präeklampsie in der Anamnese sollte als Risikofaktor für weitere kardiovaskuläre Erkrankungen vor der OC-Verordnung erfasst und bewertet werden.

Literatur

[1] Hannaford P, Ferry S, Hirsch S. Cardiovascular sequelae of toxaemia of pregnancy. Heart 77 (1997) 154–158.
[2] Harutyunyan A, Armenian H, Petrosyan V. Interbirth interval and history of previous preeclampsia: a case-control study among multiparous women. BMC Pregnancy Childbirth 13 (2013) 244.
[3] Iversen L, Hannaford PC. Toxaemia of pregnancy and risk of mortality in later life: evidence from the Royal College of General Practitioners' Oral Contraception Study. Hypertens Pregnancy 29 (2010) 180–197.
[4] Kashanian M et al. Risk factors for pre-eclampsia: a study in Tehran, Iran. Arch Iran Med 14 (2011) 412–415.
[5] Parker SE, Jick SS, Werler MM. Intrauterine device use and the risk of pre-eclampsia: a case-control study. BJOG 123 (2016) 788–795.
[6] Thadhani R et al. A prospective study of pregravid oral contraceptive use and risk of hypertensive disorders of pregnancy. Contraception 60 (1999) 145–150.

187 Prämenstruelles Syndrom, Prämenstruelle Dysphorische Störung

Definition: Das Prämenstruelle Syndrom (PMS) wird charakterisiert durch gynäkologische, vegetative und psychische Symptome mit unterschiedlicher Intensität, die ca. 14 bis 4 Tage vor der Menstruation auftreten und sich in mindestens 3 Zyklen wiederholen. 30–70 % aller menstruierenden Frauen sind davon betroffen. Bei bis zu 10 % liegt die schwere Form, die prämenstruelle dysphorische Störung (PMDS), vor.

OC-Anwendung: OC sind beim PMD und der PMDS indiziert, wobei OC mit den Gestagenen DRSP und DNG (bei Dominanz der psychischen Symptome) zu bevorzugen sind. Die Anwendung im LZ oder als LZE ist besonders effektiv, unabhängig von der Zusammensetzung der OC.

Alternativen: Hormonspirale, Gestagen-Monopille, Vaginalring, transdermales kontrazeptives Pflaster, IUP, Barriere-Methoden.

Einfluss auf die Grunderkrankung: OC mit den verschiedensten Gestagenen und Estrogenen waren effektiv bei der Therapie des PMS [1, 9], besonders bei Anwenderinnen, die gleichzeitig eine sichere Kontrazeption wünschten [5].

DRSP-haltige OC haben sich beim PMS mit Wassereinlagerung (Ödeme, Brustspannen, Spannungsgefühl im Unterleib) sowie beim PMDS bewährt [2–4, 7, 10, 11, 14], da sie ihre volle Effektivität bereits in den ersten 3 Zyklen entfalteten [8], was anhand der verschiedenen Scores bereits nach 2 Monaten registriert werden konnte. Die optimale Wirkung trat meist erst nach 6 Monaten ein. Die zyklische Applikationsform im Rhythmus 24/4 Tage mit verkürzter OC-Einnahmepause war mit EE/DRSP-haltigen Mikropillen bereits sehr effektiv [10]. Die Wirkung konnte sehr früh registriert werden [12]. Besonders die emotionalen Symptome wurden mit der EE/DRSP-Kombination gebessert, wobei der Effekt umso deutlicher war, je ausgeprägter das PMS sich zeigte, besonders bei Frauen mit einer PMDS [7]. Der LZ über 168 Tage erbrachte im Vergleich zur konventionellen zyklischen Anwendung eine weitere deutliche signifikante Linderung der prämenstruellen Symptome [2]. Ähnlich gute Resultate wurden mit anderen OC-Kombinationen (E_2/NOMAC) erreicht, wenn die Behandlung zyklisch über ein Jahr vorgenommen wurde [13]. Durch die kontinuierliche niedrig dosierter LZE mit EE/LNG wurden nicht nur die Symptome des PMS [5] sondern auch der PMDS [5, 6] reduziert.

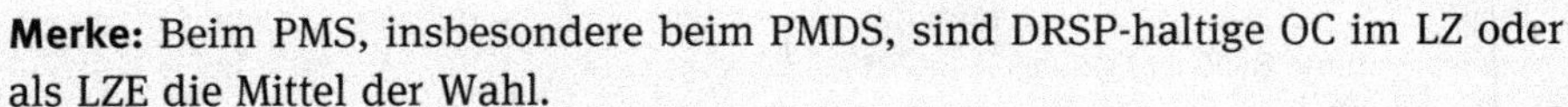

Merke: Beim PMS, insbesondere beim PMDS, sind DRSP-haltige OC im LZ oder als LZE die Mittel der Wahl.

Literatur

[1] Bakhshani NM et al. Premenstrual syndrome symptomatology among married women of fertile age based on methods of contraception (hormonal versus non-hormonal methods of contraception) Glob J Health Sci 6 (2013) 105–111.

[2] Coffee AL et al. Oral contraceptives and premenstrual symptoms: comparison of a 21/7 and extended regimen. Am J Obstet Gynecol 195 (2006) 1311–1319.

[3] Fenton C et al. Drospirenone/ethinylexstradiol 3 mg/ 20 microg (24/4 day regimen): a review of its use in contraception, premenstrual dysphoric disorder and moderate acne vulgaris. Drugs 67 (2007) 1749–1765.

[4] Freeman EW. Therapeutic management of premenstrual syndrome. Expert Opin Pharmaother 11 (2010) 2879–2889.

[5] Freeman EW et al. An overview of four studies of a continuous oral contraceptive (levonorgestrel 90 mcg/ethinyl estradiol 20 mcg) on premenstrual dysphoric disorder and premenstrual syndrome. Contraception 85 (2012) 437–445.

[6] Halbreich U et al. Continuous oral levonorgestrel/ethinyl estradiol for treating premenstrual dysphoric disorder. Contraception 85 (2012) 19–27.

[7] Lopez LM, Kaptein AA, Helmerhorst FM. Oral contraceptives containing drospirenone for premenstrual syndrome. Cochrane Database Syst Rev. 2012 Feb 15(2): CD006586.

[8] Marr J et al. Ethinyl estradiol 20µg/drospirenone 3mg 24/4 oral contraceptive for the treatment of functional impairment in women with premenstrual dysphoric disorder. Int J Gynaecol Obstet 113 (2011) 103–107.

[9] Norouzi Javidan A et al. Effects of ethinyl estradiol plus desogestrel on premenstrual symptoms in Iranian women. Acta Med Iran 52 (2014) 837–843.
[10] Pearlstein TB et al. Treatment of premenstrual dysphoric disorders with a new drospirenone-containing oral contraceptive formulation. Contraception 72 (2005) 414–421.
[11] Rapkin AJ, Winer SA. The pharmacologic management of premenstrual dysphoric disorder. Expert Opin Pharmacother 9 (2008) 429–445.
[12] Wichianpitaya J, Taneepanichskul S. A comparative efficacy of low-dose combined oral contraceptives containing desogestrel and drospirenone in premenstrual symptoms. Obstet Gynecol Int 2013 (2013) 487143.
[13] Witjes H et al. Comparative analysis of the effects of nomegestrol acetate/17β-estradiol and drospirenone/ethinylestradiol on premenstrual and menstrual symptoms and dysmenorrhea. Eur J Contracept Reprod Health Care 20 (2015) 296–307.
[14] Yonkers KA et al. Efficacy of a new low-dose oral contraceptive with drospirenone in premenstrual dysphoric disorder. Obstet Gynecol 106 (2005) 492–501.

188 Prolaktinom

Definition: Prolaktinome sind Makro- (> 10 mm) oder Mikroadenome (< 10 mm) im Hypophysenvorderlappen mit einer autonomen kontinuierlichen oder rhythmischen Sekretion von Prolaktin, die mit einer Galaktorrhö verbunden sein kann. Prolaktinome sind bei Frauen 5-mal häufiger als bei Männern. Die Inzidenz liegt bei ca. 3/100.000 Einwohner pro Jahr in Deutschland.

OC-Anwendung: OC sind nicht kontraindiziert. Die Anwendung von OC ist grundsätzlich möglich, wenn sich die Hyperprolaktinämie durch die Therapie mit Dopaminagonisten bei regelmäßiger Kontrolle normalisieren lässt. Mikropillen mit < 30 µg EE werden empfohlen [1].

Alternativen: Hormonspirale, Vaginalring, transdermales kontrazeptives Pflaster, Gestagen-Monopille, IUP, Barriere-Methoden.

Einfluss auf die Grunderkrankung: Estrogene können die Prolaktinproduktion und -sekretion induzieren. Daraus wurde postuliert, dass OC das Prolaktinomwachstum fördern könnten. Diese Hypothese konnte widerlegt werden [1, 5], nachdem bereits 1983 festgestellt worden war, dass die OC-Einnahme nicht zu einer Zunahme des Risikos für Hypophysenadenome führte [3]. OC können einen leichten Anstieg der Prolaktinspiegel im Serum bei Prolaktinomen induzieren. Jährlich sollte daher der Prolaktinspiegel kontrolliert werden [4]. OC stimulieren außerdem die Makroprolaktin-Produktion bei basal bestehenden hohen Makroprolaktin-Spiegeln [2]. In einer 2-Jahres-Studie waren bei Mikroprolaktinomen unter einer OC-Anwendung keine radiologischen oder laborchemischen Veränderungen nachweisbar [5]. Bei Makroprolaktinomen muss die Entscheidung zur OC-Anwendung immer individuell getroffen werden und die regelmäßige Überwachung erfolgen, um einen Wachstumsschub rechtzeitig zu erkennen. Mikropillen mit 20 μg EE sind zu bevorzugen. Interaktionen von OC und Dopaminagonisten sind nicht bekannt.

Merke: OC mit ≥ 30 μg EE sind bei Prolaktinomen nicht zu empfehlen.

Literatur

[1] Christin-Maitre S et al. Prolactinoma and estrogens: pregnancy, contraception and hormonal replacement therapy. Ann Endocrinol (Paris) 68 (2007) 106–112.
[2] Krysiak R et al. The effect of oral contraception on macroprolactin levels in women with macroprolactinemia: A pilot study. Pharmacol Rep 67 (2015) 854–857.
[3] Pituitary Adenoma Study Group. Pituitary adenomas and oral contraceptives: a multicenter case-control study. Fertil Steril 39 (1983) 753–760.
[4] Schlechte JA. Long-term management of prolactinomas. J Clin Endocrinol Metab 92 (2007) 2861–2865.
[5] Testa G et al. Two-year treatment with oral contraceptives in hyperprolactinemic patients. Contraception 58 (1998) 69–73.

189 Protein-C-Mangel

Definition: Bei einem Protein-C-Mangel bestehen entweder eine erniedrigte Protein-C-Konzentration oder eine erniedrigte Protein-C-Aktivität im Serum aufgrund eines homo- oder hetrerozygoten Gen-Defektes mit > 250 Mutationen bzw. nach schweren Erkrankungen der Leber oder einer Sepsis. Es resultiert eine geringere Inaktivierung der Faktoren Va und VIIIa. Die Prävalenz des homozygoten Protein C-Mangels liegt bei 1/500.000. Die heterozygote Form ist mit 1/200–500 wesentlich häufiger. 2–5 % aller venösen Thrombosen beruhen auf einem Protein-C-Mangel. Die jährliche Inzidenz beträgt 1–2 % für eine venöse Thromboembolie bei Protein-C-Mangel. Oft besteht Koinzidenz mit dem Faktor-V-Leiden sowie anderen Thrombophilie-Defekten (Prothrombin-, Protein S- und Antithrombin-Mangel), wobei die Kombination von Gen-Mutationen häufiger ist als eine einzelne Gen-Mutation [4].

OC-Anwendung: OC sind kontraindiziert (WHO 4).

Alternativen: Hormonspirale (WHO 2), Depot-Gestagen (WHO 2), Gestagen-Monopille (WHO 2), IUP (WHO 1), Barriere-Methoden.

Einfluss auf die Grunderkrankung: OC sind unabhängige Risikofaktoren für eine venöse Thromboembolie bei einem Protein-C-Mangel. Die OR für eine venöse Thromboembolie durch einen Protein-C-Mangel beträgt bei OC-Einnahme 6,3 (CI 95 % 1,68–23,87) [7]. Das Thromboserisiko kann sich beim Zusammentreffen von mehreren Mutationen weiter summieren oder potenzieren und dann auf das 16–80fache ansteigen [2]. In einer retrospektiven Familien-Kohorten-Studie wurde für

Protein-C-Mangel-Patientinnen ein Thrombose-Risiko von RR 23,6 (CI 95 % 3,7–535,6) errechnet [6]. Das Thromboserisiko ist in Dänemark mit vom Gestagen-Typ im OC abhängig [3]. OC induzieren allerdings einen Anstieg des Protein-C-Spiegels [1, 5].

Merke: Bei einem Protein-C-Mangel sind OC kontraindiziert, da das Thromboserisiko erhöht ist. 

Literatur

[1] Franchi F et al. Normal reference ranges of antithrombin, protein C and protein S: Effect of sex, age and hormonal status. Thrombosis Research 132 (2013) e152–e157.

[2] Legnani C et al. Venous thromboemolism in young women; role of thrombophilic mutations and oral contraceptive use. Eur Heart J 23 (2002) 984–990.

[3] Lidegaard Ø et al. Risk of venous thromboembolism from use of oral contraceptives containing different progestogens and oestrogen doses: Danish cohort study, 2001–9. BMJ 343 (2011) d6423.

[4] Simsek E et al. Combined genetic mutations have remarkable effect on deep venous thrombosis and/or pulmonary embolism occurence. Gene 536 (2014) 171–176.

[5] Tait RC et al. Protein C activity in healthy volunteers – Influence of age, sex, smoking and oral contraceptives. Thromb Haemost 70 (1993) 281–285.

[6] van Vlijmen EF et al. Oral contraceptives and the absolute risk of venous thromboembolism in women with single or multiple thrombophilic defects: results from a retrospective family cohort study. Arch Intern Med 167 (2007) 282–289.

[7] Wu O et al. Oral contraceptives, hormone replacement therapy, thrombophilias and risk of venous thromboemoblism: a systematic review. The Thrombosis: Risk and Economic Assessment of Thrombophilia Screening (TREATS) Study. Thromb Haemost 94 (2005) 17–25.

190 Protein-S-Mangel

Definition: Bei einem Protein-S-Mangel besteht eine erniedrigte Protein-S-Aktivität im Serum, die mit oder ohne Verminderung des freien Protein S verbunden ist und zu einer verminderten proteolytischen Aktivität führt. Freies Protein S ist ein körpereigener Vitamin-K-abhängiger Kofaktor, der Protein C aktiviert und beide die Gerinnungsfaktoren Va und VIIIa beschleunigt inaktivieren. Ein Protein-S-Mangel kann

1. auf Grund eines Gendefektes angeboren sein; 3 Formen:
   - Typ I: sowohl die Aktivität als auch die Konzentration vom freien und Gesamt-Protein-S sind vermindert;
   - Typ II: die Aktivität ist bei normaler freier und Gesamt-Protein-S-Konzentration vermindert;
   - Typ III: verminderte Aktivität und verminderte freie Protein-S-Konzentration bei normalem Gesamt-Protein-S.

2. oder erworben werden: OC, Estrogene, Gravidität, orale Warfarin-Therapie, Lebererkrankungen, disseminierte intravasale Gerinnung, akute Entzündung, HIV, Sichelzellanämie, Vitamin-K-Mangel.

Die Prävalenz des Protein-S-Mangels liegt bei 0,1 % in der Gesamtbevölkerung [2]. Die Prävalenz für eine erste venöse Thromboembolie durch einen Protein-S-Mangel beträgt 1–3 %. Die jährliche Inzidenz für eine venöse Thromboembolie bei einem Protein-S-Mangel bewegt sich zwischen 1–2 %. Mit zunehmendem Alter nimmt das Thromboserisiko bei Protein-S-Mangel zu [6].

OC-Anwendung: OC sind kontraindiziert (WHO 4).

Alternativen: Hormonspirale (WHO 1), IUP (WHO 1), Gestagen-Monopille (WHO 2), Depot-Gestagen (WHO 2), Barriere Methoden.

Einfluss auf die Grunderkrankung: OC-Einnahme führt zu einer Reduktion des Protein-S-Spiegels [1]. OC bewirken eine signifikante Reduzierung des Gesamt-Protein-S, aber nicht des freien Protein-S [3]. Das RR für eine erste venöse Thromboembolie durch einen Protein-S-Mangel bei OC-Einnahme steigt auf 32,4 stark an bei einer Prävalenz von 2 % [2]. OC mit EE/DSG bedingen einen niedrigeren Protein-S-Spiegel als die EE/LNG Kombination. Der Wechsel von einem OC mit EE/DSG zu einem OC mit EE/LNG führt zu einem Anstieg von Protein S [4]. Bei Protein-S-Mangel und Zustand nach tiefer venöser Thrombose können OC in Kombination mit Phenprocoumon angewendet werden, ohne dass es zu einer venösen Thrombose kommt [5].

! **Merke:** OC sind bei einem Protein-S-Mangel wegen des erhöhten Thromboserisikos absolut kontraindiziert.

Literatur

[1] Conard J. Biological coagulation findings in third-generation oral contraceptives. Hum Reprod Update 5 (1999) 672–680.
[2] Cosmi B et al. Role of family history in identifying women with thrombophilia and higher risk of venous thromboembolism during oral contraception. Arch Intern Med 163 (2003) 1105–1109.
[3] Dykes AC et al. A study of Protein S antigen levels in 3788 healthy volunteers: influence of age, sex and hormone use, and estimate for prevalence of deficiency state. Br J Haematol 113 (2001) 636–641.
[4] Mackie IJ et al. Protein S levels are lower in women receiving desogestrel-containing combined oral contraceptives (COC) than in women receiving levonorgestrel-containing COC at steady state and on cross-over. Br J Haematol 113 (2001) 898–904.
[5] Ott J et al. Venous thrombembolism, thrombophilic defects, combined oral contraception and anticoagulation. Arch Gynecol Obstet 280 (2009) 811–814.
[6] Pabinger I, Schneider B. Thrombotic risk of women with hereditary antithrombin III-, protein C- and protein S-deficiency taking oral contraceptive medication. The GTH Study Group on Natural Inhibitors. Thromb Haemost 71 (1994) 548–552.

191 Prothombin-G20210A-Mutation (Faktor-II-Mutation)

Definition: Die Prothrombin-Mutation G20210A ist eine Punktmutation, bei der an der Position 20210 Guanin gegen Adenin ausgetauscht wurde. Meist ist nur ein Allel betroffen (Heterozygotie), sehr selten sind beide Allele (Homozygotie) verändert. Durch diese Gen-Mutation wird mehr Prothrombin (Faktor II) in der Leber gebildet, das durch den Prothrombinaktivator zu Thrombin umgewandelt wird. Dieser Überschuss an Prothrombin erhöht das Thromboserisiko ca. um das 3–5fache. Die Prävalenz dieser Gen-Mutation liegt bei 1,7–3,0 %, ist aber bei 6–18 % der Thromboembolien nachweisbar [1]. Oft besteht Koinzidenz mit dem Faktor V Leiden sowie anderen Thrombophilie-Defekten (Protein-C-, Protein-S- und Antithrombin-Mangel), wobei die Kombination von Gen-Mutationen häufiger ist als eine einzelne Gen-Mutation [6].

OC-Anwendung: OC sind bei Prothrombin-Mutation absolut kontraindiziert (WHO 4); bei negativer Familienanamnese besteht für OC eine relative Kontraindikation. Das generelle Thrombophilie-Screening wird nicht empfohlen [5].

Alternativen: Hormonspirale (WHO 2), Depot-Gestagen (WHO 2), Gestagen-Monopille (WHO 2), IUP (WHO 1), Barriere-Methoden.

Einfluss auf die Grunderkrankung: OC sind unabhängige Risikofaktoren für eine venöse Thromboembolie bei einer Prothrombin-G20210-Mutation, insbesondere wenn gleichzeitig weitere Thrombophilie-Defekte bestehen [7]. Dieses Risiko ist aber wesentlich geringer als das venöse Thrombose-Risiko durch eine ungeplante Schwangerschaft mit Wochenbett bei Prothrombin-Mutation. OC besitzen demnach lediglich einen demaskierenden Effekt für asymptomatischen Carrier-Familien [7]. Das Thromboserisiko steigt mit der OC-Anwendung bei einem Prothrombin-Mutation weiter um das 3fache (CI 95 % 2,2–3,5) [3], nach Metaanalysen um das 6- bis 7fache an [2, 9] und kann bei gleichzeitiger Prothrombin-Mutation und Faktor V Leiden-Mutation um das 4- [9] bis 15fache [2] erhöht sein. Das Thromboserisiko kann sich beim Zusammentreffen von mehreren Mutationen weiter summieren oder potenzieren und dann auf das 16- bis 80fache ansteigen [4]. Die OC-Einnahme bedingt bei schwerer Thrombophilie ein weit höheres Thromboserisiko als bei einer leichten Thrombophilie. Aufgrund dieses Unterschiedes wurde abgeleitet, dass OC in die Kontrazeptionsberatung einzubeziehen sind, wenn keine anderen Risikofaktoren bekannt sind als z. B. eine positive Familienanamnese und die Alternativen nicht toleriert werden [8].

Merke: Bei Prothrombin-Mutation ist bei der Auswahl der geeigneten Kontrazeptionsmethode immer das wesentlich höhere Thromboserisiko durch eine ungeplante Schwangerschaft mit Wochenbett mit in die Entscheidung einzubeziehen.

Literatur

[1] Aznar J et al. Risk of venous thrombosis in carriers of the prothrombin G20210A variant and factor V Leiden and their interaction with oral contraceptives. Haematologica 85 (2000) 1271–1276.
[2] Emmerich J et al. Combined effect of factor V Leiden and prothrombin 20210A on the risk of venous thromboembolism-pooled analysis of 8 case-control studies including 2310 cases and 3204 controls. Study Group for Pooled-Analysis in Venous Thromboembolism. Thromb Haemost 86 (2001) 809–816.
[3] Gohil R, Peck G, Sharma P. The genetics of venous thromboembolism. A meta-analysis involving ~120,000 cases and 180,000 controls. Thromb Haemost 102 (2009) 360–370.
[4] Legnani C et al. Venous thromboemolism in young women; role of thrombophilic mutations and oral contraceptive use. Eur Heart J 23 (2002) 984–990.
[5] Rabe T et al. Kontrazeption & Thrombophilie – Eine Stellungnahme der Deutschen Gesellschaft für Gynäkologische Endokrinologie und Fortpflanzungsmedizin (DGGEF) e.V. und des Berufsverbands für Frauenärzte (BVF) e.V. J Reproduktionsmed Endokrinol 9 (2012) 20–63.
[6] Simsek E et al. Combined genetic mutations have remarkable effect on deep venous thrombosis and/or pulmonary embolism occurence. Gene 536 (2014) 171–176.
[7] van Vlijmen EF et al. Thrombotic risk during oral contraceptive use and pregnancy in women with factor V Leiden or prothrombin mutation: a rational approach to contraception. Blood 118 (2011) 2055–2061.
[8] van Vlijmen EF et al. Combined oral contraceptives, thrombophilia and the risk of venous thromboembolism: a systematic review and meta-analysis. J Thromb Haemost 2016 Apr 28. doi: 10.1111/jth.13349.
[9] Wu O et al. Oral contraceptives, hormone replacement therapy, thrombophilias and risk of venous thromboemoblism: a systematic review. The Thrombosis: Risk and Economic Assessment of Thrombophilia Screening (TREATS) Study. Thromb Haemost 94 (2005) 17–25.

192 Pseudotumor cerebri (idiopathische intrakranielle Hypertonie, hypertoner meningealer Hydrops)

Definition: Als Pseudotumor cerebri wird der erhöhte Hirndruck ohne erklärbare Ursache bezeichnet. Als Symptome werden Kopfschmerzen, Übelkeit, Druckgefühl im Kopf, Schwindelgefühl, Doppelbilder u. a. besonders von adipösen Frauen (BMI ≥ 30 kg/m^2) zwischen dem 20. und 40. Lebensjahr angegeben. Die Prävalenz ist bei Frauen 3-mal häufiger als bei Männern. Die Inzidenz für dieses seltene Ereignis liegt bei 1–3/100.000 Personen/Jahr [2].Ein Pseudotumor cerebri kann in Assoziation zu diversen Erkrankungen durch zahlreiche Medikamente induziert werden,

u. a. durch Tetrazykline, Minozykline, Doxyzykline, Retinoide, Isotretinoine, Kortikosteroide, Levothyroxin, Zyklosporine u. a., aber auch durch Hormone, Depot-Gestagene sowie OC.

OC-Anwendung: OC sind relativ kontraindiziert [6], oral einzunehmende Gestagene, die Notfallkontrazeptiva und Depot-Gestagene sind absolut kontraindiziert [9].

Alternativen: IUP, Barriere-Methoden.

Einfluss auf die Grunderkrankung: OC und Gestagene einschließlich der Hormonspirale werden mit einem Pseudotumor in Verbindung gebracht [1, 2, 4–7]. Besonders bei jungen adipösen Frauen kann durch OC ein Pseudotumor cerebri induziert werden [3, 6], der jahrelang unentdeckt bleiben kann [6].

Frauen mit einem Pseudotumor cerebri können bei regelmäßiger ophthalmologischer Kontrolle [6] OC einnehmen, vorausgesetzt dass bei diesen Kontrollen keine Zunahme des intrakraniellen Druckes festgestellt wird [8]. Niedrig dosierte Mikropillen oder OC mit Estradiol sind zu bevorzugen.

Merke: Junge adipöse Frauen mit visuellen Störungen und Kopfschmerzen während der OC-Einnahme, besonders wenn die Symptome täglich auftreten, sind unmittelbar dem Neurologen und Ophthalmologen vorzustellen und das OC ist abzusetzen.

Literatur

[1] Chan J. Idiopathic intracranial hypertension associated with depot medroxyprogesterone. Eye 20 (2006) 1396–1397.

[2] Contreras-Martin Y, Bueno-Perdomo JH. Hipertensión intracraneal idiopática: análisis descriptivo en nuestro medio. Neurología 30 (2015) 106–110.

[3] Dogulu CF et al. Idiopathic intracranial hypertension in cystinosis. J Pediatr 145(2004) 673–678.

[4] Etminan M, Luo H, Gustafson P. Risk of intracranial hypertension with intrauterine Levonorgestrel. Ther Adv Drug Saf 6 (2015) 110–113.

[5] FDA Adverse Event Reporting System (FAERS). http://www.fda.gov/Drugs/ Guidance Compliance Regulatory Information/Surveillance/Adverse Drug Effects/default.htm (accessed 2 October 2014).

[6] Finsterer J, Kues EW, Brunner S. Pseudotumour cerebri in a young obese woman on oral contraceptives. Eur J Contracept Reprod Health Care 11 (2006) 237–240.

[7] Giuseffi V et al. Symptoms and disease associations in idiopathic intracranial hypertension (pseudotumor cerebri): a case-control study. Neurology 41 (1991) 239–244.

[8] Jones KP, Wild RA. Contraception for patients with psychiatric or medical disorders. Am J Obstet Gynecol 170 (1994) 1575–1580.

[9] Wysowski DK, Green L. Serious adverse events in Norplant users reported to the Food and Drug Administration's Med Watch Spontaneous Reporting System. Obstet Gynecol 85 (1995) 538–542.

193 Psoriasis vulgaris (Schuppenflechte)

Definition: Die Psoriasis ist eine häufige Hauterkrankung bei Hellhäutigen mit polygener Vererbung oder multifaktorieller Auslösung. Die Prävalenz beträgt in Europa 2–3 %. Es handelt sich um eine epidermale Stoffwechselstörung mit beschleunigter Epidermisbildung, die häufig durch Infektionen oder Traumata ausgelöst wird. Die Inzidenz ist bei Raucherinnen höher [4].

OC-Anwendung: OC sind nicht kontraindiziert. Bei zyklusabhängiger Psoriasis ist der LZ oder die LZE indiziert.

Alternativen: Hormonspirale, transdermales kontrazeptives Pflaster, Vaginalring, Depot-Gestagen, Gestagen-Monopille, IUP, Barriere-Methoden.

Einfluss auf die Grunderkrankung: In keiner der drei großen Kohorten-Studien (Royal College of General Practitioners' Oral Contraception Study [2], Oxford/FPA Contraceptive Study [4], Walnut Creek Contraceptive Drug Study) wurde ein Einfluss der OC auf die Psoriasis festgestellt. Lediglich für Raucherinnen bestand ein doppelt so hohes Risiko für die Entwicklung einer Psoriasis [4]. Eine Besserung der Psoriasis wurde gelegentlich unter der Anwendung von Lynestrenol, einem Gestagen, das in Deutschland nicht mehr erhältlich ist, beschrieben [1]. Mitunter verschlechtert sich die Psoriasis mit dem Beginn der Menstruation. Dann sind der LZ oder die LZE indiziert. Die durch die Psoriasis-Therapeutika induzierten Menorrhagien lassen sich gut mit OC therapieren [3].

! **Merke:** Bei Exazerbation der zyklusabhängigen Psoriasis zur Zeit der Menstruation oder anlässlich der Abbruchblutungen ist die LZE empfehlenswert.

Literatur

[1] Riffelmacher F. Erfolgreiche Behandlung an Psoriasis erkrankter Frauen mit Lynestrol. Zeitschr für Hautkrankh 63 (1988) 1053.

[2] Royal College of General Practitioners. Oral contraceptives and health; an interim report from the oral contraceptive study of the Royal College of General Practitioners. Pitman Medical Publishing, New York, 1974.

[3] Scheinfeld N. Menorrhagia and severe menstrual pain related to the use of adalimumab in a psoriatic. J Dermatolog Treat 19 (2008) 188–189.

[4] Vessey MP, Painter R, Powell J. Skin disorders in relation to oral contraception and other factors, including age, social class, smoking and body mass index. Findings in a large cohort study. Br J Dermatol 143 (2000) 815–820.

194 Psychiatrische Erkrankungen

Definition: Psychiatrische Erkrankungen stellen eine Beeinträchtigungen der Wahrnehmung, des Denkens und Fühlens bzw. Verhaltens sowie der Verarbeitung von Erlebnissen oder der sozialen Beziehungen dar. Die Klassifikation erfolgt nach der weltweit in der Anwendung verbreiteten ICD 10 der WHO oder der DSM-5 der American Psychiatric Assoziation.

OC-Anwendung: OC sind nicht kontraindiziert. S. Depression (S. 74) (WHO 1).

Alternativen: Hormonspirale (WHO 1), transdermales kontrazeptives Pflaster (WHO 1), Vaginalring (WHO 1), Depot-Gestagen (WHO 1), Gestagen-Monopille (WHO 1), IUP (WHO 1), Barriere-Methoden.

Einfluss auf die Grunderkrankung: In der Royal College of General Practitioners' Oral Contraception Study ergab sich keine Assoziation zwischen der OC-Einnahme und einer Schizophrenie, schweren Depression, Schlafstörung, Angstzuständen, Hysterien, Psychosen und einem nervösen Erbrechen. Eine zunehmende Inzidenz bestand allerdings für Phobien, depressive Neurosen und Neurasthesien [7]. In der Oxford FPA Oral Contraceptive Study wurde keine Risikoerhöhung für mentale Erkrankungen festgestellt. Die OC-Einnahme führte zu einer niedrigeren Prävalenz aller psychiatrischen Erkrankungen, außer der subklinischen Depressionen, und bei monophasischer OC-Anwendung im vorausgegangenen Jahr zu einer signifikanten Risikominderung der subklinischen Paniken (OR 0,34, CI 95 % 0,14–0,84) [1]. Stimmungsschwankungen sind unter der OC-Anwendung häufiger als von den Herstellern der OC angegeben wurden [8]. Diese Stimmungsschwankungen und Depressionen waren die Hauptursachen für die Beendigung der OC-Einnahme bereits nach 6-monatiger Anwendung [5]. Stress stellt neben depressiven Stimmungsschwankungen für junge OC-Anwenderinnen ein zunehmendes Risiko für die Beendigung der OC-Einnahme dar [2], obwohl OC depressive Symptome bei jungen Frauen reduzieren können [4]. Stress und Depressionen beeinflussten das OC-Einnahmeverhalten negativ [3] und erhöhten das Risiko für Einnahmefehler [6].

Merke: OC senken das Risiko für subklinische Paniken. !

Literatur

[1] Cheslack-Postava K et al. Oral contraceptive use and psychiatric disorders in a nationally representative sample of women. Arch Womens Ment Health 18 (2015) 103–111.

[2] Hall KS et al. Influence of depressed mood and psychological stress symptoms on perceived oral contraceptive side effects anddiscontinuation in young minority women. Contraception 86 (2012) 518–525.

[3] Hall KS et al. Role of young women's depression and stress symptoms in their weekly use and nonuse of contraceptive methods. J Adolesc Health 53 (2013) 241–248.

[4] Keyes KM et al. Association of hormonal contraceptive use with reduced levels of depressive symptoms: a national study of sexually active women in the United States. Am J Epidemiol 178 (2013) 1378–1388.

[5] Sanders SA et al. A prospective study of the effects of oral contraceptives on sexuality and well-being and their relationship to discontinuation. Contraception 64 (2001) 51–58.

[6] Stidham Hall K et al. Young women's consistency of contraceptive use–does depression or stress matter? Contraception 88 (2013) 641–649.
[7] The Royal College of General Practitioners. Psychiatric and neurological diseases. Diseases of the sense organs. In: The Royal College of General Practitioners. Oral Contraceptives and Health. An interim report from the Oral Contraception Study of Royal College of General Practitioners. Pitman Medical Publishers, London, 1974, 31–36.
[8] Wiebe E, Kaczoroski J, MacKay J. Mood and sexual side effects of hormonal contraception. Can Fam Physician 58 (2012) e677–683.

195 Rauchen – Nikotinabusus

Definition: Rauchen ist die regelmäßige Aufnahme von Nikotin mit Rauch aus verbrennenden Tabakprodukten (Zigarette, Zigarre oder Pfeife) bis in die Mundhöhle oder bis in die tieferen Atemwege und Lunge. Bei wiederholter Zufuhr führt dies zur Gewöhnung und Abhängigkeit. Nikotinabusus stellt einen Risikofaktor für kardiovaskuläre Erkrankungen und das Bronchialkarzinom dar. Im Gegensatz dazu findet mit der Elektro-Zigarette keine Tabakverbrennung statt, es wird Nassdampf inhaliert oder gepafft.

OC-Anwendung: OC sind absolut kontraindiziert bei Raucherinnen, die ≥ 15 Zigaretten am Tag rauchen und ≥ 35 Jahre alt sind (WHO 4). Bei Raucherinnen ≥ 35 Jahre, die ≤ 15 Zigaretten pro Tag rauchen, besteht eine relative Kontraindikation (WHO 3). Raucherinnen < 35 Jahren haben ein erhöhtes Risiko (WHO 2). Generell gilt bei der OC-Einnahme bei Raucherinnen, dass aufgrund der Risikosituation Mikropillen, nach Möglichkeit mit 20 µg EE, zu bevorzugen sind.

Alternativen: Hormonspirale (WHO 1), Gestagen-Monopille (WHO 1), Depot-Gestagen (WHO 1), IUP (WHO 1), Barriere-Methoden. Die Gestagen-Monopille ist auch bei Raucherinnen nicht gänzlich risikofrei.

Einfluss auf die Grunderkrankung: Rauchen ist ein Risikofaktor für das Lungenkarzinom, Zervixneoplasien, den Morbus Crohn, die Endometriose, Nieren- und vor allem kardiovaskuläre Erkrankungen, insbesondere Thrombosen. Dieses Risiko wird durch die OC-Einnahme potenziert. Mit zunehmender Dauer des Nikotinabusus steigt das Mortalitäts-Risiko weiter an (11–20 Jahre: HR 1,82; > 20 Jahre HR 2,34) [3]. Klinische Relevanz wird erreicht, wenn noch weitere Risikofaktoren (Alter, Hypertonus, anamnestische Thrombosen) hinzukommen. Das Mortalitäts-Risiko ist bei OC-Anwenderinnen, die ≥ 15 Zigaretten täglich rauchen, deutlich erhöht (RR 2,25) [8]. Das Risiko für einen Myokardinfarkt steigt bei Raucherinnen unter der OC-Anwendung um den Faktor 2 [7] bis 10 [6] an. In der WHO-Studie wurde das Myokardinfarkt-Risiko bei Raucherinnen noch deutlicher erhöht gefunden [9]. Bei Raucherinnen im Alter < 35 Jahren und OC-Einnahme steigt das Myokardinfarkt-Risiko um den Faktor 43 an und erhöht sich nach dem 35. Lebensjahr um den

Faktor 485 [9]. Rauchen beeinflusst den Metabolismus von EE, der über Enzyminduktion am Cytochrom P450 in der Leber beschleunigt wird. Zusatzblutungen sind daher keine Seltenheit [2]. Der Nikotinmetabolismus wird bei OC-Einnahme ebenfalls beschleunigt. Das könnte möglicherweise zu einem erhöhten Nikotinbedarf mit gesteigerter Nikotin-Abhängigkeit führen [1] und der Grund dafür sein, warum Raucherinnen deutlich seltener OC einnehmen (minus 40 %). Das Minus erreicht altersabhängig bei 35–44-jährigen 70 % [4].

Über den Einfluss von Elektro-Zigaretten auf das kardiovaskuläre Risiko bei OC-Einnahme besteht bisher keine Evidenz. Elektro-Zigaretten verändern die Herzrate und den Blutdruck wesentlich geringer als dies beim Rauchen herkömmlicher Zigaretten geschieht [5].

Merke: Das genaue Erfassen und Dokumentieren des Risikofaktors Rauchen gehört zur Erstanamnese vor der OC-Verordnung und der jährlich zu evaluierenden und dokumentierenden Zwischenanamnese. !

Literatur

[1] Benowitz NL et al. Female sex and oral contraceptive use accelerate nicotine metabolism. Clin Pharmacol Ther 79 (2006) 480–488.

[2] Grossman MP, Nakajima ST. Menstrual cycle bleeding patterns in cigarette smokers. Contraception 73 (2006) 562–565.

[3] Iversen L et al. Impact of lifestyle in middle-aged women on mortality: evidence from the Royal College of General Practitioners' Oral Contraception Study. Br J Gen Pract 60 (2010) 563–569.

[4] McClave AK et al. Cigarette smoking women of reproductive age who use oral contraceptives: results from the 2002 and 2004 behavioral risk factor surveillance systems. Womens Health Issues 20 (2010) 380–385.

[5] Riley HE et al. Hormonal contraception among electronic cigarette users and cardiovascular risk: a systematic review. Contraception 93 (2016) 190–208.

[6] Roy S. Effects of smoking on prostacyclin formation and platelet aggregation in users of oral contraceptives. Am J Obstet Gynecol 180 (June Suppl) (1999) 364–368.

[7] Tanis BC et al. Oral contraceptives and the risk of myocardial infarction. N Engl J Med 345 (2001) 1787–1793.

[8] Vessey M, Yeates D, Flynn S. Factors affecting mortality in a large cohort study with special reference to oral contraceptive use. Contraception 82 (2010) 221–229.

[9] WHO Lancet. Acute myocardial infarction and combined oral contraceptives: results of an international multicentre case-control study. WHO Collaborative Study of Cardiovascular Disease and Steroid Hormone Contraception. Lancet 349 (1997) 1202–1209.

196 Retinitis pigmentosa (Retinopathia pigmentosa)

Definition: Die Retinitis pigmentosa ist eine meist erblich autosomal dominant als auch autosomal rezessiv ausgelöste, selten erworbene degenerative Erkrankung mit Engstellung der Netzhautgefäße, Optikusatrophie, nervaler Destruktion der Netzhaut mit Pigmentablagerung.

OC-Anwendung: OC sind bisher kontraindiziert, da eine weitere Schädigung der Retina denkbar sei. Norgestrel (NG) wirkt in vitro neuroprotektiv. OC mit NG und niedriger Estrogen-Dosis könnten eine Option werden.

Alternativen: Gestagen-Monopille mit NG, Barriere-Methoden, IUP, Hormonspirale.

Einfluss auf die Grunderkrankung: Obwohl nur Einzelfallberichte nach Einnahme hochdosierter OC vorliegen [2], ist durch die Anwendung von hochdosierten Steroidhormonen eine Verschlechterung der vaskulären Situation am Auge zu erwarten. Daher ist Zurückhaltung bei der OC-Verordnung und anderen systemisch wirkenden Steroiden geboten. NG wurde als ein potentielles Therapeutikum für die Behandlung der Retinitis pigmentosa identifiziert [3]. Allerdings ist der echte Wirkungsmechanismus noch unbekannt. Als Wirkungsort wurde die Membrankomponente 1 des PR identifiziert [3]. Die Neuroprotektion von NG wurde in verschiedenen Tiermodellen nachgewiesen [4]. NG schützte die Photorezeptorzellen vor der Apoptose in zwei Modellen zur Retinadegeneration [1].

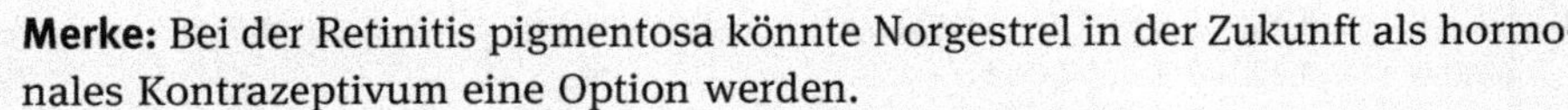

Merke: Bei der Retinitis pigmentosa könnte Norgestrel in der Zukunft als hormonales Kontrazeptivum eine Option werden.

Literatur

[1] Doonan F et al. Enhancing survival of photoreceptor cells in vivo using the synthetic progestin Norgestrel. J Neurochem 118 (2011) 915–927.

[2] Huismans H. Vascular retinal complication after long-time therapy with oral hormonal contraceptives. Klin Monbl Augenheilkd 169 (1976) 505–507.

[3] Jackson AC et al. Progesterone receptor signalling in retinal photoreceptor neuroprotection. J Neurochem 136 (2016) 63–77.

[4] Wyse Jackson AC, Cotter TG. The synthetic progesterone Norgestrel is neuroprotective in stressed photoreceptor-like cells and retinal explants, mediating its effects via basic fibroblast growth factor, protein kinase A and glycogen synthase kinase 3β signalling. Eur J Neurosci 43 (2016) 899–911.

197 Reye-Syndrom

Definition: Beim Reye-Syndrom kommt es durch eine Virusinfektion zur Störung im Mitochondrien-Metabolismus mit einer akuten Enzephalopathie mit fettiger Degeneration der Leber bei Kindern und Teenagern < 18 Jahren. Die Ätiologie ist weitestgehend unbekannt. Die generalisierte mitochondriale Störung nach Virusinfektion wird hypothetisch angenommen; sie wird von genetischen Faktoren und exogenen Noxen (Drogen, Acetylsalicylsäure, Ibuprofen und anderen Chemikalien) beeinflusst. Beeinträchtigt können werden: Pyruvatdehydrogenase und Enzyme der Atmungskette, die einen verstärkten anaeroben Stoffwechsel mit Laktatbildung und Übersäuerung bedingen; Carbamoylphosphat-Synthetase, die zur Harnstoff-zyklus-Beeinträchtigung mit einem Überangebot an Ammoniak führt; Beta-Oxidation in Leber und Muskel, die eine Anreicherung der Fettsäuren zur Folge hat und der l-3-Hydroxy-Acyl-CoA-Dehydrogenase-Mangel, der mit Hypoglykämie und Hyperinsulinismus einhergeht [1].

OC-Anwendung: OC sind relativ kontraindiziert. Sie können unter Kontrolle der Leberfunktionswerte verordnet werden. Wie nach einer Hepatitis sind die Transaminasen vor OC-Einnahmebeginn und am Ende des 3. EZ zu kontrollieren. Steigen die Transaminasen gering an, sind dieselben nach weiteren 3 EZ wieder zu kontrollieren. Nach 6 Monaten müssen die Transaminasen sich normalisiert haben, oder die OC sind abzusetzen. Bleiben die Transaminasen im Normbereich, so besteht keine Kontraindikation. Mikropillen mit 20 µg EE-Dosis sollten verordnet werden.

Alternativen: Hormonspirale, IUP, Barriere-Methoden.

Einfluss auf die Grunderkrankung: Niedrig dosierte OC üben keinen Einfluss auf die mitochondrialen Störungen aus.

Merke: OC sind beim Reye-Syndrom solange relativ kontraindiziert, solange die Leberfunktionswerte nicht zur Norm zurückgekehrt sind. Danach sind bei OC-Anwendung die Leberfunktionswerte regelmäßig zu kontrollieren (3. EZ, 6. EZ, danach alle 6 Monate). !

Literatur

[1] Bennett MJ et al. Reye-like syndrome resulting from novel missense mutations in mitochondrial mediumand short-chain l-3-hydroxy-acyl-CoA dehydrogenase. Mol Genet Metab 89 (2006) 74–79.

198 Rheumatoide Arthritis (chronische Polyarthritis)

Definition: Die rheumatoide Arthritis (RA) ist eine entzündliche Allgemeinerkrankung mesenchymaler Gewebe. Die Prävalenz bewegt sich zwischen 0,5 und 1 % und die Inzidenz wird in Deutschland auf 500.000 bis 800.000/Jahr geschätzt. Alle Altersgruppen, vom Kind bis zum alten Menschen, können erkranken. Bei Frauen tritt die RA 2- bis 3mal häufiger auf. Raucher haben ein um das Achtfache erhöhtes Risiko. Sowohl Umwelt- als auch genetische Faktoren spielen eine Rolle. Die adrenalen und gonadalen Hormone wirken bei RA als Immunmodulatoren ausgeprägt suppressiv und verhindern so die Entwicklung derselben.

OC-Anwendung: OC sind nicht kontraindiziert, sondern indiziert. Die LZE oder der LZ sollten bevorzugt werden.

Alternativen: Depot-Gestagen (besonders MPA-haltige), Hormonspirale, IUP, Barriere-Methoden.

Einfluss auf die Grunderkrankung: In zahlreichen epidemiologischen und experimentellen Studien und Metaanalysen wurde die Bedeutung der OC für die RA sehr unterschiedlich bewertet. In den großen englischen Kohorten-Studien für hochdosierte OC (Royal College of General Practitioners' Oral Contraception Study, Oxford/Family Planning Association Oral Contraceptive Study) fanden sich keine Assoziationen zwischen der OC-Einnahme und den rheumatischen Erkrankungen: Rheumatische Arthritis, Osteoarthritis, spondeolytische Osteoarthritis, unspezifische Arthritis, Lumbago, skapulohumorale Myofibrose, Fibrositis, unspezifischer Rheumatismus, Lumbalgie, Synovitis, Bursitis, Tendosynovitis sowie andere Erkrankungen der Muskeln, Sehnen und Faszien. Dagegen bestand eine enge Korrelation zwischen der OC-Anwendung und einer Synovitis in der Walnut Creek Contraceptive Drug Study. Die Nachanalyse der Daten der Royal College of General Practitioners' Oral Contraception Study ergab für die OC-Einnahme und die ehemalige OC-Anwendung ein erniedrigtes Standardrisiko für die RA. In UK [11] und mit der Nurses Health Study [9] wurde ebenfalls keine Zunahme des Risikos für eine RA gefunden. Zyklusstörungen und eine frühe Menarche [9] erhöhten ebenso wie das Rauchen [11] das Risiko erheblich. Eine Metaanalyse 2014 (12 Fall-Kontroll-Studien, 5 Kohorten-Studien) ergab keine signifikante Assoziation zwischen der OC-Anwendung und dem Risiko für eine RA. Allerdings bestand ein fast signifikant niedrigeres RA-Risiko (RR 0,79; CI 95 % 0,62–1,01) bei OC-Einnahme in Europa, das für Nordamerika nicht ermittelt werden konnte (RR 0,99; CI 95 % 0,81–1,21) [10]. Das Risiko war umso niedriger, je früher die OC-Einnahme begann, wobei höher dosierte OC stärker schützend wirkten [6]. Die OC-Einnahme >7 Jahre führte zu einer Abnahme des RA-Risikos (OR 0,37; CI 95 % 0,15–0,93) [2], das für die leichte RA nach >5 Jahren OC-Anwendung noch ausgeprägter war (OR 0,1; CI 95 % 0,01–0,06) [8], ohne dass das Langzeitergebnis für die RA signifikant beeinflusst wurde [7]. Die Dauer der OC-Einnahme zum Schutz vor einer RA ist also bedeutsam [4]. Wahrscheinlich wurde lediglich die Progression der leichten zur schweren RA durch OC gehemmt, wobei die OC sehr früh in die Entwicklung der Immundysregulation bei der RA eingriffen [3]. Nach neueren Erkenntnissen könnte der protektive Effekt bei ehemaliger und gegenwärtiger OC-Einnahme auf zentralnervösem Weg schneller induziert sein als die Suppression der peripheren Entzündung [1]. Der generelle Schutz vor einer RA war am effektivsten, wenn die OC-Einnahme vor oder zur Zeit der ersten Symptome begann [5]. Es erscheint daher sinnvoll, die OC-Anwendung als LZE oder zumindest im LZ besonders im Winterhalbjahr vornehmen zu lassen, um zu vermeiden, dass der mit den Abbruchblutungen in der OC-Einnahmepause verbundene Hormonabfall ähnlich wie beim Estradiol- und Progesteron-Abfall zur Zeit der normalen Menstruation zur Induktion von Schüben führt.

Merke: Wegen der möglichen Provokation einer Rheumatoiden Arthritis durch Menstruation und Zyklusstörungen sollte die OC-Einnahme nicht konventionell zyklisch, sondern wenigstens als LZ oder besser als LZE praktiziert werden.

Literatur

[1] Albrecht K et al. Association between the use of oral contraceptives and patient-reported outcomes in an early arthritis cohort. Arthritis Care Res (Hoboken) 68 (2016) 400–405.
[2] Berglin E et al. Influence of female hormonal factors, in relation to autoantibodies and genetic markers, on the development of rheumatoid arthritis in northern Sweden: a case-control study. Scand J Rheumatol 39 (2010) 454–460.
[3] Bhatia SS et al. Rheumatoid factor seropositivity is inversely associated with oral contraceptive use in women without rheumatoid arthritis. Ann Rheum Dis 66 (2007) 267–269.
[4] Brennan P et al. Oral contraceptives and rheumatoid arthritis: results from a primary care-based incident case-control study. Semin Arthritis Rheum 26 (1997) 817–823.
[5] Camacho EM et al. The relationship between oral contraceptive use and functional outcome in women with recent-onset inflammatory polyarthritis: results from the Norfolk Arthritis Register. Arthritis Rheum 63 (2011) 2183–2191.
[6] Doran MF et al. The effects of oral contraceptives and estrogen replacement therapy on the risk of rheumatoid arthritis: a population based study. J Rheumatol 31 (2004) 207–213.
[7] Drossaers-Bakker KW et al. Pregnancy and oral contraceptive use do not significantly influence outcome in long-term rheumatoid arthritis. Ann Rheum Dis 61 (2002) 405–408.
[8] Jorgensen C et al. Oral contraception, parity, breast feeding and severity of rheumatoid arthritis. Ann Rheum Dis 55 (1996) 94–98.
[9] Karlson EW et al. Do breast-feeding and other reproductive factors influence future risk of rheumatoid arthritis? Results from the Nurses' Health Study. Arthritis Rheum 50 (2004) 3458–3467.
[10] Qi S et al. Meta-analysis of oral contraceptives and rheumatoid arthritis risk in women. Ther Clin Risk Manag 10 (2014) 915–923.
[11] Rodríguez LA et al. Rheumatoid arthritis in UK primary care: incidence and prior morbidity. Scand J Rheumatol 38 (2009) 173–177.

199 Rosacea

Definition: Als Rosacea wird eine chronisch verlaufende Hauterkrankung im Gesicht bezeichnet. Die Ätiologie ist unklar. Es besteht wahrscheinlich eine genetische Disposition mit Labilität des Gefäßnervensystems. Die Symptomatik manifestiert sich meist im 5. Lebensjahr mit fleckenförmigen Rötungen, Teleangiektasien,

Papeln, Pusteln und polsterartiger Infiltration (Rhinophym), gelegentlich auch Konjunktivitiden.

OC-Anwendung: OC sind nicht kontraindiziert. OC mit antiandrogen wirksamen Gestagenen sollten bevorzugt zur Anwendung kommen.

Alternativen: Transdermales kontrazeptives Pflaster, Vaginalring, Gestagen-Monopille, Depot-Gestagen, IUP, Barriere-Methoden.

Einfluss auf die Grunderkrankung: Über günstige Effekte von OC auf die Rosacea wurde berichtet, insbesondere wenn OC mit antiandrogen wirksamen Gestagenen zur Anwendung gelangten [1, 2]. Allerdings wurde diesen Mitteilungen auch widersprochen [3].

Merke: OC mit antiandrogen wirksamen Gestagenen sind bei der Rosacea von Vorteil.

Literatur

[1] Mauss J. Behandlung der papulopustulösen Rosacea der Frau mit Cyproteronacetat. Hautarzt 32 (1981) 94–95.
[2] Spirov G, Berova N, Vassilev D. Effekt of oral inhibitors of ovulation in treatment of rosacea and dermatitis perioralis in women. Australas J Dermatol 12 (1971) 145–154.
[3] Zaun H. Systemische Therapie mit Sexualhormonen in der dermatologischen Praxis. Aktuelle Derm 2 (1976) 33–38.

200 Rotor-Syndrom (Rotor-Manahan-Florentin-Syndrom)

Definition: Das Rotor-Syndrom ist eine sehr seltene, gutartige autosomal rezessive Erbkrankheit, bei der ein Defekt im Bilirubinstoffwechsel mit einer Störung des hepatozellulären Bilirubintransportes in die Gallenkanälchen besteht, da der MRP-2-Kanal defekt ist. Das Rotor-Syndrom wurde vorrangig auf den Philippinen registriert. Zum Dubin-Johnson-Syndrom bestehen nur kleinere Unterschiede in der Pigmentation der Leberzellen.

OC-Anwendung: OC sind ebenso wie alle anderen Steroidhormone kontraindiziert.

Alternativen: IUP, Barriere-Methoden, Hormonspirale unter Vorbehalt.

Einfluss auf die Grunderkrankung: Ebenso wie das Dubin-Johnson-Syndrom ist das Rotor-Syndrom häufig asymptomatisch und manifestiert sich erst während einer Schwangerschaft oder nach OC-Einnahme. Erfreulicherweise sind die Komplikationen durch die niedrig dosierten Mikropillen selten. Der induzierte Ikterus klingt nach dem OC-Absetzen meist schnell ab [1]. Außer eines einzelnen Fallberichtes existieren keine Daten über das Auftreten des Rotor-Syndrom im Zusammenhang zur OC-Einnahme. Es gibt aber zahlreiche Fall-Mitteilungen zum cholostatischen Ikterus nach OC-Anwendung, der sich innerhalb von 1–8 Wochen nach dem OC-Absetzen wieder normalisierte.

Merke: Beim Auftreten eines Ikterus sind OC abzusetzen.

Literatur

[1] Lindberg MC. Hepatobiliary complications of oral contraceptives. J Gen Intern Med 7 (1992) 199–209.

201 Sarkoidose (Morbus Boeck, Morbus Besnier-Boeck, Morbus Schaumann-Besnier)

Definition: Die Sarkoidose ist eine chronische progressiv generalisierte Granulomatose des Retikulums unbekannter Ursache mit verstärkter Immunaktivität in den betroffenen Organen oder Geweben. Die Erkrankung geht mit einer Gen-Veränderung am Chromosom 6 einher. Die Prävalenz wird in den USA und Europa zwischen 1–40/100.000 Einwohner, in Deutschland in 20–30/100.000 angegeben. Männer sind häufiger betroffen als Frauen, wobei sich mit zunehmendem Alter die Prävalenz umkehrt. Die Inzidenz beträgt in Deutschland 10–12/100.000. In der Schwangerschaft wurde die Remission der präexistenden Lungen-Sarkoidose beobachtet, während im Wochenbett der Ausbruch der Erkrankung oder die Exazerbation erfolgten [2].

OC-Anwendung: OC sind nicht kontraindiziert, aber bei gleichzeitiger pulmonaler Hypertonie absolut kontraindiziert. Die LZE stabilisiert die Sarkoidose.

Alternativen: Depot-Gestagen, Hormonspirale, IUP, Barriere-Methoden.

Einfluss auf die Grunderkrankung: The Black Womens Health Study ergab, dass keine signifikanten Assoziationen zwischen der OC-Anwendung und einer Sarkoidose bestanden [1]. Während der OC-Einnahme kam es zur Manifestation und Exazerbation der Sarkoidose, wenn nicht mit Kortikoiden behandelt wurde [3]. Die OC-Einnahme wurde dagegen bei einer Sarkoidose, die mit Kortikosteroiden behandelt wurde, befürwortet, da ein der Frühschwangerschaft ähnlich günstiger Zustand erreicht wurde, Zyklusstörungen behoben wurden und durch EE eine Osteoporose-Prophylaxe erfolgte [2]. Die enge Zusammenarbeit mit dem Pulmologen wird empfohlen.

Merke: OC können bei Lungen-Sarkoidose und gleichzeitiger Kortikosteroid-Behandlung verordnet werden.

Literatur

[1] Cozier YC et al. Reproductive and hormonal factors in relation to incidence of sarcoidosis in US Black women: The Black Women's Health Study. Am J Epidemiol 176 (2012) 635–641.
[2] Ewert EG. Zur Frage der Verträglichkeit oraler Kontrazeptiva bei kortikoidbehandelter Sarkoidose. Med Welt 23 (1972) 652–656.
[3] Scharkoff T, Jänchen M. Steroide Antikonzeptiva und Sarkoidose. Z Erkr Atmungsorgane 137 (1972) 61–73.

202 Schilddrüsenerkrankungen

Definition: Unter den Schilddrüsenerkrankungen werden zusammengefasst: Hyperthyreose, Hypothyreose, Struma, Struma maligna, Thyreoiditis (akute, subakute (de Quervain), chronische (Hashimoto Thyreoiditis, Basedow Thyreoiditis, post partum Thyreoiditis, invasiv-sklerosierende Thyreoiditis)), Schilddrüsentumore. Die Thyreoiditis (Thyroiditis) ist der Sammelbegriff für die Entzündungen der Schilddrüse verschiedenster Ursachen. Die chronischen Thyreoiditen sind meist Autoimmunerkrankungen. Bei der Hyperthyreose liegt eine Überfunktion mit gesteigerter Produktion und Sekretion der Schilddrüsenhormone vor, die zu einem Hypermetabolismus im gesamten Körper führt. Bei der Hypothyreose besteht eine Unterfunktion, die eine unzureichende Versorgung des Körpers mit Schilddrüsenhormonen bedingt.

OC-Anwendung: OC sind nicht kontraindiziert.

Alternativen: Vaginalring, transdermales kontrazeptives Pflaster, Gestagen-Monopille, Depot-Gestagen, Hormonspirale, IUP, Barriere-Methoden.

Einfluss auf die Grunderkrankung: Estrogene reduzieren das Risiko für die Entwicklung eines Hyperthyreoidismus bei autoimmunen Schilddrüsenerkrankungen [6]. In der Royal College of General Practitioners' Oral Contraception Study wurde ein protektiver Effekt für die Entwicklung von Schilddrüsenerkrankungen (einfache Struma, Thyreotoxikose mit und ohne Struma, Myxödem) beobachtet. Dieser Effekt könnte damit verbunden sein, dass Autoimmunprozesse verhindert oder verlangsamt wurden. Die OC-Einnahme führte zu einem geringeren Schilddrüsenvolumen und einem reduziertem Risiko für eine Struma [3]. OC übten keinen klinisch relevanten Effekt auf die Schilddrüsenfunktion aus [2], unabhängig von der zyklischen Einnahme oder im LZ [5]. Mikropillen können einen Anstieg von T3 und T4 induzieren, wobei der freie Anteil der Schilddrüsenhormone nur gering oder gar nicht beeinflusst wurde und somit keine klinische Relevanz bestand [8]. Die erhöhten TBG-, leicht erhöhten TSH- und unveränderten fT4-Spiegel während der OC-Einnahme waren nicht kausal verantwortlich für eine Hyperthyreose [4].

EE kann die Schilddrüsenparameter beeinflussen [7]. Gegebenenfalls müssen OC bei der Betreuung einer Hyperthyreose vorübergehend abgesetzt werden. Bei einer mit Thyroxin behandelten Hypothyreose steigt durch Estrogene der Thyroxin-Bedarf [1].

Merke: Estrogene induzieren die TBG-Bildung in der Leber. Bei Hypothyreosen ist daher die Thyroxindosis anzupassen. 

Literatur

[1] Arafah BM. Increased need for thyroxine in women with hypothyroidism during estrogen therapy. N Engl J Med 344 (2001) 1743–1749.

[2] Duijkers I et al. A comparative study on the effects of a contraceptive vaginal ring NuvaRing and an oral contraceptive on carbohydrate metabolism and adrenal and thyroid function. Eur J Contracept Reprod Health Care 9 (2004) 131–140.

[3] Knudsen N et al. Low goitre prevalence among users of oral contraceptives in a population sample of 3712 women. Clin Endocrinol 57 (2002) 71–76.

[4] Raps M et al. Thyroid function, activated protein C resistance and the risk of venous thrombosis in users of hormonal contraceptives. Thromb Res 133 (2014) 640–644.

[5] Sänger N et al. Effects of an oral contraceptive containing 30 mcg ethinyl estradiol and 2 mg dienogest on thyroid hormones and androgen parameters: conventional vs. extended-cycle use. Contraception 77 (2008) 420–425.

[6] Strieder TG et al. Risk factors for and prevalence of thyroid disorders in a cross-sectional study among healthy female relatives of patients with autoimmune thyroid disease. Clin Endocrinol 59 (2003) 396–401.

[7] Toldy E et al. Comparative analytical evaluation of thyroid hor-mone levels in pregnancy and in women taking oral contraceptives: a study from an iodine deficient area. Gynecol Endocrinol 18 (2004) 219–226.

[8] Wiegratz I et al. Effect of four oral contraceptives on thyroid hormones, adrenal and blood pressure parameters. Contraception 67 (2003) 361–366.

203 Schilddrüsenkarzinom, Zustand nach

Definition: Das Schilddrüsenkarzinom (Struma maligna) ist die maligne Neoplasie des Epithels der Schilddrüse und mit 95 % die häufigste Form aller malignen Schilddrüsentumore. Es ist das häufigste Karzinom im endokrinen System und nach dem Mamma-Karzinom das zweithäufigste Malignom junger Frauen in den Industrieländern. Das Schilddrüsenkarzinom macht ca. 1 % aller Malignome aus. Die Einteilung erfolgt entsprechend der WHO-Klassifikation. Bei Frauen ist das Schilddrüsenkarzinom ca. 3-mal häufiger als bei Männern mit einer Inzidenz von 9,3 auf 100.000 Frauen in Deutschland.

OC-Anwendung: OC sind nicht kontraindiziert.

Alternativen: Vaginalring, transdermales kontrazeptives Pflaster, Hormonspirale, Depot-Gestagen, Gestagen-Monopille, IUP, Barriere Methoden.

Einfluss auf die Grunderkrankung: Ethnische und territoriale Einflüsse sowie Lebens-Gewohnheiten sind für das unterschiedliche Risiko für die Entstehung eines Schilddrüsenkarzinoms mit verantwortlich und könnten ebenfalls das differierende Risiko der OC für die Entstehung dieses Karzinoms erklären. Es dominieren die Mitteilungen, dass durch die OC-Einnahme das Schilddrüsenkarzinom-Risiko gesenkt wird [5, 6, 9], allerdings war der Einfluss auf die Dauer der OC-Einnahme unterschiedlich und reichte von nicht nachweisbar [5] bis zu einer erheblichen Risikominderung (HR für ≥9 Jahre versus ≤1 Jahr 0,66; CI 95 % 0,50–0,89) [9]. Die OC-Einnahme für ≥10 Jahre reduzierte das Risiko für ein Schilddrüsenkarzinom erheblich (HR 0,48; CI 95 % 0,28–0,84; P(Trend) 0.01) [6]. OC übten keine Assoziation für die Entwicklung eines Schilddrüsenkarzinoms aus [1, 3, 8], wobei dies ebenso für die Dauer der OC-Einnahme, das Alter bei Beginn der OC-Einnahme sowie die OC-Anwendung vor der ersten Geburt festgestellt wurde [2]. 10 und mehr Jahre nach Beendigung der OC-Anwendung bestand kein zunehmendes Schilddrüsenkarzinom-Risiko [2]. In Serbien wurde ein erhöhtes Schilddrüsenkarzinom-Risiko (OR 2,34, CI 95 % 1,31–4,18) nach OC-Einnahme ermittelt, das jedoch nicht als unabhängiger Faktor wirkte, sondern mit anderen Faktoren (endemische Struma-Region, Struma, Rauchen, Radiojodtherapie, Käse, Ernährungsgewohnheiten u. a.), die signifikant für die Entwicklung eines Schilddrüsenkarzinoms stehen, assoziiert war [10].

Durch eine längere Estrogenexposition besteht in Asien ein Trend für die Entwicklung eines Schilddrüsenkarzinoms [7], der für OC und Estrogene in Nord-Amerika nicht nachgewiesen werden konnte. Beide, OC und Estrogene, erhöhten das Risiko für ein papilläres Schilddrüsenkarzinom nicht [4].

! **Merke:** OC reduzieren das Risiko für die Entwicklung eines Schilddrüsenkarzinoms und können nach Behandlung eines Schilddrüsenkarzinoms weiter verordnet werden.

Literatur

[1] Iribarren C et al. Cohort study of thyroid cancer in a San Francisco Bay area population. Int J Cancer 93 (2001) 745–750.

[2] La Vecchia C et al. A pooled analysis of case-control studies of thyroid cancer. III. Oral contraceptives, menopausal replacement therapy and other female hormones. Cancer Causes Control 10 (1999) 157–166.

[3] Mack WJ et al. Reproductive and hormonal risk factors for thyroid cancer in Los Angeles County females. Cancer Epidemiol Biomarkers Prev 8 (1999) 991–997.

[4] Rossing MA et al. Use of exogenous hormones and risk of papillary thyroid cancer (Washington, United States). Cancer Causes Control 9 (1998) 341–349.
[5] Sakoda LC, Horn-Ross PL. Reproductive and menstrual history and papillary thyroid cancer risk: the San Francisco Bay Area thyroid cancer study. Cancer Epidemiol Biomarkers Prev 11 (2002) 51–57.
[6] Schonfeld SJ et al. Hormonal and reproductive factors and risk of postmenopausal thyroid cancer in the NIH-AARP Diet and Health Study. Cancer Epidemiol 35 (2011) e85–90.
[7] Sungwalee W et al. Reproductive risk factors for thyroid cancer: a prospective cohort study in Khon Kaen, Thailand. Asian Pac J Cancer Prev 14 (2013) 5153–5155.
[8] Truong T et al. Role of goiter and of menstrual and reproductive factors in thyroid cancer: a population-based case-control study in New Caledonia (South Pacific), a very high incidence area. Am J Epidemiol 161 (2005) 1056–1065.
[9] Zamora-Ros R et al. Reproductive and menstrual factors and risk of differentiated thyroid carcinoma: the EPIC study. Int J Cancer 136 (2015) 1218–1227.
[10] Zivaljevic V et al. Case-control study of female thyroid cancer–menstrual, reproductive and hormonal factors. Eur J Cancer Prev 12 (2003) 63–66.

204 Schistosomiasis (Bilharziose)

Definition: Erreger der Schistosomiasis sind Trematoden (Pärchenegel), von denen mehrere humanpathogene Arten existieren. Besonders gut entwickeln sich diese Parasiten in suptropischen und tropischen Ländern. Befallen werden Urogenitaltrakt, Darm oder Leber. Weltweit gilt die Schistosomiasis als die häufigste Ursache für eine pulmonale Hypertonie.

OC-Anwendung: OC sind nicht kontraindiziert (WHO 1).

Alternativen: Transdermales kontrazeptives Pflaster (WHO 1), Vaginalring (WHO 1), Gestagen-Monopille (WHO 1), Depot-Gestagen (WHO 1), Hormonspirale (WHO 1), IUP (WHO 2), Barriere-Methoden.

Einfluss auf die Grunderkrankung: In der Oxford/FPA Orale Contraceptive Study wurde keine Assoziation zwischen der OC-Anwendung und infektiösen bzw. parasitären Erkrankung gefunden. OC veränderten den Verlauf einer Schistosomiasis nicht. Durch eine aktive Schistosomoiasis wurde die OC-Elimination nicht beeinflusst [1] und die Leberfunktionswerte wurden durch OC bei milder Schistosomiasis nicht verändert [2, 3]. Bei einer durch Bilharzien induzierten kompensierten Leberfibrose mit normaler Funktion waren OC nicht kontraindiziert [4].

Merke: Bei einer kompensierten Leberfibrose nach Schistosomiasis sind OC nicht kontraindiziert. !

Literatur

[1] el Raghy I et al. Contraceptive steroid concentrations in women with early active schistosomiasis: lack of effect of antischistosomal drugs. Contraception 33 (1986) 373–777.

[2] Shaaban MM et al. Effects of oral contraception on liver function tests and serum proteins in women with active schistosomiasis. Contraception 26 (1982) 75–82.
[3] Sy FS et al. Effect of oral contraceptive on liver function tests of women with schistosomiasis in the Philippines. Contraception 34 (1986) 283–294.
[4] Tagy AH et al. The effect of low-dose combined oral contraceptive pills versus injectable contraceptive (Depot Provera) on liver function tests of women with compensated bilharzial liver fibrosis. Contraception 64 (2001) 173–176.

205 Schizophrenie

Definition: Die Schizophrenie ist eine Form der körperlich nicht begründbaren Psychose, die durch ein Nebeneinander von gesunden und veränderten Erlebnis- und Verhaltensweisen gekennzeichnet ist. Die Inzidenz beträgt 1/1.000. Die Erkrankung manifestiert sich meist zwischen der Pubertät und dem 30. Lebensjahr.

OC-Anwendung: OC sind nicht kontraindiziert. Zur Unterdrückung von zyklusabhängigen Schüben der Schizophrenie ist der LZ oder besser noch die LZE zu empfehlen, um Hormonschwankungen, die zur Exazerbation der Schizophrenie führen könnten, zu vermeiden. Außerdem wird durch die kontinuierliche OC-Einnahme die Compliance verbessert und die kontrazeptive Sicherheit erhöht.

Alternativen: Hormonspirale, IUP. Gestagen-Monopille oder ein Depot-Gestagen (Injektion oder Implantat) sind mit Zurückhaltung anzuwenden, da Gestagene die mentale Situation negativ beeinträchtigen können. Die Hormonspirale hat den Vorteil, dass keine Wechselwirkungen mit den zur Behandlung notwendigen Medikamenten auftreten und das potenzielle Compliance-Problem gelöst ist.

Einfluss auf die Grunderkrankung: Es ist nachgewiesen, dass Steroidhormone einen Einfluss auf die Symptomatik der Schizophrenie in der Lutealphase haben können. Allerdings sind die Ergebnisse teilweise widersprüchlich [1, 5]. In der Royal College of General Practitioners' Oral Contraception Study wurde keine Assoziation zwischen der Anwendung von OC und der Schizophrenie beobachtet [8]. Estrogene haben einen positiven Effekt auf das Verständnis von Bildsprache bei Schizophrenen [3]. Auf das räumliche Vorstellungsvermögen von Schizophrenen üben Estrogene allerdings keinen signifikant nachweisbaren Einfluss aus [2]. Bereits vor fast 50 Jahren wurde mitgeteilt, dass die damals noch hochdosierten OC bei einer Schizophrenie zur mentalen Stabilisierung beitrugen [4]. Wechselwirkungen mit den vom Psychiater verordneten Medikamenten, Phenothiazine oder Antidepressiva, und den OC sind möglich. Die mitunter auftretenden affektierten Stimmungsschwankungen können mit einer unregelmäßigen OC-Einnahme einhergehen [6]. Für viele Frauen mit einer Schizophrenie sind daher langwirksame Injektionspräparate optimal [6], oder aber die LZE von OC.

Frauen mit einer Schizophrenie, die Rauchen, eine Adipositas, einen Diabetes mellitus, eine Migräne, Herzkreislauferkrankung, positive Familienanamnese für ein Mammakarzinom oder mehr als einen Sexualpartner haben, sollten keine OC verschrieben bekommen und andere Methoden zur Kontrazeption anwenden [7].

Merke: OC stabilisieren die Schizophrenie, können aber zur Interaktion mit den zur Behandlung notwendigen Medikamenten führen. Die OC-Einnahme sollte bevorzugt im LZ oder als LZE erfolgen. 

Literatur

[1] Bergemann N et al. Estrogen, menstrual cycle phases, and psychopathology in women suffering from schizophrenia. Psychol Med 37 (2007) 1427–1436.

[2] Bergemann N et al. Testosterone and gonadotropins but not estrogen associated with spatial ability in women suffering from schizophrenia: a double-blind, placebo-controlled study. Psychoneuroendocrinology 33 (2008) 507–516.

[3] Bergemann N et al. Estrogen and comprehension of metaphoric speech in women suffering from schizophrenia: results of a double blind, placebo-controlled trial. Schizophr Bull 34 (2008) 1172–1181.

[4] Gosling PH. Migraine and schizophrenia. Br J Psychiatry 117 (1970) 608.

[5] Lande RG, Karamchandani V. Chronic mental illness and menstrual cycle. J Am Osteopath Assoc 102 (2002) 655–659.

[6] Mille LJ. Sexuality, reproduction, and family planning in women with schizophrenia. Schizophr Bull 23 (1997) 623–635.

[7] Seeman MV, Ross R. Prescribing contraceptives for women with schizophrenia. J Psychiatr Pract 17 (2011) 258–269.

[8] The Royal College of General Practitioners. Psychiatric and neurological diseases. Diseases of the sense organs. In: The Royal College of General Practitioners. Oral Contraceptives and Health. An interim report from the Oral Contraception Study of Royal College of General Practitioners. Pitman Medical Publishers, London, 1974, 31–36.

206 Sichelzellanämie (Sichelzellenanämie, Drepanozytose)

Definition: Die Sichelzellanämie ist eine autosomal rezessiv vererbbare Hämoglobinopathie, bei der in Position 6 der β-Untereinheit des Hämoglobins die Glutaminsäure durch Valin ersetzt wurde, ohne dass die Sauerstoffbindung gestört wurde. Die Erythrozyten verformen sich bei abnehmendem Sauerstoffpartialdruck. In Malaria-Gebieten ist das Sichelzellenallel relativ häufig, da es gegen Malaria Resistenz verleiht. Die gesunden Überträger des Sichelzellenallels (Genotyp Aa) besitzen gegenüber denen ohne Sichelzellenallel (Genotyp AA) einen „Heterozygotenvorteil“. Ohne Sichelzellenallel stirbt man eher an Malaria und mit dem Genotyp aa ohne Behandlung vorzeitig an Sichelzellanämie.

OC-Anwendung: OC sind nicht kontraindiziert (WHO 2). LZ oder LZE müssten sich günstig auf die Krisenhäufigkeit auswirken.

Alternativen: Transdermales kontrazeptives Pflaster (WHO 2), Vaginalring (WHO 2), Depot-Gestagen (WHO 1), Gestagen-Monopille (WHO 1), Hormonspirale (WHO 1), IUP (WHO 2), Barriere-Methoden.

Einfluss auf die Grunderkrankung: In den großen epidemiologischen Studien (Walnut Creek Contraceptive Drug Study, Royal College of General Practitioners' Oral Contraception Study, Oxford/FPA Contraceptive Study) wurde nicht über einen Zusammenhang zwischen der Sichelzellanämie und der OC-Einnahme berichtet. OC können ebenso wie die Gestagene, allerdings nicht so ausgeprägt, die Sichelzellkrisen verringern. Durch OC wird die Zellmembran der Erythrozyten stabilisiert und dadurch werden die Sichelzellanämie-Krisen mit verstärkter Hämolyse reduziert. OC verschlechtern nicht die Verformbarkeit der Erythrozyten [2]. Die hämatologischen Parameter wurden bei einer Sichelzellanämie durch OC nicht verändert und es bestand keine Evidenz, dass OC mit einer Risiko-Zunahme für klinische Komplikationen assoziiert waren [3]. Die Koagulationsfaktoren wurden bei einer Sichelzellanämie durch OC nicht verändert [1, 2, 4]. Die bei der Sichelzellanämie auftretenden Gefäßverschlüsse unterschieden sich in der Ätiologie grundlegend von den OC-bedingten Thromboembolien [2]. Es sollten daher immer Mikropillen bei Sichelzellanämie verordnet werden [2, 5]. MPA reduziert Schmerzkrisen bei der Sichelzellanämie [6].

! **Merke:** Mikropillen oder Depot-Gestagene sind bei Sichelzellanämie indiziert.

Literatur

[1] Famodu AA, Erhunmwunse RU, Elom EU. Fibrinolytic activity in women on oral contraceptive pills; variation due to haemoglobin genotype. Acta Tropic 52 (1992) 135–138.

[2] Freie HMP. Sickle cell disease and hormonal contraception. Acta Obstet Gynecol Scand 62 (1983) 211–217.

[3] Haddad LB et al. Contraception for individuals with sickle cell disease: a systematic review of the literature. Contraception 85 (2012) 527–537.

[4] Lutcher CL et al. A lack of morbidity form oral contraception in women with sickle cell anemia. Clin Res 29 (1981) 863 A.

[5] Manchikanti A et al. Steroid hormones for contraception in women with sickle cell disease. Cochrane Database Syst Rev 2 (2007) CD006261.

[6] Yoong WC, Tuck SM, Yardumian A. Red cell deformability in oral contraceptive pill users with sickle cell anaemia. Br J Haematol 104 (1999) 868–870.

207 Sjögren-Syndrom (Dakryo-Sialo-Adenopathia atrophicans)

Definition: Das Sjögren-Syndrom ist eine chronisch progressive Autoimmunerkrankung des exokrinen Drüsengewebes, die eigenständig (primäres Sjögren-Syndrom) oder als sekundäres Sjögren-Syndrom in Begleitung anderer Autoimmunerkrankungen (rheumatoide Arthritis, systemischer Lupus erythematodes, Hepatitis, Multiple Sklerose, Hashimoto Thyreoiditis u. a.) auftritt. Für die Ätiologie werden immer wieder multifaktorielle endokrine Störungen im Bereich der hypothalamisch-hypophysären-peripheren Achse diskutiert, die sowohl das Ovar als auch die NNR und Schilddrüse mit einer unzureichenden Hormonsynthese betreffen können. Charakteristisch ist die verminderte Sekretion in Speichel-, Tränen- und Talgdrüsen, eine Hypoazidität im Magen und ein gehäuftes Auftreten einer Pankreatitis. Es besteht eine weibliche Dominanz von 9 : 1 mit der größten Inzidenz zur Zeit der Menopause [5].

OC-Anwendung: OC sind prinzipiell möglich. Steht die Polyarthritis klinisch im Vordergrund, so sind OC als LZ oder LZE zu empfehlen. Bei einer Keratokonjunktivitis sicca als klinisches Leitsymptom besteht jedoch eine relative Kontraindikation für die OC-Anwendung und bei einem sekundären Sjögren-Syndrom mit Lupus erythematodes und Antiphospholipid-Antikörpern sind OC kontraindiziert.

Alternativen: Transdermales kontrazeptives Pflaster, Vaginalring, Depot-Gestagen, Gestagen-Monopille, Hormonspirale, IUP, Barriere-Methoden.

Einfluss auf die Grunderkrankung: Zusammenhänge zwischen Steroidhormonen und einem Sjögren-Syndrom sind weitgehend unbekannt. Während in Einzelfällen über einen Zusammenhang zwischen Estrogenen und der Manifestation des Sjögren-Syndroms spekuliert wurde [4], können OC bei einer Polyarthritis protektiv wirken [1]. Eine Androgeninsuffizienz wird als ätiologischer Faktor bei der Manifestation von Augensymptomen bei einem Sjörgren-Syndroms unabhängig von der OC-Anwendung diskutiert [6]. Dominiert klinisch die Keratokonjunktivitis sicca, so sind OC eher kontraindiziert, da diese die Verminderung der Tränensekretion noch weiter verstärken können [2, 3].

Merke: Die OC-Anwendung ist abhängig von den klinischen Symptomen des Sjögren-Syndroms. !

Literatur

[1] Brennan P et al. Oral contraceptives and rheumatoid arthritis: results from a primary care-based incident case-control study. Semin Arthritis Rheum 26 (1997) 817–823.

[2] Christ T et al. Zur Beeinflussung der Tränenfilmabrisszeit durch hormonale Kontrazeptiva. Fortschr Ophtalmol 83 (1986) 108–111.
[3] Dame WR et al. Ophtalmologische Komplikationen unter oraler Kontrazeption. Geb gyn Praxis 29 (1978) 2022–2026.
[4] D'Onofrio F et al. Sjogren's syndrome in a celiac patient: searching for environmental triggers. Int J Immunopathol Pharmacol 19 (2006) 445–448.
[5] Konttinen YT et al. Sjögren's syndome and extragonadal sex steroid formation: a clue to a better disease control? J Steroid Biochem Mol Biol 145 (2015) 237–244.
[6] Sullivan DA et al. Are women with Sjögren's syndrome androgen-deficient? J Rhematol 30 (2003) 2413–2419.

208 Sklerodermie

Definition: Die Sklerodermie ist eine chronisch entzündliche Autoimmunerkrankung des Gefäß- und Bindegewebssystems sowie der Haut und inneren Organe, die sowohl lokal als auch systemisch progressiv auftreten kann. Es werden 3 Typen unterschieden:

- Typ 1: Akrosklerotische Sklerodermie mit Befall der Akren;
- Typ 2: Proximal aszendierende Sklerodermie mit Ausdehnung von den Akren auf die gesamten Extremitäten und den Rumpf;
- Typ 3: Sklerodermie mit Beginn am Rumpf und frühzeitiger Beteiligung innerer Organe.

Frauen sind 3-mal häufiger betroffen als Männer [1]. Schwangerschaften reduzieren das Risiko für die Sklerodermie erheblich (RR 0,3), das mit der Anzahl der Geburten weiter signifikant gesenkt wird [5].

OC-Anwendung: Mikropillen können angewendet werden, wenn nicht durch die Sekundärfolgen Kontraindikationen (z. B. kardiopulmonale Veränderungen) bestehen.

Alternativen: Transdermales kontrazeptives Pflaster, Vaginalring, Gestagen-Monopille, Depot-Gestagen, Hormonspirale, IUP, Barriere-Methoden.

Einfluss auf die Grunderkrankung: In Kasuistiken wurde mitgeteilt, dass hochdosierte OC mit Mestranol ebenso wie NETA hochdosiert eine Sklerodermie induzieren können [3, 4]. Mit Einführung der Mikropillen wurden in der Literatur keine weiteren Fälle von steroidinduzierter Sklerodermie mitgeteilt. Kontraindikationen für die OC-Einnahme bestehen nur, wenn bereits kardiopulmonale Folgeschäden aufgetreten sind. Frühere Behandlungsversuche mit NETA zeigten keine oder nur zweifelhafte Erfolge [2, 3].

! **Merke:** OC können angewendet werden, wenn keine kardialen, pulmonalen oder vaskulären Sekundärschäden vorliegen.

Literatur

[1] Arias-Nunez MC et al. Systemic sclerosis in northwestern Spain: a 19-year epidemiologic study. Medicine 87 (2008) 272–280.
[2] Barnett AJ, Marks R. Norethisterone acetate in the treatment of scleroderma. Australas J Dermatol 16 (1975) 45–54.
[3] Cabré J, Gonzalés JA, Vidal J. Granulomatous panniculitis caused by progestational drugs during the course of progressive scleroderma. Actas Dermosifiliogr 64 (1973) 497–504.
[4] Kennedy JM. Oral contraceptives and ANA positivity. Arthritis Rheum 20 (1977) 1567–1569.
[5] Pisa FE et al. Reproductive factors and the risk of scleroderma: an Italian case-control study. Arthritis Rheum 46 (2002) 451–456.

209 Splenektomie, Zustand nach

Definition: Als Splenektomie wird die operative Entfernung der Milz bezeichnet, wodurch es zu einer Asplenie kommt. Der operative Eingriff kann per laparotomiam oder per laparoskopiam vorgenommen werden. Die fehlende Filterfunktion der Milz kann zu einer Thrombozytose mit erhöhtem Thromboserisiko mit einer Prävalenz von 2–5 % führen.

OC-Anwendung: OC sind generell nicht kontraindiziert [1, 2], aber bei einer postoperativen Thrombozythämie absolut kontraindiziert.

Alternativen: IUP, Barriere-Methoden. Nur nach Ausschluss einer Thrombozythämie: Transdermales kontrazeptives Pflaster, Vaginalring, Gestagen-Monopille, Depot-Gestagen, Hormonspirale.

Einfluss auf die Grunderkrankung: OC können nach einer Splenektomie nur dann verordnet werden, wenn postoperativ keine Thrombozythämie mit Thrombozytenzahlen > 500 × 10/l vorliegen. Ein erhöhtes Thromboserisiko besteht, wenn die Splenektomie wegen einer sideroblatischen oder hämolytischen Anämie erfolgte [3].

Merke: OC können nach Splenektomie nur verordnet werden, wenn sich nicht eine Thrombozythämie entwickelt hat. !

Literatur

[1] Clinical and Scientific Advisory Committee. Oral contraception, congenital spherozytosis and splenectomy. Br J Fam Plann 14 (1988) 66.
[2] Clinical and Scientific Advisory Committee. Splenectomy and oral contraception. Br J Fam Plann 12 (1987) 143.
[3] Guillebaud J. Practical prescribing of the combined oral contraceptives pill. In: Filshie M, Guillebaud J. Contraception: Science and Practice, 2nd edn. London: Butterworth, 1991, 69–93.

210 Stickler-Syndrom (Arthro-Ophthalmopathie)

Definition: Das Stickler-Syndrom zählt zu den progressiven erblichen, autosomal dominanten Erkrankungen mit unvollständiger Penetranz. 5 Typen werden unterschieden. Zu den Symptomen gehören eine angeborene Hyperhidrose, Gaumenspalten, Myopie, später Katarakt, Glaskörperverflüssigung, Netzhautablösung, Keratopathien, chronische Uveitis. An den Gelenken kommt es zu epiphysären Entwicklungsstörungen sowie degenerativen Knorpel- und Bindegewebsveränderungen. Außerdem besteht Hypermobilität und Kleinwuchs, mitunter ein Mitralklappenprolaps.

OC-Anwendung: OC sind nicht kontraindiziert.

Alternativen: Transdermales kontrazeptives Pflaster, Vaginalring, Depot-Gestagen (außer Depot-MPA), Gestagen-Monopille, Hormonspirale, IUP, Barriere-Methoden.

Einfluss auf die Grunderkrankung: Der Einfluss von Sexualsteroiden auf die Grunderkrankungen ist nicht bekannt. Allerdings sollte Depot-MPA wegen der möglichen Beeinträchtigung der Knochen bei Adoleszentinnen nicht verordnet werden [1].

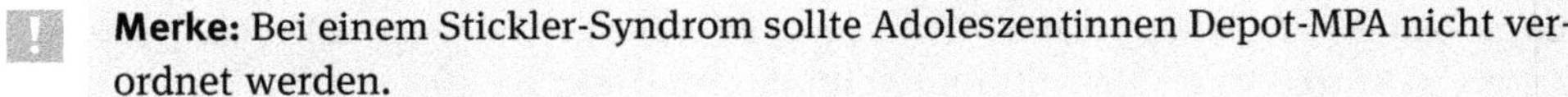
Merke: Bei einem Stickler-Syndrom sollte Adoleszentinnen Depot-MPA nicht verordnet werden.

Literatur

[1] Richard G, Ludwig M. Frauenarzt-Serie: Hormonsprechstunde. Frauenarzt 54 (2013) 252–253.

211 Stillperiode (Laktationsperiode)

Definition: Beim Stillen handelt es sich um die natürliche Form der Säuglingsernährung mit Muttermilch. Die Stillperiode stellt keinen absoluten Schutz vor einer Schwangerschaft dar. Konzeptionen treten in einer Häufigkeit von bis zu 2 % bei stillenden Müttern ein [2].

OC-Anwendung: Stillende: OC sind in den ersten 6 Wochen post partum (pp) kontraindiziert (WHO 4), von der 6. Woche bis zum 6. Monat pp (WHO 3) besteht eine relative Kontraindikation und nach dem 6. Monat ist die Risikoabwägung erforderlich (WHO 2).

Alternativen: Stillende: Gestagen-Monopille: < 6 Wochen pp (WHO 2), ≥ 6 Wochen pp (WHO 1) [3, 6]; Depot-Gestagen (Implantate oder Injektionen): < 6 Wochen pp

(WHO 2/3), ≥ 6 Wochen pp (WHO 1); Hormonspirale: < 48 h pp (WHO 2), aber kürzere Stilldauer [1], > 48 h bis < 4 Wochen (WHO 3), ≥ 4 Wochen (WHO 1); IUP: < 48 h pp (WHO 1), > 48 h bis < 4 Wochen (WHO 3), ≥ 4 Wochen (WHO 1); Vaginalring mit Progesteron [8] (in Deutschland nicht verfügbar); Barriere-Methoden.

Einfluss auf die Grunderkrankung: Die Ergebnisse der Studien über die OC-Einnahme im Wochenbett und der OC-Einfluss auf das Stillen und die Kindesentwicklung sind widersprüchlich [9]. Niedrig dosierte OC, besonders Mikropillen, beeinflussen die Laktation und Milchzusammensetzung nicht wesentlich. Der OC-Einnahmebeginn 2 Wochen pp hat für die Kontinuität des Stillens keine Nachteile [2]. Allerdings können OC und die Hormonspirale zu einer Verringerung des Milchvolumens führen [6, 7, 10]. Durch OC-Anwendung wird die Zeitdauer des Stillens verkürzt und häufiger eine Zufütterung notwendig. [4]. Da die Sexualsteroide in die Milch übergehen, können sie beim Stillen zum Säugling gelangen. Der Säugling ist noch nicht in der Lage, die Steroide zu metabolisieren und daher ist die Kumulation möglich. Der Magnesiumgehalt der Muttermilch wird durch die OC-Einnahme nicht verändert [11].

Injektionen von NETA oder MPA führten zu keiner Störung der Laktation und sind ohne Risiko für den Säugling [6]. Dies wurde auch für oral wirksame Gestagene bestätigt [5].

Merke: In der Laktationsperiode sind OC bis zur 6. Woche post partum kontraindiziert, die Gestagen-Monopille und die Hormonspirale jedoch nicht. !

Literatur

[1] Chen BA et al. Postplacental or delayed levonorgestrel intrauterine device insertion and breast-feeding duration. Contraception 84 (2011) 499–504.
[2] Espey E et al. Effect of progestin compared with combined oral contraceptive pills on lactation: a randomized controlled trial. Obstet Gynecol 119 (2012) 5–13.
[3] Jackson E. Controversies in postpartum contraception: When is it safe to start oral contraceptives after childbirth? Thromb Res 127 (2011) 35–39.
[4] Kapp N, Curtis KM. Combined oral contraceptive use among breastfeeding women: a systematic review. Contraception 82 (2010) 10–16.
[5] Kapp N, Curtis K, Nanda K. Progestogen-only contraceptive use among breastfeeding women: a systematic review. Contraception 82 (2010) 17–37.
[6] Kelsey JJ. Hormonal contraception and lactation. J Hum Lact 12 (1996) 315–318.
[7] Phillips SJ et al. Progestogen-only contraceptive use among breastfeeding women: a systematic review. Contraception 94 (2016) 226–252.
[8] RamaRao S et al. Progesterone vaginal ring: introducing a contraceptive to meet the needs of breastfeeding women. Contraception 88 (2013) 591–598.
[9] Tepper NK et al. Combined hormonal contraceptive use among breastfeeding women: an updated systematic review. Contraception 94 (2016) 262–274.

[10] Treffers PE. Breastfeeding and contraception. Ned Tijschr Geneeskd 143 (1999) 1900–1904.
[11] Urzica D et al. The influence of oral steroidal contraceptives on magnesium concentration in breast milk. Magnes Res 26 (2013) 188–191.

212 Stimmveränderungen (Stimmstörungen, Dysphonie)

Definition: Die menschliche Stimme wird durch die Schwingungen der Stimmlippen erzeugt. Die Resonanz in Pharynx, Mund- und Nasenhöhle verstärkt die Teiltöne, von deren Intensität der Stimmklang abhängt. Stimmstörungen betreffen die Phonation mit Veränderung des Stimmklanges und der Einschränkungen des Stimmumfangs und können auf den unterschiedlichsten Ursachen (Stimmlippenlähmung, Laryngitis, Neoplasien, Dysplasien, endokrin, funktionell) beruhen. Stimmveränderungen sind während der einzelnen Phasen des Menstruationszyklus möglich und üblich. Der Kehlkopf wird dabei als Zielorgan der Hormone wirksam.

OC-Anwendung: OC sind nicht kontraindiziert. Mikropillen sind bei Sängerinnen mit zyklusabhängigen Stimmschwankungen indiziert, die LZE oder der LZ sollten bevorzugt praktiziert werden.

Alternativen: IUP, Barriere-Methoden, evtl. Hormonspirale.

Einfluss auf die Grunderkrankung: Die OC-Einnahme kann zu den gleichen Stimmveränderungen führen, wie sie während der einzelnen Phasen des Menstruationszyklus durch die Selbsteinschätzung der Frauen [4] und für die Stimmritzen-Anpassung beobachtet wurden [12]. Bei der Einnahme von Mikropillen waren wesentlich kleinere Abweichungen für alle getesteten Variablen der Stimme feststellbar als während des Menstruationszyklus [11]. Die Sprechstimme wird durch OC nicht verändert [13], obwohl OC bei allen Anwenderinnen [1] und bei professionellen Sängerinnen die Stimme in Abhängigkeit von der Stimmbelastung sowie der inhärenten Androgen-Aktivität des Gestagens dosisabhängig verändern können. Keinen Einfluss auf die Stimme hatten niedrig dosierte CPA-haltige Therapeutika und LNG-haltige Mikropillen [15] sowie anderen OC bei jungen professionellen Sängerinnen [14]. Dreiphasige OC übten nur einen unbedeutenden Effekt auf die Tonhöhe der Stimme aus [7]. Von Menstruationszyklus zu Menstruationszyklus weist die Stimme mehr Unterschiede auf als nach der OC-Einnahme [11]. Die geringeren Hormonveränderungen nach OC-Einnahme wirkten sich günstiger auf die Stimme junger Frauen aus, vergrößerten die Stimmstabilität, auch bei Sängerinnen [13], und verbesserten die Stimmqualität [3], ohne dass die laryngeale Luftströmung signifikant beeinflusst wurde [5]. Im Vergleich zur gemessenen Stimmstabilität nahm der Tonhöhenspiegel unter OC signifikant zu [6]. Durch DRSP-haltige OC mit antiandrogener und antimineralokortikoider Wirkung wird bei sehr geschulten klassischen

Sängerinnen die Ungleichförmigkeit der Stimmlippenschwingungen während der Belastung reduziert [9] und die Stimmqualität von professionellen Sängerinnen nicht negativ beeinflusst [8], allerdings könnten OC einen Effekt auf die Tonhöhenkontrolle bei Sängerinnen ausüben [10]. Stimmqualität und Stimmstabilität sind bei OC mit den Gestagenen DRSP, GSD und DSG gleich [2].

Merke: Bei Frauen mit Sprechberufen und bei Sängerinnen sind Mikropillen zu empfehlen. Zyklusabhängige Stimmschwankungen können mit Mikropillen bei LZE ausgeglichen werden. !

Literatur

[1] Amir O, Biron-Shental T, Shabtai E. Birth control pills and nonprofessional voice: acoustic analyses. J Speech Lang Hear Res. 49 (2006) 1114–1126.
[2] Amir O et al. Different oral contraceptives and voice quality – an observational study. Contraception 71 (2005) 348–352.
[3] Amir O, Kishon-Rabin L. Association between birth control pills and voice quality. Laryngoscope 114 (2004) 1021–1026.
[4] Çelik Ö et al. Voice and speech changes in various phases of menstrual cycle. J Voice 27 (2013) 622–626.
[5] Gorham-Rowan M, Fowler L. Laryngeal aerodynamics associated with oral contraceptive use: preliminary findings. J Commun Disord 42 (2009) 408–413.
[6] Gorham-Rowan MM. Acoustic measures of vocal stability during different speech tasks in young women using oral contraceptives: a retrospective study. Eur J Contracept Reprod Health Care 9 (2004) 166–172.
[7] Gorham-Rowan M et al. Vocal pitch levels during connected speech associated with oral contraceptive use. J Obstet Gynaecol 24 (2004) 284–286.
[8] Lã FM et al. Oral contraceptive pill containing drospirenone and the professional voice: an electrolaryngographic analysis. Logoped Phoniatr Vocol 34 (2009) 11–19.
[9] Lã FM et al. The effects of a third generation combined oral contraceptive pill on the classical singing voice. J Voice 21 (2007) 754–761.
[10] Lã FM et al. Effects of the menstrual cycle and oral contraception on singers' pitch control. J Speech Lang Hear Res 55 (2012) 247–261.
[11] Morris RJ, Gorham-Rowan MM, Herring KD. Voice onset time in women as a function of oral contraceptive use. J Voice 23 (2009) 114–118.
[12] Morris RJ, Gorham-Rowan MM, Harmon AB. The effect of initiating oral contraceptive use on voice: a case study. J Voice 25 (2011) 223–229.
[13] Rodney JP, Sataloff RT. The effects of hormonal contraception on the voice: history of its evolution in the literature. J Voice. 2015 Nov 18. pii: S0892-1997(15)00190-3.
[14] Van Lierde KM et al. Response of the female vocal quality and resonance in professional voice users taking oral contraceptive pills: a multiparameter approach. Laryngoscope 116 (2006) 1894–1898.
[15] Wendler J et al. The influence of Microgynon and Diane-35, two subfifty ovulation inhibitors, on voice function in women. Contraception 52 (1995) 343–348.

213 Struma (Kropf)

Definition: Als Struma wird die sichtbare tastbare oder messbare Schwellung der Schilddrüse am Hals bezeichnet, wobei bei dieser Definition die Stoffwechselsituation mit Über-, Unter oder normaler Funktion unberücksichtigt bleibt. In Deutschland ist die Struma endemisch in Jodmangelgebieten gehäuft zu beobachten. Die Prävalenz liegt bei 30 %, zunehmend mit den Lebensjahren.

OC-Anwendung: OC sind nicht kontraindiziert (WHO 1).

Alternativen: Vaginalring (WHO 1), transdermales kontrazeptives Pflaster (WHO 1), Hormonspirale (WHO 1), Gestagen-Monopille (WHO 1), Depot-Gestagen (WHO 1), IUP (WHO 1), Barriere-Methoden.

Einfluss auf die Grunderkrankung: In der Royal College of General Practitioners' Oral Contraception Study wurde ein protektiver Effekt für die Struma, das Myxödem und die Thyreotoxikose mit oder ohne Struma festgestellt. Dieses Ergebnis wurde mit der Oxford-Family Planning Association Contraceptive Study bestätigt [3].

Die OC-Einnahme führte zu einer Reduktion des Schilddrüsenvolumens und reduzierte das Risiko für eine Struma erheblich [2]. Die OC-Einnahme beeinflusste aber nicht die Struma-Prävalenz [1]. Darüber hinaus besteht ein protektiver Effekt der OC für gutartige Schilddrüsenerkrankungen [3]. Die Prävalenz des Morbus Basedow (Grave disease) ist unter OC-Einnahme leicht erniedrigt [4].

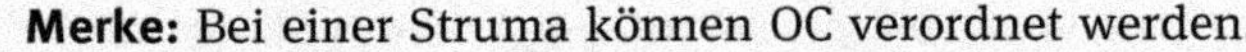

Merke: Bei einer Struma können OC verordnet werden.

Literatur

[1] Farahati J et al. Gender-specific determinants of goiter. Biol Trace Elem Res 113 (2016) 223–230.

[2] Knudsen N et al. Low goitre prevalence among users of oral contraceptives in a population sample of 3712 women. Clin Endocrinol (Oxf) 57 (2002) 71–76.

[3] Vessey M et al. Thyroid disorders and oral contraceptives. Bri J Fam Plan 13 (1988) 124–127.

[4] Vestergaard P et al. Smoking as a risk factor for Graves' disease, toxic nodular goiter, and autoimmune hypothyroidism. Thyroid 12 (2002) 69–75.

214 Tetanie

Definition: Als Tetanie wird die anfallartige Störung der Motorik (krampfartig) und Sensibilität (Kribbeln) als Zeichen einer neuromuskulären Übererregbarkeit bezeichnet. Pathogenetisch erfolgt die Unterteilung in normokalzämische und hypokalzämische Tetanie, die als manifeste, latente oder chronische Form besonders an Händen und Füßen auftreten können.

OC-Anwendung: OC sind nicht kontraindiziert. Mikropillen mit einer niedrigen Estrogendosis sollten bevorzugt verordnet werden.

Alternativen: Vaginalring, Depot-Gestagen, Gestagen-Monopille, Hormonspirale, IUP, Barriere-Methoden.

Einfluss auf die Grunderkrankung: Durch Estrogene kann es zur Hemmung der Knochenresorption und gleichzeitigen Zunahme des Skelettkalziums verbunden mit niedrigeren Serumkalziumwerten kommen [2], was bei einem idiopathischen Hypopituitarismus durch hochdosierte OC zur Tetanie führen kann [1].

Merke: Bei Tetanie können niedrig dosierte Mikropillen mit 20 µg EE verordnet werden.

Literatur

[1] Burckhardt P, Ruedi B, Felber JP. Estrogen-induced tetany in idiopathic hypoparathyroidism. Hormone Res 6 (1975) 321–328.

[2] Moses AM, Notman DD. Secondary hyperparathyroidism caused by oral contraceptives. Arch Intern Med 142 (1982) 128–129.

215 Thalassämie (sog. Mittelmeeranämie)

Definition: Thalassämien sind Erkrankungen der Erythrozyten mit einer Störung der Hämoglobinsynthese und nachfolgender hämolytischer Anämie. Es handelt sich um einen autosomal-rezessiven Erbgang, der bei Homozygotie einen schweren Verlauf (Thalassaemia major) nimmt und bei heterozygoten Merkmalträgerinnen in einer milden Form (Thalassaemia minor), die oft klinisch nicht relevant wird, auftritt. Die Erkrankung ist besonders bei der Bevölkerung im Mittelmeerraum und in Vorderasien verbreitet. Je nach Gendefekt wird zwischen einer α-Thalassämie (Chromosom16) und einer β-Thalassämie (Chromosom11) unterschieden [1].

OC-Anwendung: OC sind nicht kontraindiziert (WHO 1).

Alternativen: Transdermales kontrazeptives Pflaster (WHO 1), Vaginalring (WHO 1), Gestagen-Monopille (WHO 1), Depot-Gestagen (WHO 1), Hormonspirale (WHO 1), IUP (WHO 2), Barriere-Methoden.

Einfluss auf die Grunderkrankung: Da die Thalassämie nicht mit einer erhöhten Thromboseneigung einhergeht, sind OC nicht kontraindiziert. Zur Kontrazeption wenden in den verschiedenen Ländern Asiens in 31,5–56 % der Frauen mit einer Thalassämie OC an [2, 3]. Lediglich wenn bei einer Thalassämie die seltenen Sekundärfolgen mit einer Leber- oder Herzinsuffizienz auftreten, besteht eine relative Kontraindikation für die OC-Anwendung.

! **Merke:** Bei Thalassämie ist eine OC-Anwendung fast immer möglich.

Literatur

[1] Cario H, Stahnke K, Kohne E. Beta-thalassemia in Germany. Results of cooperative betathalassemia study. Klin Padiatr 211 (1999) 431–437.
[2] Haghpanah S et al. Family planning practices in families with children affected by β-thalassemia major in Southern Iran. Hemoglobin 37 (2013) 74–79.
[3] Khin EH, Aung MH, Thein TM. Thalassemia in the outpatient department of the Yangon Children's Hospital in Myanmar: knowledge, attitudes and practice in relation to thalassemia. Southeast Asian J Trop Med Public Health 23 (1992) 269–272.

216 Thromboembolie, venöse

Definition: Als Thromboembolie wird der akute arterielle oder venöse Gefäßverschluss durch einen verschleppten Thrombus bezeichnet. Die venöse Thrombembolie (VTE) ist die häufigste Form der Embolie aufgrund von Intimaschäden, Stase und Hyperkoagulabilität vorwiegend an den unteren Extremitäten und den Lungengefäßen. Das Risiko nimmt mit dem Alter zu, besonders bei Nikotinabusus, Diabetes mellitus, Hypertonus, Adipositas, Thrombophilie, durch Medikamente, nach Traumen und Immobilisierung, in der Schwangerschaft, im Wochenbett sowie in Abhängigkeit von den Lebensgewohnheiten. Thrombophilien (APC-Resistenz, AT III-, Protein C-, Protein S-Mangel, Faktor V-Leiden-Genmutation (homo- bzw. heterozygot), Prothrombin-Genmutation (homo- bzw. heterozygot), Faktor VIII-Erhöhung, Lupusantikoagulanz (Antiphospholipid-Syndrom), PAI-Genmutation (homo- bzw. heterozygot), MTHFR-Genmutation (homo- bzw. heterozygot), Homozystein-Erhöhung bei MTHFR-Genmutation) begünstigen die Entstehung einer VTE und dieses Risiko wird bei OC-Anwendung weiter erhöht.

Unterschieden werden:

- Venöse Thrombose (Venenthrombose, Phlebothrombose, VTE) und speziell
- die tiefe Venenthrombose (TVT) der Beinvenen sowie
- die arterielle Thrombose (seltener).

Die altersabhängige Prävalenz und Inzidenz für eine VTE werden viel zu niedrig ausgewiesen, da mit der klinischen Diagnostik nicht alle VTE erfasst werden können. Durch die Verbesserung der Diagnostik wird das VTE-Risiko für gesunde Frauen im gebärfähigen Alter mit 4–5/10.000 Frauenjahre angegeben [5]. Das absolute Risiko für eine VTE ist für gesunde Frauen im reproduktiven Alter gering [6]. In der

Schwangerschaft steigt dieses Risiko auf 29 und im Wochenbett auf 300–400/ 10.000 Frauenjahre an [10].

OC-Anwendung: OC sind bei akuter VTE oder danach kontraindiziert (WHO 4), ebenso der Vaginalring (WHO 4) und das transdermale kontrazeptive Pflaster (WHO 4); Bei einer belastenden Familienanamnese sind OC lediglich relativ kontraindiziert (WHO 2).

Alternativen: IUP (WHO 1), Barriere-Methoden; Hormonspirale: akute VTE (WHO 3), nach VTE (WHO 2), positive FA (WHO 1); Gestagen-Monopille bei akuter VTE (WHO 3), nach VTE oder positiver FA (WHO 2); Gestagen-Implantat und Depot-Gestagen sind bei akuter VTE relativ kontraindiziert (WHO 3), nicht jedoch nach VTE (WHO 2) oder positiver FA (WHO 1).

Einfluss auf die Grunderkrankung: Das VTE-Risiko ist bei OC-Einnahme gering [4], aber alle OC erhöhen unterschiedlich stark das VTE-Risiko in Abhängigkeit von der Estrogen-Dosis sowie dem Molekül und Typ des Gestagens. Bei Mikropillen steigt das VTE-Risiko gestagenbedingt um das 2- (LNG) bis 6- bis 7fache (DSG, DRSP, CPA, GSD) an [9], d. h. in 50–80 % liegt es mit anderen Gestagenen höher als mit LNG [1]. OC mit LNG, NET und NOMAC haben das niedrigste und OC mit den Gestagenen DSG, DRSP, GSD und CPA das höchste VTE-Risiko [4, 12], wobei allerdings die absolute Differenz gering ist [2]. Die Inzidenz-Rate für VTE war unter DNG/ EV-OC im Vergleich zu anderen OC und LNG-haltigen OC niedriger [3]. Die Klassifikation der Gestagene nach Generationen (Synthesejahre) erwies sich nicht als real [7]. Das größte VTE-Risiko besteht in den ersten 3–6 Monaten des ersten OC-Einnahmejahres, ist danach geringer, verschwindet aber nicht völlig in den folgenden OC-Anwendungsjahren [8].

Kommt es zu einer VTE bei OC-Einnahme, dann ist das OC sofort abzusetzen.

Das VTE-Risiko wird durch eine Thrombophilie, eine Adipositas oder das Rauchen bei OC-Einnahme weiter wesentlich erhöht. Zu beachten ist, dass OC bisher nicht bekannte Thrombophilien demaskieren. Diese Tatsache ist jedoch kein ausreichender Grund, dass vor dem OC-Einnahmebeginn ein generelles Thrombophilie-Screening veranlasst wird. Eine exakte Eigen- und Familienanamnese zum VTE-Risiko reichen aus, um dann ein selektives Screening einzuleiten, wenn die EA und FA dafür sprechen [13].

Nach Beendigung der Antikoagulantientherapie lag die kumulative Inzidenz für eine rezidivierende VTE nach 1 Jahr bei 5,1 % und nach 5 Jahren bei 14,2 %, wobei die erneute OC-Einnahme und einige Thrombophilien (Antiphospholipid-Syndrom, Protein-C-Mangel, Faktor II Mutation) als signifikante Faktoren mit der Wiederkehr assoziiert waren [11].

Merke: OC sind bei einer VTE sofort abzusetzen. !

Literatur

[1] de Bastos M et al. Combined oral contraceptives: venous thrombosis. Cochrane Database Syst Rev 2014 Mar 3; 3: CD010813.
[2] Bitzer J et al. Statement on combined hormonal contraceptives containing third- or fourth-generation progestogens or cyproterone acetate, and the associated risk of thromboembolism. J Fam Plann Reprod Health Care 39 (2013) 156–159.
[3] Dinger J, Minh TD, Heinemann K. Impact of estrogen type on cardiovascular safety of combined oral contraception. Contraception 94 (2016) 328–339.
[4] EMA (European Medicines Agency) Pharmacovigilance Risk Assessment Committee. PRAC confirms that benefits of all combined hormonal contraceptives continue to outweigh risks. October 11, 2013.
[5] Girolami A et al. Long term use of oral contraceptives without thrombosis in patients with FV Leiden polymorphism: a study of 37 patients (2 homozygous and 35 hetero-zygous). J Thromb Thrombolysis 17 (2004) 145–149.
[6] Horton LG, Simmons KB, Curtis KM. Combined hormonal contraceptive use among obese women and risk for cardiovascular events: A systematic review. Contraception 2016 Jun 1. pii: S0010-7824(16)30110-X.
[7] Hugon-Rodin J, Gompel A, Plu-Bureau G. Epidemiology of hormonal contraceptives related venous thromboembolism. Europ J Endocrinol 171 (2014) R221–230.
[8] Lidegaard Ø, Edstrom B, Kreiner S. Oral contraceptives and venous thromboembolism: a five-year national case-control study. Contraception 65 (2002) 187–196.
[9] Lidegaard Ø et al. Risk of venous thromboembolism from use of oral contraceptives containing different progestogens and oestrogen doses: Danish cohort study, 2001–9. BMJ 2011 Oct 25; 343: d6423.
[10] Pomp ER et al. Pregnancy, the postpartum period and prothrombotic defects: risk of venous thrombosis in the MEGA study. J Thromb Haemost 6 (2008) 632–637.
[11] Vaillant-Roussel H et al. Risk factors for recurrence of venous thromboembolism associated with the use of oral contraceptives. Contraception 84 (2011) e23–30.
[12] Vynogradova Y, Coupland C, Hippisley-Cox J. Use of combined oral contraceptives and risk of venous thromboembolism: nested case-control studies using the QResearch and CPRD databases. BMJ 350 (2015) h2135.
[13] Walker ID, Greaves M, Preston FE, on behalf of the Haemostasis and Thrombosis Task Force British Committee for Standards in Haematology. Investigation and management of heritable thrombophilia. Br J Haematol 114 (2001) 512–28.

217 Thrombozythämie, essentiell

Definition: Die essentielle Thrombozythämie (ET) ist eine klonale myeloproliferative Erkrankung mit einer permanenten Thrombozytenkonzentration >600.000/µl mit vergrößerten reifen Megakaryozyten im Knochenmark. Gehäuft treten thromboembolische Komplikationen auf und es besteht ein erhöhtes Herzinfarkt- und Schlaganfall-Risiko. Frauen erkranken häufiger als Männer, das Verhältnis beträgt etwa 2 : 1. Die Inzidenz wird mit 2,4/100.000 angegeben. Die Diagnostik erfolgt nach WHO-Kriterien. Bei 50 % der Patientinnen mit einer ET lässt sich eine Janus

Kinase 2 Val 617 Phe (JAK2V617F) Mutation nachweisen. Thromboembolien sind bei diesen Carrierinnen häufiger [4].

Bei einer Thrombozytose besteht bei der reaktiven Form eine erhöhte Thrombozytenkonzentration (> 95 % Werte < 600.000/µl).

OC-Anwendung: OC sind kontraindiziert aufgrund des erhöhten Thromboembolie-Risikos.

Alternativen: Barriere-Methoden, IUP. Aussagen zu den möglichen Alternativen der hormonalen Kontrazeption mit einem Depot-Gestagen, der Gestagen-Monopille und der Hormonspirale bei ET liegen in der Literatur nicht vor.

Einfluss auf die Grunderkrankung: OC sind bei einer ET ein starker und unabhängiger Risikofaktor für eine venöse Thromboembolie [3], besonders wenn eine JAK2V617F Mutation besteht [2]. Die OC-Einnahme ist mit einem erhöhten Risiko für tiefe venöse Thrombosen bei ET assoziiert, während eine alleinige Estrogentherapie das Risiko für arterielle und venöse Thrombosen bei ET nicht erhöht [1].

Merke: Mit der Diagnosestellung einer essentiellen Thrombozythämie sind OC kontraindiziert und abzusetzen. !

Literatur

[1] Gangat N et al. Estrogen-based hormone therapy and thrombosis risk in women with essential thrombocythemia. Cancer 106 (2006) 2406–2411.

[2] Lapecorella M et al. Evidence of jak2 val617phe positive essential thrombocythemia with splanchnic thrombosis during estroprogestinic treatment. Blood Coagul Fibrinolysis 19 (2008) 453–457.

[3] Mossier C et al. Portal vein thrombosis in a 17-year-old female adolescent with essential thrombocytosis. Pediatr Hematol Oncol 14 (1997) 457–462.

[4] Randi ML et al. JAK2V617F mutation is common in old patients with polycythemia vera and essential thrombocythemia. Aging Clin Exp Res 23 (2011) 17–21.

218 Thrombozytopenie (Thrombopenie)

Definition: Eine Thrombozytopenie besteht, wenn die Thrombozyten bei wiederholten Bestimmungen unter dem Referenzbereich (< 150.000) liegen. Die Thrombozytopenie kann durch eine Bildungsstörung im Knochenmark, eine verkürzte Lebensdauer durch Autoantikörper oder durch verstärkte intravasale Gerinnung (Verbrauchskoagulopathie), durch Verteilungsstörungen bzw. heparininduziert auftreten. Klinisch relevant ist eine Thrombozytopenie bei Thrombozytenzahlen < 80.000/µl, wobei bei Thrombozyten > 30.000 im Allgemeinen sich keine hämorrhagischen Diathesen einstellen. Häufig ist die Thrombozytopenie mit einem Lupus erythematodes assoziiert.

OC-Anwendung: OC sind nicht kontraindiziert (WHO 2), sollten aber nicht zyklisch, sondern als LZE, am besten mit einer EE/LNG Kombination, verordnet werden, um gleichzeitig Blutungsfreiheit zu erzielen.

Alternativen: Hormonspirale (WHO 2), transdermales kontrazeptives Pflaster (WHO 2), Vaginalring (WHO 2), Gestagen-Monopille (WHO 2), Depot-Gestagen (WHO 2; Depot-MPA: WHO 3)[2]), IUP (WHO 3), Barriere Methoden.

Einfluss auf die Grunderkrankung: OC können bei einer Thrombozytopenie in der Abhängigkeit vom Einnahmemodus, zyklisch oder kontinuierlich, schwere Blutungen reduzieren bzw. verhindern [1], wobei das Ziel nach Möglichkeit eine therapeutische Amenorrhö ist [3]. Bei Adoleszentinnen mit einer Thrombozytopenie werden durch die OC-Einnahme dysfunktionelle Blutungen vermieden, das Ovarvolumen reduziert und das Risiko für eine Torsion der Ovarien minimiert [4].

! **Merke:** Bei Thrombozytopenie ist die OC-Anwendung als LZE sinnvoll.

Literatur

[1] Helleberg C, Taaning E, Hansen PB. Cyclic thrombocytopenia successfully treated with low dose hormonal contraception. Am J Hematol 48 (1995) 62–63.

[2] Holman R, Stephen G. Thrombocytopenic purpura with depot medroxyprogesterone acetate and subsequent use of contraceptive implant: making decisions in the absence of evidence. J Fam Plann Reprod Health Care 31 (2005) 333–334.

[3] Martin-Johnston MK, Okoji OY, Armstrong A. Therapeutic amenorrhea in patients at risk for thrombocytopenia. Obstet Gynecol Surv 63 (2008) 395–402.

[4] Sunj M et al. Ovarian torsion in adolescent with chronic immune thrombocytopenia. Coll Antropol 38 (2014) 341–344.

219 Tinnitus

Definition: Als Tinnitus werden Ohrgeräusche bezeichnet, ohne dass Töne oder Klänge von außen gegenwärtig sind. Die Symptome können die unterschiedlichsten Geräusche umfassen, wie Läuten, Schwirren, Donnern, Pfeifen oder Zischen. Zum Hörverlust kann es ebenfalls kommen. Der Tinnitus ist nicht mit audiometrischen Veränderungen assoziiert [3].

OC-Anwendung: OC sind nicht kontraindiziert, sollten aber beim Auftreten eines Tinnitus abgesetzt werden.

Alternativen: Vaginalring, transdermales kontrazeptives Pflaster, Gestagen-Monopille, Hormonspirale, IUP, Barriere-Methoden.

Einfluss auf die Grunderkrankung: Die Hörfunktion wird auch nach längerer OC-Einnahme nicht beeinträchtigt [4]. Tinnitus und Hörsturz sind unter der OC-Einnahme sehr seltene Ereignisse, die ursächlich nicht auf die OC-Einnahme zurückzuführen sind. Nach kritischer Sicht der Literatur bestand kein Anhalt dafür, dass ein Tinnitus oder Hörsturz durch OC ausgelöst wird [1]. In den großen OC-Studien (Royal College of General Practitioners' Oral Contraception Study, Oxford/FPA Contraceptive Study, Walnut Creek Contraceptive Drug Study) ließen sich keine Beziehungen zwischen einem Tinnitus und der OC-Anwendung feststellen. In der Oxford-Family Planning Association Contraceptive Study, in der 17.032 Frauen über 26 Jahre beobachtet wurden, ergaben sich ebenfalls keine Zusammenhänge zwischen der OC-Einnahme und Ohrerkrankungen [5]. OC können funktionelle Änderungen der Innenohrfunktion provozieren, die sich als Tinnitus oder Hörsturz äußern. Audiometrisch ließen sich Veränderungen der Gehörschwellen jedoch nicht nachweisen [3]. In einzelnen Kasuistiken wurde mitgeteilt, dass durch die OC-Einnahme ein Tinnitus ausgelöst werden kann, der allerdings nach dem Absetzen der OC nach einiger Zeit wieder verschwand und das Gehör komplett zurückkehrte [2]. Die Tinnitus-Töne sind von der Ätiologie des Tinnitus abhängig und bei OC-Einnahme am leisesten [6].

Der Tinnitus wird als Alarmsignal bewertet. Beim Auftreten desselben sind OC abzusetzen und die Diagnostik, u. a. zum Ausschluss einer Otosklerose, zu veranlassen. Nach dem Abklingen des Tinnitus kann wieder eine Mikropille oder ein Gestagen-Monopille verordnet werden.

Merke: Nach dem Abklingen des Tinnitus können bei regelmäßiger Kontrolle Mikropillen wieder eingenommen werden. !

Literatur

[1] Bausch J. [Effects and side effects of hormonal contraceptives in the region of the nose, throat, and ear] [Article in German]. HNO 31 (1983) 409–414.
[2] Hanna GS. Sudden deafness and the contraceptive pill. J Laryngol Otol 100 (1986) 701–70.
[3] Mitre EI et al. Audiometric and vestibular evaluation in women using the hor-monal contraceptive method. Braz J Otorhinolaryngol 72 (2006) 350–354.
[4] Samani F et al. Effects on hearing during prolonged oral contraceptive use. Contraception 35 (1987) 41–47.
[5] Vessey M, Painter R. Oral contraception and ear disease: findings in a large cohort study. Contraception 63 (2001) 61–63.
[6] Zagólski O, Stręk P. Tinnitus pitch and minimum masking levels in different etiologies. Int J Audiol 53 (2014) 482–489.

220 Tubenkarzinom (Tuba Falloppii Carcinom), Zustand nach

Definition: Das Tubenkarzinom ist eine seltene Erkrankung, meist ein Adenokarzinom, das seinen Häufigkeitsgipfel im höheren Alter hat, aber auch bei jüngeren Frauen auftreten kann [3]. Meist handelt es sich um serös-papilläre oder endometroide Karzinome. Die Inzidenz hat sich in den letzten Jahren nahezu verdoppelt. Nach der neuen FIGO-Einteilung von 2013 werden die Tubenkarzinome mit den Ovarialkarzinomen zusammen klassifiziert [4, 5], obwohl es in der Häufigkeit der verschiedenen histologischen Identitäten erhebliche Unterschiede gibt.

OC-Anwendung: OC sind nicht kontraindiziert (WHO 1).

Alternativen: Transdermales kontrazeptives Pflaster (WHO 1), Vaginalring (WHO 1), Gestagen-Monopille (WHO 1), Depot-Gestagen (WHO 1), Hormonspirale (WHO 1), IUP (WHO 2), Barriere-Methoden.

Einfluss auf die Grunderkrankung: OC-Einnahme reduziert das Risiko für ein Tubenkarzinom erheblich [1]. Entsprechend der neuen FIGO-Klassifikation von 2013 [4, 5], nach der Tubenkarzinome in die Stadieneinteilung der Ovarialkarzinome einbezogen sind, beide zu den Adenokarzinomen des Müller Kompartment (Ovar, Tube, Endometrium, Peritoneum) zählen [2], könnte hypothetisch durch OC für die Tuben eine ähnliche Protektion wie beim Schutz vor dem Ovarialkarzinom bestehen.

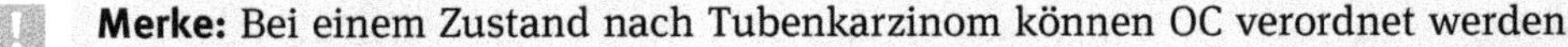

Merke: Bei einem Zustand nach Tubenkarzinom können OC verordnet werden.

Literatur

[1] Chaudhry S et al. Rare primary fallopian tube carcinoma; a gynaecologist's dilemma. J Pak Med Assoc 66 (2016) 107–110.

[2] Cobb LP et al. Adenocarcinoma of Mullerian origin: review of pathogenesis, molecular biology, and emerging treatment paradigms. Gynecol Oncol Res Pract (2015) 1–16.

[3] King A et al. Fallopian tube carcinoma: a clinicopathological study of 17 cases. Gynecol Oncol 33 (1998) 351–355.

[4] Prat J. Staging classification for cancer of the ovary, fallopian tube, and peritoneum. Int J Gynaecol Obstet 124 (2014) 1–5.

[5] Zeppernick F, Meinhold-Heerlein I. The new FIGO staging system for ovarian, fallopian tube, and primary peritoneal cancer. Arch Gynecol Obstet 290 (2014) 839–842.

221 Tuberkulose (Morbus Koch)

Definition: Die Tuberkulose (Tbc) ist eine meist chronisch verlaufende bakterielle Infektionskrankheit, die vor allem in den Lungen (90 %) abläuft, aber alle Organe befallen kann. Ausgelöst wird die Tuberkulose durch die im Mycobacterium-tuberculosis-Komplex zusammengefassten Erreger. Nur ca. 5–10 % der mit Tuberkeln Infizierten erkranken an einer Tbc in ihrem Leben, wenn eine genetisch bedingte Anfälligkeit oder eine Immunschwäche bestehen. Die Übertragung dieser typischen Zoonose erfolgt vorwiegend durch Tröpfcheninfektion über die Atemwege.

OC-Anwendung: OC sind nicht kontraindiziert (WHO 1), aber die kontrazeptive Wirkung der OC kann durch Interaktion mit Tuberkulostatika, besonders Rifampicin, herabgesetzt werden.

Alternativen: Depot-Gestagen (MPA) (WHO 1), besonders bei Rifampicin-Behandlung; Hormonspirale (WHO 1; Becken-Tuberkulose: WHO 4), Vaginalring (WHO 1), transdermales kontrazeptives Pflaster (WHO 1), Gestagen-Monopille (WHO 1), IUP (WHO 1; Becken-Tuberkulose: WHO 4), Barriere-Methoden.

Einfluss auf die Grunderkrankung: OC üben keine ungünstigen Wirkungen auf den Heilungsprozess der Tbc aus. Die Plasmaspiegel von Tuberkulostatika werden durch die OC nicht verändert. Die Sicherheit der OC kann aber durch die Interaktion mit Tuberkulostatika erheblich herabgesetzt werden. Besonders Rifampicin induziert die Cytochrom P450 Enzyme und beschleunigt den Metabolismus von EE und von Gestagenen [1, 3]. Mit niedrigeren EE-Dosen ließen sich die potenziellen Wechselwirkungen mit Blutungsstörungen, die ein Warnzeichen darstellen, nicht korrelieren [2].

Merke: Bei Tuberkulose ist wegen der möglichen Interaktionen zwischen Tuberkulostatika und OC die Applikation eines Depot-Gestagens (MPA) die günstigste Verhütungsmethode.

Literatur

[1] Bolt HM. Rifampicin, a keystone inducer of drug metabolism: from Herbert Remmer's pioneering ideas to modern concepts. Drug Metab Rev 36 (2004) 497–509.
[2] Szoka PR, Edgren RA. Drug interactions with oral contraceptives: compilation and analysis of an adverse experience report database. Fertil Steril 49 (5 Suppl 2) (1988) 31–38.
[3] Wibaux C et al. Pregnancy during TNFalpha antagonist therapy: beware the rifampin-oral contraceptive interaction. Report of two cases. Joint Bone Spine 77 (2010) 268–270.

222 Turner-Syndrom (Ullrich-Turner-Syndrom)

Definition: Charakteristisch für das Ullrich-Turner-Syndrom ist ein weiblicher Phänotypus bei Hypogonadismus mit infantilem inneren und äußeren Genitale [9, 10], gekoppelt an ein komplettes oder partielles Fehlen des zweiten Sex-Chromosoms, mit oder ohne Mosaike [6], Kleinwuchs und häufig einem vielfältigen Dysmorphie-

Syndrom. (Sphinx-Gesicht, Pterygium colli, tiefer Haaransatz im Nacken, tief angesetzte Ohren, Schild-Thorax, Cubitus valgus, Lymphödem, innere Fehlbildungen wie Aortenisthmusstenose oder Herz- und Nierenfehlbildungen u. a.). Die Prävalenz liegt zwischen 1/2.000 und 1/2.500 pro weiblicher Neugeborenen.

Der Karyotypus ist meist 45,X0 (Turner-Syndrom [10]). Neben dieser klassischen X-Monosomie gibt es etwa bei einem Drittel andere Karyotypen mit Strukturanomalien (Ullrich-Syndrom [9]). Bei den Mosaiken mit einer normalen XX-Linie sind alle Übergänge zwischen dem klassischen Ullrich-Turner-Syndrom und der normalen weiblichen Entwicklung möglich.

Die Pubertät setzt in 5–10 % spontan ein, 5 % menstruieren und 2–5 % werden schwanger. Bei diesen Ullrich-Turner-Syndromen ist eine sichere Kontrazeption indiziert, da wegen der erhöhten Komplikationsrate für Mutter und Kind in der Schwangerschaft die Anzahl der Schwangerschaften niedrig gehalten werden sollte.

Für die physische und psychische Entwicklung ist eine rechtzeitig beginnende Hormonsubstitution (Hormonersatztherapie) mit einem Estrogen und nach der induzierten Pubertät zusätzlich mit einem Gestagen erforderlich.

OC-Anwendung: Mikropillen mit Estradiol sind nicht kontraindiziert, vorausgesetzt es bestehen keine kardialen Risikofaktoren (Hypertonus). Die Verordnung sollte am besten als LZE erfolgen.

Alternativen: Transdermales kontrazeptives Pflaster, Vaginalring, Barriere-Methoden.

Einfluss auf die Grunderkrankung: Frauen mit einem Turner-Syndrom zwischen 14 und 30 Jahren bekamen zur Hormonsubstitution OC verordnet [4]. Zur Uterusentwicklung wurden OC in 31 % angewendet [1]. Bei sexuell aktiven Frauen mit einem Turner-Syndrom ist eine sichere Kontrazeption angezeigt [2], da spontane Schwangerschaften bei bestehender Amenorrhö und hohen Gonadotropin-Werten möglich sind [3, 8]. Allerdings wurde auch die Auffassung vertreten, dass OC nicht zur Substitution bei der lebenslang erforderlichen Hormontherapie mit Estrogenen und einem Gestagen bei einem Turner-Syndrom verordnet werden sollten [5, 7]. Falls OC angewendet werden, so sollten Mikropillen mit Estradiol und einem stoffwechselneutralen Gestagen (DNG) verschrieben werden.

! **Merke:** Bei einem Turner-Syndrom können Mikropillen mit Estradiol als Estrogen unter Beachtung der Kontraindikationen zur sicheren Kontrazeption verordnet werden.

Literatur

[1] Bakalov VK et al. Uterine development in Turner syndrome. J Pediatr 151 (2007) 528–531.

[2] Bamber E, Arthur I. Sexual health needs of a patient with mosaic Turner's syndrome. J Fam Plann Reprod Health Care 34 (2008) 121–122.

[3] Birkebaek NH et al. Fertility and pregnancy outcome in Danish women with Turner syndrome. Clin Genet 61 (2002) 35–39.
[4] Bondy CA. Care of girls and women with Turner Syndrome: A guideline of the Turner Syndrome Study Group. J Clin Endocrinol Metab 92 (2007) 10–25.
[5] Crofton P et al. Physiological versus standard sex steroid replacement in young women with premature ovarian failure: effects on bone mass acquisition and turnover. Clin Endocrinol (Oxf) 73 (2010) 707–714.
[6] Ferguson-Smith MA. Karyotype-phenotype correlations in gonadal dysgenesis and their bearing on the pathogenesis of malformations. J Med Genet 2 (1965) 142–155.
[7] Langrish JP et al. Cardiovascular effects of physiological and standard sex steroid replacement regimens in premature ovarian failure. Hypertension 53 (2009) 805–811.
[8] Livadas S et al. Spontaneous pregnancy and birth of anormal female from a woman with Turner syndrome and raisedgonadotrophins. Fertil Steril 83 (2005) 769–772.
[9] Turner HH. A syndrome of infantilism, congenital webbed neck, and cubitus valgus. Endocrinology 23 (1938) 566–574.
[10] Ullrich O. Über typische Kombinationsbilder multipler Abartungen. Z Kinderheilk 49 (1930) 271–276.

223 Ulcus ventriculi et duodeni, Ösophagusulkus (Magen- und Zwölffingerdarmgeschwüre, Duodenalulkus)

Definition: Das Ösophagusulkus bildet sich meist durch die lokale Einwirkung von Medikamenten im Bereich der physiologischen Engen oder im distalen Ösophagus nach Refluxösophagitis aus. Das Magengeschwür (Ulcus pepticum) entsteht meist nach Schädigung der Mucosa durch Heliobacter pylori, durchdringt die gesamte Magenwand und kann zur Perforation führen. Das Duodenalulkus entsteht fast immer nach Schädigung der Lamina muscularis mucosae duodeni nach verstärkter Sekretion der Magensäure infolge einer Heliobacter-Infektion. Die Ulcera nehmen mit dem Alter und dem Rauchen zu.

OC-Anwendung: OC sind nicht kontraindiziert.

Alternativen: Vaginalring, transdermales kontrazeptives Pflaster, Depot-Gestagen, Gestagen-Monopille, Hormonspirale, IUP, Barriere-Methoden.

Einfluss auf die Grunderkrankung: Mit der Royal College of General Practitioners' Oral Contraception Study wurde keine Beziehung zwischen der OC-Einnahme und einer Gastritis, Duodenitis, Dyspepsie und Diaphragmahernie gefunden. Die Fälle der Magen-Ulcera waren für eine aussagefähige Analyse zu gering.

OC können ein Ösophagusulkus induzieren, besonders nach Einnahme ohne Flüssigkeit vor dem Schlafengehen, da dadurch die normale Peristaltik gestört wird. Die ösophagalen Ulzera heilen schnell aus, wenn die OC-Einnahme in vertikaler Position mit Flüssigkeit erfolgt [2].

Mit der Oxford-Family Planning Association Contraceptive Study konnte weder für die Dauer der OC-Einnahme noch die gegenwärtige OC-Anwendung eine Prävention vor Magengeschwüren nachgewiesen werden. OC-Anwenderinnen hatten eine geringere Hospitalisierungs-Rate für Magengeschwüre als Nicht-Anwenderinnen. Demnach könnten OC eine Schutzwirkung für die Entstehung von Magengeschwüren entfalten [3].

Für die Duodenalulzera fand sich eine nicht signifikante Reduzierung derselben bei OC-Einnahme [1].

! **Merke:** OC reduzieren die Inzidenz von peptischen Geschwüren des Magens und Zwölffingerdarmes.

Literatur

[1] Decherney AH. The use of birth control pills in women with medical disorders. Clin Obstet Gynecol 24 (1981) 965–975.
[2] Oren R, Fich A. Oral contraceptive-induced esophageal ulcer. Two cases and literature review. Dig Dis Sci 36 (1991) 1489–1490.
[3] Vessey MP, Villard-Mackintosh L, Painter R. Oral contraceptives and pregnancy in relation to peptic ulcer. Contraception 46 (1992) 349–357.

224 Usher-Syndrom

Definition: Als Usher-Syndrom wird die autosomal rezessiv vererbte früh einsetzende Innenohrschwerhörigkeit oder von Geburt an bestehende Gehörlosigkeit (Taubheit) mit nachfolgender Blindheit durch eine Retinopathia pigmentosa (Retinitis pigmentosa) bezeichnet. Anhand klinischer Merkmale erfolgt die Unterteilung in drei Typen:

- Usher Typ 1: von Geburt an taub, beginnende Retinopathia pigmentosa ab dem 10. Lebensjahr;
- Usher Typ 2: konstant bleibende, hochgradige Schwerhörigkeit, die beginnende Retinopathia pigmentosa setzt während der Pubertät ein;
- Usher Typ 3: späteres Einsetzen der Taubheit als auch der Retinopathia pigmentosa.

OC-Anwendung: OC sind nicht kontraindiziert. Mikropillen mit LNG sollten bevorzugt verordnet werden

Alternativen: Hormonspirale, IUP, Barriere-Methoden.

Einfluss auf die Grunderkrankung: Kasuistiken über den OC-Einfluss auf den Verlauf des Usher-Syndoms existieren nicht. Allerdings kam es zur Manifetation einer Porphyria cutanea nach hochdosierter OC-Einnahme in einer Familie mit Retinopathia pigmentosa [4]. Bekannt ist aber auch, dass 17α-Estradiol, 17β-Estradiol sowie andere Estradiolmetaboliten die Mitochondrien günstig beeinflussen und zytoprotektiv u. a. bei der Retinopathia pigmentosa wirksam werden [2, 3]. Aus dieser Sicht erscheint es sinnvoll, bei einem Usher-Syndrom Mikropillen mit Estradiol als Estrogen zu verordnen, vorausgesetzt in der EA und FA ergeben sich keine Hinweise auf ein Thromboserisiko. Im Tierversuch wirkte Norgestrel protektiv bei einer Retinitis pigmentossa, es schützte die Photorezeptor-Zellen vor der Apoptose [1]. Hypothetisch könnten daher beim Usher-Syndrom LNG-haltige OC verordnet werden.

Merke: Bei einem Usher Syndrom sollten OC mit dem Gestagen LNG verordnet werden.

Literatur

[1] Doonan F et al. Enhancing survival of photoreceptor cells in vivo using the synthetic progestin Norgestrel. J Neurochem 118 (2011) 915–927.

[2] Dykens JA et al. Photoreceptor preservation in the S334ter model of retinitis pigmentosa by a novel estradiol analog. Biochem Pharmacol 68 (2004) 1971–1984.

[3] Simpkins JW et al. Mitochondria play a central role in estrogen-induced neuroprotection. Curr Drug Targets CNS Neurol Disord 4 (2005) 69–83.

[4] Willerson D Jr, Israel CW, Herndon JH Jr. Familial porphyria cutanea tarda in a patient with retinitis pigmentosa. Ann Ophthalmo 11 (1979) 409–411.

225 Uveitis

Definition: Die Entzündung der mittleren Augenhaut wird als Uveitis bezeichnet. Je nach Lokalisation wird zwischen einer anterioren, intermediären und posterioren Uveitis unterschieden. Die Uveitis ist häufiger in der zweiten Zyklushälfte anzutreffen [6]. Eine Panuveitis tritt selten auf.

OC-Anwendung: Die Anwendung von OC ist möglich. Bei dem Auftreten einer Uveitis unter OC-Einnahme sollten dieselben zunächst abgesetzt werden, um einen Zusammenhang unabhängig von möglichen anderen Ursachen auszuschließen.

Alternativen: Transdermales kontrazeptives Pflaster, Vaginalring, Gestagen-Monopille, Depot-Gestagen, Hormonspirale, IUP, Barriere-Methoden.

Einfluss auf die Grunderkrankung: Die OC haben außer bei einer Konjunktivitis offenbar keinen größeren Einfluss auf Augenerkrankungen [5], können aber eine Uveitis induzieren [1, 4]. Bei entsprechender Disposition können OC allerdings zu einer Reduzierung der Tränenflüssigkeit führen [2, 3] und so indirekt Entzündungsvorgänge am Auge fördern

Merke: OC sollten bei einer Uveitis abgesetzt werden.

Literatur

[1] Cano Parra J, Díaz-Llopis M. Drug induced uveitis (Article in Spanish) Arch Soc Esp Oftalmol 80 (2005) 137–149.
[2] Christ T et al. Zur Beeinflussung der Tränenfilmabrisszeit durch hormonale Kontrazeptiva. Fortschr Ophtalmol 83 (1986) 108–111.
[3] Dame WR et al. Ophtalmologische Komplikationen unter oraler Kontrazeption. Geb gyn Praxis 29 (1978) 2022–2026.
[4] Fraunfelder FW, Rosenbaum JT. Drug-induced uveitis. Incidence, prevention and treatment. Drug Saf 17 (1997) 197–207.
[5] Royal College of General Practitioners. Oral contraceptives and health; an interim report from the oral contraceptive study of the Royal College of General Practitioners. Pitman, New York 1974.
[6] Sanghvi C, Aziz K, Jones NP. Uveitis and the menstrual cycle. Eye (Lond) 18 (2004) 451–454.

226 Vaginaladenose

Definition: Die Vaginaladenose ist definiert durch das Vorhandensein von metaplastischem Zervix- und Endometriumepithel im Vaginalepithel, durchsetzt von persistierenden Müller-Epithelinseln im postembryonalen Leben [1]. Unterschieden werden drei Typen: Okkult, zystisch und oberflächlich. Die Vaginaladenose ist in 13 % bei 13- bis 25-jährigen Frauen anzutreffen [2]. Nach einer Diethystilbestrol(DES)-Exposition findet sich eine Vaginaladenose in bis zu 90 %. Adenokarzinom der Vagina können sich sowohl nach DES-Exposition als auch bei einer spontanen Vaginaladenosis bilden.

OC-Anwendung: OC sind nicht kontraindiziert.

Alternativen: Transdermales kontrazeptives Pflaster, Gestagen-Monopille, Depot-Gestagen, Hormonspirale, IUP, Barriere-Methoden.

Einfluss auf die Grunderkrankung: In einer Kasuistik wurde berichte, dass nach > 17jähriger OC-Einnahme eine Vaginaladenose diagnostiziert wurde [1]. Die Vaginaladenose kann hormoninduziert sein, sich aber auch spontan ausgebildet haben.

> **!** **Merke:** Vaginaladenosen bilden sich spontan aus und sind keine Kontraindikation für eine OC-Verordnung.

Literatur

[1] Kranl C et al. Vulval and vaginal adenosis. Brit J Dermatol 139 (1998) 128–131.
[2] Kurman RG, Scully RE. The incidence and histogenesis of vaginal adenosis: an autopsy study. Human Pathol 5 (1974) 265–276.

227 Vaginalkarzinom, Zustand nach

Definition: Das Vaginalkarzinom ist meist ein verhornendes Plattenepithelkarzinom. Die häufigste Lokalisation befindet sich im oberen Vaginaldrittel. Obwohl das Vaginalkarzinom vorwiegend als Alterskarzinom zwischen dem 70.–80. Lebensjahr auftritt, entwickelt es sich ebenfalls bei jüngeren Frauen im reproduktiven Alter. Häufiger kommen sekundäre Vaginalkarzinome vor bei Zervix-, Ovarial-, Endometrium-, Rektum oder Harnblasenkarzinomen.

OC-Anwendung: OC sind nicht kontraindiziert.

Alternativen: Transdermale kontrazeptive Pflaster, Vaginalring, Gestagen-Monopille, Depot-Gestagen, Hormonspirale, IUP, Barriere-Methoden.

Einfluss auf die Grunderkrankung: OC üben keinen Einfluss auf die Grunderkrankung aus, obwohl HPVen an der Entwicklung des Vaginalkarzinoms beteiligt sind. Sowohl in situ als auch invasive Vaginalkarzinome sind keine hormonabhängigen Erkrankungen.

Merke: OC können nach einem behandelten Vaginalkarzinom oder eines seiner Vorstufen verordnet werden. !

228 Vaginalmykose

Definition: Als Vaginalmykose wird eine Infektion der Vagina mit Pilzen bezeichnet. Die Vaginalmykose gehört zu den häufigsten Infektionen des weiblichen Genitale. Fast 75 % aller Frauen haben in ihrem Leben einmal eine vaginale Pilzinfektion, meist handelt es sich dabei um Candida-Arten, wobei Candida albicans mit 80 % am häufigsten ist. Pilzinfektionen der Vagina neigen zum Rezidiv. Begünstigt wird die Vaginalmykose durch eine Schwangerschaft, einen Diabetes mellitus, Immuninsuffizienz, Stress und Medikamente (Immunsuppressiva, Antibiotika, Zytostatika, Glukokortikoide, Gestagene), die zu einer Veränderung der Vaginalbiose beitragen.

OC-Anwendung: OC sind nicht kontraindiziert (WHO 1).

Alternativen: Transdermales kontrazeptives Pflaster (WHO 1), Vaginalring (WHO 1), Gestagen-Monopille (WHO 1), Depot-Gestagen (WHO 1), Hormonspirale (WHO 1), IUP (WHO 2), Barriere-Methoden.

Einfluss auf die Grunderkrankung: Für die ehemals hochdosierten OC wurde eine Zunahme der Inzidenz der Vaginalmykosen angegeben. In Beobachtungsstudien konnte diese Behauptung widerlegt werden. Neuere Untersuchungen mit den niedrig dosierten OC gingen mit dieser Feststellung nicht konform. Die Besiedlung der Vagina mit Candida albicans ist nicht von der Methode der Kontrazeption abhängig [2]. Das zeitliche Auftreten einer Vulvovaginitis oder Candidose im Zyklus wird durch OC nicht beeinflusst [1, 2]. Es bestand keine Evidenz für eine höhere Candida-Kolonisation nach OC-Einnahme, wobei weder die Länge der OC-Anwendung noch der Typ der OC einen Einfluss auf die Pilzinfektion hatten [3].

! **Merke:** Die OC-Anwendung führt nicht zu einer Zunahme der Vaginalmykosen.

Literatur

[1] Lebedeva OP, Kaluskii PV. Anti-infectious defense of vagina during use of low-dose monophasic contraceptives. Zh Mikrobiol Epidemiol Immunobiol 1 (2007) 67–70.

[2] Nelson AL. The impact contraceptive methods on the onset of symptomatic vulvovaginal candidiasis within the menstrual cycle. Am J Obstet Gynecol 176 (1997) 1376–1380.

[3] Schmidt A et al. Orale Kontrazeptiva und Candida-Besiedlung der Vagina. Zentralbl Gynakol 119 (1997) 545–549.

229 Varikose (Varikosis)

Definition: Als Varikose wird das Krampfaderleiden mit ausgedehnter Bildung von Varizen bezeichnet. Im engeren Sinne versteht man darunter die Varikose der Beine. Unterschieden wird die primär idiopathische meist konstitutionell bedingte Varikose als Folge einer allgemeinen Bindegewebsschwäche von der sekundär erworbenen aufgrund von Venenerkrankungen mit Obliteration oder Venenklappeninsuffizienz. Die Varikose ist kein Risikofaktor für eine tiefe Venenthrombose oder Lungenembolie. Parität mit ≥ 3 Kindern, Adipositas in Abhängigkeit von ihrem Ausmaß, Hypertonie und höheres Alter sind additionelle Risikofaktoren für die Varikose. Es besteht eine Prädominanz bei Frauen, wobei die venöse Stase eine Sexualhormon-Abhängigkeit zeigt.

OC-Anwendung: OC sind nicht kontraindiziert (WHO 1).

Alternativen: Vaginalring (WHO 1), transdermales kontrazeptives Pflaster (WHO 1), Depot-Gestagen (WHO 1), Gestagen-Monopille (WHO 1), Hormonspirale (WHO 1), IUP (WHO 1), Barriere-Methoden.

Einfluss auf die Grunderkrankung: Mit der Royal College of General Practitioners' Oral Contraception Study wurde im Vergleich zu Nichteinnehmerinnen für die hochdosierten OC bei Frauen mit einer Varikosis ein größeres Risiko für eine venöse Thromboembolie und oberflächliche venöse Thrombosen festgestellt, ohne dass bei kleinen Fallzahlen Signifikanz bestand [4]. Im Senegal ist eine Varikose bei OC-Einnahme ein Risikofaktor für eine tiefe Venenthrombose [1]. Die OC-Einnahme führt zu einem geringen, aber nicht signifikanten Schutz vor Varikose [2]. Frauen mit einer Varikose entwickeln bei OC-Einnahme kein erhöhtes Risiko für eine venöse Thromboembolie [3], Thrombophlebitiden treten häufiger auf. Die Sichtung der Literatur ergab für Frauen mit Varizen ein höheres Risiko für oberflächliche venöse Thrombosen und venöse Thromboembolien. Verbindlichen Schlussfolgerungen ließen sich daraus nicht ableiten, da zu wenige Studien vorliegen und die Studienqualität sehr limitiert war [5]. Die anamnestisch bekannte Thrombophlebitis (WHO 2) stellt keine Kontraindikation für die OC-Einnahme dar. Allerdings sollten bei Varikose niedrig dosierte Mikropillen bevorzugt verordnet werden. Bei Venenchirurgie und gleichzeitiger OC-Einnahme besteht ein erhöhtes Risiko für tiefe Venenthrombosen. Es sollte daher mindestens vier Wochen vor der Venenchirurgie die OC-Einnahme beendet werden. Die OC-Einnahme kann während der Heparinprophylaxe bzw. 14 Tage nach der Operation fortgesetzt werden [3].

Merke: Bei Varikose sollten Mikropillen verordnet werden. !

Literatur

[1] Fall AO et al. Risk factors for thrombosis in an african population. Clinical Medicine Insights. Blood Disorders 7 (2014) 1–6.

[2] Jukkola TM et al. The effects of parity, oral contraceptive use and hormone replacement therapy on the incidence of varicose veins. J Obstet Gynaecol 26 (2006) 448–451.

[3] London NJ, Nash R. ABC of arterial and venous disease. Varicose veins. BMJ 320 (2000) 1391–1394.

[4] Royal College of General Practitioners' Oral Contraception Study. Oral contraceptives, venous thrombosis, and varicose veins. J R Coll Gen Pract 28 (1978) 393–399.

[5] Tepper NK, Marchbanks PA, Curtis KM. Superficial venous disease and combined hormonal contraceptives: a systematic review. Contraception 2015 Mar 30. pii: S0010-7824(15)00128-6.

230 Vitiligo (Leucopathia acquista)

Definition: Unter Vitiligo versteht man weiße, pigmentfreie, meist langsam größer werdende Flecken der Haut mit deutlich hyperpigmentiertem Rand. Die Veränderungen sind durch einen Defekt der Melaninsynthese bedingt. Es handelt sich dabei um eine Autoimmunkrankheit, die familiär gehäuft auftritt (in ca. 30 % der Fälle). Bei Patientinnen mit Diabetes mellitus sowie mit Hyper- und Hypothyreose tritt eine Vitiligo häufiger auf.

OC-Anwendung: OC sind nicht kontraindiziert.

Alternativen: Vaginalring, transdermales kontrazeptives Pflaster, Hormonspirale, Gestagen-Monopille, IUP, Barriere-Methoden.

Einfluss auf die Grunderkrankung: OC haben keinen Einfluss auf die Grunderkrankung. In Fallmitteilungen wurde über eine Besserung der Hautveränderung unter der Anwendung von OC berichtet [2]. Neue Vitiligo-Herde bildeten sich nach intramuskulärer hochdosierter Progesteron-Applikation bei bestehender Photosenibilität aus [1].

! **Merke:** Die OC-Anwendung ist bei Vitiligo ohne Einschränkung möglich.

Literatur

[1] Choi KW et al. The photosensitivity localized in a vitiliginous lesion was associated with the Intramuscular injections of synthetic progesterone during an in vitro fertilization-embryo transfer. Ann Dermatol 21 (2009) 88–91.
[2] Hanno L. Brief. Medical Tribune 20 (1985) 28.

231 von-Willebrand-Jürgens-Syndrom (Angiohämophilie)

Definition: Das von-Willebrand-Jürgens-Syndrom ist die häufigste autosomal-dominant vererbte hämorrhagische Diathese, bedingt durch eine Verminderung oder einen Strukturdefekt des Faktors VIII-Trägerproteins (von-Willebrand-Faktor). Dies führt zu einer mangelnden Thrombozytenadhäsion am Subendothel, verminderter Thrombozytenaggregation und verlängerter Blutungszeit, besonders bei gastrointestinalen Blutungen, Hypermenorrhö, Metrorrhagie, Ovulationsblutung und post partum. Eisenmangelanämien sind häufig die Folge. 3 Typen werden unterschieden:

- Typ 1: Quantitativer Mangel des von Willebrand Faktors (60–80 % der Fälle), milde Symptomatik,
- Typ 2: Qualitativer Defekt des von Willebrand Faktors (15 % der Fälle),
- Typ 3: Mutation des von Willebrand Faktor-Gens (< 5 % des von Willebrand Faktors).

OC-Anwendung: OC sind nicht kontraindiziert. OC vermeiden oder reduzieren bei zyklischer Einnahme die Hypermenorrhö/Menorrhagie. Sinnvoller ist der LZ oder die LZE mit einer EE/LNG Kombination, um gleichzeitig Blutungsfreiheit zu erzielen.

Alternativen: Hormonspirale [5, 6], Vaginalring, transdermales kontrazeptives Pflaster. Bei Gestagen-Präparaten können die initialen Blutungsstörungen stärker auftreten.

Einfluss auf die Grunderkrankung: OC haben keinen Einfluss auf die Grunderkrankung [4]. Der Serumspiegel des von Willebrand Faktors steigt während der OC-Anwendung nicht an [2], er bleibt unverändert [4]. Die Auswirkungen der Erkrankung lassen sich jedoch durch die OC-Einnahme vermindern. Von der ACOG werden beim von Willebrand-Syndrom OC vor allem wegen der Menorrhagie/Hypermenorrhö als „first line" Therapie empfohlen [1]. Harmlose physiologische Follikelrupturen können beim von-Willebrand-Jürgens-Syndrom zu starken intraperitonealen Blutungen mit einem Hämoperitoneum führen. Durch OC kann dieses Risiko gemindert werden [1]. Hypermenorrhö und/oder Menorrhagie, die durch das von-Willebrand-Jürgens-Syndrom induziert werden, können durch die OC-Einnahme reduziert werden. Gastrointestinale Blutungen sind durch eine OC-Anwendung vermeidbar [3].

Merke: OC reduzieren Hämorrhagien (Hypermenorrhö, Menorrhagie, Ovulationsblutung, gastrointestinale Blutungen) beim von-Willebrand-Jürgens-Syndrom. !

Literatur

[1] ACOG Committee Opinion No. 451: Von Willebrand disease in women. Obstet Gynecol 114 (2009) 1439–1443.

[2] Bottini E et al. Prevention of hemoperitoneum during ovulation by oral contraceptives in women with type III von Willebrand disease and afibrinogenemia. Case reports. Haematologica 76 (1991) 431–433.

[3] Chey WD, Hasler WL, Bockenstedt PL. Angiodysplasia and von Willebrand's disease type IIB treated with estrogen/progesterone therapy. Am J Hematol 41 (1992) 276–279.

[4] Dumont T, Allen L, Kives S. Can von Willebrand disease be investigated on combined hormonal contraceptives? J Pediatr Adolesc Gynecol 26 (2013) 138–141.

[5] Lukes AS, Reardon B, Arepally G. Use of the levonorgestrel-releasing intrauterine system in women with hemostatic disorders. Fertil Steril 90 (2008) 673–677.

[6] Silva CD, Geraldes F, Santos Silva I. Levonorgestrel intrauterine system as a treatment option for severe menorrhagia in adolescent with type III von Willebrand disease. BMJ Case Rep 2013 doi:10.1136/bcr-2013-008833.

232 Vulvakarzinom, Zustand nach

Definition: Das Vulvakarzinom ist meist ein verhornendes Plattenepithelkarzinom. Die häufigste Lokalisation befindet sich an den großen Schamlippen. Obwohl das

Vulvakarzinom vorwiegend als Alterskarzinom zwischen dem 60.–80. Lebensjahr auftritt, ist die Inzidenz bei jüngeren Frauen in den letzten Jahren ansteigend.

OC-Anwendung: OC sind nicht kontraindiziert nach einem behandelten Vulvakarzinom oder seinen Vorstufen.

Alternativen: Vaginalring, transdermales kontrazeptives Pflaster, Hormonspirale, Gestagen-Monopille, IUP, Barriere-Methoden.

Einfluss auf die Grunderkrankung: OC üben keinen Einfluss auf die Grunderkrankung aus, obwohl HPV an der Entwicklung des Vulvakarzinoms beteiligt sind. Sowohl in situ als auch invasive Vulvakarzinome sind keine hormonabhängigen Erkrankungen [2]. OC erhöhen auch bei langjähriger Einnahme das Risiko für ein Vulvakarzinom nicht [1].

Merke: OC können nach einem behandelten Vulvakarzinom oder seiner Vorstufen verordnet werden.

Literatur

[1] Brinton LA et al. Case-control study of cancer of the vulva. Obstet Gynecol 75 (1990) 859–866.
[2] Sherman KJ et al. Hormonal factors in vulvar cancer. A case-control study. J Reprod Med 39 (1994) 857–861.

233 Wolff-Parkinson-White-Syndrom (WPW-Syndrom)

Definition: Das Wolff-Parkinson-White-Syndrom (WPW-Syndrom) ist eine Herzrhythmusstörung, bei der die Erregungsleitung zwischen Vorhof und Herzkammer aufgrund einer akzessorischen Leitungsbahn gestört ist. Die Prävalenz beträgt 0,3 % mit einem Häufigkeitsgipfel zwischen dem 20.–30. Lebensjahr. Klinisches Hauptsymptom sind paroxysmale Tachykardien, die sich meist durch ein Valsalva-Manöver beenden lassen. Die Therapie erfolgt durch eine Verödung der akzessorischen Leitungsbahn (Ablatio) [1].

OC-Anwendung: OC können bei einem WPW-Syndrom angewendet werden, wobei die LZE empfehlenswert ist.

Alternativen: Transdermales kontrazeptives Pflaster, Vaginalring, Gestagen-Monopille, Depot-Gestagen, Hormonspirale, IUP, Barriere-Methoden

Einfluss auf die Grunderkrankung: Bei einem WPW-Syndrom ist immer die Abgrenzung von anderen Herzrhythmusstörungen vorzunehmen, die unter Umständen eine Kontraindikation für die OC-Anwendung darstellen. Gelegentlich wird das WPW-Syndrom durch die Menstruation getriggert, dann sind der LZ oder die LZE zu empfehlen. Werden beim WPW-Syndroms Betablocker eingesetzt, so ist auf mögliche Interaktionen mit OC zu achten.

Merke: Beim Wolff-Parkinson-White-Syndrom (WPW-Syndrom) ist die OC-Anwendung möglich, die LZE kann von Vorteil sein.

Literatur

[1] Svendsen JH et al. Current strategy for treatment of patients with Wolff-Parkinson-White syndrome and asymptomatic preexicitation in Europe: European Heart Rhythm Associations survey. Europace 15 (2013) 750–753.

234 Zervixdysplasie (Cervikale Intraepitheliale Neoplasie, CIN)

Definition: Die Zervixdysplasie ist eine Veränderung der schichtförmigen Differenzierung des Plattenepithels der Portio. Je nach dem Ausmaß der Veränderungen werden drei Stufen unterschieden:
- CIN I: leichte Dysplasie,
- CIN II: mittelschwere Dysplasie und
- CIN III: schwere Dysplasie oder Carcinoma in situ.

CIN I und II sind in 70 % reversibel. Bei der CIN III ist die Sanierung der Zervix erforderlich. Bei den Zervixdysplasien besteht eine hohe Assoziation mit HPV, insbesondere den High-Risk-Typen 16 und 18.

OC-Anwendung: OC sind nicht kontraindiziert (WHO 2), vorausgesetzt regelmäßige kolposkopische Kontrollen und zytologische Abstriche sind gewährleistet.

Alternativen: Vaginalring (WHO 2), transdermales kontrazeptives Pflaster (WHO 2), Hormonspirale (WHO 2), Gestagen-Monopille (WHO 1), Depot-Gestagen (WHO 2), IUP (WHO 1), Barriere-Methoden.

Einfluss auf die Grunderkrankung: Die Einschätzung des Zusammenhangs zwischen OC-Anwendung und CIN ist schwierig, da zahlreiche Co-Faktoren (Rauchen, sexuelle Aktivität und Parität) die Entstehung einer CIN begünstigen. Für die Entstehung der CIN bei OC-Einnahme wurden sowohl kein Einfluss [8, 9] als auch Assoziationen mitgeteilt [1, 5, 6]. Die Metaanalyse 1992 ergab für die Dysplasien einschließlich des Carcinoma in situ ein RR von 1,52 (CI 95 % 1,3–1,8), wobei die Bias nicht ausgeschlossen werden konnten [1]. Bei einer länger andauernden OC-

Anwendung stieg das Risiko an [5, 6]. In der Dänischen Fall-Kontroll-Studie betrug das RR für ein Carcinoma in situ 1,8 [5], wobei eine Assoziation zur OC-Einnahmedauer festgestellt wurde. Das RR lag bei einer OC-Einnahmedauer < 5 Jahren bei 1,4 und stieg bei einer OC-Anwendungsdauer von 6–9 Jahren auf 1,9 an [5]. Die OC-Einnahme war bei HPV infizierten Frauen nicht mit einem zunehmenden Risiko für die CIN II und III assoziiert [4]. Die OC-Einnahme erhöhte nicht das Wiederauftreten von HPV-Läsionen und/oder CIN nach vorausgegangener ablativer oder chirurgischer Behandlung derselben innerhalb eines Minimums von wenigstens 5 Jahren [2]. Es ließen sich auch keine signifikanten Unterschiede für die Inzidenz der HPV 16 und 18 Infektionen für unterschiedliche Kontrazeptionsmethoden: OC, IUP und Barriere-Methoden nachweisen [3]. In Korea fand man anlässlich einer Kohorten-Studie bei HPV positiven Frauen, dass OC und Rauchen synergistisch zu einer Zunahme des Risikos für eine CIN II oder CIN III, aber nicht für die CIN I führten [7].

! **Merke:** Bei der OC-Verordnung ist über die notwendigen regelmäßigen zytologischen und kolposkopischen Kontrollen aufzuklären, insbesondere dann, wenn anamnestisch bereits Zervixdysplasien vorliegen oder ein familiäres Risiko besteht.

Literatur

[1] Delgado-Rodriguez M et al. Oral contraceptives and cancer of the cervix uteri. A meta-analysis. Acta Obstet Gynecol Scand 71 (1992) 368–376.

[2] Frega A et al. Oral contraceptives and clinical recurrence of human papillomavirus lesions and cervical intraepithelial neoplasia following treatment. Int J Gynaecol Obstet 100 (2008) 175–178.

[3] Gavric-Lovrec V, Takac I. Use of various contraceptives and human papillomavirus 16 and 18 infections in women with cervical intraepithelial neoplasia. Int J STD AIDS 21 (2010) 424–427.

[4] Harris TG et al. Depot-medroxyprogesterone acetate and combined oral contraceptive use and cervical neoplasia among women with oncogenic human papillomavirus infection. Am J Obstet Gynecol 200 (2009) 489, e 1–8.

[5] Kjaer SK et al. Case-control study of risk factors for cervical squamous-cell neoplasia in Denmark. III. Role of oral contraceptive use. Cancer Causes Control 4 (1993) 513–519.

[6] McFarlane-Anderson N et al. Cervical dysplasia and cancer and the use of hormonal contraceptives in Jamaican women. BMC Womens Health 30 (2008) 8–9.

[7] Oh HY et al. Association of combined tobacco smoking and oral contraceptive use with cervical intraepithelial neoplasia 2 or 3 in Korean women. J Epidemiol 26 (2016) 22–29.

[8] Syrjänen K et al. Oral contraceptives are not an independent risk factor for cervical intraepithelial neoplasia or high-risk human papillomavirus infections. Anticancer Rs 26 (2006) 4729–4740.

[9] Vetrano G et al. Cervical intraepithelial neoplasia: risk factors for persistence and recurrence in adolescents. Eur J Gynaecol Oncol 28 (2007) 189–192.

235 Zervixkarzinom (Kollumkarzinom, Gebärmutterhalskrebs), Zustand nach

Definition: Das Zervixkarzinom (ZK) entsteht an der Plattenepithel-Zylinderzell-Grenze der Portio in der sogenannten Transformationszone und entwickelt sich als Portio- oder Zervixhöhlenkarzinom in ca. 95 % als Plattenepithelkarzinom und in ca. 5 % als Adenokarzinom. Diese Karzinome werden durch Papillomaviren (HPV), die ein hohes onkogenes Potenzial auszeichnet, induziert. Die Ausbreitung erfolgt primär infiltrativ lokal, die Metastasierung lymphogen und hämatogen selten oder erst bei Progredienz.

OC-Anwendung: OC sind nicht kontraindiziert nach einem behandelten ZK (WHO 2) oder seinen Vorstufen (WHO 2).

Alternativen: Vaginalring (WHO 2), transdermales kontrazeptives Pflaster (WHO 2), Hormonspirale (Beginn: WHO 4, Fortsetzung: WHO 2), Gestagen-Monopille (WHO 1), Depot-Gestagen (WHO 2), IUP (Beginn: WHO 4, Fortsetzung: WHO 2), Barriere-Methoden.

Einfluss auf die Grunderkrankung: OC wurden von der International Agency for Research on Cancer als Ursachen für ein ZK eingestuft [5]. In der Royal College of General Practitioners' Oral Contraception Study wurde ein statistisch gesichertes erhöhtes Risiko für das ZK ebenso wie in der Oxford/FPA Contraceptive Study unter OC-Einnahme festgestellt [1, 8]. Das RR für die Entstehung eines ZK nimmt durch OC zu und erreicht 10 oder mehrere Jahre nach dem Absetzen wieder das Niveau von OC-Niemals-Anwenderinnen. Die OC-Einnahme über 10 Jahre zwischen dem 20. und 30. Lebensjahr führt zu einer Zunahme der kumulativen Inzidenz für das ZK bis zum 50. Lebensjahr von 7,3 auf 8,3/1.000 Frauen in Entwicklungsländern und von 3,8 auf 4,5/1.000 Frauen in entwickelten Ländern [3]. Das RR steigt bei HPV-positiven Frauen unter OC auf 2,5 an [5]. Bei diesen Studien wurde der Lebensstil nicht ausreichend in die Interpretation, dass OC ein potentieller Risikofaktor für die Entstehung eines ZK sind, mit einbezogen [6]. Eine Assoziation zwischen OC und einem Adenokarzinom der Zervix konnte nicht nachgewiesen werden [4]. Das Risiko für die Entstehung von Plattenepithelkarzinomen, aber nicht von Adenokarzinomen, der Zervix steigt vor allem mit der Anzahl der täglich gerauchten Zigaretten und dem Alter des Beginns des Rauchens an [2]. OC sind nicht ein unabhängiger Risikofaktor für die Entwicklung von ZKen, sondern OC wirken möglicherweise indirekt durch Veränderungen im Sexualverhalten. Das Versäumnis, die verschiedensten epidemiologischen Daten exakt zu erfassen, führte zu der Fehleinschätzung, OC als einen unabhängigen Risikofaktor für das ZK einzustufen [7].

Merke: Unter OC-Anwendung ist bei einem Zustand nach behandeltem Zervixkarzinom eine leitliniengerechte Nachkontrolle indiziert. !

Literatur

[1] Hannaford PC et al. Cancer risk among users of oral contraceptives: cohort data from the Royal College of General Practitioners' oral contraception study. BMJ 335 (2007) 651.
[2] International Collaboration of Epidemiological Studies of Cervical Cancer, Appleby P et al. Carcinoma of the cervix and tobacco smoking: collaborative reanalysis of individual data on 13,541 women with carcinoma of the cervix and 23,017 women without carcinoma of the cervix from 23 epidemiological studies. Int J Cancer 118 (2006) 1481–1495.
[3] International Collaboration of Epidemiological Studies of Cervical Cancer, Appleby P et al. Cervical cancer and hormonal contraceptives: collaborative reanalysis of individual data for 16,573 women with cervical cancer and 35,509 women without cervical cancer from 24 epidemiological studies. Lancet 370 (2007) 1609–1621.
[4] Parazzini F et al. Risk factors for adenocarcinoma of the cervix: a case-control study. Br J Cancer 57 (1988) 201–204.
[5] Smith JS et al. Cervical cancer and use of hormonal contraceptives: a systematic review. Lancet 361 (2003) 1159–1167.
[6] Syrjänen K. New concepts on risk factors of HPV and novel screening strategies for cervical cancer precursors. Eur J Gynaecol Oncol 29 (2008) 205–221.
[7] Syrjänen K et al. Oral contraceptives are not an independent risk factor for cervical intraepithelial neoplasia or high-risk human papillomavirus infections. Anticancer Res 26 (2006) 4729–4740.
[8] Vessey M, Painter R. Oral contraceptive use and cancer. Findings in a large cohort study, 1968–2004. Br Cancer 95 (2006) 285–386.

236 Zöliakie (Sprue)

Definition: Die Zöliakie ist eine glutensensitive bzw. gluteninduzierte Enteropathie. Das in vielen Getreidearten enthaltende Gluten führt zu morphologischen Veränderungen der Dünndarmschleimhaut mit funktionellen Störungen bei der Verdauung.

OC-Anwendung: OC sind nicht kontraindiziert. Mikropillen sind zu bevorzugen.

Alternativen: Vaginalring, transdermales kontrazeptives Pflaster, Hormonspirale, Gestagen-Monopille, IUP, Barriere-Methoden.

Einfluss auf die Grunderkrankung: OC haben keinen Einfluss auf die Grunderkrankung. Eine erhöhte Bioverfügbarkeit von EE ist durch eine verminderte Sulfatkonjugation möglich [1, 3], die jedoch keine klinische Relevanz besitzt, besonders wenn glutenfrei ernährt wird [3]. Die Pharmakokinetik von EE unterscheidet sich nicht signifikant von Gesunden [1]. Durch eine mögliche verminderte EE-Resorption wird dieser EE-Effekt vermutlich kompensiert. Inwieweit die Resorption der Gestagene beeinträchtig wird, ist unklar, dürfte aber ohne klinische Bedeutung sein [2].

! **Merke:** Mikropillen haben keinen klinisch relevanten Einfluss auf die Zöliakie.

Literatur

[1] Grimmer SF et al. The in-vitro mucosal conjugation of ethinylestradiol and the bioavailability of oral contraceptive steroids in patients with treated and untreated celiac disease. Aliment Pharmacol Ther 6 (1992) 79–85.
[2] Hanker JP. Gastrointestinal disease and oral contraception. Am J Obstet Gynecol 163 (1990) 2204–2207.
[3] Orme M, Back DJ. Oral contraceptive steroids – pharmacological issues of interest to the prescribing physician. Adv Contracept 7 (1991) 325–331.

237 Zoster (Herpes zoster, Gürtelrose)

Definition: Der Zoster ist eine neurotrope Viruskrankheit, die durch Reaktivierung des in den Gliazellen der Spinalganglien persistierenden Varicella-Zoster-Viren bei Resistenzminderung des Organismus entsteht. Typisch ist das Akutauftreten eines halbseitig, selten bilateral lokalisierten bandförmigen, zunächst makulo-papulösen, später vesikulär-pustulösen Exanthems im Innervationsgebiet eines oder mehrerer sensorischer Spinalganglien. Akute Schmerzen können dem Exanthem vorausgehen. Meist sind thorakale Segmente befallen. Immunsupprimierte Patientinnen werden in 43 % betroffen [1]. Frauen erkranken etwas häufiger als Männer (RR 1,4) [3].

OC-Anwendung: OC sind nicht kontraindiziert und können ohne Einschränkungen verordnet werden.

Alternativen: Vaginalring, Gestagen-Monopille, Depot-Gestagen, Hormonspirale, IUP, Barriere-Methoden.

Einfluss auf die Grunderkrankung: Über einen nicht signifikanten leichten Anstieg des Zosters nach OC-Einnahme wurde berichtet [2]

Merke: Beim Zoster besteht keine Kontraindikation für eine OC-Anwendung. !

Literatur

[1] Gonzales Chiappe S et al. Herpes zoster. Burden of disease in France. Vaccine 28 (2010) 7933–7938.
[2] Schuurs AHWM et al. Immunologic effects of estrogens, progestons, and estrogen-progestin combination. In: Goldzieher JW, Fotherby K, eds. Pharmacology of the Contraceptive Steroids. New York: Raven Press, 1994, 379–399.
[3] Smetana J et al. Herpes zoster in the Czech Republic – epidemiology and clinical manifestations. Epidemiol Mikrobiol Imunol 59 (2010) 138–146.

238 Zystennieren

Definition: Zystennieren sind angeboren oder eine erworbene Nierenerkrankung, bei der die Nierentubuli und Sammelrohre, selten auch die Glomeruli zystisch erweitert sind. Bei den angeborenen Zystennieren handelt es sich um eine genetische Erkrankung mit autosomal dominantem Erbgang und progressivem Verlauf. Die Mutation betrifft das PKD 1 Gen auf dem Chromosom 16 oder das PKD 2 Gen, lokalisiert auf dem Chromosom 6. Die renale Manifestation schließt verschiedene Nierenerkrankungen mit ein: Infektionen des Harntraktes, Nierensteine und Hämaturie. Die extrarenale Manifestation kann Schmerzen, Hypertonie, Hypertrophie des linken Ventrikels, Leberzysten, intrakranielle Aneurysmen, Divertikulosis sowie abdominale und inguinale Hernien verursachen [4].

OC-Anwendung: OC sind nicht kontraindiziert. Unter der Voraussetzung, dass der Hypertonus eingestellt ist, kann bei regelmäßiger vierteljährlicher Blutdruckkontrolle die niedrigst effektive Mikropille mit 20 µg EE zyklisch oder im LZ verordnet werden.

Alternativen: Hormonspirale, Gestagen-Monopille, Vaginalring, transdermales kontrazeptives Pflaster, IUP, Barriere-Methoden.

Einfluss auf die Grunderkrankung: OC wurden nicht als Risikofaktoren für die Störungen der Nierenfunktion bei Zystennieren identifiziert [2]. Leberzysten korrelieren bei Zystennieren zur Anzahl der Schwangerschaften und zur OC-Einnahme [1, 4]. Der EE-Spiegel kann bei eingeschränkter Nierenfunktion ansteigen und so proliferativ an den Leberzysten wirken [4]. Die autosomal vererbten Zystennieren assoziieren nicht mit Zystovarien [3]. Mit den Mikropillen mit 20 µg EE/DRSP wurde durch die natriuretische Wirkung und den Aldosteron-Antagonismus des DRSP der EE-bedingten Natriumretention entgegengewirkt und der Blutdruck selbst bei medikamentös gut eingestellten Hypertonikern leicht gesenkt.

! **Merke:** Bei Zystennieren ist die niedrigste effektive Mikropille zu verordnen und regelmäßig der Blutdruck zu kontrollieren.

Literatur

[1] Chapman AB. Cystic disease in women: clinical characteristics and medical management. Adv Ren Replace Ther 18 (2003) 24–30.

[2] Dicks E et al. Incident renal events and risk factors in autosomal dominant polycystic kidney disease: a population and family-based cohort followed for 22 years. Clin J Am Soc Nephrol 1 (2006) 710–717.

[3] Heinonen PK et al. Ovarian manifestations in women with autosomal dominant polycystic kidney disease. Am J Kidney Dis 40 (2002) 504–507.

[4] Srivastava A, Patel N. Autosomal dominant polycystic kidney disease. Am Fam Physician 90 (2014) 303–307.

www.ingramcontent.com/pod-product-compliance
Lightning Source LLC
Chambersburg PA
CBHW061751260326
41914CB00006B/1070

* 9 7 8 3 1 1 0 5 0 0 0 0 4 *